实用食管肿瘤诊疗学

刘连科 束永前 主编

科学出版社

北京

内 容 简 介

本书共30章,既涵盖了食管癌的流行病学、病因、发病机制,食管的解剖、组织胚胎和生理学,食管癌的病理、临床表现、诊断与治疗、预防等经典内容;又体现了食管肿瘤诊疗的进展,包括食管癌的影像学诊断进展、分子靶向治疗、新辅助化疗、新辅助化放疗、生物治疗、营养支持治疗、女性食管癌、食管神经内分泌肿瘤、食管癌的骨髓转移、食管重复癌、食管多原发癌等前沿内容。

本书图文并茂、内容新颖、实用性强,可供肿瘤科、消化内科、影像科及其他相关科室医生参考。

图书在版编目 (CIP) 数据

实用食管肿瘤诊疗学 / 刘连科,束永前主编. —北京:科学出版社,2015.6
ISBN 978-7-03-044043-3

Ⅰ. 实… Ⅱ. ①刘… ②束… Ⅲ. 食管肿瘤–诊疗 Ⅳ. R735.1

中国版本图书馆 CIP 数据核字(2015)第 068578 号

责任编辑:沈红芬 / 责任校对:刘亚琦
责任印制:赵 博 / 封面设计:陈 敬

科 学 出 版 社 出版

北京东黄城根北街 16 号
邮政编码:100717
http://www.sciencep.com

中国科学院印刷厂 印刷
科学出版社发行 各地新华书店经销

*

2015 年 6 月第 一 版 开本:787×1092 1/16
2015 年 12 月第二次印刷 印张:21 插页 8
字数:500 000

定价:118.00 元
(如有印装质量问题,我社负责调换)

《实用食管肿瘤诊疗学》编写人员

主　编　刘连科　束永前

副主编　解西河　顾艳宏　倪　芳

编　者（按姓氏汉语拼音排序）

程　旭	丁其勇	杜　斌	顾　振
顾艳宏	金时代	李　娟	李　俊
李　倩	李红霞	刘　圣	刘　翔
刘静冰	刘连科	陆彬彬	马　兰
倪　芳	倪金良	仇金荣	邵明雯
束永前	孙　婧	王朝霞	王同杉
吴　昊	谢而付	解西河	徐　怡
许　戟	张　胜	赵　胜	

前　言

　　食管癌是常见的恶性肿瘤,我国食管癌的发病率和死亡率均居世界第一位。近年来,我国食管癌的发病率及死亡率均有回升的趋势,食管癌仍是严重危害健康的重大疾病之一。虽经 30 多年的发展,食管癌的诊疗技术有了一定的进展,但在目前的临床工作中,食管癌的早期诊断率仍然很低,且死亡率未见下降,因此我国面临的食管癌防治任务仍很艰巨。与其他常见恶性肿瘤相比,食管癌的临床诊疗进展相对缓慢。为了提高临床医生对食管肿瘤的诊疗水平,帮助他们更好地了解食管肿瘤的进展,我们产生了编写本专著的想法。

　　在编写内容上,既涵盖了食管癌的流行病学、病因、发病机制,食管的解剖、组织胚胎和生理学,食管癌的病理、临床表现、诊断与治疗、预防等经典内容;又体现了食管肿瘤诊疗的进展,包括食管癌的影像学诊断进展、分子靶向治疗、新辅助化疗、新辅助化放疗、生物治疗、营养支持治疗、女性食管癌、食管神经内分泌肿瘤、食管癌的骨髓转移、食管重复癌、食管多原发癌等前沿内容。这些进展是本书的亮点,期望能对食管肿瘤的临床诊疗工作起到推动作用。

　　本书编写人员主要是南京医科大学第一附属医院的临床医生,他们长期工作在临床一线,经验丰富,在体现食管肿瘤临床诊疗进展的同时,总结编者多年来的临床工作经验,因此,本书内容新颖、实用性较强。

　　由于编者水平有限,书中可能存在不妥之处,敬请读者批评指正,以便再版时改正。

编　者

2015 年 2 月于南京

目　　录

第一章　食管癌的流行病学

食管癌是指由食管鳞状上皮或腺上皮的异常增生所形成的恶性病变,食管癌最常见的两种类型为鳞状细胞癌(squamous cell carcinoma,SCC)和腺癌(adenocarcinoma,AC)。2012年食管癌的发病率居全球所有恶性肿瘤的第8位,死亡率居第6位。估计2012年全球食管癌新发病例456 000例,占全部新发肿瘤的3.2%;死亡病例400 000例,占全部死亡肿瘤的4.9%。全球80%以上的食管癌新发病例和死亡病例集中在发展中国家,我国食管癌的发病率和死亡率均居全球第1位。在我国恶性肿瘤中,食管癌的发病率占第5位,死亡率居第4位。在食管癌的高发区,其发病率和死亡率仍维持在较高水平。

一、流 行 趋 势

总体上,全球食管癌的发病率上升较明显,甚至包括美国在内的许多西方发达国家的发病率也在上升,主要表现在食管腺癌的发病率有较大幅度的上升。根据2010年我国人口数据库相关的癌症登记记录,全国登记地区的食管癌新发病例及死亡病例均有所上升。我国食管癌的病理类型以食管鳞状细胞癌为主,而食管腺癌的发病率未见明显增长,食管鳞状细胞癌已成为我国特色肿瘤之一。

二、地 理 分 布

复杂的环境因素和地区因素不仅会影响食管癌的发病率,而且影响了癌症的组织学亚型,食管癌的分布具有显著的地域性差异。不论是男性还是女性,非洲南部和东部与亚洲东部的发病率最高,而西部和中部非洲、美洲中部的发病率最低。全球不同地区的食管癌的人群发病率相差较大,男性从非洲西部的$0.8/10^5$到亚洲东部的$17.0/10^5$,而女性则从密克罗尼西亚/波利尼西亚的$0.2/10^5$到非洲东部的$7.8/10^5$。食管癌两种不同类型的发病率也与地理因素关系密切。从全球而言,在高风险区域,从土耳其东部、伊朗北部经过中亚共和国一直延伸至中国华中、华北地区,呈带状分布,通常被称为"食管癌带",在该区域的食管癌患者的病理类型超过90%为鳞状细胞癌。在不同的国家之间、甚至同一国家,食管癌的两种主要组织学类型存在两种不同的变化趋势。在许多西方国家,食管癌的组织学亚型也发生了很大变化,食管腺癌的发病率一直在增长。食管癌的预后差,男性患者的死亡率在亚洲东部($14.1/10^5$)和非洲南部($12.8/10^5$)明显升高,女性在亚洲东部($7.3/10^5$)和非洲南部($6.2/10^5$)明显升高。

在我国,食管癌的发生也存在明显的地理区域差异。其中,围绕太行山地区的河南、河北和山西三省交界地区[河南林县(现名林州市)、河北磁县、山西阳城县],是世界上食管癌发病率和死亡率最高的地区之一,河南林县食管癌的发病率约为当地全部恶性肿瘤的

80%。其他食管癌高发地区还有福建和重庆等,其次为新疆、江苏、山西、甘肃和安徽。河南林县的食管癌死亡率居全国之首。死亡率较高的地区主要分布在:河南、河北、山西三省交界(太行山)地区,四川北部地区(四川盐亭),鄂豫皖交界(大别山)地区,闽南和广东东北部地区,江苏苏北地区(扬中)及新疆哈萨克族聚居地区(托里县)。另外,在我国少数民族中,食管癌发病率的差异也比较明显,比如哈萨克族的发病率是苗族的 35 倍。另外,即使住在同一地区,不同的民族之间也存在差异,新疆托里县哈萨克族食管癌死亡率明显高于居住在同一县的其他民族,最大相差近 7 倍。

三、解 剖 位 置

食管癌的发病率与解剖位置有关,不同的位置,鳞状细胞癌(SCC)与腺癌(AC)的发生率存在明显的差异。食管 SCC 常发生于食管中上 1/3,而大多数 AC 发生于食管的下 1/3 及胃食管结合部,发生于 Barrett 食管化生区域。食管 SCC 与 AC 在不同解剖位置的不同特点,归因于已知流行的危险因素,比如超重和肥胖等,特别是食管腺癌。在西方一些国家,食管鳞状细胞癌的发病率一直在稳步下降,与这些国家烟草应用和酒精消费的长期减少有关。然而,食管鳞状细胞癌在中亚地区的发病率在上升,比如台湾地区,这可能是烟草应用和酒精消耗增加的结果。两个亚型的位置和行为之间存在明显的差异。在我国,食管癌患者超过 90% 为食管鳞状细胞癌,主要以胸中下段为主。

四、组织学类型

国际癌症研究机构统计全球癌症流行病学的数据库(GLOBOCAN 2012)数据显示,2012 年新发食管癌患者中 SCC 为 398 000 例(其中男性为 278 000 例、女性为 120 000 例),腺癌 52 000 例(其中男性为 41 000 例、女性为 11 000 例),其他病理类型 6000 例。需要注意的是,GLOBOCAN 2012 包含 90% 以上的国家,具有较为广泛的代表性。从全球而言,男女患者的食管 SCC 的发病率均明显超过食管 AC,男性发病率是女性的 3~4 倍。SCC 最常见于东南亚和中亚地区,占全球食管癌的 79%。SCC 和 AC 的人群发病率分别为 $5.2/10^5$、$0.7/10^5$。

在 20 世纪 60 年代,美国确诊的食管癌患者中超过 90% 是 SCC,AC 非常少见。目前,AC 已经取代 SCC 成为最常见的组织学类型。目前,在美国新诊断的食管癌患者中,超过 70% 是 AC。除美国之外,还有一些国家的 AC 发病率高于 SCC,这些国家有芬兰、英国、新西兰、加拿大、冰岛、澳大利亚、挪威、马耳他、瑞士、巴林和塞浦路斯。AC 主要分布于北欧和西欧、北美及大洋洲,这些地区的 AC 占全球的 46%。然而,在全球范围内还没有观察到这种变化趋势。

在我国的食管癌高发地区,病理类型以鳞状细胞癌为主,甚至超过 90% 的食管癌为鳞状细胞癌,几十年来未出现病理类型比例的明显变化。

五、中国食管癌的发病率

2014年4月,中国肿瘤登记中心发布了《2013年中国肿瘤登记年报》,年报采纳了全国145个质量较好的肿瘤登记处数据,其中城市地区63个、农村地区82个,覆盖人口158 403 248人,城市人口92 433 739人,农村人口65 969 509人,2010年全国登记地区恶性肿瘤发病病例315.7万例,其中男性187.4万例,发病率为274.69/10万;女性128.3万例,发病率为197.24/10万。

根据全国恶性肿瘤发病率的排名,肺癌、乳腺癌、胃癌、肝癌、食管癌、结直肠癌、宫颈癌是我国常见的恶性肿瘤。总体上,食管癌的发病率处于第5位;而食管癌在我国城市人口的发病率处于第6位,而在农村为第4位。

2010年,中国食管癌新发病例为287 632例,发病率为21.88/10^5,占所有肿瘤的比例为9.30%,中国标准人口年龄标准化率(中国ASR)为16.71/10^5,其中男性为204 449例、发病率为30.38/10^5,占所有肿瘤的比例为11.31%,中国ASR为20.45/10^5;而女性为83 183例、发病率为12.96/10^5,占所有肿瘤的比例为6.47%,中国ASR为9.46/10^5。食管癌发病率在男性处于第4位,而在女性处于第6位。对2004~2005年全国第3次死因回顾调查及2003~2007年全国肿瘤登记结果及2006年、2008~2010年全国抽样调查数据资料进行分析,食管癌中国标准化发病率的变化趋势为:45岁以前年龄段人群的发病率较低,但随着年龄的增长发病率也逐步增加,在80~84岁年龄段达到峰值。

六、中国食管癌的死亡率

根据全国恶性肿瘤死亡率的排名,肺癌、肝癌、胃癌、食管癌、结直肠癌、乳腺癌、胰腺癌是主要的肿瘤死因。总体上,食管癌的死亡率处于第4位。食管癌在我国城市人口的死亡率处于第5位,而在农村为第4位。

2010年,中国食管癌死亡病例为208 473例,死亡率为15.85/10^5,占所有肿瘤的比例为10.65%,中国ASR为11.95/10^5。其中男性为148 865例,死亡率为22.12/10^5,占所有肿瘤的比例为11.87%,中国ASR为17.54/10^5;而女性为59 608例,死亡率为9.29/10^5,占所有肿瘤的比例为8.49%,中国ASR为6.62/10^5。食管癌死亡率在男性处于第4位,而在女性处于第6位。

Tang WR等对1991~2012年中国食管癌患者的死亡分布特点进行分析,显示自2007年起食管癌的发病率开始逐年增加,死亡率自2008年逐年增加,男性高于女性,农村高于城市。死亡率自45岁开始增加。地理区域分析显示,从华南到华东,从东北到华中,食管癌的死亡率表现为增加的趋势。下一个五年,食管癌的死亡率将上升。另外,该研究者根据2003~2010年中国食管肿瘤死亡资料,采用1982年中国标准人口构成对死亡率进行标化,食管癌中国标准化死亡率的变化趋势为:死亡率仍从45岁开始上升,80~84岁达到高峰;华东地区的苏北地区,安徽和福建,华中地区中的河南林县,以及华北地区的河北磁县、山西阳城县、陕西等地区的食管癌死亡率高于其他地区。我国食管癌死亡率高的地区呈半同心圆的地理分布特征,死亡率相近的不同地区大致分布在同一个圆上,这一有特色的地理分布特征很可能与自然环境、生活习惯等因素有关。

　　总之,我国食管癌的流行病学模式有其自身的特点,不论是食管癌患者的发病率还是死亡率,存在男性均高于女性、农村高于城市的特点,而且食管癌的发病率及死亡率均有上升的趋势。我国食管癌的负担仍然很重,特别是农村的男性人群,更是关注的重点。当前,必须采取有效的手段及预防措施,比如健康教育、营养干预、筛查等,方可降低食管癌的发病率及死亡率。故认识食管癌流行病学,既有利于阐明食管癌发病原因及危险因素,又有利于开展食管癌的预防。

（刘连科　束永前）

参 考 文 献

董颖,杨文君. 2014. 消化道恶性肿瘤流行病学特征与发病现状分析. 医学综述,20(3):429~431.

邵明雯,孙婧,马兰,等. 2013. 女性食管癌的临床病理特点及生存分析. 临床肿瘤学杂志,18(7):608~613.

唐文瑞,陈霖祥,方佳英,等. 2013. 2003~2010 年中国人群食管癌的流行特征. 汕头大学医学院学报,26(4):233~238.

Chen W,He Y,Zheng R,et al. 2013. Esophageal cancer incidence and mortality in China,2009. J Thorac Dis,5:19~26.

Chen W,Zheng R,Zhang S,et al. 2014. Report of cancer incidence and mortality in China,2010. Ann Transl Med,2:61.

Chen WQ,Zheng RS,Zhang SW,et al. 2014. The incidences and mortalities of major cancers in China,2010. Chin J Cancer,33:402~405.

Edgren G,Adami HO,Weiderpass E,et al. 2013. A global assessment of the oesophageal adenocarcinoma epidemic. Gut,62:1406~1414.

Ferlay J,Soerjomataram I,Dikshit R,et al. 2014. Cancer incidence and mortality worldwide:Sources,methods and major patterns in GLOBOCAN 2012. Int J Cancer,136:E359~E386.

Jemal A,Bray F,Center MM,et al. 2011. Global cancer statistics. CA Cancer J Clin,61:69~90.

Siegel R,Ma J,Zou Z,et al. 2014. Cancer statistics,2014. CA Cancer J Clin,64:9~29.

Tang WR,Fang JY,Wu KS,et al. 2014. Epidemiological characteristics and prediction of esophageal cancer mortality in China from 1991 to 2012. Asian Pac J Cancer Prev,15:6929~6934.

第二章 食管癌的病因与发病机制

食管癌是发生于食管上皮细胞的最常见的恶性肿瘤,也是广泛分布于世界各地的全球性疾病,是世界范围内最常见的十大恶性肿瘤之一,每年新发患者数超过30万。食管癌发病率有明显的地区差异性,即由于种族、地理位置不同其发病率可相差很大。中国、印度、南非、日本、苏格兰等为食管癌高发国家和地区,发病率可达到100/10万~150/10万人口,而欧美、大洋洲则为低发地区,发病率仅为25/10万人口。另外,同一国家不同地区的食管癌发病率也可能相差很大。中国的食管癌新发患者数占世界新发患者数的一半以上,主要分布在六大地区,包括河南林县、太行山区、苏北地区、大别山区、川北地区、潮汕地区。食管癌的集中高发这一特点说明该地区具有促进其发生的特殊条件,如可能存在强致癌物、促癌物,缺乏一些抑癌因素及有遗传易感性等。

30年前,食管癌中发病率最高的是鳞状细胞癌,然而腺癌在近些年来发病率逐年上升。西方学者研究认为吸烟和饮酒是食管鳞状细胞癌发生的重要原因,而肥胖则是食管腺癌发生的一个强烈的风险因素,多个研究证实超重者发生食管腺癌的风险为正常者3倍以上。尽管国内外对食管癌病因进行了多方面探索,但是各个国家、各个地区的研究结果很不一致,这反映了食管癌的病因是多种多样的,饮食卫生习惯、腌制食品、营养缺乏、微量元素、真菌及病毒、遗传、社会心理等因素均被认为是食管癌发生的相关因素,或者说食管癌是多因素作用的结果。

一、环境因素与食管癌发病

(一)物理、化学因素

1. 饮食习惯与食管癌 多数研究表明,热食是食管癌的发病因素之一,如在我国林县等食管癌高发区中,许多居民都有好吃热食的习惯。研究者测量了高发区居民进食时碗内食物的温度,发现可高达70~80℃,甚至到80~88℃。动物研究采用75℃热水灌饲小鼠,可发现食管上皮细胞变性、黏膜炎症水肿及细胞核酸代谢异常,因此推测,反复的热刺激有可能促使食管发生癌变。综合多个研究报告认为食物粗糙、过热、进食过快、蹲位进食、三餐不定时及好饮浓茶等均与食管癌有关。

2. 吸烟与食管癌 中度至重度吸烟者食管鳞状细胞癌和腺癌的风险均增加,吸烟者每天吸烟的数量与食管癌发病率之间有直接关系,同时吸烟时间越长,食管癌的风险也越高。众所周知,烟草是一种致癌物质,其焦油含有多种致癌物,如环氧化物、苯并α-芘等多环芳烃、内酯、过氧化物及卤醚等,并含有多种亚硝基化合物如二甲基、亚硝胺亚硝基吡咯烷、亚硝基去甲烟碱或亚硝基新烟碱。烟雾中还含有大量NO、NO_2和烃类反应生成的烷类与烷氧自由基,这些成分可直接破坏细胞的蛋白质、脂肪和核酸等,造成细胞损伤,引起癌变。当吸烟时其中的致癌物质可随唾液或食物下咽到食管并吸收,从而引起食管上皮细胞癌变。

我国对 1400 名食管癌患者进行调查,发现有饮酒史的患者(每周平均白酒>100g,连续时间
>5 年)占 26.9%。动物实验发现,烟草中亚硝基去甲烟碱喂饲大鼠有超过 50% 发生食管肿
瘤,其中 3 例发生食管癌,这证实烟草可能有导致食管癌的作用。

3. 饮酒与食管癌 国外大量流行病学调查发现,许多食管癌患者有大量饮酒史,有些
学者认为饮酒可能比吸烟更容易导致食管癌发生。也有一部分学者认为酒本身可能并不
直接致癌,但有促癌作用,如酒精可以作为致癌物的溶剂,促进致癌物进入食管,造成食管
黏膜损伤,为食管癌的发生创造条件。另有一些研究发现,有些酒中可能污染有亚硝胺、多
环芳烃、酚类化合物等,这些污染物质可能会增强酒精对食管黏膜的损害。也有研究发现
过量饮酒,尤其是在与吸烟共同存在时,可造成对食管的慢性刺激与炎症,导致食管鳞状细
胞癌的发病率急剧升高。

4. 亚硝胺类摄入与食管癌 亚硝胺类化合物是已被公认的一种强致癌物质,动物实验
证实十多种亚硝胺能诱发动物食管癌,而阻断胺类的亚硝基化则能预防食管癌的发生。流
行病学研究也发现,食管癌高发区河南林县、河北磁县和涉县、广东汕头、山西垣曲和阳城
的饮水中,硝酸盐的含量明显高于低发区。另外,研究发现在食管癌高发区居民进食霉变
食物较多,其中含较多亚硝胺及前体物质。进一步研究发现,林县人胃液中亚硝胺的含量
和受检者食管上皮的病变、正常轻度增生、重度增生和癌变呈明显正相关。以上种种证据
表明,亚硝胺类摄入较多极有可能是食管癌的重要元凶。

5. 营养缺乏与食管癌 营养缺乏可能是食管癌发生的另一个原因,有不少报道认为,
肉类、蛋类、蔬菜与水果的缺乏可增加患食管癌的风险。我国学者在一些食管癌高发区做
了大量营养学调查及营养干预试验,如在河南林县开展的中美合作研究项目——营养干预
试验已取得了一系列阶段性成果。上述研究发现,食管癌高发区存在较为普遍的营养缺乏
现象,包括维生素 A、C、E,以及核黄素、烟酸、脂肪、动物蛋白、新鲜水果、蔬菜摄入量均较
低,而通过补充富含高蛋白、维生素和矿物质的饮食,则可以预防食管癌。进一步的试验表
明,新鲜蔬菜、水果、茶叶、维生素因其具有抗突变作用,相对缺乏可增加患食管癌的风险。
林县的研究成果表明,给高发区人群补充核黄素和烟酸复方营养素可能降低食管癌的发
病率。

6. 微量元素 微量元素是指存在于人体内的含量极少的元素,它包括铜、钼、硒、钴、
镍、铁、锌等元素,是体内多种酶的重要组成成分。微量元素与食管癌的关系日益引起人们
的关注,经调查证实食管癌高发区水及土壤、食管癌组织、患者头发,以及血清中钼、硒、钴、
锰、铁、镍、锌等微量元素含量均偏低。

钼在自然界含量较低,且分布不均匀,其缺乏与食管癌发病尤为相关,已被认为是造成食
管癌发病的因素之一。流行病学调查发现一些高发区人群血清钼平均值为 2.2~2.9ng/ml,明
显低于非高发区人群血清钼的平均值(4.8~5.9ng/ml)。进一步基础研究发现,钼是植物亚
硝酸还原酶的成分,缺钼可使环境及农作物中亚硝酸盐积聚,可能增加食管癌发病率。另
外,人对钼的摄入量不足,还可影响一些含钼酶的活性及生理功能,这也可能是导致食管癌
发病率增高的原因之一。

有调查显示,食管癌高发区缺硒。硒对细胞膜的过氧化具有保护作用,提高机体免疫
反应及对癌的发生、发展的抵抗力。有学者认为,有机硒缺乏虽不一定能直接引起食管癌,

但可增加对致癌物质的易感性。

高发区人体及环境缺锌的研究已有报道,锌缺乏可使食管上皮持续处于增生过度及分化不全状态,易于癌变,并能降低机体的免疫力。

高发区土壤中铜含量普遍偏低,进一步研究发现食管癌患者血和肿瘤组织中铜的含量和铜、锌比值一般与肿瘤分化高低、病变进程和有无转移呈正相关,提示铜缺乏可能是食管癌的发病因素。

7. 食管慢性刺激　某些食管病变往往会造成对食管的慢性刺激,长期反复刺激作用会进一步导致食管黏膜病变,有可能使细胞向恶性方向转化。研究发现,慢性食管炎、食管贲门失弛缓症、食管良性狭窄和食管黏膜白斑病等的食管癌发病率较高,提示慢性刺激所引起的慢性损伤和炎症在食管癌的发病中起一定作用。

(二) 生物因素

1. 真菌　通过多次对高发区林县、阳城、磁县、盐亭、南溴和新疆等地进行流行病学调查分析,发现粮食、酸菜及霉变食物中某些真菌及其代谢物是食管癌的重要危险因素,其中黄曲霉毒素 B1 的致癌作用已得到公认。有学者连续 10 年对磁县居民饮食中黄曲霉毒素、脱氧雪腐镰刀菌烯醇(deoxynivalenol,DON)、杂色曲霉毒素污染状况的监测结果分析得出三种毒素均可诱导体外培养的人外周血淋巴细胞凋亡,在食管癌的发生中可能发挥一定作用。另有研究显示,我国北方食管癌高发区日常主食中普遍高水平存在脱氧雪腐镰刀菌烯醇、雪腐镰刀菌烯醇(nivalenol,NIV)、T2 毒素,这些毒素可能在食管癌形成中具有一定作用。机制研究显示,这些真菌不仅能将硝酸盐还原成亚硝酸盐,还能分解蛋白质,增加食物中胺含量,促进亚硝胺的合成。

2. 病毒　近代科学研究已证明,有 30 多种动物的肿瘤是由病毒引起的,人类的某些肿瘤与病毒的关系亦较为密切,在一些鼻咽癌、宫颈癌、肝癌、白血病等患者的血清中可以发现相应病毒的抗体。病毒在食管癌发病中的作用也引起了国内外学者的重视,目前研究的病毒主要为人乳头瘤状病毒(human papilloma virus,HPV)和 EB 病毒(Epstein-Barr virus,EBV)。

HPV 感染与宫颈癌发生的关系已被公认,近年研究发现,食管也是 HPV 感染的好发部位。有学者认为,HPV-DNA 可以整合进食管癌组织 DNA 中,进而引起基因异常,参与肿瘤发生与发展。也有学者认为,HPV 可能通过减少局部的淋巴细胞,破坏机体局部的免疫监视系统,并与其他致癌因素协同作用进而导致食管癌的发生。

已有资料显示 EBV 与鼻咽癌发病关系密切,近年来有部分研究发现部分食管癌中 EBV 呈阳性,阳性率在 5% 左右,EBV 阳性的癌细胞可见胞质疏松和空泡样变性等形态学改变。由于目前所发现的病例 EBV 阳性率较低,因此 EBV 与食管癌发病的关系尚不能肯定。

3. 幽门螺杆菌　幽门螺杆菌是胃溃疡的直接病原,是胃癌的可疑病因,有研究发现在胃感染幽门螺杆菌的同时,食管黏膜也有幽门螺杆菌感染。有人调查 59 例食管癌手术标本,发现幽门螺杆菌感染率食管上段为 67.8%,中段为 100%,下段为 91.4%,与对照组的 28.7% 对比,差异有统计学意义,提示幽门螺杆菌可能系食管癌的发病原因之一。近来的一项研究发现,感染幽门螺可降低所有人群食管腺癌的发生率,但不降低所有人群食管鳞状细胞癌的发生率。

（三）社会经济状况

有研究证实,文化程度低、经济状况差可增加患食管癌的危险性。有研究在分析社会经济状况与食管癌关系时发现,食管癌发病的危险性随着居民收入水平的增加而下降。一般说来,低阶层者人均收入低,其家庭生活水平、营养状况、医疗卫生条件均较差,这些因素也可能与食管癌的发生有关。

二、内部因素与食管癌发病

（一）遗传易感性与癌基因

食管癌的发病有明显的家族聚集现象,研究发现在我国山西、山东、河南等省的食管癌高发区,有阳性家族史的食管癌患者占 1/4~1/2,连续 3 代或 3 代以上出现食管癌患者的家族屡见不鲜,高发区内阳性家族史的比例以父系最高,母系次之,旁系最低。由高发区移居低发区的移民,即使在百余年以后,其发病率也相对较高。上述明显的家族聚集现象提示遗传因素可能是食管癌发病的一个重要危险因子。已有研究发现家族性免疫缺陷可能为食管癌的家族易感性原因之一,研究发现有家族史的食管癌患者及其亲属,某些免疫功能明显低于无癌家族,而且患者与其亲属多有类似的免疫功能缺陷。

遗传和分子的变化在食管鳞状细胞癌发展中的作用研究仍然较少,有遗传分析表明,常见的染色体缺失(4、5 和 18 号染色体长臂,9 号染色体短臂),染色体增加(8、17 和 20 号染色体长臂)和偶尔的基因扩增(7、8 和 17 染色体长臂)可能与食管癌有关。

研究人员设法利用基因筛查的方法确定食管癌的遗传易感因素,高通量全基因组关联研究(genome-wide association studies,GWAS)已成为用以识别常见疾病等位基因的一个强大的工具。通过全基因组关联分析发现,欧洲与日本血统的 ADH 基因和(或)ALDH2 基因突变与食管癌的风险关联。最近,Wu 等研究发现九个新的食管癌易感基因位点,其中七个在染色体 4q23、16q12.1、17q21、22q12、3q27、17p13 和 18p11 上,有显著的边缘效应(P 为 $1.78\times10^{-39}\sim2.49\times10^{-11}$),其中两个在 2q22 和 13q33 上,与饮酒基因作用相关[基因-环境交互作用 $P(P_{G\times E})=4.39\times10^{-11}$ 和 $P_{G\times E}=4.80\times10^{-8}$]。4q23 位点的突变,其中包括 ADH 簇群,在食管癌高发中与饮酒密切相关($P_{G\times E}$ 为 $2.54\times10^{-7}\sim3.23\times10^{-2}$)。研究者证实位于 12q24 的 ALDH2 与食管癌相关,联合分析表明存在 ADH1B 和 ALDH2 风险等位基因的饮酒者的食管癌发病率是那些不存在风险等位基因饮酒者的 4 倍。他们的研究结果强调了基因改变在食管癌中的作用,以及与饮酒的相互作用发挥对食管癌的影响。

在食管腺癌小样本其他位点的多态性研究中,细胞周期蛋白 D1(CCND1)G870A 多态性已被认为是多种癌症的一个危险因素。然而,关于 CCND1 G870A 多态性与食管癌风险的研究结果并不一致。大多数据表明,CCND1 G870A 变异可能增加食管癌易感性。2005 年最早的研究结果表明,CCND1 G870A 是食管腺癌的一个危险因素。

（二）肥胖

食管鳞状细胞癌与较低的社会经济地位有明显关系。在西方,肥胖被认为是食管腺癌发病率上升的重要因素。研究已经证实肥胖增加腹内压和胃食管反流,通过一个特定的机制起作用,尽管一些研究提出不一致的结果。另一方面,脂肪组织本身影响肿瘤的发展,脂肪细胞和炎性细胞分泌能促进肿瘤发展的脂肪因子和细胞因子。在肿瘤微环境,来自脂肪细胞的脂质丰富的可用性,促进肿瘤进展和不受控制地生长。由于脂肪细胞是脂肪因子和癌细胞能量的一个主要来源,了解肿瘤细胞和脂肪细胞之间代谢共生的机制,为发现新的治疗手段提供可能性。

（三）心理因素

大量研究结果表明,精神刺激史、经常抑郁、长期精神压抑等不良心理因素与食管癌的发生有着密切关系。应用 C 型行为问卷和生活事件量表,调查病例和对照共 100 对,结果发现,食管癌患者 C 型行为(癌症行为模式)的 OR 值为 3.09,高出正常人 3 倍以上,提示食管癌与不良心理社会因素有关。也有研究资料显示,家庭内刺激性事件在食管癌组有明显的聚集性,尤其是重大财产损失、重病和家庭矛盾的危险性更大。

（王同杉）

参 考 文 献

陈伟三,杨合麟,蔡树深,等 . 1996. 广东省南澳县 1987～1992 年食管癌流行病学特点 . 癌症,15(4):274～276.

程书钧,邹小农,王雯 . 1998. 中国林县食管癌营养干预试验研究进展 . 中国肿瘤,7(3):4～5.

贺宇彤,乔翠云,李绍森,等 . 1999. 磁县食管癌发病率和生存率分析 . 中国肿瘤,8(3):122.

李云菁 . 1999. 微量元素与肿瘤关系的研究进展 . 广东微量元素科学,6(7):1～4.

陆士新 . 1998. 我国对食管癌研究的贡献 . 首都医药,5(4):14～15.

沈忠英,蔡维佳,沈健,等 . 1999. 乳头状瘤病毒 18E6E7 和 TPA 协同诱发人胚食管上皮细胞恶性转化的研究 . 病毒学报, 15(1):1～6.

吴名耀,梁英锐,吴贤英 . 1997. EB 病毒潜在膜蛋白在食管癌和癌旁粘膜中的表达 . 中华病理杂志,26(1):49.

张帆,吴志远,吴健丽,等 . 2000. 食管癌高发区粮食中镰刀菌毒素的含量及其致突变作用 . 中华预防医学杂志,34 (1):53.

张中兴,李变云,郭成仓,等 . 1994. 林县食管癌流行趋势的对比分析 . 河南医学研究,3(3):251～257.

中华预防医学杂志编辑部 . 1999. 不容忽视的烟草危害 . 中华预防医学杂志,33(1):3～4.

Blot WJ. 1999. Invited commentary: more evidence of increased risks of cancer among alcohol drinkers. Am J Epidemiol, 150: 1138～1140; discussion 1141.

D'Onofrio V, Bovero E, Iaquinto G. 1997. Characterization of acid and alkaline reflux in patients with Barrett's esophagus. G. O. S. P. E. Operative Group for the study of Esophageal Precancer. Dis Esophagus, 10:16～22; discussion 22～23.

Enzinger PC, Mayer RJ. 2003. Esophageal cancer. N Engl J Med, 349:2241～2252.

Guanrei Y, Songliang Q. 1987. Endoscopic surveys in high-risk and low-risk populations for esophageal cancer in China with special reference to precursors of esophageal cancer. Endoscopy, 19:91～95.

Lagergren J, Lagergren P. 2013. Recent developments in esophageal adenocarcinoma. CA Cancer J Clin, 63:232～234.

Lepage C, Drouillard A, Jouve JL, et al. 2013. Epidemiology and risk factors for oesophageal adenocarcinoma. Dig Liver Dis, 45:

625~629.

Mao WM, Zheng WH, Ling ZQ. 2011. Epidemiologic risk factors for esophageal cancer development. Asian Pac J Cancer Prev,12: 2461~2466.

Pennathur A, Gibson MK, Jobe BA, et al. 2013. Oesophageal carcinoma. Lancet,381:400~412

Wu C, Kraft P, Zhai K, et al. 2012. Genome-wide association analyses of esophageal squamous cell carcinoma in Chinese identify multiple susceptibility loci and gene-environment interactions. Nat Genet,44:1090~1097.

Zhuo W, Zhang L, Wang Y, et al. 2012. Cyclin D1 G870A polymorphism is a risk factor for esophageal cancer among Asians. Cancer Invest,30:630~636.

第三章 食管的解剖、组织胚胎与生理学

第一节 食管的形态

一、食管的形态

食管(esophagus)是连接于咽与胃之间的、长管状的肌性器官,上端约平环状软骨下缘处(第6颈椎水平)与咽相接,向下沿着脊柱颈、胸部的前面下行,经上纵隔和后纵隔,至第10胸椎水平,穿过膈的食管裂孔,进入腹腔,于第11胸椎左侧续于胃贲门(彩图3-1)。其长度通常与躯干长短成正比,成年男性为21~30cm(平均25.3cm),女性为20~27cm(平均23.6cm),新生儿食管长8~10cm,可因年龄和体位不同而有变化。食管长度与年龄的关系见表3-1。

表3-1 食管长度(cm)与年龄的关系

年龄	中切牙至环咽肌	中切牙至气管杈	中切牙至贲门	食管总长度
新生儿	8	12	18	10
5岁	10	17	26	16
10岁	10	18	28	18
15岁	14	23	33	19
成人	15	26	40	25

测量食管长度的方法较以往增多,主要有以下几种:①纤维食管镜(或胃镜);②钡餐放射线透视;③测量食管胃连接部的黏膜电位差;④根据躯干、身长简易公式推算,一般为身长的15%,躯干长的26%;⑤尸体解剖测量。

食管长度在临床上对诊治食管癌病变有重要参考价值,因为有些疾病可导致食管长度改变。例如,食管炎形成瘢痕,食管癌放疗后,均可使食管缩短;而严重贲门失弛缓症可使食管延长。

食管管径为1.5~2.5cm,自上向下,前后径逐渐增宽,而左右径各处不一,如起始处和穿过膈处管径最窄,在食管胸部的中下段交界处最宽,约1.9cm。平时食管管腔前后壁相贴,可随食团的通过依次作不同程度的扩张。在吞咽过程中食管腔可在前后径上扩张近2cm,左右径可扩张至3cm,以容纳吞咽的食团。食管在冠状面基本位于人体中线上,仅在两处出现轻度的弯曲,第一个弯曲自食管起始部(居正中)下行,随后轻度左偏达颈根部和胸上部,比位居中线的气管约左偏0.5cm,此弯曲在平第3、4胸椎高度最明显,随后逐渐右移,至第5胸椎水平已回归正中线或略偏向右,这与主动脉弓向左后移行为胸主动脉时的压挤有关,约至第7胸椎高度,食管再次向左偏离中线2~3cm,形成第二个弯曲,继而向前穿

过膈的食管裂孔。在矢状面上,食管沿着脊柱的颈曲和胸曲作前、后弯曲。直立位时,食管胸、腹段形成向前凹的光滑弧度。这种前后凹面可能是在仰卧位时使胃食管反流物延迟廓清的因素之一。

食管全长因受邻近器官的压迫和生理功能的影响,管壁可出现3处生理性狭窄、2处膨大和3处压迹。

食管的3个狭窄:第1个狭窄,位于食管与咽连接部,即食管起始部,是食管最狭窄处,是食管异物最容易滞留嵌顿的部位,管径约1.3cm。自中切牙至该处的距离,男性约15.95cm,女性约14.60cm。在成年人该狭窄约平第6颈椎,相当于环状软骨下缘平面,而新生儿则约相当于第4、5颈椎水平,在生长过程中逐渐下移。在非进食状态,此处通常关闭,可防止吸气时空气由咽进入食管。行食管镜检查时,因前有环状软骨,后有颈椎体,所以较难通过。且食管入口后壁的环咽肌与甲咽肌之间薄弱,行食管镜检查时易发生穿孔。一旦发生穿孔,就可能进一步发生食管周围炎及脓肿,进而发生纵隔感染等严重并发症。第2个狭窄,位于左主支气管后方,平对第4胸椎体下缘,管径1.5~1.7cm,其至中切牙的距离,男性约27.38cm,女性约25.05cm。第3个狭窄,位于食管穿过膈的食管裂孔处,系膈脚压迫所致,平对第10胸椎,管径1.6~1.9cm,自中切牙至此处的距离,成年人为37.7~40.2cm。该狭窄可防止胃内容物反流入食管,同时也是食管损伤、穿孔、溃疡、肿瘤等的好发部位。食管异物在3个狭窄部位的嵌顿概率由上到下依次减少。食管镜测量时,令被测量者仰卧,头尽量后仰,此时自中切牙至剑突下端的距离正好相当于中切牙至膈食管裂孔的长度。

食管的2个膨大:在狭窄之间有2个膨大,第1膨大位于第1和第2狭窄之间,约10cm长,管径1.9cm;第2膨大位于第2和第3狭窄之间,长15~17cm,管径2.2cm。

食管的3个压迹:第1个为主动脉压迹,是主动脉弓向左后方跨越食管左前壁处,约相当于第4胸椎水平,在食管镜下观察,此处食管黏膜皱襞呈轻度展平,并可观察到主动脉搏动。此压迹随着年龄的增长和动脉硬化程度的加剧而增宽变深。此处食管前壁紧贴主动脉弓,误咽鱼刺等尖锐细小异物时,有刺破主动脉弓引起大出血可能,死亡率极高。第2个压迹为左主支气管压迹,乃左主支气管横越食管的左前壁形成的压迹,约相当于第4、5胸椎水平。第3个压迹为心压迹,即在食管胸段前方与左心房相邻,使食管前壁形成一个左心房压迹,特别是当左心房病理性扩大时,此压迹更显著,甚至形成向后的弯曲;自中切牙至心压迹中点的距离,男性约31.30cm,女性约28.84cm。此外,自中切牙至食管平对冠状沟后部(近房室交点)处的距离,男性约34.36cm,女性约31.72cm。

食管借疏松结缔组织与周围器官相连,除在呼吸和吞咽时有些运动外,通常食管是相对固定的器官。

二、食管的分部和毗邻

根据食管全长所占据的位置,可将其分为颈部、胸部和腹部三部分,现将各部的位置及毗邻关系分述如下:

（一）颈部

食管颈部（cervical part of esophagus）是指自食管起始端至胸骨颈静脉切迹（即胸骨柄上缘）平面之间的一段，长 4.0~5.0cm。其毗邻关系（见彩图 3-1）：前面借疏松结缔组织附着于气管的膜壁上；后面借食管后间隙邻椎前筋膜及颈长肌和脊柱颈段，食管后间隙与后纵隔相通，一旦出现食管吻合口瘘，食管内容物可通过此间隙进入后纵隔；在食管和气管两侧的沟内，有左、右喉返神经上行；在食管两侧，与甲状腺侧叶的后部和颈总动脉相邻。由于食管颈部向下渐偏左侧，故左颈总动脉和左喉返神经距食管较近。通常右颈总动脉距食管约 1cm，左侧者仅数毫米。因此食管颈部手术多采取左侧颈根部入路。胸导管末段沿食管左缘上行，于左颈根部、颈动脉鞘后方转向前内下方，呈弓形弯曲注入左静脉角。

（二）胸部

食管胸部（thoracic part of esophagus）长约 18cm，在上纵隔内位于气管与脊柱之间，并稍向左偏，下行至第 4 胸椎水平达主动脉弓末端的右侧，进而稍向右移，沿胸主动脉的右侧降入后纵隔，约至第 7 胸椎高度再次向左偏斜，在第 8、9 胸椎体平面斜越胸主动脉至其左前方，平第 10 胸椎水平穿过膈的食管裂孔入腹腔，移行为食管腹部。食管胸部的毗邻关系（见彩图 3-1）：前面由上而下依次与气管、左主支气管、左心房等相邻；后面与脊柱之间形成食管后间隙（retroesophageal space），向上与咽后间隙相通，间隙内容纳右肋间后动、静脉、奇静脉、胸导管、半奇静脉和副半奇静脉的末段等。在穿过膈之前，食管向左偏，与其后方的胸主动脉相交叉。在上纵隔内，食管左侧与主动脉弓末端、左颈总动脉、左锁骨下动脉、胸导管上段和左纵隔胸膜相邻，左纵隔胸膜常形成皱襞突入脊柱与左锁骨下动脉之间，有时可达食管侧壁。在食管与气管之间的沟内有左喉返神经上行。食管右侧与右纵隔胸膜相接，在右肺根上方，食管与胸膜之间有右迷走神经下行，奇静脉由后向前跨过右肺根上方注入上腔静脉。在后纵隔内，左纵隔胸膜与食管之间有胸主动脉及左迷走神经下行，肺根以下部分左纵隔胸膜与食管直接贴；右纵隔胸膜延伸到食管后方与脊柱之间形成食管后隐窝（retroesophageal recess），其深度有时可达正中面，经左胸行食管下段手术时须防破入右侧胸膜腔导致气胸。

（三）腹部

食管腹部（abdominal part of esophagus）甚短，仅 1~2cm 长，行向左下方，经肝左叶及肝三角韧带后面，末端与胃贲门相续（见彩图 3-1）。食管的右缘续于胃小弯，左缘与胃底之间形成贲门切迹。食管腹部的右前壁被腹膜遮盖，左后壁以结缔组织固定于膈的左内侧脚。

三、食管的临床分段

1. 食管在临床上分为上、中、下三段　上段从食管入口至主动脉弓上缘平面；中段从主动脉弓上缘至肺下静脉平面（即肺门下缘）；下段从肺下静脉下缘至胃贲门处。
2. 食管癌病变部位分段标准［国际癌症防治联合会（UICC，2009）］
（1）颈段：自食管入口或环状软骨下缘至胸骨柄上缘平面，其下界距上颌中切牙约 18cm。

（2）胸段：分上、中、下三段。胸上段：自胸骨柄上缘至气管权平面，其下界距上颌中切牙约24cm。胸中段：自气管权平面至贲门的近侧1/2（上半），其下端距上颌中切牙约32cm。胸下段：是气管权至贲门的远侧1/2（下半）。其下界距上颌中切牙约40cm，该段包括食管腹段。

（3）跨段病变：以病变中点归段，如上下长度均等，则归为上面一段。

四、食管的构造

食管壁全层厚约4mm，管腔由内向外分为黏膜、黏膜下层、肌层和外膜四层。收缩状态的食管，黏膜与黏膜下层共同形成7~10条纵行皱襞。使食管的管腔变小，横断面可见管腔呈星状的裂隙；当食团通过时，环形肌松弛，管腔扩大，皱襞暂时展平消失。

（一）黏膜

肉眼观察时，黏膜表面呈浅红色或略显苍白，而食管下端则显浅灰色。食管壁坚韧而有弹性。

1. 上皮 黏膜表面通常被覆以未角化的复层扁平上皮，通常不受干燥和摩擦的影响，故而未角化。该上皮由20~25层细胞组成，能耐受较粗糙食物的摩擦。上界与咽部鳞状上皮相移行，在贲门处与胃黏膜的单层柱状上皮明显分界。黏膜三层结构中以上皮最厚，主要起保护作用，其表层细胞不断脱落，由基底层的嗜碱粒细胞分裂增殖，并移动至表层来补充，保持不断更新。

2. 固有层 为一薄层细密的结缔组织，其中富含网状纤维和淋巴小结。食管固有层的淋巴细胞较胃和小肠少，可能与其复层鳞状上皮能够有效地防止外来抗原入侵有关。固有层浅层的结缔组织呈乳头状突入上皮基底面。固有层内一般无腺体，但于近胃处，含有少量黏液腺，即食管贲门腺，属分支的管状黏液腺，其分泌物类似胃上皮细胞所分泌的黏液。腺体的导管很短，为单层立方形或单层柱状上皮，经固有层开口于上皮表面。

3. 黏膜肌层 为一薄层纵行、不规则排列的平滑肌纤维和疏松弹性纤维网组成，厚200~400μm，是咽壁弹性纤维的连续。自环状软骨附近开始，下行到贲门处逐渐增厚，并与胃的黏膜肌层相续。黏膜肌层将黏膜下层和固有层分开，手术切断时黏膜肌层会发生回缩。

（二）黏膜下层

较厚，为300~700μm，由疏松结缔组织组成，富含粗大的胶原纤维与纵行的弹性纤维。其中含有许多较大的血管、淋巴管和神经纤维，靠近肌层部位有散在的黏膜下神经丛。食管腺（esophageal gland）多散在分布于食管上段和下段的黏膜下层内，其周围有较密集的淋巴细胞，可见淋巴小结存在。数量可因人而异，有时在全部食管都存在，有时却很少。食管腺为葡萄状小型复管泡状腺，由典型的黏液腺细胞组成。小导管被以单层立方或单层柱状上皮，较大的导管被以复层扁平上皮。食管腺分泌的黏液由导管输送到食管腔面，使黏膜滑润，有利于食团通过，也有利于食管组织抵抗酸性物质侵袭。

（三）肌层

肌层主要由内环肌和外纵肌两层构成，厚0.5~2.2mm，外层比内层略厚。食管上1/3

段肌纤维色红,主要由横纹肌构成;食管下 1/3 段通常只由平滑肌构成;食管中段为横纹肌和平滑肌混合构成。食管两端的内环肌增厚,分别形成食管上、下括约肌,但括约肌无明确的解剖界限。食管的纵肌层向下与胃的纵肌层接连。食管的环形肌层产生连续的蠕动性收缩推动食物向胃移动。环形肌纤维向上与咽下缩肌相延续,在食管上端和下端呈横行,但在食管体部斜行。

(四) 外膜

外膜为纤维膜,由含有较多纵行的小血管、神经和淋巴管的疏松结缔组织构成。食管表面缺少浆膜覆盖,不具有浆膜层的防御功能,是食管肿瘤容易扩散、难以手术切除及术后吻合口瘘发生的原因之一。缺乏浆膜也使食管破裂修复困难。在近食管裂孔处的外膜内含有大量弹性纤维,将食管固定在膈上。在其他部位的外膜较疏松,仅与周围组织相附着,并无固定作用。

五、食管的连接部

由于食管上、下两端(即食管与咽、胃的连接部)在结构上比较复杂,且各有一功能性高压带可防食物反流,争议较多,故将其分述如下:

(一) 食管与咽的连接部

食管与咽的连接部即食管的入口,在非进食状态,管腔保持关闭,关闭段长 2.5~4.5cm。直视下,入口处黏膜呈一横行裂隙,裂隙两端与喉咽两侧的梨状隐窝相邻(彩图 3-2),食管镜检查时,务必防止偏入此窝,否则易造成穿孔。有人称此窝为无经验医生的"撕裂之门"。

食管上 1/3 段的肌层结构比较复杂(彩图 3-3),其纵肌层大部分纤维附着于环状软骨板后外侧面,约在环状软骨下 3cm,两侧纵肌束于食管后壁中线交汇,形成一个"V"形区,称为 Laimer 三角(又称环咽肌下三角),此三角的上缘系由咽下缩肌下部(即环咽肌)纤维构成。三角区内为食管壁环形肌层。环咽肌下缘的少量肌纤维覆盖食管环形肌并编入其内。食管上端纵肌层的两侧壁比前后壁明显增厚,前壁最薄。

在食管上端,环咽肌和甲咽肌之间的咽黏膜相对缺乏咽部肌肉支持,这个部位被称为 Killian 裂(见彩图 3-3~彩图 3-5)。当吞咽失调时,环咽肌的松弛会延迟,在 Killian 裂附近产生一个压力升高区,造成黏膜脱出形成囊(内压性憩室,又称咽下憩室、Zenker 憩室),并突破后方较薄的肌壁(位于第 6 颈椎前方,通常稍向左侧突出),进入潜在的咽旁间隙而膨胀。该囊可滞留部分或全部经过的食团,导致宿食反流、吸入性肺炎、口臭和体重减轻。治疗主要采取开放性切除或倒转此囊以防止食物充填,同时切断环咽肌的环状纤维,防止压力升高而再次形成囊。

有人认为食管上括约肌是由食管上端的环形肌束构成,而环咽肌仅是其外在成分。通过压力测定,显示食管上端有一宽 4cm 以上的高压带,而环咽肌最宽不过 2cm,故认为食管上端的环形肌纤维显然参与了括约肌作用。

（二）食管与胃的连接部

正常人在非进食情况下,食管与胃的连接部也和食管与咽连接部一样,处于关闭状态。通过压力测定,显示食管胃连接部也有一高压带,此带长约 2.5cm,正常腔内压约为 20.6mmHg,这一压力既高于其上方食管内的压力,也高于其下方的胃内压力,成为独立的功能单位,从而保证食物由食管进入胃的单向流动,防止胃内容物反流入食管。

在吞咽或给予某些刺激时,食管与胃连接部的环形肌可松弛开放。由于该处环形肌具有以下生理特征:①有自动性张力,该肌被破坏后,高压带的压力明显下降,食管与胃连接部则关闭不全;②较附近平滑肌对某些物质更敏感,如胃泌素可加强其收缩力,胆囊收缩素可降低其收缩力;③胆碱能神经可增强其张力,使腔内压力增高,肾上腺素能神经可使其松弛;④牵拉该处环形肌产生的张力,高于附近食管和胃的平滑肌所产生的张力,故有学者把该段食管环形肌称为生理性食管下括约肌。

食管的纵肌层与胃壁的纵肌层(外层)相延续,而环肌层则一部分延续为胃壁的环肌层(中层),另一部分延续为胃壁斜肌层(内层)。该肌层较薄弱而不完整,呈"U"形骑跨于贲门切迹处,分布至胃前、后壁,并向胃大弯侧呈扇形分布,故这种斜行肌纤维又称为套索纤维(彩图 3-6)。

在食管内腔,食管与胃的过渡很难定位,因为胃黏膜延伸至食管腹部的程度不同,此过渡区鳞状上皮和柱状上皮交界处形成不规则的齿状环形线,称为 Z 线(见彩图 3-6)。在内镜检查时,食管腔呈淡粉红色光滑管状,可见黏膜下血管。Z 线上下的黏膜颜色不同,胃黏膜较食管黏膜色暗,上皮呈橘红色。内镜检查时可见食管蠕动波。在组织学和内镜观察中,此处通常被称为食管-胃连接(gastro-esophageal junction,GEJ)。在食管-胃连接的左上缘、食管与胃小弯之间由胃纵肌形成一环形袢,常用来作为胃与食管的分界。病理情况下食管下段鳞状上皮可被一种柱状胃型上皮所替代。这种柱状胃型上皮可呈岛状、条状或环状,并可延伸到食管下段的不同部位。这一过程最可能是因为酸性或碱性的胃内容物慢性反流到食管,造成食管黏膜细胞类型的改变。食管内存在的这种异常的柱状上皮被称为 Barrett 上皮,其在内镜下的典型表现是食管胃连接部近端出现橘红色柱状上皮,即鳞、柱状上皮交界处(squamo columnar junction,SCJ)与胃食管连接处(GEJ)分离。

（三）胃-食管反流

胃内容物可反流至食管腹段和下胸段,其原因为食管下括约肌的短暂松弛,这是正常的,在绝大多数人日常生活中是小概率事件。反流也可因食管下括约肌薄弱,或因食管裂孔疝破坏了正常的解剖屏障引起。正常有一些解剖和生理因素可防止胃-食管反流的发生,食管胃连接处的胃黏膜皱襞、黏膜玫瑰花状瓣促成了液-气密封的形成。液-气密封有助于确保下段食管壁即使在低肌张力水平也能封闭食管胃连接处的管腔,以对抗胃气体的低压。贲门角有助于形成一瓣膜盖状结构,食管腹段外部由结缔组织脂肪垫支撑(彩图 3-7)。然而主要的防反流机制是食管下部肌肉组织的紧张性收缩,从而形成一有效的高压区。下段食管壁特殊的平滑肌和膈脚的环形纤维形成一放射状压力升高区,测压装置从胃退到食管时就可以检测到。若要防止反流,则高压带必须超过胃-食管连接处两侧的压力差,即腹内压(传导至胃并在胃壁收缩时进一步加大)和胸膜腔内压(传导至食管)之间的压力差。呼气时由食管下段平滑肌紧张性收缩所产生的压力常足够对抗胃-食管压力差。吸气时腹内压升高而胸膜腔内压进一步降低则导致反流风险增加。而膈脚的肌纤维收缩产生的额外压力则可降低这种风险。当然在吞咽和呕吐时这种防反流高压带就必须降低压力。吞咽紧接着就是呼气,呼气使膈脚肌纤维放松,允许食管通过蠕动使内容物进入胃。呕吐由膈、肋间肌和腹肌以一种不同于呼吸运动的、爆发式协同收缩产生,这种爆发式收缩与食管周围的膈脚肌纤维舒张相协调。

第二节　食管的血液供应、神经支配和淋巴引流

一、食管的血液供应

(一)食管的器官外动脉(彩图 3-8)

食管为细长的管状器官,又经颈、胸、腹部,因此其血液供应呈"多源性",而且各部分动脉均沿着食管长轴,在食管壁内外互相吻合。根据食管动脉的来源,将其供血分为 4 个区,即食管颈部、食管胸部上段、食管胸部下段和食管腹部。

1. 食管颈部的动脉　主要来源于左、右甲状腺下动脉,有 2~8 支,其中左、右侧共 4 支者最多见,此外尚有起自甲状颈干、锁骨下动脉、肋颈干、颈升动脉、胸廓内动脉、颈总动脉和椎动脉者。若一侧甲状腺下动脉缺如,则可由另一侧供血。

2. 食管胸部上段的动脉　指气管杈平面以上的食管,国人该段食管供血动脉数目为 1~8 支,其中以 5 支者为多见,占 35%。主要来源于左支气管动脉(占 34.18%)和右支气管动脉(占 31.64%)。另有 9.46% 来自主动脉弓。更少见者来自胸廓内动脉、肋间后动脉、锁骨下动脉、头臂干和颈总动脉等处,也有由食管颈部动脉下降,向食管胸部上段供血。

3. 食管胸部下段的动脉　指气管杈平面以下的食管,主要由胸主动脉发出的食管动脉供血。国人食管胸部下段动脉的数目为 1~6 支。其中 1 支者最多见,约占 42.00%;2 支者次之,约占 32.00%;3 支者约占 19.00%;4~6 支者罕见。以上诸动脉,多数起自第 4~9 胸椎平面的胸主动脉。其余发自右侧第 3~7 肋间后动脉。该段食管动脉 90% 为上、下两支,上支小,长 3~4cm,下支大而恒定,长 6~7cm。发自胸主动脉右前壁,至食管形成升支和降支,再发出分支供血该段食管。升支与支气管动脉的食管支吻合;降支与膈下动脉和胃左动脉的食管支吻合。

4. 食管腹部的动脉　主要来自胃左动脉,其次为左膈下动脉,经食管裂孔上行,与食管胸部动脉的降支吻合。国人食管腹部有 1~4 支动脉供血,前面与后面均以 1~2 支为多见,其中前面的动脉约 80.37% 来自胃左动脉,后面的动脉约 53.34% 来自左膈下动脉。常见的变异为直接起自腹腔干,少数为左膈下动脉的分支完全取代胃左动脉的食管支,并与胸部下段食管动脉降支相吻合。

(二)食管壁内微血管的构筑

上述各段食管动脉走行于食管外膜内,并广泛发出分支穿过肌层达黏膜下层,互相吻

合成密集的黏膜下动脉丛。这种丰富的血供和潜在吻合管网使得食管梗死极为罕见。黏膜下动脉丛分别向肌层和黏膜上皮下发出许多微动脉,向肌层和黏膜层供血。肌层微动脉逐级分支,以毛细血管前微动脉形式续为肌层毛细血管网,最终汇集成毛细血管后微静脉,再注入黏膜下静脉丛(彩图3-9)。该静脉丛在食管末端与胃黏膜下静脉丛相吻合。此丛静脉血回流途径有二:一是黏膜下静脉丛再汇集成小静脉,穿过肌层,在食管两侧面形成两条纵行静脉,分别与左、右迷走神经伴行,并将胃左静脉与奇静脉和半奇静脉吻合起来,最终注入上腔静脉。二是食管腹段的黏膜下静脉丛和胃黏膜下静脉丛均汇入胃左静脉,回流入肝门静脉。因此肝门静脉与上腔静脉之间,除借食管外静脉相互吻合之外,还可借食管壁内的食管静脉丛形成侧支循环。食管壁外静脉的管径大于壁内静脉丛,故当门脉高压时,反流的门静脉血较易通过食管壁外的静脉进入奇静脉,但上皮下毛细血管与黏膜下静脉丛,因管径较细、阻力大,因而易出现明显的静脉曲张,此乃造成门脉高压症患者呕血的重要解剖学因素。

(三) 食管的器官外静脉(见彩图3-9)

1. 食管颈部的静脉 由食管表面的静脉在食管外侧缘汇集而成,伴随喉返神经,注入甲状腺下静脉或甲状腺下极表面的静脉丛。也有小静脉注入气管周围静脉丛。

2. 食管胸部的静脉 大部分引流入奇静脉及其属支。在奇静脉弓以上,食管的静脉可上行注入最上肋间静脉,也可下行注入奇静脉弓和右肋间后静脉。在奇静脉弓以下,有8~10支始于食管右缘的静脉支,直接注入奇静脉;起于食管左缘的静脉支,多注入半奇静脉和副半奇静脉。上述静脉均可连于左、右肋间后静脉。在食管裂孔附近,食管的小静脉可汇入膈上、下静脉。在食管下端有部分静脉通过胃左静脉注入肝门静脉。

3. 食管腹部的静脉 血流可双向流动,向上注入奇静脉,向下经胃左静脉注入肝门静脉,也可经胃短静脉或胃网膜左静脉注入脾静脉,最后注入肝门静脉。

二、食管的神经支配

食管的神经(彩图3-10)主要来自内脏神经,包括内脏运动(交感和副交感)神经和内脏感觉神经。内脏运动神经司食管的腺体分泌、平滑肌及横纹肌活动;内脏感觉神经司食管的一般感觉。此外,食管近侧段的横纹肌,则由来自疑核的特殊内脏运动纤维支配。

(一) 食管的内脏运动神经

包括交感神经和副交感神经。其中交感神经节前纤维来自脊髓 T_1 ~ T_{10} 节段的灰质中间带外侧核,经脊神经前根、白交通支至交感干的颈上、中、下神经节及胸上部的椎旁节换元,其节后纤维加入咽丛及食管丛,再随迷走神经副交感纤维一起分布至食管颈、胸部。交感神经调节血管收缩、食管括约肌收缩、管壁平滑肌舒张,促进食管蠕动活动。副交感神经节前纤维主要来自迷走神经背核,随迷走神经离开脑干,经颈静脉孔出颅,随后进入颈动脉鞘内居颈内动脉或颈总动脉及颈内静脉之间的后方,在颈部气管和食管两侧下行,经胸廓上口,至后纵隔内,经两侧肺根的后方下行,于食管周围形成食管丛,其中右迷走神经加入食管后丛,左迷走神经加入食管前丛。最终食管前丛在穿过食管裂孔前,汇集成迷走前干,食管后丛则汇集成迷走后干,前、后干伴随食管穿过食管裂孔入腹腔,迷走前干至贲门及胃小弯分为胃支和肝支,迷走后干分为胃支和腹腔支。迷走神经的副交感纤维在器官旁节或器官内节换元,节后纤维支配食管远侧段平滑肌和食管下括约肌及腺体分泌。

(二)食管的特殊内脏运动神经

主要发自延髓的疑核,它们随着迷走神经、舌咽神经和副神经分布,支配咽及食管上括约肌和食管近侧段横纹肌。

(三)食管的感觉神经

在吞咽过程中食物可自动由食管进入胃,正常情况下这一过程是在不知不觉中发生的,但如果食物太热或太冷,人就会有感觉。而且当吞咽的食物太大时,就会感觉到疼痛,这些均是食管的感觉,可通过迷走神经和脊神经中的内脏感觉神经传导。迷走神经的内脏感觉神经元的胞体位于迷走神经的下神经节(结状神经节)内,其周围突随着迷走神经及其分支(如喉上神经和喉返神经)分布至食管黏膜下层的伤害感受器,中枢突则随迷走神经入延髓,终于孤束核,主要传导渗透压、热、化学性和机械性腔内刺激。脊神经的内脏感觉神经元的胞体在脊神经节,其中枢突进入脊髓灰质后角第 Ⅰ、Ⅱ 板层,它们发出纤维斜越白质前连合至对侧脊髓外侧索形成脊髓丘脑束,经脑干至背侧丘脑,背侧丘脑再发出纤维投射到第一躯体感觉区和岛叶皮质。周围突分布到食管肌层和外膜内的伤害感受器,该感受器为机械敏感性的,可产生不适和疼痛感觉。食管上皮内的脊神经传入纤维与食管腔内局部酸性物质暴露引起的疼痛传导有关。许多脊神经传入纤维含有降钙素基因相关肽和 P 物质,它们是内脏伤害性感觉中重要的神经递质。胃的化学性和机械性刺激分别由迷走神经和脊神经传导;而食管的伤害性刺激则主要由脊神经传导。

食管内部神经支配源于食管壁内的肠肌丛及黏膜下神经丛内的大量神经节及其发出的细神经纤维。位于纵行肌和环形肌之间的神经节参与形成肠肌丛或称 Auerbach 丛,位于黏膜下的神经节参与形成黏膜下丛或称 Meissner 丛。前者调节外肌层收缩,后者调节黏膜肌层蠕动性收缩和腺体分泌。两神经丛之间有网状神经纤维使其互相连接。位于食管平滑肌内的肠肌丛发达,其神经节数量比位于食管横纹肌内的多。在食管平滑肌内肠肌丛的神经节为副交感神经节,迷走神经副交感节前纤维在此换元,节后纤维分布到平滑肌。食管横纹肌内肠肌丛的功能不清楚。

三、食管的淋巴引流

(一)食管壁内淋巴管的分布

在食管的黏膜及黏膜下层均有较丰富的毛细淋巴管,一般黏膜下层的毛细淋巴管比相应的血管更丰富,其走行方向以纵行为主,少数为横行(纵行约为横行的 6 倍),彼此吻合成致密的淋巴管网。食管上 2/3 段的淋巴引流主要趋向近端,而下 1/3 段则趋向远端。特别是食管胸部的黏膜下毛细淋巴管,一部分穿经肌层达外膜,呈纵向作短距离走行;另一部分则在黏膜下层呈纵向延伸一较长距离。肌层毛细淋巴管数量较少,并吻合成稀疏的淋巴管网,与黏膜及黏膜下层的毛细淋巴管网相交通。食管壁内的淋巴引流,纵向比环形更通畅。在气管权附近向食管壁内注射染料,通过淋巴管向上、下呈双向扩散,长达 4cm 以上;而在右肺静脉下缘处注射,则染料主要向下方扩散。但在各注射点处,染料向水平方向呈环形扩散则不超过 1cm,表明淋巴管之间的交通,纵向比环形更通畅。从而可进一步说明,食管癌病灶多沿食管长轴向上、下方扩散,使黏膜上常出现上、下两处病灶;然而在病灶发展到晚期之前,往往不易累及食管全周,乃至造成明显的梗阻。此外,在贲门上方 3cm 处注射染料,扩散到贲门处即停止,表明食管壁与胃壁之间不存在淋巴管吻合。

(二) 食管壁外的淋巴引流(彩图 3-11)

食管壁内的淋巴管穿出至食管外膜后,沿着食管长轴上、下纵行构成吻合。根据食管壁内淋巴管和壁外淋巴管呈纵向吻合的特点,表明食管的淋巴引流无明显的节段性。然而由于食管为长管状器官,其淋巴引流一般注入附近的淋巴结。

1. 食管颈部的淋巴引流 直接或经咽后淋巴结间接注入颈外侧深淋巴结,少数可注入锁骨上淋巴结。国人食管颈部淋巴管以 1、2 条者多见,主要起自食管前面,少数起自后面,向外上方或向两侧注入颈部气管旁淋巴结,一部分经颈总动脉后方,外注入颈外侧下深淋巴结,少数可注入颈横淋巴结。

2. 食管胸部的淋巴引流 以气管权平面为准,将该段食管分为食管胸上部和食管胸下部。食管胸上部的淋巴管汇集为 1 或 2 条,多者可达 8 条,分别向两侧注入气管旁淋巴结或左、右气管支气管上、下淋巴结。少数可注入椎前淋巴结。食管胸下部的上段有 1~5 条集合淋巴管,横向两侧或斜向外下方,注入食管及胸主动脉周围的纵隔后淋巴结;下段有 1~6 条集合淋巴管,下行经膈食管裂孔,注入贲门前、后及左淋巴结,一部分淋巴管可注入胰淋巴结或腹腔淋巴结。以上各淋巴结的输出管,沿胸主动脉左侧上行,经左头臂静脉的后方,注入胸导管。此外,食管的集合淋巴管,也常见有 1 或 2 条不经局部淋巴结而直接注入胸导管者。因此,食管癌转移除累及局部淋巴结外,经胸导管可直接进入血循环,造成血行转移。

3. 食管腹部的淋巴引流 主要注入贲门淋巴结,包括贲门前淋巴结 1~4 个,贲门后淋巴结 1 个和贲门左淋巴结 1 或 2 个。其输出管至腹腔淋巴结。

食管各段分别注入不同的局部淋巴结,现将淋巴结标号、名称和位置列于表 3-2。

表 3-2 食管引流淋巴结标号、名称和位置

标号	部位命名	位置
1	锁骨上淋巴结	胸骨切迹和锁骨以上
2R	右上气管旁淋巴结	头臂干起始部与气管交叉沿线至肺尖之间
2L	左上气管旁淋巴结	主动脉弓上缘与肺尖之间
3P	后纵隔淋巴结	上食管淋巴结,气管权以上
4R	右下气管旁淋巴结	头臂干起始部与气管交叉沿线到奇静脉弓上缘
4L	左下气管旁淋巴结	主动脉弓上缘到气管隆嵴

续表

标号	部位命名	位置
5	主动脉窗淋巴结（Bottolo 淋巴结）	动脉韧带侧面的主动脉弓下淋巴结
6	前纵隔淋巴结	升主动脉及无名静脉（头臂静脉）前
7	隆嵴下淋巴结	气管隆嵴下
8M	中食管旁淋巴结	气管分叉至下肺静脉下缘
8L	下食管旁淋巴结	下肺静脉下缘到食管胃连接处
9	下肺韧带淋巴结	下肺韧带内
10R	右气管支气管淋巴结	奇静脉上缘到右上叶支气管起始部
10L	左气管支气管淋巴结	隆嵴到左上叶支气管内
11	叶间淋巴结	
12	肺叶淋巴结	
13	肺段淋巴结	
14	肺亚段淋巴结	
15	膈上淋巴结	位于膈穹隆上，可达膈脚
16	贲门旁淋巴结	食管胃连接部
17	胃左淋巴结	沿胃左动脉走行分布
18	肝总动脉淋巴结	沿肝总动脉走行分布
19	脾淋巴结	沿脾动脉走行分布
20	腹腔淋巴结	腹腔干起始部

第三节　胸导管的解剖

　　胸导管（thoracic duct）是全身最粗大的淋巴管，收集腹盆腔全部脏器（肝的膈面除外）和下肢的淋巴管，胸前壁左半、胸后壁的全部淋巴管，左肺、心的左半，以及头颈部左半和左上肢的淋巴管等，约占全身 3/4 部位的淋巴回流。胸导管主要传送从小肠消化吸收的含有脂肪微粒的淋巴（呈乳白色，称乳糜）入血，也是血浆蛋白及贮存于肝脏的蛋白质回流的主要径路。胸导管破裂则形成乳糜胸。故食管手术时应避免损伤胸导管。胸导管全长 30～40cm。通常在第 12 胸椎下缘高度由左、右腰干和肠干汇合而成。汇合处常膨大形成乳糜池（cisterna chyli），继而经膈主动脉裂孔入胸腔，然后在脊柱右前方、食管后方、胸主动脉和奇静脉之间上行，至第 4、5 胸椎水平，在食管与半奇静脉末端之间转向左侧，再沿食管左缘上升，过左锁骨下动脉的后方，出胸廓上口至颈根部左侧，在左颈动脉鞘的后方转向前内下方，呈弓形弯曲注入左静脉角。在注入前，胸导管的末段还接受左颈干、左锁骨下干以及左支气管纵隔干的淋巴液。

第四节　食管的胚胎发生

胚胎发育第 3 周,扁平的胚盘逐渐卷折为圆筒形胚体,此时卵黄囊顶部的内胚层也卷入胚体形成管状的原始消化管。它可分为前肠、中肠和后肠三部分。前肠分化为原始咽(包括咽囊及其衍生物)、食管、胃、胆总管开口处以前的十二指肠,以及肝、胆道、胰和除鼻以外的呼吸道。因此,食管原基在胚胎发育时期与呼吸系统的发生密切相关。发育不良时食管、气管均可形成先天畸形,如气管-食管瘘。原始消化管内胚层仅分化为消化管道、呼吸道的上皮及其腺体。其他组织、肌肉、软骨等均由脏壁中胚层分化形成。

在胚胎期第 3 周末,前肠顶端的口咽膜和后肠末端的泄殖腔膜先后破裂,使前肠、后肠与外界相通。胚胎第 4 周,食管很短,以后由于心脏位置下降和颈部伸长,食管也随之增长。最初食管的内胚层上皮分化为单层柱状,以后由于上皮迅速增生形成复层,致使管腔一度闭塞。约在第 8 周,管腔又重新出现。在胚胎坐高 80mm 的胎儿,食管壁 4 层结构已清晰可见。管腔内可见纵行皱襞,上皮为复层柱状上皮,此后逐渐变为复层扁平上皮,分娩时上皮细胞达 10 层。在胚胎第 5 周,出现食管浅层腺体。在出生时才出现深层腺体,在胎儿坐高 14mm 时食管环形肌及结缔组织出现,在第 8 周出现外纵行肌,在第 10 周出现黏膜下肌层并被覆纤毛上皮细胞。胚胎第 6 周一些神经沿迷走神经到食管,形成神经丛。在胚胎 4 个月时胎儿迷走神经内有神经节细胞出现。被覆的纤毛上皮开始由鳞状上皮取代,食管两端的纤毛上皮产生食管腺。食管上段由 4、5、6 鳃弓衍化而来,但下段食管来源不明。食管蠕动出现在妊娠初期,胃食管反流可在妊娠中期出现。

第五节　食管的生理

食管无消化功能,其主要生理功能为主动咽下食物或水,并输送到胃内。食管虽为一食物通道,但也有重要特点。食管上括约肌能防止空气由咽进入食管和胃,也防止食管内容物反流到咽部,食管下括约肌能防止胃内容物反流入食管。在进食时,食管上、下括约肌先后松弛,食管体部肌肉收缩产生蠕动,使食物由咽到胃。上述吞咽动作常称为口咽期及食管期。

1. 口咽期　食物自舌尖向后移到舌根、咽部,出现反射性咽下动作。舌抵住口,使口咽压力上升,软腭上举,抵住咽后壁,分隔鼻腔与口咽腔;防止食物入鼻,声门关闭,会厌向下覆盖、关闭喉口,食物进入食管。

2. 食管期　食物进入食管后,及时引发食管蠕动波。由蠕动波形成食管内压力差,将食物推向胃,残留的食物造成膨胀性刺激,引起继发性蠕动波,而使残留食物顺利完全送入胃内。

第六节　食管的 X 线解剖

食管是一肌性软组织管道,和胃肠道其他部分一样,在 X 线下必须靠造影剂才能观察其形态。食管充钡以后,在正常情况下,可以清楚见到管腔轮廓以及与食管弯曲一致的波状影像。同时沿食管长轴,也显示数条纤细而呈纵行排列的条纹影像,为食管黏膜皱襞。当食管通过食管裂孔时,纵行条纹影像则相互聚拢,过裂孔后又稍分离,并经胃贲门与胃小弯纵皱襞的影像相延续。进行食管黏膜的 X 线检查,对早期诊断食管疾病具有重要的临床意义。通过 X 线检查,正常情况下,可见到 4 处生理性狭窄和 3 个压迹。4 处狭窄的位置是:①咽和食管移行处,约平第 6 颈椎,即食管入口处;②主动脉弓向左后方横跨食管处,约平第 4 胸椎;③左主支气管横过食管处,约平第 4、5 胸椎之间;④穿过膈食管裂孔处,约平第 10 胸椎。3 个压迹,它们是:①主动脉弓压迹,即主动脉弓向左后方横跨食管时,压迫食管左前壁所致,该压迹随年龄增长日趋明显。②左主支气管压迹,乃左主支气管自食管前方横过时,压迫食管左前壁所致。在以上两个压迹之间,食管影像相对稍显扩张。③左心房压迹,乃左心房后壁向后推压食管胸部中下段所致。在正常情况下,该压迹可随体位变化及呼吸运动而发生变化,如立位深吸气时,压迹常可消失。若左心房发生病理性扩大时,食管压迹会更明显,甚至造成食管后曲。

钡剂在食管内入胃之前,常在食管膈上部分的末端显示一个一时性的膨大阴影,特别在深吸气时更明显,此乃因深吸气时,膈收缩下降,致使食管裂孔缩窄所造成的一种生理现象。因膨大的影像状似壶腹,故称为膈壶腹(phrenic ampulla)。相反,于呼气时,膈舒张上升,食管裂孔松弛,钡剂则迅速排入胃内,膨大的阴影可消失。

（顾　振）

参 考 文 献

陈少湖,安丰山.2002. 现代食管癌贲门癌诊疗学.北京:科学出版社.

冯京生,杨耀琴,周作民.2012. 组织胚胎学.第 6 版.江苏:江苏科学技术出版社.

付亚峰,谷志容,邓明朝.2013. 插管全麻食管镜下食管异物取出术 104 例体会.广东医学院学报,31(1):36~37.

顾晓松.2011. 人体解剖学.第 3 版.北京:科学出版社.

郭光文,王序.1996. 人体解剖彩色图谱.北京:人民卫生出版社.

柳立军,刘淑贞,刘家宝.2007. 食管癌.北京:军事医学科学出版社.

张朝佑.2009. 人体解剖学(上册).第 3 版.北京:人民卫生出版社.

张熙曾.2006. 食管癌.北京:北京大学医学出版社.

中华医学会消化病学分会.2011. Barrett 食管诊治共识(修订版,2011 年 6 月,重庆).胃肠病学和肝病学杂志,20(9):1~2.

左国平.2010. 局部解剖学.第 2 版.南京:东南大学出版社.

Standring S. 2008. 格式解剖学.徐群渊等译.北京:北京大学医学出版社.

Brennan PA,Webb R,Kemidi F,et al. 2008. Great auricular communication with the marginal mandibular nerve-a previously unreported anatomical variant. Br J Oral Maxillofac Surg,46:492~493.

Drake RL,Vogl W,Mitchell AWM. 2007. Gray's Anatomy for Students. New York:Churchill Livingstone.

Miwa H,Kondo T,Oshima T,et al. 2010. Esophageal sensation and esophageal hypersensitivity-overview from bench to bedside. J Neurogastroenterol Motil,16:353~362.

第四章　病理学诊断与病理学分期

第一节　食管癌的病理诊断

一、食管癌的组织学类型

(一)鳞状细胞癌

定义:食管的鳞状细胞癌(squamous cell carcinoma,SCC)是一种具有鳞状细胞分化的恶性上皮性肿瘤,显微镜下的特点为角质细胞样细胞存在细胞间桥和(或)角化。主要发生在中段及下段 1/3 处,仅有 10%~15% 发生在上段 1/3 处。

食管鳞状细胞癌在发生率、死亡率及性别比例上均显示了极大的地域差异。东方国家及许多发展中国家发病率明显高于西方国家,中国河南为食管癌高发区,男性死亡率超过 100/10 万,女性死亡率超过 50/10 万。男性及女性的平均发病年龄为 65 岁,极少发生在 30 岁以下者。

在西方国家,具有鳞状细胞分化的食管癌典型地发生在具有吸烟史和酗酒史者,常伴有 TP53 基因突变,中国高危地区的食物中缺乏特定微量元素导致营养不良或者食用腐烂、变质食物(产生亚硝胺的潜在根源)也与癌的发生有关,其他原因还包括热饮料造成的慢性黏膜损伤或者人乳头状瘤病毒(HPV)感染等。

1. 大体观

(1)早期食管癌:肿瘤浸润深度未超过黏膜下层,且无淋巴结转移。

斑块型:癌变区与正常食管黏膜分界清楚,范围大小不一,黏膜稍肿胀隆起,表面呈粗颗粒状,纵行皱襞中断,横行皱襞变粗、紊乱、中断。切面上,癌变区黏膜明显增厚(彩图 4-1)。

糜烂型:癌变区大小不一,与周围黏膜界限分明,病变的黏膜稍微下陷或呈地图状轻度糜烂,切面上可见病变黏膜缺损。

乳头型:肿块体积较小,明显向食管腔内隆起,呈乳头状或覃伞状,切面瘤体向食管腔突出,浸润食管壁不明显。

隐伏型:肉眼观察不易辨认,仅在新鲜标本时癌变区较正常黏膜色泽加深,既不隆起亦不下陷,镜下示原位癌。

注:早期食管鳞状细胞癌的病理类型,与临床症状有一定的关系,隐伏型多数无症状或症状较轻,糜烂型多数症状较重,而乳头型及斑块样较多出现哽噎感或异物感等症状。

(2)进展期食管癌

髓质型:常见,大体上癌组织已侵犯食管壁各层并向管壁内外扩展,导致食管壁明显增厚,肿瘤边缘常呈坡状隆起,表面常有深浅不一的溃疡。癌组织累及该段周径的全部或大部分(彩图 4-2)。

蕈伞型:少见,明确的外生性生长,突向食管腔内,瘤体常为卵圆形扁平状,边缘外翻。瘤体仅占该段食管周径的一部分,表面常有表浅溃疡(彩图4-3)。

溃疡型:最多见,主要是向管壁内生长,具有深陷的溃疡中心和不规则的隆起边缘,溃疡底一般深达肌层,有时甚至侵及食管周围的纤维组织,但瘤体多仅占食管周径的一部分。切面上,食管壁结构消失,溃疡边缘可见灰白色癌组织(彩图4-4)。

缩窄型:少见。食管有高度的环形狭窄,狭窄段一般较短,多在3cm左右,与正常组织分界清楚。癌在食管壁内呈向心性收缩,缩窄以上的食管腔显著扩张。

2. 镜下观

(1)基本组织学形态:肿瘤性鳞状上皮穿透鳞状上皮基底膜并延伸到固有层或更深层次,浸润一般起始于原位癌中肿瘤性上皮的增生,呈网状向下突出,推进到固有层后分散成为小的癌细胞簇。在肿瘤细胞垂直向下浸润的同时,水平生长会逐渐破坏肿瘤边缘的正常黏膜。早期病变中,癌组织就可能已经侵犯到管壁内的淋巴管和静脉,随着浸润深度的增加,脉管浸润的几率不断增加。癌组织侵犯肌层,进入疏松的纤维性外膜并且可能超出外膜。累及邻近器官或组织,最常见的是气管和支气管,导致食管-气管瘘或食管-支气管瘘。

镜下,食管SCC具有不同的侵袭性生长方式:膨胀性和浸润性,前者具有宽广且平滑的浸润边缘,仅有少量或无散在肿瘤细胞;而后者则表现为不规则的浸润边缘及明显的散在肿瘤细胞。肿瘤细胞核显示不同程度的异型性及多形性,可见或多或少的角化珠或单细胞角化(彩图4-5)。有些典型SCC可能存在局灶腺样特征,为腺样鳞状细胞癌,此时要充分取材寻找原位病变或过渡性病变。另外,间质可见多少不等的促结缔组织增生或炎症反应。

(2)特殊亚型

疣状鳞状细胞癌:少见亚型。大体形态呈外生性、疣状、菜花样或乳头状,可见于食管任何部位。组织学上主要由高分化及角化的鳞状上皮构成,异型性不明显,常呈膨胀性而非浸润性生长。若取材表浅则易诊断为良性肿瘤如鳞状上皮乳头状瘤。此种亚型生长缓慢伴局部浸润,转移能力非常低。

梭形细胞鳞状细胞癌(彩图4-6):罕见亚型,也称为癌肉瘤、假肉瘤样鳞状细胞癌、息肉样癌及具有梭形细胞成分的鳞状细胞癌。大体呈特征性的息肉样生长方式,可有溃疡形成和出血坏死。镜下可见不等量肉瘤样梭形细胞,多形性及异型性明显,类似恶性纤维组织细胞瘤,并可见异源性成分如骨、软骨或横纹肌等。这种病例务必要充分取材,寻找癌和肉瘤成分的转化及周围食管黏膜的早期病变,必要时借助免疫组化标记。

基底细胞样鳞状细胞癌:少见亚型,组织学结构与上呼吸道的基底细胞样鳞状细胞癌完全相同。肿瘤细胞排列紧密,呈实性生长方式,可见小腺腔样结构和小灶粉刺样坏死,癌巢周围呈栅栏样排列,细胞核深染,有少量嗜碱性细胞质,核分裂象易见。此亚型多发于老年男性,常有周围器官的侵犯,淋巴结及远处转移率较高,肿瘤细胞增生活性及凋亡发生率高,预后与普通食管SCC无明显差别。

3. 组织学分级　标准:按照核分裂活性、细胞核异型性及角化程度而定,有一定的主观性。

高分化鳞状细胞癌:细胞学和组织学上同正常的食管鳞状上皮相似,大部分细胞为大的、分化好的、角化细胞样的鳞状细胞,少部分为小的基底型细胞位于癌巢的边缘,核分裂象不多。

低分化鳞状细胞癌:主要由基底型细胞组成,核异型性明显,分裂活性高,不见角化或细胞间桥。

中分化鳞状细胞癌:最常见,介于高分化和低分化之间,但尚无严格标准界定。

未分化癌:光镜下缺乏明确分化特点,通过免疫组化或电镜确定其鳞状细胞分化特点。

4. 肿瘤的扩散 食管 SCC 最常见的转移部位是区域性淋巴结。黏膜内癌的淋巴结转移率约 5%,浸润至黏膜下层的癌,淋巴结转移率>30%;侵犯邻近器官或组织的癌,淋巴结转移率>80%。食管上 1/3 癌最常转移至颈部和纵隔淋巴结;中 1/3 癌常转移至纵隔、颈部及胃上淋巴结;下 1/3 癌常转移至下纵隔和腹腔淋巴结。血源性转移最常见的部位是肺和肝,相对少见的是骨、肾上腺和脑。另外,食管 SCC 还可以发生管壁内转移,可见于 11% ~ 16% 的食管切除标本中,转移方式考虑是经由管壁内的淋巴管扩散而致,意味着肿瘤已为进展期,患者的生存期缩短。

5. 癌前病变 上皮内肿瘤:本病在 SCC 的高危区比低危区高出 8 倍之多,常见于食管切除标本中邻近侵袭性 SCC 的区域。其形态学特点包括结构和细胞学异常。结构异常的特点表现为上皮结构破坏,失去正常的细胞极向。细胞学异常表现为细胞不规则、核深染,核/质比例升高,核分裂象增多。异型增生分轻度或重度,轻度异型增生的异常细胞常局限于上皮的下半部,而重度异型增生的异常细胞则出现于上皮的上半部并有更明显的异型性。原位癌中异型细胞存在于整个上皮层,表层上皮缺乏成熟分化现象。重度异型增生和原位癌都包括在高级别上皮内肿瘤中,两者具有相同的临床意义(彩图 4-7)。

流行病学随访研究发现,发展为侵袭性 SCC 的危险度是逐渐递增的,基底细胞增生相对危险度为 2.1,低度异型增生为 2.2,中度异型增生为 15.8,重度异型增生为 72.6,原位癌为 62.5。

(二) 腺癌

定义:具有腺性分化的食管恶性上皮性肿瘤,主要起源于食管远端下 1/3 的 Barrett 黏膜。另外,腺癌也可发生在食管的中上 1/3 处,后者常起源于先天异位的柱状黏膜岛(这种异位存在约 10%)。由于起源于远端食管的腺癌可以浸润到胃贲门,而胃贲门癌及贲门下癌也可生长至远端食管,所以这些病变经常很难辨别。

腺癌主要发生在发达国家的男性白种人中,并且其发病率呈明显增高趋势,在亚洲和非洲,食管腺癌并不多见。男性显著高发(男女之比为 7:1),平均年龄为 65 岁。最重要的病因学因素是慢性胃-食管反流所导致的 Barrett 型黏膜化生,它是食管远端腺癌最重要而且是唯一的癌前病变和致病因素。此外,慢性胃-食管反流、吸烟、肥胖也与食管腺癌的发生有一定关系。

1. 大体观 早期肿瘤多呈不规则黏膜隆起或扁平小斑块状,大多数肿瘤确诊时已浸润到深层食管壁,邻近肿瘤的区域可见典型的 Barrett 食管呈粉红色外观。进展期肿瘤的常见方式为轴向生长,为扁平型或溃疡型,常造成食管远端 1/3 紧缩或狭窄,1/3 为息肉样或蕈伞型,偶尔可见肿瘤多灶性生长。

2. 镜下观 在 Barrett 食管处发生的腺癌呈分化较好的乳头状和(或)管状结构,有些肿瘤呈弥漫型生长,可见极少腺体结构,有时还可见印戒细胞。肿瘤分化中可能会产生内分泌细胞、Paneth 细胞及鳞状上皮。50%以上的肿瘤成分由黏液所组成,黏液腺癌也可偶尔见到。通常交界处有 Barrett 食管黏膜且伴高级别上皮内肿瘤。

3. 组织学分级 大部分发生于 Barrett 黏膜的腺癌呈高分化或中分化,表现为形状较好的管状或乳头状结构;低分化腺癌中仅见少许腺体结构,未分化癌中则没有腺体,免疫标记支持腺性分化。

4. 肿瘤的扩散 腺癌首先局部扩散并浸润食管壁,可穿透食管壁至外膜组织,并累及邻近器官或组织。局部扩散的常见部位有纵隔、支气管树、肺、大动脉、心包、心脏和脊柱。远处扩散可累及胃。区域淋巴结转移至食管旁及贲门旁淋巴结,还有胃小弯及腹腔淋巴结。远处转移发生较晚。

5. 癌前病变 Barrett 型黏膜化生:食管的正常鳞状上皮在黏膜反复损伤并修复的过程中被柱状上皮取代。

Barrett 上皮的特征:存在两种不同的细胞,即杯状细胞和柱状细胞。化生上皮的表面平坦或呈绒毛状,与胃的不完全性肠上皮化生相同,极少数情况下可见到灶性完全性肠上皮化生,化生上皮内存在吸收细胞和 Paneth 细胞。黏液腺位于表面上皮下方,腺窝中也可能存在化生的上皮。研究证实化生的柱状上皮源自位于食管腺中原有的多潜能细胞。

6. 其他少见类型

(1)腺鳞状细胞癌:罕见,有明确的鳞状细胞癌和腺癌两种成分,每种成分比例不少于 20%。

(2)黏液表皮样癌(彩图 4-8):罕见,组织形态与唾液腺来源的肿瘤类似,肿瘤主要由表皮样细胞、黏液分泌细胞及中间型细胞密集混合而成。高分化者以黏液细胞为主,表皮样细胞和中间型细胞较少;低分化者黏液细胞较少,有时需借助特殊染色证实。

(3)腺样囊性癌(彩图 4-9):罕见,文献报道的病例多为老年男性,食管中段多见。镜下主要由基底样细胞和肌上皮细胞两种成分组成,排列成筛状、实性或小管状结构。发生在食管的腺样囊性癌比发生在唾液腺者更具有侵袭性,易发生远处转移,预后差。

(三) 食管神经内分泌肿瘤

少见,包括高分化神经内分泌肿瘤(类癌)、低分化神经内分泌肿瘤(小细胞癌)及混合性腺-神经内分泌肿瘤。

1. 高分化神经内分泌肿瘤(类癌) 非常罕见,目前报道例数<20 例,占所有食管癌的 0.02%,所有病例均为男性,平均年龄 56 岁。典型者位于食管下 1/3,已报道的食管类癌比较大(直径 4~7cm),侵及深层食管壁。大体呈息肉状或结节状,镜下肿瘤细胞呈实性巢团或岛状、梁索状排列,大小、形态较一致,核圆形或卵圆形、居中,染色质细且分布均匀,核仁不明显,分裂象罕见,胞质中等,透明或淡染,间质富于毛细血管。免疫组化:神经内分泌标记物 Syn、CgA、NSE、CD56 阳性,电镜检查可见特征性的膜结合性神经内分泌颗粒。

2. 低分化神经内分泌肿瘤(小细胞癌,彩图 4-10) 罕见,占所有食管癌的 0.05%~7.6%,男性发病率高于女性 2 倍,主要发生在 60~70 岁年龄段。几乎所有的小细胞癌都发生于食管下半段,常表现为覃伞型或溃疡型的大肿块,直径 4~14cm。镜下示圆形或卵圆形癌细胞形态较单一,淋巴细胞样或燕麦细胞样,呈片状或巢状浸润性生长,常见广泛坏死,胞质极少,核深染,染色质细而弥散,核仁不明显,核分裂象易见。免疫组化:神经内分泌标记物 Syn、CgA、NSE、CD56、TTF1 阳性,电镜检查可见特征性的膜结合性神经内分泌颗粒。其组织学形态、免疫组化都无法与肺小细胞癌鉴别。

3. 混合性腺-神经内分泌肿瘤 发生于 60 岁左右的男性患者,罕见。组织学上同时存在明确的腺癌和神经内分泌两种成分,且每种成分比例>30%。

二、病理报告的规范化

不管送检标本类型如何(内镜下活检、EMR/ESD、手术切除等),病理报告都应包括浸润情况、组织学类型及分级,以利于分期。除此之外,小活检标本还需明确有无伴发 Barrett 食管,如 Barrett 食管伴有可疑异型增生时,最好申请上级医师会诊以明确;内镜下黏膜切除标本及部分食管切除标本中,必须报告浸润深度、有无血管浸润及切缘情况,在部分食管切除标本中,合并 Barrett 食管且伴有高级别异型增生时要报告为原位腺癌,此外还需报告淋巴结数目及转移情况。对于术前放化疗+部分食管切除术的标本,大体观察无肉眼可见残余肿瘤时,肿瘤所在部位应全部取材,包括溃疡床及食管胃交界处,病理报告中除以上要素外,还需包括对治疗反应的评价。

三、治疗反应的评价

已有一些研究显示,食管鳞状细胞癌、腺癌患者新辅助治疗后的病理学反应(完全性病理缓解、组织学肿瘤消退)有预后意义。对于接受放化疗后食管切除术的局部进展期食管癌患者,治疗后的病理分期是最佳的生存预后指标。目前许多分级系统(tumor regression grade, TRG)可用于评价新辅助治疗后的反应。Mandard 等基于残余癌细胞的百分比和纤维化程度提出了一种 5 级分级系统,显示肿瘤消退程度是无病生存率的有效预测因子。Chirieac 等基于残余癌细胞的程度(0, 1%, 10%, 11%~50%, >50%)提出 4 级分级系统,发现无肿瘤残留患者的总体预后(133 个月)明显优于残留>50%的患者(10.5 个月),但残留肿瘤 1%~10%与 11%~50%的两组患者中,总体生存率无显著差异。基于以上研究结果,Wu 等提出了 3 级分级系统:P0(残余为 0),P1(残余为 1%~50%),P2(残余>50%)。尽管食管癌治疗后的肿瘤反应评分系统尚未被广泛接受,一般来讲,Wu 等的三级评分系统在病理学家之间的重复性及一致性较好。

第二节 临床对于病理诊断的误区

一、临床医师的期望与病理医师的责任

在临床医师和患者之中,对病理诊断有一些认识上的误区,影响着临床病理关系和医患关系。临床医生都希望能有一份快速、准确、详细的病理报告来指导临床治疗,预测预

后。病理医师当然也希望达到这个境界,但事实上往往难以尽如人意,因为病理科医生也有自己的难处和无奈。

首先,病理诊断不是万能的。临床送检的标本,部分是完整切除的肿瘤,但随着内镜下手术及穿刺活检技术的广泛应用,小标本越来越多,这种标本的局限性,使得病理检查实际上成为一种抽样检查,给病理医师带来了很大挑战,不一定都能做出明确诊断。

其次,很多临床医师并不了解病理检查的性质和流程,把病理科和检验科混为一谈,总是希望报告出得越快越好。其实病理诊断是一个非常复杂的综合过程,要经历接收标本—核对—编号—取材—制片—阅片—特殊检查或会诊—报告等许多环节,每一个环节都至关重要,对诊断医师而言,不仅要综合肉眼观察和显微镜下形态,更多的是经验和知识的积累及综合运用。病理诊断固然应尽可能快一些,但正确性应是第一位的。所以请允许病理医师有比较充裕的时间,从容地进行诊断,包括查阅文献、讨论会诊,不能刻意求快,否则会出问题的。现在病理行业规范规定是 5 个工作日。

再次,病理诊断不一定都能有肯定的结论,很多时候需要临床提供详细准确的信息。在标本充分、信息完善的病例,病理诊断确实可以一锤定音;但从诊断的流程而言,临床医生掌握着患者的所有信息,包括病理、影像、实验室检查等,病理检查只是病情诊断的一个方面,需要临床医生的综合衡量。病理诊断可以分为正确、准确、精确三个层次。定性正确是最基本的层次,即首先要分清是否是肿瘤,是否为恶性,以前所说零误诊率就是基于这个层次。判断准确是最常规的要求,即对拟诊断的疾病或病变要有准确的判断,命名要明确和恰当,表述要规范,避免误解。分类精确是最完美的境界,往往需要辅以特殊的手段(包括免疫组化、分子病理等技术和会诊)才能达到。一般说来,大多数病理诊断都能达到准确的程度,即一类诊断。临床医师也最欢迎一类诊断。但是,正确的诊断和正确的解读是相辅相成的,还有不少临床医师不知道病理报告有四个类型[肯定性、意向性(符合性、推测性)、描述性、否定性],也不了解病理诊断还有很多局限性,不能正确解读病理诊断报告,因此,病理医生与临床医生需要彼此加强沟通和学习。

最后,冰冻切片不能滥用,不能单纯为了追求速度而过多依赖于冰冻切片。冰冻切片有一定的适用范围:①确定病变是否为肿瘤;②判断肿瘤的良恶性;③了解肿瘤有无播散到邻近淋巴结或脏器;④确定手术切缘有无肿瘤浸润,以了解手术范围是否足够大;⑤帮助识别手术中某些意外和确定可疑微小组织(如甲状旁腺、输卵管或输精管等)。快速冰冻切片需要在短时间内做出诊断,难度相当高,取材有局限性,制作切片的质量也不如常规石蜡切片高。因此,冰冻切片的确诊率比常规切片低,有一定的延迟诊断率和误诊率,最终诊断仍然以常规石蜡切片为准。

二、送检申请单的填写

病理标本检查的目的一般是为了明确病变的性质,做出病理诊断以协助临床医生、肿瘤科医生确定后续治疗方案,预测预后及复发风险,指导个体化及靶向治疗。由于病理医生和患者接触的机会相对较少,所以要求临床医生仔细填写病理申请单,包括年龄、性别、送检科室、送检医生、与此次疾病有关的详细既往病史、送检标本的取材部位等。对于多份标本,必须分号并详细标记。

标本的定位通常是根据解剖结构来进行。解剖结构固然重要,临床情况也非常重要。任何标本的取材都应当结合临床病史进行。例如同是部分食管切除的标本,因食管癌切除的标本和因食管平滑肌瘤或 GIST 切除的标本,病理取材完全不同。通常病理医生通过送检的病理申请单来了解相关病史,它可以帮助确认患者和标本类型,提供相关病史,也可以提醒病理医生注意防护生物危害(传染病)等。

三、送检标本的核对及验收

病理科接收的标本主要为手术切除标本、活检标本及穿刺标本,还接受各种排泄物和体液的细胞学检查。验收标本时应仔细核对标本与同送的申请单是否相符,如有不符,应立刻与患者、送检医生或手术室的有关人员联系,及时核对清楚。申请单上各项应填写详细,如有遗漏,应请送检的临床医生及时补充。检查前将标本进行编号登记。

送检标本的固定:

(1)充分固定(固定液不少于送检组织体积的 10~15 倍),如标本过大,需切开固定。

(2)及时送检(为避免组织自溶,应在标本离体后 30 分钟内固定送检)。

(3)避免用纱布包裹(避免标本干燥)。

(4)固定标本前注意新鲜标本的留取(如有科研需要)。

附 4-1　WHO 食管肿瘤组织学分类(2010 年)

上皮性肿瘤(epithelial tumors)

癌前病变(premalignant lesions)

鳞状上皮

上皮内瘤变(异型增生),低级别　8077/0

上皮内瘤变(异型增生),高级别　8077/2

腺上皮

上皮内瘤变(异型增生),低级别　8148/0

上皮内瘤变(异型增生),高级别　8148/2

癌(carcinoma)

鳞状细胞癌　8070/3

腺癌　8140/3

腺样囊性癌　8200/3

腺鳞状细胞癌　8560/3

基底细胞样鳞状细胞癌　8083/3

黏液表皮样癌　8430/3

梭形细胞(鳞状细胞)癌　8074/3

疣状(鳞状细胞)癌　8051/3

未分化癌　8020/3

神经内分泌肿瘤

神经内分泌瘤(NET)

 NET G1(类癌)   8240/3

 NET G2   8249/3

神经内分泌癌(NEC)

 大细胞 NEC   8013/3

 小细胞 NEC   8041/3

混合性腺神经内分泌癌 8244/3

间叶性肿瘤

 颗粒细胞瘤   9580/0

 血管瘤   9120/0

 平滑肌瘤   8890/0

 脂肪瘤   8850/0

 胃肠间质肿瘤   8936/3

 Kaposi 肉瘤   9140/3

 平滑肌肉瘤   8890/3

 恶性黑色素瘤   8720/3

 横纹肌肉瘤   8900/3

 滑膜肉瘤   9040/3

淋巴瘤

继发性肿瘤

备注:肿瘤名称后的编码为肿瘤学国际疾病分类编码(International Classification of Disease for Oncology,ICD-O)。生物学行为编码为:/0 为良性肿瘤;/1 为交界性或生物学行为未定肿瘤;/2 为原位癌或上皮内瘤变Ⅲ级;/3 为恶性肿瘤。

附 4-2　食管癌的分期(AJCC 2009 第 7 版)

1. 食管癌 TNM 分期中 T、N、M 的定义(AJCC 2009)

 T——原发肿瘤情况

 Tx 原发肿瘤不能评估

 T0 没有原发肿瘤的证据

 Tis 高级别异型增生(包括所有非浸润性肿瘤性上皮,以往称原位癌)

 T1 肿瘤侵及黏膜层或黏膜下层

 T1a 肿瘤侵及黏膜层或黏膜肌层

 T1b 肿瘤侵及黏膜下层

 T2 肿瘤侵及肌层

 T3 肿瘤侵及食管纤维膜

 T4 肿瘤侵及邻近结构

 T4a 肿瘤侵及胸膜、心包、膈肌或邻近腹膜,可切除

T4b 肿瘤侵及邻近结构如主动脉、锥体或气管等,不可切除

N——区域淋巴结转移情况

Nx 区域淋巴结不能评估

N0 无区域淋巴结转移

N1 1~2 个区域淋巴结转移

N2 3~6 个区域淋巴结转移

N3 7 个或更多区域淋巴结转移

M——远处转移情况

M0 无远处转移

M1 有远处转移

2. 解剖学分期/预后分组 新版的 AJCC 分期有单独针对鳞状细胞癌和腺癌的不同分期系统(附表 4-1、附表 4-2)

附表 4-1 食管鳞状细胞癌或包含鳞状细胞癌的混合类型

分期	T	N	M	分级	肿瘤部位
0 期	Tis(HGD)	N0	M0	1,X	任何部位
ⅠA	T1	N0	M0	1,X	任何部位
ⅠB	T1	N0	M0	2~3	任何部位
	T2~3	N0	M0	1,X	下段或不明确
ⅡA	T2~3	N0	M0	1,X	上段、中段
	T2~3	N0	M0	2~3	下段或不明确
ⅡB	T2~3	N0	M0	2~3	上段、中段
	T1~2	N1	M0	任何级别	任何部位
ⅢA	T1~2	N2	M0	任何级别	任何部位
	T3	N1	M0	任何级别	任何部位
	T4a	N0	M0	任何级别	任何部位
ⅢB	T3	N2	M0	任何级别	任何部位
ⅢC	T4a	N1~2	M0	任何级别	任何部位
	T4b	任何情况	M0	任何级别	任何部位
	任何大小	N3	M0	任何级别	任何部位
Ⅳ	任何大小	任何情况	M1	任何级别	任何部位

附表 4-2 食管腺癌

分期	T	N	M	分级
0 期	Tis(HGD)	N0	M0	1,X
ⅠA	T1	N0	M0	1~2,X
ⅠB	T1	N0	M0	3
	T2	N0	M0	1~2,X

续表

分期	T	N	M	分级
Ⅱ A	T2	N0	M0	3
Ⅱ B	T3	N0	M0	任何级别
	T1~2	N1	M0	任何级别
Ⅲ A	T1~2	N2	M0	任何级别
	T3	N1	M0	任何级别
	T4a	N0	M0	任何级别
Ⅲ B	T3	N2	M0	任何级别
Ⅲ C	T4a	N1~2	M0	任何级别
	T4b	任何情况	M0	任何级别
	任何大小	N3	M0	任何级别
Ⅳ	任何大小	任何情况	M1	任何级别

附 4-3　中国食管癌的临床病理分期（附表 4-3）

附表 4-3　中国食管癌的临床病理分期

分期		病变长度	病变范围	转移情况
早期	0	不规定	限于黏膜层	（-）
	1	<3cm	侵及黏膜下层	（-）
中期	2	3~5cm	侵及部分肌层	（-）
	3	>5cm	侵及肌层或外膜	局部淋巴结（+）
晚期	4	>5cm	有明显外侵	远处淋巴结（+）或有器官转移

（李红霞）

参 考 文 献

刘复生. 2003. 中国肿瘤病理分类（上卷）. 北京：科学技术文献出版社，63.

Ancona E, Ruol A, Santi S, et al. 2001. Only pathologic complete response to neoadjuvant chemotherapy improves significantly the long term survival of patients with resectable esophageal squamous cell carcinoma：final report of a randomized, controlled trial of preoperative chemotherapy versus surgery alone. Cancer, 91：2165~2174.

Brücher BL, Becker K, Lordick F, et al. 2006. The clinical impact of histopathologic response assessment by residual tumor cell quantification in esophageal squamous cell carcinomas. Cancer, 106：2119~2127.

Chirieac LR, Swisher SG, Ajani JA, et al. 2005. Posttherapy pathologic stage predicts survival in patients with esophageal carcinoma receiving preoperative chemoradiation. Cancer, 103：1347~1355.

Dawsey SM, Lewin KJ, Wang GQ, et al. 1994. Squamous esophageal histology and subsequent risk of squamous cell carcinoma of the esophagus. A prospective follow-up study from Linxian, China. Cancer, 74：1686~1692.

Duquenne S, Saussez S, Demez P, et al. 2013. Aero-digestive tract squamous intra-epithelial neoplasia. Ann Pathol, 33：102~109.

Kato H, Tachimori Y, Watanabe H, et al. 1992. Intramural metastasis of thoracic esophageal carcinoma. Int J Cancer, 50：49~52.

Kuwano H, Matsuda H, Matsuoka H, et al. 1987. Intra-epithelial carcinoma concomitant with esophageal squamous cell carcinoma. Cancer, 59:783~787.

Langer R, Ott K, Feith M, et al. 2009. Prognostic significance of histopathological tumor regression after neoadjuvant chemotherapy in esophageal adenocarcinomas. Mod Pathol, 22:1555~1563.

Lung ML, Chan WC, Zong YS, et al. 1996. p53 mutational spectrum of esophageal carcinomas from five different geographical locales in China. Cancer Epidemiol Biomarkers Prev, 5:277~284.

Mandard AM, Dalibard F, Mandard JC, et al. 1994. Pathologic assessment of tumor regression after preoperative chemoradiotherapy of esophageal carcinoma. Clinicopathologic correlations, Cancer, 73:2680~2686.

Meredith KL, Weber JM, Turaga KK, et al. 2010. Pathologic response after neoadjuvant therapy is the major determinant of survival in patients with esophageal cancer. Ann Surg Oncol, 17:1159~1167.

Ormsby AH, Goldblum JR, Rice TW, et al. 1999. Cytokeratin subsets can reliably distinguish Barrett's esophagus from intestinal metaplasia of the stomach. Hum Pathol, 30:288~294.

Qiu SL, Yang GR. 1988. Precursor lesions of esophageal cancer in high-risk populations in Henan Province, China. Cancer, 62:551~557.

Rohatgi PR, Swisher SG, Correa AM, et al. 2005. Failure patterns correlate with the proportion of residual carcinoma after preoperative chemoradiotherapy for carcinoma of the esophagus. Cancer, 104:1349~1355.

Sarbia M, Porschen R, Borchard F, et al. 1995. Incidence and prognostic significance of vascular and neural invasion in squamous cell carcinomas of the esophagus. Int J Cancer, 61:333~336.

Schneider PM, Baldus SE, Metzger R, et al. 2005. Histomorphologic tumor regression and lymph node metastases determine prognosis following neoadjuvant radiochemotherapy for esophageal cancer: implications for response classification. Ann Surg, 242:684~692.

Sons HU, Borchard F. 1984. Esophageal cancer. Autopsy findings in 171 cases. Arch Pathol Lab Med, 108:983~988.

Wu TT, Chirieac LR, Abraham SC, et al. 2007. Excellent interobserver agreement on grading the extent of residual carcinoma after preoperative chemoradiation in esophageal and esophagogastric junction carcinoma: a reliable predictor for patient outcome. Am J Surg Pathol, 31:58~64.

Yu Y, Taylor PR, Li JY, et al. 1993. Retrospective cohort study of risk-factors for esophageal cancer in Linxian, People's Republic of China. Cancer Causes Control, 4:195~202.

第五章　食管癌的临床表现与临床分期

食管是一个管状构造,上接咽喉,下接胃的贲门部,长度为 25~30cm。它穿越于我们身体的偏背部位置,位于脊柱的前面、气管及心脏的后面。食管单纯地扮演食物通道的角色,没有消化食物或是贮存食物的功能。在临床上,食管癌的早期几乎没有什么症状,因此不容易早期发现。患者最早出现的症状往往是吞咽困难,但是,当有吞咽困难的症状发生时,通常食管的管径已被阻塞一半左右,这表示癌瘤已长了一段时间,只是一直没有症状。在这里我们将详细阐述食管癌的临床表现及临床分期。

第一节　食管癌的临床症状和体征

食管癌的症状分为早期症状和中晚期症状。症状与病理变化紧密关联,在早期食管癌,病变只限于黏膜表层癌性糜烂、浅表溃疡或小的斑块,所以在进硬食时产生一些轻微的神经感觉症状。到癌组织长成肿块致使食管腔变窄即产生机械性梗阻症状。

一、早　期　症　状

根据对早期食管癌的病例分析,90%有症状,10%无症状,其中最主要有4种症状:

1. 大口吞咽干性食物时有轻微的梗阻感　占51%~63%,多不引起注意,可自行消失和复发,不影响进食。常在患者情绪激动时发生,故易被误认为是功能性症状。但这种现象逐渐加重且频率增多时,要高度怀疑食管癌。

2. 吞咽时胸骨后闷胀隐痛不适感　与食管癌早期的黏膜糜烂和浅溃疡有关。表现为胸骨后和剑突下疼痛,咽下食物时有胸骨后或剑突下痛,其性质可呈烧灼样、针刺样或牵拉样,以咽下粗糙、灼热或有刺激性食物为明显。初时呈间歇性,当癌肿侵及附近组织或有穿孔时,就会有剧烈而持续的疼痛。疼痛部位常不完全与食管内病变部位一致。疼痛多可被解痉剂暂时缓解。

3. 食管内异物感　20%左右的患者在吞咽时有食管内的异物感。

4. 食物滞留感　咽下食物或饮水时,有食物下行缓慢并滞留的感觉,以及胸骨后紧缩感或食物黏附于食管壁等感觉,食毕消失。症状发生的部位多与食管内病变部位一致。

上述这些症状十分轻微并且断续发作,每次时间短暂,易被忽视。有的持续数年而无明显改变,也有的呈进行性加重,但大部分进展缓慢,详细询问病史对诊断有一定的意义。必须强调,这些症状并非早期食管癌所特有,贲门失弛缓症、慢性食管炎、胃食管反流症、进食过硬或过热食物引起的食管外伤等,都可能产生这些症状。

二、中晚期症状

1. 吞咽困难 进行性吞咽困难是中晚期食管癌最典型的症状。一般患者初起时只在进食干硬食物时出现吞咽障碍，也可能是间歇性的吞咽困难，以后则进半流质、流质食物时亦有此症状，呈进行性加重，最后可发展至滴水不入。由于食管具有良好的弹性及扩张能力，一般出现明显吞咽困难时，肿瘤常已侵犯食管周径 2/3 以上，此时常伴有食管周围组织浸润和淋巴结转移。部分患者症状发展缓慢，时轻时重。有的患者甚至到了晚期，吞咽困难仍不十分严重。

吞咽困难的程度随着食管癌病理类型的不同而差异很大。如缩窄型、髓质型吞咽困难明显，而蕈伞型、溃疡型、腔内型则较前者轻。其原因是前者肿瘤多累及食管全层，管壁僵硬、管腔狭窄明显，因而吞咽困难症状明显，而后者肿瘤多以沿食管的纵轴扩张为主。在肿瘤侵犯管腔的 1/3～1/2 周，甚至 2/3 周时，未受累的食管仍可以正常地扩张，液体和固体食物易于通过，因而吞咽困难症状轻。当病变部位发生感染、进食不当或过度疲劳时。症状加重，经短期禁食、补液、抗炎治疗后或坏死组织脱落时症状可明显减轻，但并非肿瘤真正好转。吞咽困难的严重程度与肿瘤大小、手术切除率和生存率并无一定的平行关系。

2. 吐大量沫状黏液 为食管癌的另一常见症状，这是由于食管癌的浸润和炎症引起食管腺与唾液腺分泌增加所致。每日量达 1000ml 以上，严重时可达 1500～3000ml。呕吐量与梗阻的程度有关。呕吐物主要为沫状黏液，其中可能有食物残渣，有的混有陈旧血迹，甚至有恶臭味。其原因是食管呈不完全或完全梗阻状态，食管腺体和唾液腺的分泌液仅有少部分吞咽入胃，这些液体积存于肿瘤上方的食管腔内，当液体太多时便会借食管壁的逆蠕动而反流出来，并常会被吸入呼吸道，引起阵发性呛咳，严重时可引起吸入性肺炎。

3. 疼痛 胸骨后或背部肩胛区持续性钝痛常提示食管癌已有外侵，引起食管周围炎、纵隔炎，但也可以是肿瘤引起食管深层溃疡所致。约有 10% 的病例咽下时出现疼痛，晚期可达 20%。疼痛的特点是吞咽时发作或使之加剧，随病情发展而加重，可伴有吞咽困难。疼痛的性质与早期病例不同，疼痛较重，为隐痛、刺痛或灼痛，并与病变部位相吻合。若疼痛加剧，伴发热，常预示着肿瘤穿孔。

4. 声音嘶哑 常是肿瘤直接侵犯或转移淋巴结压迫喉返神经所引起，但有时也可以是吸入性炎症引起的喉炎所致，间接喉镜有助于鉴别。

5. 出血 食管癌患者有时也会因呕血或黑便来院就诊。肿瘤可浸润大血管特别是胸主动脉而造成致死性出血。对于有穿透性溃疡的患者特别是 CT 检查肿瘤侵犯胸主动脉者，应注意大出血的可能。

6. 其他症状 因食管不全或完全梗阻而进食量少。呕吐大量黏液、疼痛及烦恼，患者营养情况恶化，表现出体重下降、脱水、消瘦、贫血、虚弱无力等。

三、终末期症状和并发症

（1）恶病质、脱水、全身衰竭，此系食管梗阻滴水难入和全身消耗所致，常伴有贫血，水、电解质紊乱。

（2）肿瘤侵犯并穿透食管，累及气管、纵隔、支气管、肺门、心包、大血管等，引起纵隔炎、脓肿、肺炎、气管-食管瘘、大出血等。

（3）全身广泛转移引起相应的症状，如肝、肺、脑等重要脏器转移，引起相应的黄疸、腹水、肝功能急性衰竭致昏迷、全身水肿、呼吸困难等。纵隔、锁骨上淋巴结或全身皮下转移，引起声带麻痹、气管压迫、呼吸困难、疼痛等。出现颈部包块、皮下结节等体征。

四、诊　断

食管癌的诊断是一个多步骤的过程，应针对性地建立诊断及评价肿瘤和功能的操作流程。临床上怀疑食管癌，首先需要进行确诊或排除。最常用的检查手段是消化道造影检查及内镜检查，其中手术前内镜检查率为98%，钡剂食管造影检查率为51%。下一步需要解决的问题是评估原发肿瘤是否可手术切除，是否存在局部区域淋巴引流及是否存在远处转移。可选用内镜超声检查（EUS）、CT、MRI、PET/CT检查，其中98%的患者行CT检查，而EUS仅为58%。下一步再评估功能的可操作性。

1. 食管拉网细胞学检查　此为食管癌高发区大面积普查首选方法，准确率>90%，早期癌发现率>80%。缺点是脱落细胞采集器无法通过重度狭窄和梗阻的食管，难以对食管癌细胞进行准确分级，仍需行纤维食管镜检查进一步定性和定位。禁忌证为食管静脉曲张、疑为食管穿孔、严重心肺疾病者。

2. 上消化道造影检查　无法进行内镜检查的患者应行气钡双重造影检查，食管黏膜紊乱、断裂，局部管腔狭窄或充盈缺损，食管管壁僵直，蠕动消失，或见软组织阴影，溃疡或瘘管形成及食管轴向异常均为食管癌重要的X线征象。优点是可观察食管黏膜改变和食管动力学改变，对早期食管癌的诊断甚至优于CT和MRI，阳性率70%左右，对食管癌伴发溃疡的诊断优于CT、MRI和EUS。缺点是无法观察食管癌黏膜下浸润情况和外侵深度、范围及肿瘤与邻近结构的关系，其对食管癌病灶长度、侵犯范围和淋巴结转移的诊断均不如CT、MRI和EUS，进一步仍需细胞学或组织病理学确诊。

3. 内镜　内镜活检是食管癌诊断的主要方法，食管癌定位和定性诊断的必要手段，不仅能确定部位，同时可进行组织学活检。优点是镜下直接观察肿瘤生长部位、形态和范围，可行多部位活检和脱落细胞检查获得病理诊断，对治疗和估计预后有较大的参考价值。缺点是无法正确判断肿瘤的浸润程度、与周围组织的解剖关系及有无转移。禁忌证为严重的急性呼吸道和上消化道感染、严重心肺疾病、胸主动脉瘤、脑卒中。对于食管静脉曲张、深溃疡、巨大憩室、高度脊柱弯曲、严重出血倾向及衰弱者，食管镜检查应特别谨慎。

4. 食管超声内镜（EUS）　此为目前唯一能显示食管壁的层次、结构，肿瘤浸润的深度和范围，与周围组织脏器关系的检查手段，是常规诊断和分期方法。EUS将内镜与超声结合起来，逐层显示正常食管壁的结构，从内到外分为5层，依次为黏膜表层（高回声）、黏膜及黏膜肌层（低回声）、黏膜下层（高回声）、肌层（低回声）和外膜（高回声）。肿瘤局限于第1~3层为T1，侵犯第4层为T2，侵犯第5层为T3，累及邻近结构为T4。优点是提高临床分期准确性，其T分期准确率为85%，区域淋巴结转移率为79%，帮助判断能否行EMR、ESD、根治性手术切除。缺点是由于超声频率高,组织穿透能力小,对大肿瘤整体范围完整显像欠佳。微型高频超声探头(MCUS)的应用,对 T、N、M 分期诊断的准确率提高,使早期癌的准确率提高达 97% 以上。

5. 支气管镜 如果位于气管隆嵴部位及以上的食管癌拟行手术,或食管癌患者伴有肺部症状时,应行支气管镜检查以明确气管、支气管有无受侵,经病理证实其准确度为 91.96%,能减少一部分手术的盲目性。

6. CT 用于判断肿瘤局部浸润和远处转移,是目前比较准确的分期方法。CT 准确显示食管癌浸润深度、范围和肿瘤与邻近结构的关系,对分期、切除可能的判断、预后的估计均有帮助。T 分期的准确率为 42.9% ~ 68.8%,N 分期的准确率为 40% ~ 86%,器官转移的准确性为 74.0% ~ 90.0%,对周围组织器官有侵袭的准确率为 69.7%,无侵袭的准确率为 97.3%。对早期病灶、微小纵隔淋巴结转移及远处转移仍有其局限性。近年来应用螺旋 CT 实时三维重建(CT RT3D)成像技术,可为临床快速准确地诊断食管癌淋巴结转移提供一种新的定位技术,进一步提高对 T、N 分期预测的准确率,分别高达 91.6% 和 83.3%。

7. PET-CT 用于术前化放疗后再次分期和治疗疗效评估,PET/CT 既可行全身解剖学的精确定位,又能根据不同组织器官代谢指标异常进行功能显像,使分期更准确,预测区域淋巴结转移的准确率为 48% ~ 92%,对远处转移的特异性为 97.0%。

8. 肿瘤标志物检查 用于食管癌诊断的血清标志物有癌胚抗原(CEA)、鳞状上皮细胞癌相关抗原(SCC)、细胞角蛋白片段 19(CYFRA21-1)、CA19-9、CA72-4、CA-125、p53 等。同时在疗效评价、预后判断和追踪复发与转移方面具有一定的临床应用价值。

五、鉴 别 诊 断

1. 贲门痉挛 也称贲门失弛缓症,是由于食管贲门部的神经肌肉功能障碍所致的食管功能障碍引起食管下端括约肌弛缓不全,食物无法顺利通过而滞留,从而逐渐使食管张力减退、蠕动减低及食管扩张的一种疾病。其主要特征是食管缺乏蠕动,食管下端括约肌(LES)高压和对吞咽动作的松弛反应减弱。临床表现为吞咽困难、胸骨后疼痛、食物反流,以及因食物反流误吸入气管所致咳嗽、肺部感染等症状。还表现为病程长,间歇性发作,患者平均年龄较小等特点。X 线检查食管下端呈光滑鸟嘴状或漏斗状狭窄,边缘光滑,吸入亚硝酸异戊酯后贲门渐扩大,可使钡剂顺利通过。内镜活组织检查无癌肿证据可资鉴别。

2. 食管静脉曲张 此为肝硬化患者常见临床表现。患者常有门脉高压症的其他体征,X 线检查可见食管下段黏膜皱襞增粗、迂曲,或呈串珠样充盈缺损。严重的静脉曲张在透视下见食管蠕动减弱,钡剂通过缓慢。但管壁仍柔软,伸缩性也存在,无局部狭窄或阻塞,食管镜检查可进一步鉴别。

3. 食管良性肿瘤 食管良性肿瘤很少见,在食管肿瘤中仅占 1%。发病年龄较食管癌小,症状进展缓慢,病期长。在食管良性肿瘤中最常见的是平滑肌肉瘤,约占 90%,此外尚有起源于黏膜层和黏膜下层的息肉、脂肪瘤、纤维脂肪瘤、乳头状瘤等。食管平滑肌瘤多见于中年男性。平滑肌瘤多位于食管下段和中段,绝大多数为单发性。食管镜检查见表面黏膜光滑的隆起肿物,表面黏膜展平呈"涂抹征",但无溃疡。局部管腔扩张正常,内镜下可见隆起于正常黏膜下的圆形肿物,在食管蠕动时可见在黏膜下"滑动"现象。有时与生长在一侧、主要向黏膜下扩展的表面黏膜改变轻微的食管癌不易区别,但后者在内镜下见不到"滑动"。

4. 食管结核　食管结核在临床上极为少见,食管结核分为原发性和继发性两种类型,原发性食管结核指结核杆菌直接侵入食管黏膜,结核病灶以食管结核为主,身体其他部位无明显结核病灶;继发性食管结核往往是食管周围及纵隔淋巴结结核直接或间接侵入食管壁而引起。临床上一般为继发性,如为增殖性病变或形成结核瘤,则可导致不同程度的阻塞感、吞咽困难或疼痛。病程进展慢,青壮年患者较多,平均发病年龄小于食管癌。常有结核病史,OT 试验阳性,有结核中毒症状,内镜活检有助于鉴别。食管造影有三种表现:①食管腔内充盈缺损及溃疡,病变段管腔稍窄,管壁稍僵硬,龛影较大而明显,龛影边缘不整,周围充盈缺损不明显;②食管一侧壁充盈缺损,为食管周围的纵隔淋巴结结核形成的肿块压迫食管腔,并侵及食管壁所致;③食管瘘道形成,表现为食管壁小的突出的钡影,像一小龛影,周围无充盈缺损,多为纵隔淋巴结结核而并发淋巴结食管瘘。最后有赖于食管细胞学或食管镜检查而确定诊断。

5. 食管炎　临床最常见的是胃酸反流引起的反流性食管炎。有类似早期食管癌的刺痛或灼痛,X 线检查见黏膜纹理粗乱,食管下段管腔轻度狭窄,有钡剂潴留现象,部分病例可见黏膜龛影。对不易确诊的病例,应进行食管细胞学或食管镜检查。

6. 食管憩室　食管壁的一层或全层局限性膨出,形成与食管腔相通的囊袋,称为食管憩室。可以发生在食管的任何部位,较常见的为牵引性憩室,初期多无症状,以后可表现为不同程度的吞咽困难及反流,于饮水时可闻"含漱"声响,有胸闷或胸骨后灼痛、烧心或进食后异物感等症状。发生在食管中段的憩室,患者的吞咽障碍及胸骨后疼痛等症状常明显,而吞咽困难较少见。因食物长期积存于憩室内可有明显口臭,有时因体位变动或夜间睡眠发生憩室液误吸、呛咳。X 线多轴透视或气钡双重对比检查可显示憩室。食管憩室有发生癌变的可能,故在诊断食管憩室的时候应避免肿瘤的漏诊。

7. 食管良性狭窄　食管狭窄(stenosis of the esophagus)可由良性及恶性疾病而引起,食管良性狭窄分为先天性与后天性两种,在狭窄部位的上方伴有食管扩张和肥厚。先天性较为少见,多在幼年时发现。后天性食管狭窄多有吞酸、碱化学灼伤史,X 线检查可见食管狭窄,黏膜皱襞消失,管壁僵硬,狭窄与正常食管段逐渐过渡。长期的反流性食管炎可引起瘢痕狭窄,一般位于食管下段,临床上要警惕在长期炎症基础上发生癌变的可能。与食管恶性肿瘤的鉴别主要靠内镜及活检。

8. 食管平滑肌肉瘤　食管平滑肌肉瘤是源于间叶组织的恶性肿瘤,约占消化道肉瘤的8%,食管恶性肿瘤约占 0.5%。按组织学特点,食管肉瘤包括平滑肌肉瘤、纤维肉瘤、横纹肌肉瘤、骨肉瘤和免疫缺陷患者的 Kaposi 肉瘤等。其中纤维肉瘤最多见,占食管肉瘤的半数,食管肉瘤大体分型有两种:一种为息肉型,另一种为浸润型。息肉型在食管腔内可见结节状或息肉样肿物,肿物周界清楚、隆起、外翻。中央有溃疡,溃疡面高低不平,肿物也向腔外突出。X 线表现,息肉型在食管腔明显扩张,腔内有巨大肿块时,呈多数大小不等的息肉样充盈缺损,黏膜破坏中有龛影,钡流不畅,管腔受压移位。管腔外常见软组织肿块影,很像纵隔肿瘤,但食管造影时可见该肿块与食管壁相连而明确诊断。浸润型的 X 线表现与食管癌相似。

9. 食管外压改变 指食管邻近器官的异常所致的压迫和吞咽障碍。某些疾病如肺癌纵隔淋巴结转移、纵隔肿瘤、纵隔淋巴结炎症等可压迫食管造成部分或严重管腔狭窄,产生严重吞咽困难症状,有时可误诊为食管癌。食管钡餐造影常可排除食管本身疾病。

10. 癔球症 指主观上有某种说不清楚的东西或团块在咽底部环状软骨水平处,引起胀满、受压或阻塞等不适感。本病属功能性疾病,发病与精神因素有关,多见于青年女性。患者常有咽部球样异物感,进食时可消失,常由精神因素诱发。本症实际上并无器质性食管病变,内镜检查可与食管癌鉴别。

11. 缺铁性假膜性食管炎 多为女性,除咽下困难外,尚可有小细胞低色素性贫血、舌炎、胃酸缺乏和反甲等表现。补铁剂治疗后,症状较快改善。

12. 食管周围器官病变 如纵隔肿瘤、主动脉瘤、甲状腺肿大、心脏增大等。除纵隔肿瘤侵入食管外,X 线钡餐检查可显示食管有光滑的压迹,黏膜纹正常。

第二节　食管癌的临床分期

一、食管癌的分段

食管癌可分为颈段、胸段,后者又分为胸上段、胸中段、胸下段,胸下段食管癌与食管胃交界癌的肿瘤特点有许多相似性,临床研究常归为一类(彩图 5-1)。

1. 颈段食管 上接下咽,向下至胸骨切迹平面的胸廓入口,前邻气管,两侧与颈血管鞘毗邻,后面是颈椎,内镜检查距门齿 15~20cm。

2. 胸上段食管 上自胸廓入口,下至奇静脉弓下缘水平,其前方由气管、主动脉弓及分支和大静脉包绕,后面为胸椎。内镜检查距门齿 20~25cm。

3. 胸中段食管 上自奇静脉弓下缘,下至下肺静脉水平,前方是两个肺门之间结构,左邻胸降主动脉,右侧是胸膜,后方为胸椎。内镜检查距门齿 25~30cm。

4. 胸下段食管及食管胃交界 上自下肺静脉水平,向下终于胃,内镜检查距门齿 30~40cm。由于这是食管的末节,故包括了食管胃交界(esophagogastric junction,EGJ)。其前邻心包,后邻脊椎,左为胸降主动脉,右为胸膜。该段食管穿越膈肌,在腹腔走行距离长短不一,在某些情况如食管裂孔疝时,腹段食管可消失,故腹段食管包括在胸下段食管中。

食管胃交界癌:EGJ 上 5cm 的食管远端与 EGJ 以下 5cm 的胃近端是一个充满争议的部位。新版 TNM 分期(AJCC 第 7 版)协调统一了食管癌 TNM 分期与胃癌 TNM 分期内容,作出明确规定:凡肿瘤中心位于食管下段、EGJ、胃近端 5cm 但已侵犯食管下段或 EGJ 者,均按食管腺癌 TNM 分期;胃近端 5cm 内发生的腺癌未侵犯 EGJ 者可称为贲门癌,连同胃其他部位发生的肿瘤,皆按胃癌的 TNM 标准分期。

二、食管癌的分期

目前食管癌的分期采用美国癌症联合会(AJCC)公布的 2009 年食管癌国际分期,其中食管癌 TNM 分期中 T、N、M 的定义(2009 AJCC)如下:

1. T 分期标准——原发肿瘤(彩图 5-2)

Tx　原发肿瘤不能确定

T0　无原发肿瘤证据

Tis　重度不典型增生

T1　肿瘤侵犯黏膜固有层、黏膜肌层或黏膜下层

T1a　肿瘤侵犯黏膜固有层或黏膜肌层

T1b　肿瘤侵犯黏膜下层

T2　肿瘤侵犯食管肌层

T3　肿瘤侵犯食管纤维膜

T4　肿瘤侵犯食管周围结构

T4a　肿瘤侵犯胸膜、心包或膈肌,可手术切除

T4b　肿瘤侵犯其他邻近结构,如主动脉、椎体、气管等,不能手术切除

2. N 分期标准——区域淋巴结

Nx　区域淋巴结转移不能确定

N0　无区域淋巴结转移

N1　1~2 枚区域淋巴结转移

N2　3~6 枚区域淋巴结转移

N3　≥7 枚区域淋巴结转移

注:必须将转移淋巴结数目与清扫淋巴结总数一并记录。

3. M 分期标准——远处转移

M0　无远处转移

M1　有远处转移

4. G 分期标准——肿瘤分化程度

Gx　分化程度不能确定

G1　高分化癌

G2　中分化癌

G3　低分化癌

G4　未分化癌

三、第 7 版食管癌 TNM 分期的主要修订内容

(1) 食管癌的部位进行重新分段,加入了贲门癌的定义及分期。

(2) T 分级的修改:T1 细化为 T1a(侵犯黏膜层)和 T1b(侵犯黏膜下层),T4 细化为 T4a(侵犯心包、胸膜或膈肌)和 T4b(侵犯其他邻近器官)。

(3) N 分级的修改:是本次 TNM 分期修订的最突出之处,摒弃以往按淋巴结转移有无分为 N0~1 的简单分级方法,改为按淋巴结转移的数目划分 N0~3(0、1~2、3~6、≥7 个淋巴结转移)。

（4）M 分级的修改：原第 6 版 M1a 与 M1b 之分经实践研究发现无实际意义，第 7 版取消。

（5）将肿瘤组织学类型（H）和分化程度（G）因素纳入新的 TNM 分期系统。

（6）食管癌的新 TNM 分期标准分为 0、Ⅰa、Ⅰb、Ⅱa、Ⅱb、Ⅲa、Ⅲb、Ⅲc 和Ⅳ期，可更好地预测食管癌患者手术切除治疗的预后。

2009 年食管癌 AJCC TNM 分期（表 5-1 和表 5-2）：

表 5-1　食管鳞状细胞癌及其他非腺癌 TNM 分期

TNM 分期	T 分期	N 分期	M 分期	G 分期	肿瘤部位
0 期	Tis	N0	M0	G1,X	任何部位
Ⅰ A 期	T1	N0	M0	G1,X	任何部位
Ⅰ B 期	T1	N0	M0	G2~3	任何部位
	T2~3	N0	M0	G1,X	下段,X
Ⅱ A 期	T2~3	N0	M0	G1,X	中上段
	T2~3	N0	M0	G2~3	下段,X
Ⅱ B 期	T2~3	N0	M0	G2~3	中上段
	T1~2	N1	M0	任何级别	任何部位
Ⅲ A 期	T1~2	N2	M0	任何级别	任何部位
	T3	N1	M0	任何级别	任何部位
	T4a	N0	M0	任何级别	任何部位
Ⅲ B 期	T3	N2	M0	任何级别	任何部位
Ⅲ C 期	T4a	N1~2	M0	任何级别	任何部位
	T4b	任何级别	M0	任何级别	任何部位
	任何级别	N3	M0	任何级别	任何部位
Ⅳ 期	任何级别	任何级别	M1	任何级别	任何部位

注：肿瘤部位按肿瘤上缘在食管的位置界定；X 指未记载肿瘤部位。

表 5-2　食管腺癌 TNM 分期

TNM 分期	T 分期	N 分期	M 分期	G 分期
0 期	Tis	N0	M0	G1,X
Ⅰ A 期	T1	N0	M0	G1~2,X
Ⅰ B 期	T1	N0	M0	G3
	T2	N0	M0	G1~2,X
Ⅱ A 期	T2	N0	M0	G3
Ⅱ B 期	T3	N0	M0	任何级别
	T1~2	N1	M0	任何级别
Ⅲ A 期	T1~2	N2	M0	任何级别
	T3	N1	M0	任何级别

续表

TNM 分期	T 分期	N 分期	M 分期	G 分期
	T4a	N0	M0	任何级别
ⅢB 期	T3	N2	M0	任何级别
ⅢC 期	T4a	N1~2	M0	任何级别
	T4b	任何级别	M0	任何级别
	任何级别	N3	M0	任何级别
Ⅳ期	任何级别	任何级别	M1	任何级别

注:肿瘤部位按肿瘤上缘在食管的位置界定;X 指未记载肿瘤部位。

第三节　食管癌的病情评估及疗效评价

许多食管癌患者在治疗前,其病情没有得到充分的评估,导致诊疗不规范,其中部分患者存在治疗前选择的检查方法不合理,导致术前 TNM 分期不准确,进而导致治疗不规范。临床医生在对食管癌患者治疗前,必须对其病情进行认真、仔细的分期和风险评估。

一、TNM 分期

1. TNM 分期的意义　TNM 分期为国际统一认可,准确的 TNM 分期对食管癌患者的治疗和预后判断极其重要,不但可以很好地指导治疗方案的选择,可用于治疗效果的比较、预后的判断。准确的食管癌 TNM 分期,将对个体化治疗针对性更强,有利于将来诊断模型和预后模型的建立。国内外一致建议食管癌的分期采用 2009 年 AJCC 的第 7 版 TNM 分期。根据临床实际工作需要,TNM 分期主要为术后病理 TNM(pTNM)分期和治疗前临床 TNM(cTNM)分期,其中,cTNM 分期为治疗前的病情评估,主要基于体格检查、充分且适当的影像学评估,准确的 cTNM 分期有利于选择恰当的方案。而 pTNM 分期为术后,根据病理报告结果诊断出,有利于个体预后的精确预测。一般而言,pTNM 分期较 cTNM 分期更加准确。

2. TNM 分期的影像学检查　2013 年美国胸外科医师协会(STS)发布了局部食管癌诊断与治疗的临床实践指南,该指南对 TNM 分期采用检查方法,建议对于早期食管癌分期,选用胸部 CT 或 PET 检查;对于局部晚期食管癌的分期,建议选用对胸部及腹部 CT 检查,推荐进行 PET 检查。结合目前影像学的进展,对局部晚期食管癌,推荐有条件的患者进行 PET/CT检查。在实际工作中,TNM 分期常常很不充分,主要与术前检查方法的选择有关。为了更准确地进行术前分期,建议如下:初始分期行胸腹 CT 增强检查,并进行多平面重建,有利于判定是否有转移;对 T1 期食管癌或高度异型增生结节,内镜下切除后仔细分期以判断浸润深度;对食管、胃食管连接处肿瘤,建议采用内镜超声(EUS)检查以进一步分期,EUS 对黏膜疾病的分期意义不大;评估食管和胃食管连接处肿瘤也可采用 PET/CT 联合 EUS 或 CT 联合 EUS;下段食管癌和胃食管连接处肿瘤患者,根据病情需要可选择腹腔镜检查,但是选用腹腔镜检查的争议较大。

3. TNM 分期存在的问题 虽然,2009 年第 7 版食管癌 TNM 分期引入肿瘤病理类型(腺/鳞状细胞癌)、分化程度等"非解剖"指标,较其他部位肿瘤的实用性更高,但仍不能很好地满足临床的需要,仍需要以后纳入更多的影响预后的"非解剖"指标,比如 Her-2 等一些生物标志物。2009 年颁布的第 7 版食管癌国际 TNM 分期存在的问题:术前临床分期(cStage)、新辅助治疗后临床分期及非手术患者放化疗后临床分期(ycStage)、新辅助治疗后病理分期(ypStage)等,这些问题均期待解决,需要收集到更多的病例数据,建立庞大的数据库。

二、术前风险评估

术前进行风险评估,必须进行详细的术前检查,包括:血常规、尿常规、大便常规检查;血液生化检查;影像学检查;内镜检查;心肺功能检查等。检查的目的是充分掌握食管癌患者的病情、重要器官的功能,不仅有利于术前风险评估,而且有利于术前分期。在仔细询问既往史和现病史的基础上进行重要器官的风险评估,包括心血管系统疾病、呼吸系统疾病、肝肾功能等风险评估。更详细的内容参见食管癌的外科治疗章节。

三、放化疗前后风险评估

相对而言,放化疗前的风险评估要求较术前风险评估宽松。放化疗前后的风险评估具有自己的特点,生活质量的评估为其重点之一。

四、营养状况评估

所有食管癌患者均应进行营养状况的评估。食管癌患者确诊时常为晚期,营养不良的发生率较高,进行治疗前需要进行营养风险筛查,有利于提高对治疗的耐受性,特别是手术,降低治疗相关并发症。给予抗肿瘤治疗的食管癌患者,存在营养储备和组织修复能力欠佳等问题,可能会加重营养不良。在此基础上,给予营养支持治疗,有利于提高患者的生活质量,甚至延长生命。故进行治疗前的营养风险筛查与评估是必要的。营养风险筛查是由临床医护人员用来判断肿瘤患者是否需要进一步进行全面营养评定和制订营养治疗计划的一种快速、简便的方法。营养评估是由营养专业人员对患者的营养代谢、机体功能等进行全面检查和评估,用于制订营养治疗计划,考虑适应证和可能的副作用。

食管癌患者的营养状况评估:需要结合病史、体格检查、实验室检查、人体指标测量、机体功能等多方面进行综合判断。

五、病情评估及推荐的证据类别和推荐等级

1. 证据类别

Ⅰa:从随机对照试验(RCTs)的荟萃分析获得的证据。

Ⅰb:从至少一项随机试验中获得的证据。

Ⅱa：从至少一项设计良好的对照但未随机研究中获得的证据。

Ⅱb：从至少一项设计良好的其他类型的准实验研究中获得的证据。

Ⅲ：从设计良好的描述性研究如对照研究、相关性研究和病例研究中获得的证据。

Ⅳ：从专家委员会报告、意见和权威专家的临床经验中获得的证据。

2. 推荐等级　按证据水平对推荐进行分级。

A 级：至少有一项涉及推荐项目的高质量 RCTs。

B 级：有涉及推荐的不随机的临床试验。

C 级：第Ⅳ类证据，但缺乏直接的临床试验证据。

六、治疗效果评价

治疗效果评价临床上多采用 RECIST 1.1 标准，目前较少参照 WHO 疗效评价标准。

（一）RECIST 疗效评价标准

1. 靶病灶的评价

（1）完全缓解（CR）：所有病灶靶病灶消失。

（2）部分缓解（PR）：靶病灶最长径之和与基线状态比较，至少减少 30%。

（3）疾病进展（PD）：靶病灶最长径之和与治疗开始之后所记录到的最小靶病灶的最长径之和比较，增加 20%，或者出现一个或多个新病灶。

（4）疾病稳定（SD）：介于部分缓解和疾病进展之间。

2. 非靶病灶的评价

（1）完全缓解（CR）：所有非靶病灶消失和肿瘤标志物恢复正常。

（2）未完全缓解/稳定（IR/SD）：存在一个或多个非靶病灶和/或肿瘤标志物持续高于正常值。

（3）疾病进展（PD）：出现一个或多个新病灶和/或已有的非靶病灶明确进展。

上述为简单描述，具体详细的描述参见 RECIST 1.1 疗效评价标准。

3. 最佳总疗效的评价　指从治疗开始到疾病进展或复发之间所测量到的最小值。通常，患者最佳疗效的认定取决于测量和确认标准的结果。

（二）放化疗后的术后病理评价标准

参见第四章。

（吴　昊　刘静冰　刘连科）

参 考 文 献

陈少湖,安丰山.2002.现代食管癌贲门癌诊疗学.北京:科学出版社.

戴中强,詹劲松,黄人斌,等.2008.CT 扫描在食管癌诊断中的价值.中国现代医生,8(9):128~129,161.

巩合义,和劲光,李宝生.2011.[18]F-FDG PET/CT 在食管癌中的应用.肿瘤防治研究,38(7):840~843.

纪璘,严苏.2014.超声内镜对上消化道占位性病变诊断价值.临床荟萃,29(6):666-669.

李高峰,黄云超.2007.食管癌多学科综合治疗.昆明:云南科学技术出版社.

林振和,刘明,任建林.2007.食管癌内镜治疗进展.世界华人消化杂志,15(30):3219~3225.

刘宝瑞,钱晓萍.2007.临床肿瘤学:基本理论与诊疗路径.北京:科学出版社,196.

毛友生,赵晓航,张德超,等.2002.食管癌肿瘤标志物研究进展.世界华人消化杂志,10(11):1321~1323.

潘立峰.食管癌.2006.石家庄:河北科学技术出版社.

汤钊猷.2011.现代肿瘤学.第3版.上海:复旦大学出版社.

陶亚超,张连峰,王进,等.2014.微探头超声内镜在食管癌T分期及癌前病变中的诊断价值.医药论坛杂志,35(2):4~5,8.

王其彰.2007.食管癌与贲门癌.北京:人民卫生出版社.

尤鑫,祝淑钗.2014.我国食管癌临床分期现状与思考.中国肿瘤,23(5):389~393.

Bhat S,Coleman HG,Yousef F,et al.2011. Risk of malignant progression in Barrett's esophagus patients:results from a large population-based study. J Natl Cancer Inst,103:1049~1057.

Edge SB,Byrd DR,Compton CC,et al. 2010. AJCC Cancer Staging Manual. 7th ed. New York:Springer.

Hvid-Jensen F,Pedersen L,Drewes AM,et al. 2011. Incidence of adenocarcinoma among patients with Barrett's esophagus. N Engl J Med,365:1375~1378.

Kim TJ,Kim HY,Lee KW,et al. 2009. Multimodality assessment of esophageal cancer:preoperative staging and monitoring of response to therapy. Radiographics,29:403~421.

Napier KJ,Scheerer M,Misra S. 2014. Esophageal cancer:a review of epidemiology,pathogenesis,staging workup and treatment modalities. World J Gastrointest Oncol,6:112~120.

Rice TW,Rusch VW,Apperson-Hansen C,et al. 2009. Worldwide esophageal cancer collaboration. Dis Esophagus,22:1~8.

Siegel R,Naishadham D,Jemal A,et al. 2013. Cancer statistics,2013. CA Cancer J Clin,63:11~30.

Varghese TK Jr,Hofstetter WL,Rizk NP,et al. 2013. The society of thoracic surgeons guidelines on the diagnosis and staging of patients with esophageal cancer. Ann Thorac Surg,96:346~356.

第六章 食管癌影像学

X线钡餐造影是食管影像学中最传统、最基本的检查方法。它可以显示食管黏膜的细微结构,初步判断病变的位置和性质。随着现代医学影像设备的不断发展,包括计算机体层成像(computed tomography,CT)、磁共振成像(magnetic resonance imaging,MRI)、正电子发射体层显像/计算机体层成像(positron emission tomography/computed tomography,PET/CT)在内的多种影像学检查手段越来越多地应用于食管病变的诊断、分期、疗效监测中,使食管影像学的内容不断扩展和丰富。

第一节 检查方法和正常表现

一、X线钡餐造影

(一) X线钡餐检查方法

X线钡餐造影的特点:食管是肌性器官,在无食物通过时呈闭合状态,且一般不含气体。因此,常规透视和X线摄片无法与周围软组织结构相识别,必须引入医用硫酸钡、碘液、空气等对比剂才能显影。其中,医用硫酸钡最为常用,称之为食管X线钡餐造影(barium esophagram,BE)。

X线钡餐检查前须先进行硫酸钡混悬液的配制。食管是沿人体长轴走行的器官,又具有蠕动收缩的能力将内容物迅速推入胃内,因此食管钡餐造影时应调制比较黏稠的对比剂,一般水与钡的配制比例为1:2。稠钡通过食管的速度缓慢,易于黏附,使食管壁和食管黏膜显示得清楚。当怀疑患者存在食管重度梗阻时,应采用稀钡或改用碘液,以避免加重梗阻。当临床疑有食管瘘或穿孔时,应改用碘液替代。

X线钡餐检查是在透视下进行的。患者常采取前后位、右前斜位和左前斜位。当硫酸钡混悬液自上而下经过食管时,在透视下可以适时观察到食管的充盈、蠕动、收缩和扩张、食管的柔软程度等情况。这是观察食管病变的位置、判断病变性质的重要信息,也是目前其他影像学检查方法所无法提供的。因此,X线钡餐造影仍是食管影像学中无法替代的检查方法。

气钡双对比法是对X线钡餐造影的改良。将气体与钡剂两种对比剂引入食管,气体使食管腔扩张,钡液在重力作用下快速流过,沿管壁表面的钡液均匀涂布在黏膜表面,钡剂表现为白色高密度影,而气体为黑色低密度影,形成双重对比的影像(图6-1)。此时,配合多角度、多体位的点片,就能够捕捉到满意的双对比图像。近年来随着数字化胃肠机的使用,在良好的双对比片上可以清晰地显示食管黏膜的细微结构,对食管早期病变的发现有一定价值。

（二）正常表现

1. 食管充盈像 食管吞钡充盈后,轮廓光滑整齐,管壁柔软,伸缩自如。正位观察时位于中线略偏左,胸上段更偏左。右前斜位在食管前缘可见三个生理性压迹,从上至下依次为主动脉弓压迹、左主支气管压迹和左心房压迹(图6-2)。

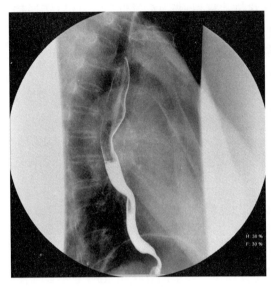

图6-1 气钡双重对比

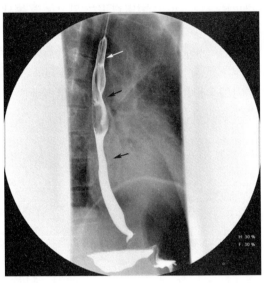

图6-2 右前斜位食管前缘三个生理性压迹(箭头),从上向下依次为主动脉弓压迹、左主支气管压迹、左心房压迹

2. 食管黏膜像 当大部分钡剂被推入胃之后,显示食管黏膜像,表现为数条纵行、相互平行的纤细低密度影,而钡剂充盈在黏膜皱襞之间的裂隙内表现为条状高密度影(图6-3)。

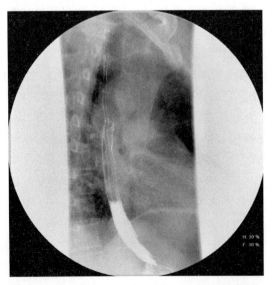

图6-3 食管黏膜像,显示为数条纵行、相互平行的低密度影

3. 食管的蠕动 正常食管有两种蠕动。一是由吞咽动作所激发的食管传导性收缩,表现为从食管入口向下推进的团状收缩,此为第一蠕动波。食管内容物对食管壁的压力引起第二蠕动波,始于主动脉弓水平,向下推进。有时在老年人、贲门失迟缓症、胃肠神经官能症患者,于食管下段可见局限性不规则收缩运动,呈波浪状、锯齿状改变,此为第三收缩波。

二、CT

（一）CT 检查方法

1. CT 检查的特点 CT 的主要特点

是具有较高的密度分辨率,能将食管与周围结构区分开来。X线钡餐造影仅能显示食管腔内黏膜形态的改变,不能观察食管病变对邻近结构的侵犯及附近淋巴结的表现。而CT基本的横断面图像避免了各器官组织间的相互重叠,不仅能显示食管腔内病变,更能直接观察食管病变有无向管壁外发展,有无对邻近气管、血管造成侵犯,以及有无周围淋巴结的转移等。另外,CT图像为数字化图像,可运用计算机软件进行各种后处理。多平面重建(multiplanar reformation,MPR)图像,可从冠状位或矢状位上观察食管病变的范围。随着多层螺旋CT的出现,CT的扫描速度越来越快,一次可以完成胸、腹部大范围的扫描,从而判断食管病变有无肺及远隔脏器的转移,为肿瘤的术前分期、确定治疗方案提供重要的依据。

但是,由于食管是一个管状的、潜在的空腔脏器,静止时处于非扩张状态,食管壁较薄,食管周围的脂肪间隙较小,无论腔内腔外都无法形成良好的对比。因此,CT检查还无法很好地显示管壁各层的结构,对病变细节的显示并不理想。CT在食管疾病诊断中的应用还落后于其他实质性脏器。

2. CT扫描　包括平扫和增强。患者取仰卧位,扫描范围从胸廓入口至食管胃交界处。必要时扫描可以包括下颈部和上腹部。扫描前令患者服用产气粉或含少量水以使食管充盈扩张,效果可能更为满意。图像层厚5mm,必要时可重建更薄的层厚。对怀疑食管肿瘤的患者,应常规进行增强扫描。经静脉团注非离子型碘对比剂,用量1.5~2ml/kg,注射速度3~4ml/s,一般静脉注射造影剂后延迟30s开始扫描。

(二) 正常表现

1. 食管位置与毗邻　食管起于第6颈椎水平与下咽部相续,经胸廓入口入胸腔,走行于后纵隔内,经膈食管裂孔进入腹腔。CT扫描可获得食管多个连续的横断面,下面就几个代表性层面讲述食管CT的正常表现。

(1) 颈段食管:气管居中,食管位于气管后方略偏左(图6-4)。下颈段锁骨上区为锁骨上淋巴结所在。

(2) 食管胸上段(主动脉弓上层面):气管居中,食管位于左后方,后方紧邻胸椎左前缘。气管前由右向左血管结构依次为上腔静脉、头臂干、左颈总动脉和左锁骨下动脉(图6-5)。气管两旁为右上气管旁及左上气管旁淋巴结所在。

(3) 食管胸上段(主动脉弓层面):气管居中,食管位于左后方。气管左前方为主动脉弓(图6-6)。上腔静脉后气管前间隙内主要为脂肪充盈,为右下气管旁淋巴结所在。主动脉弓顶和气管隆嵴平面之间的间隙内为左下气管旁淋巴结所在。主动脉弓前方的间隙血管前间隙,前纵隔淋巴结位于此区域内。

(4) 食管胸中段(主肺动脉窗层面):气管分叉处,食管前方为气管隆嵴。主动脉弓

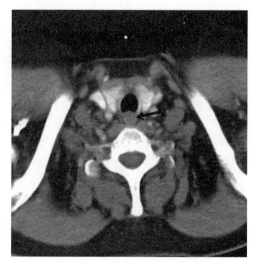

图6-4　增强CT示下颈段食管,气管居中,
食管位于气管正后方略偏左(箭头)

分为右前方升主动脉及左后方降主动脉,食管右侧为奇静脉(图6-7)。从主动脉弓下缘至主肺动脉分叉之间低密度区,称为主肺动脉窗。主动脉肺淋巴结位于此区域内。隆嵴下淋巴结位于隆嵴下间隙内。

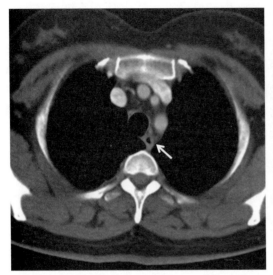

图6-5　增强 CT 示胸上段食管(主动脉弓上层面),气管居中,食管位于左后方(箭头)。血管从右向左依次为上腔静脉、头臂干、左颈总动脉、左侧锁骨下动脉

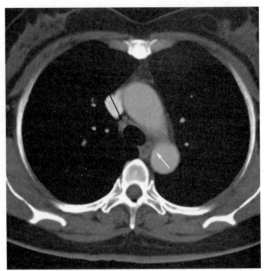

图6-6　增强 CT 示胸上段食管(主动脉弓层面),气管居中,食管位于左后方(白色箭头)。血管从右向左依次为上腔静脉、主动脉弓。此层面可见气管前腔静脉间隙(黑色箭头)

(5) 食管胸中段(肺动脉层面):食管前方为左主支气管,左后方为降主动脉,右后方为奇静脉(图6-8)。此层面上下左右肺门区域分别为左支气管旁淋巴结及右支气管旁淋巴结所在。

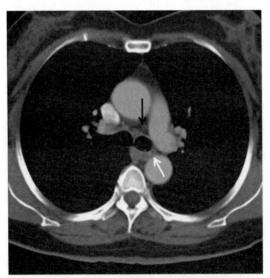

图6-7　增强 CT 示胸中段食管(主肺动脉窗层面),食管(黑色箭头)前方为气管分叉。降主动脉和升主动脉、肺动脉、奇静脉、主肺动脉窗(白色箭头)

(6) 食管胸下段(左心房层面):食管前方为左心房,右后方为降主动脉(图6-9)。食管旁淋巴结有时在此上下层面可见。

(7) 食管腹段:食管前方为肝左叶,后方为降主动脉(图6-10)。

2. 食管形态　食管呈扁平型软组织影,腔内很少含液体,有时可见含少量气体。如食管腔内显示液气平面或管腔直径增大,常提示远段有梗阻可能。

正常食管壁厚度为 3～5mm,超过5mm 一般认为有异常。食管壁的厚度可在 CT 上测量,但有时食管腔表现为偏心性,食管壁厚薄不均匀,测量存在一定的误差。食管周围的脂肪层表现为线状低密度区,以胸段食管显示明显。

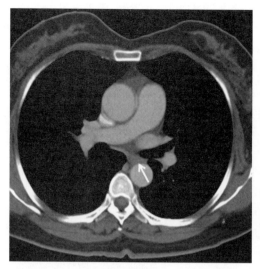

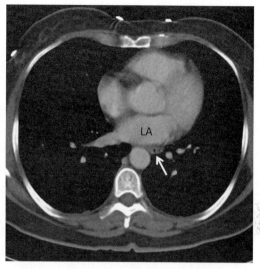

图 6-8　增强 CT 示胸中段食管(肺动脉层面)，食管(箭头)前方为左主支气管，左后方为降主动脉、奇静脉

图 6-9　增强 CT 示胸下段食管(左心房层面)，食管(箭头)前方为左心房(LA)，右后方为降主动脉

三、MRI

(一) MRI 检查方法

1. MRI 检查的特点　MRI 具有最佳的软组织分辨率，可任意方向成像，且无电离辐射，是一种理想的成像方法。但是，MRI 扫描时间长，心脏大血管搏动、胸廓的呼吸运动及血管内的血液流动都对食管成像产生很大的伪影。食管与含气肺组织界面的磁敏感效应也会产生伪影，且在高场强的磁场中尤为严重。这些都造成了 MRI 在相当长的时间里无法应用于食管检查。随着 MRI 设备硬件及软件的不断进步，心电门控技术和呼吸导航技术的应用，大大减少了上述的伪影。而快速成像序列及多

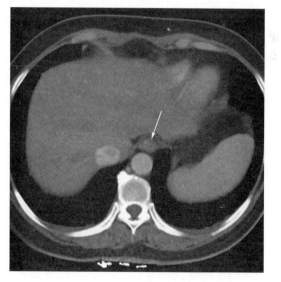

图 6-10　增强 CT 示腹段食管(箭头)，食管前方为肝脏，后方为降主动脉

种功能 MRI 成像方法可以对食管病变进行定量分析，可以有效地对食管癌放疗后的疗效进行监测，这使得 MRI 食管检查越来越受到临床医师的重视。

2. 常用 MRI 成像方法

(1) 常规 MRI 成像：主要包括轴位及矢状位快速自选回波 T_2WI(T_2 weighted imaging)，由于胸壁、纵隔内都有较多的脂肪组织在 T_2WI 上呈高信号，所以在扫描时通常会增加脂肪

抑制技术以突出食管病变的信号特点。轴位图像可显示向腔外生长的肿瘤与周围气管及血管的关系,还有邻近和纵隔内淋巴结的情况;矢状位图像可显示食管的全貌,对病变的范围进行评价。必要时可行轴位快速自选回波 T_1WI(T_1 weighted imaging)。在常规 MRI 成像时可采用多次屏气扫描、心电门控技术、呼吸导航技术来克服各种运动伪影,但有时图像可能仍不能尽如人意。

(2)弥散加权成像(diffusion weighted imaging,DWI):DWI 是目前唯一能在活体内测量水分子扩散运动的检查方法,它利用磁共振仪对运动监测敏感的特征,从微观的扩散运动入手来反映组织的空间变化,进而反映组织的病理变化,能够早期反映组织的病理改变。

MR DWI 可以和多种脉冲序列相融合,其中最常用的是平面回波序列(echo planar imaging,EPI)。EPI-DWI 具有采集时间快、运动伪影小、信噪比较高等优点。DWI 图像的对比主要取决于组织间的表观扩散系数(apparent diffusion coefficient,ADC),扩散快的结构信号衰减大,ADC 高,DWI 图呈低信号;扩散慢的结构信号衰减小,ADC 小,DWI 图呈高信号。一般而言,肿瘤的恶性程度越高,细胞排列越密集,则其组织内的水分子扩散慢,DWI 图呈高信号。所以,放射学者可以通过测量 DWI 序列上病变的 ADC 值来对良恶性病变、肿瘤的恶性等级进行判断。有效的抗肿瘤治疗会导致肿瘤细胞破裂溶解、间隙增宽、密度减低,导致水分子的扩散增加,ADC 值升高。有报道,放疗敏感者 ADC 值于放疗后 24~72h 迅速升高。肿瘤细胞密度的降低终将导致肿瘤体积的减小,这种变化会在系统治疗后 3 个月左右出现。因此,DWI 也可作为肿瘤疗效监测的手段之一。

目前,DWI 技术还受到一些因素的制约,如 DWI 序列对其他运动如灌注、心跳、呼吸敏感;DWI 图像的信号强度不仅反映扩散而且也反映组织的 T_2 值;高 b 值条件下虽然可以抵消 T_2 穿透效应但同时也使图像的分辨率大大下降等。因此,DWI 序列的改进、DWI 定量参数测量的可重复性、DWI 定量参数对疗效评价的准确性仍是目前研究的热点之一。

(3)动态对比增强扫描(dynamic contrast enhanced MRI,DCE-MRI):DCE-MRI 是通过显示病灶血供情况而间接评价病灶微血管生成情况的一种影像手段。它作为一种无创的、能活体测量肿瘤血流状态的成像方法已广泛应用于颅脑肿瘤、乳腺肿瘤、前列腺肿瘤等临床研究中。DCE-MRI 将小分子对比剂经静脉注入后,经过肿瘤血管的同时会通过肿瘤血管壁进入血管外细胞外间隙(extra-vascular extra-cellular space,EES),T_1WI DCE-MRI 对 EES 内对比剂敏感,可以反映肿瘤的微血管灌注、渗透性及 EES 间隙的大小。通过定量分析的方法可以得出一系列参数,其中最主要的是对比剂容积转换常数(volume transfer contrast of the contrast agent,K^{trans}),它可以反映肿瘤血管内皮细胞的通透性。在食管肿瘤新生血管及疗效监测的评估中有一定的作用。但 DCE-MRI 的指标测量与图像的空间分辨率情况紧密相关,目前该技术在食管癌中的应用还有待研究。

(二)正常表现

1. 横轴位 横轴位上食管及其邻近结构的基本解剖同 CT 扫描所见。一般而言,动脉血流、心腔和肺内气体呈明显低信号,脂肪抑制技术使胸壁、纵隔内大部分脂肪表现为低信号,食管的中等软组织信号影就被衬托出来。胸段食管与邻近气管、大血管之间可见线状低信号影(图 6-11A)分隔。

2. 矢状位 食管全程在任何切面上均呈非直线走行,因此矢状面成像不可能在一幅图像上就显示食管的全貌。在脊柱中线邻近的层面上,食管呈上下条带状的中等信号影,位于后纵隔,紧贴于椎体前方(图 6-11B)。当观察食管病变的范围时,需结合轴位图像,在矢状位连续的几个层面上仔细寻找。

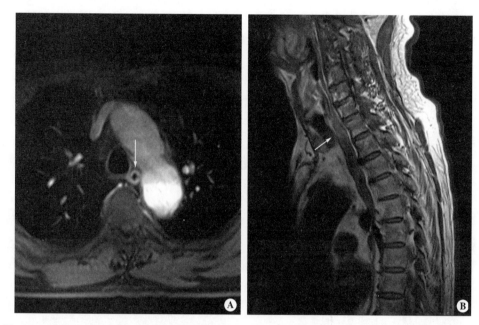

图 6-11　轴位 T_1WI 增强+压脂(A),食管壁增强呈高信号(箭头),与主气管及主动脉之间可见间隙;矢状位 T_1WI 平扫(B),食管呈上下条带状的中等信号影(箭头)

(徐　怡)

第二节　食管癌影像诊断

一、X 线钡餐检查异常表现

(一)早期食管癌的表现

食管壁全层分为黏膜、黏膜下层、肌层和外膜。早期食管癌是指癌肿仅累及食管黏膜、黏膜下层。此时,病变所致的黏膜皱襞改变细微,食管的通畅度无明显受阻,因此单依靠 X 线钡餐检查很难诊断。在良好的气钡双对比片上,早期食管癌可能观察到的征象有:①黏膜稍增粗扭曲,连续性欠佳;②局部小溃疡形成,食管轮廓欠光整,较毛糙;③食管的运动稍差。当检查者经过仔细观察,发现上述征象时,应建议患者进一步进行消化道内镜检查以明确诊断。

（二）中晚期食管癌的表现

中晚期食管癌指癌肿已累及肌层或达外膜以外,在 X 线钡餐造影中可有明确的表现。病理上,中晚期食管癌分 5 型,即髓质型、蕈伞型、溃疡型、硬化型和腔内型。其中较多见的为溃疡型和髓质型。以往书籍常将中晚期食管癌在 X 线检查中的表现依据病理的分型也分为 5 类,但笔者在实际工作中发现很难完全依据 X 线检查中的各种表现与病理进行对号入座。中晚期食管癌 X 线钡餐检查的主要征象有:①充盈像钡剂达到病变段时,食管轮廓变得不规则,管腔狭窄,狭窄常不对称,腔内出现充盈缺损(图 6-12),此种表现多出现于髓质型食管癌;② 黏膜像表现为正常黏膜皱襞中断,黏膜纹理紊乱、破坏,几乎所有的食管癌都会出现此征象;③龛影的出现,表现为较大不规则的长形钡剂充盈区,与食管长轴一致,周围可见不规则水肿透亮带,称为半月征(图 6-13),此表现多见于溃疡型;④管腔严重狭窄,呈线状,钡剂通过受阻,上方食管扩张(图 6-14),此表现多见于硬化型;⑤病变区管壁僵硬,蠕动减弱或消失,此表现均会出现。

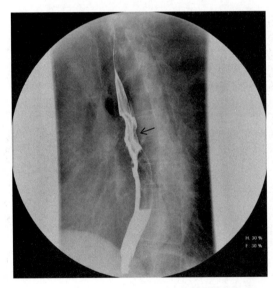
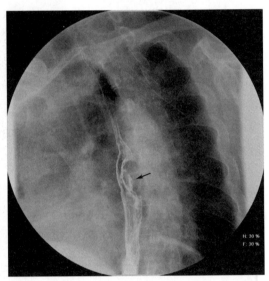

图 6-12　食管胸中段轮廓不规则(箭头),管腔狭窄,边缘毛糙,符合髓质型改变　　图 6-13　食管胸中段出现较大溃疡(箭头),表现为长形钡剂充盈区,与食管长轴一致,符合溃疡型改变

食管穿孔或食管瘘为中晚期食管癌及手术后可能出现的并发症。X 线钡餐造影时,可见高密度的对比剂进入邻近气管,使支气管显影(图 6-15)。若癌肿破入纵隔,则可表现为对比剂在瘘口周围不规则分布。当临床疑有穿孔时,应注意改用碘液进行观察。

X 线钡餐造影还可以对食管癌患者放化疗后的改变进行监测。一般而言,放化疗后病变管腔的狭窄程度可能减轻,病变段的对比剂通过较畅,黏膜破坏中断的征象也可改善(图 6-16)。

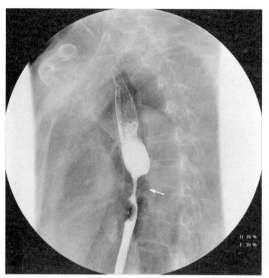

图6-14　食管胸中段管腔明显狭窄(箭头)，上段食管扩张，呈上下条带状的中等信号影，符合硬化型改变

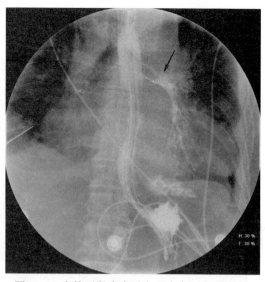

图6-15　食管下段癌术后出现吻合口瘘，左主支气管及其分支内可见钡剂影(箭头)

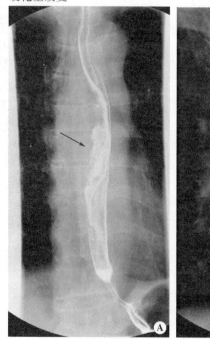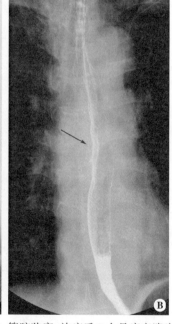

图6-16　食管癌放化疗前(A)可见溃疡形成，管腔狭窄；放疗后8个月病变溃疡基本消失，管腔通畅(B)，局部壁稍毛糙、不光滑

二、CT异常表现

(一)主要征象

(1) 食管壁非对称性增厚，局部形成软组织肿块影。肿块边缘可以比较光整，也可欠

规整,与正常食管分界不清。平扫时,肿块密度与正常食管密度相近(图 6-17)。在矢状位或冠状位重建图像上,肿块多呈椭圆形或梭形。

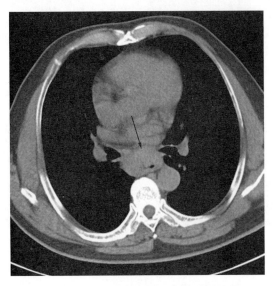

图 6-17　CT 平扫示食管局部形成软组织肿块影,管腔呈偏心性(箭头)

（2）食管腔可呈不规则狭窄,多为偏心性。狭窄近段管腔不同程度扩张,腔内可见液体或液气平面。

（3）增强扫描后食管癌形成的软组织肿块常有中等度强化(图 6-18),此时肿块与周围结构的关系显示得更加清楚。肿块与邻近大血管及气管的关系直接决定了食管癌的可切除性。Picus 等提出在 CT 片上测量肿瘤与主动脉的接触面积以判断是否侵犯主动脉,即接触面积越大,侵犯的概率越高。Takashima 等又提出了脂肪三角法判断主动脉是否受侵,即脂肪间隙被完全闭塞即判定受累(图 6-19)。左心房及心包受侵一般也以两者间的脂肪层是否存在作为标准。而气管与肿块间脂肪层消失不能作为受累的肯定依据,必须以气管、支气管受压推移,出现切迹,甚至病灶侵入气管内为可靠证据。

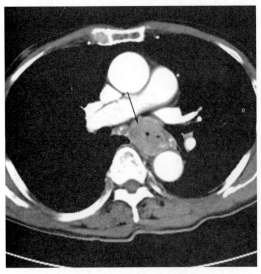

图 6-18　CT 增强示食管局部软组织肿块影有强化,与周围关系显示较清楚(箭头)

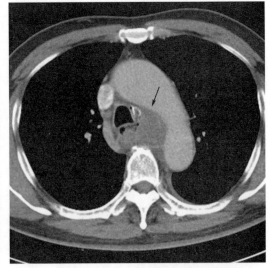

图 6-19　CT 增强示食管癌形成的软组织影较大,与主动脉弓凹面接触面积较大,脂肪间隙消失,提示手术无法切除

（4）食管癌患者有无纵隔淋巴结的转移也是 CT 图像上主要观察的目标。CT 图像主要依据淋巴结的大小、形态、密度来判断有无肿瘤的侵犯,其中大小是最主要的指标。本章

第一节 CT 正常表现中阐述了纵隔多组淋巴结的位置,如果在相应的位置出现增大的淋巴结则提示食管癌纵隔淋巴结的转移。另外,多个相互融合的淋巴结或增强扫描淋巴结中心出现坏死也提示转移。目前,学者们在进行食管癌淋巴结转移 CT 术前判断与术后病理一致性研究中仍然发现许多问题。首先,纵隔不同区域的淋巴结大小是有差异的,所以以大小作为评价标准时必须有所区别。一般认为锁骨上区及膈脚区域很少见到淋巴结,一旦出现则转移的概率较大,故这些区域的淋巴结增大标准为短径≥6mm;上中纵隔(包括气管前腔静脉后、主肺动脉窗、上气管旁、左右肺门、隆嵴下)在正常人即可见到稍大的淋巴结,故这些区域的淋巴结增大标准为短径≥10mm(图 6-20 和图 6-21)。上腹部胃左动脉引流区域也是食管癌淋巴结常见的转移区域,此区域淋巴结增大也引用该标准。其次,有些大小没有超过标准的淋巴结病理上却已经发现了肿瘤的浸润。而一些病灶周围明显增大的淋巴结却被证实为非转移性炎性淋巴结。总之,CT 对发现转移的淋巴结具有一定的敏感性,但特异性不高。

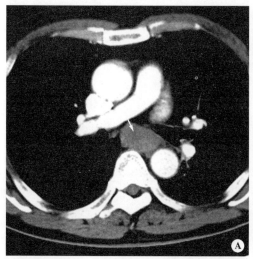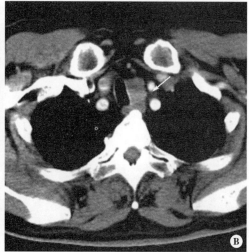

图 6-20　CT 增强黑色箭头示食管中段癌(A),白色箭头示左上气管旁淋巴结肿大(B)

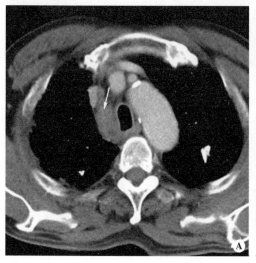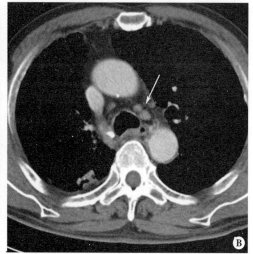

图 6-21

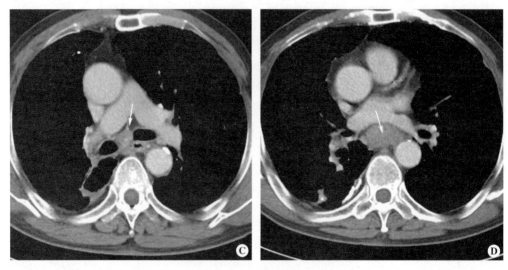

图6-21(续)　CT增强示食管下段癌纵隔多发内淋巴结肿大。右左上气管旁淋巴结肿大(A),
主肺动脉窗内多枚淋巴结(B),隆嵴下淋巴结,直径约1cm(C),食管增厚呈软组织影(D)

(5) 食管癌术后的CT常显示一侧胸腔胃,手术侧胸腔内可有少量积液或胸膜增厚,邻近肺组织内可有反应性斑片状致密影。吻合口处可见金属高密度影(图6-22)。同时,也可观察吻合口局部周围有无肿瘤的复发(图6-23)。

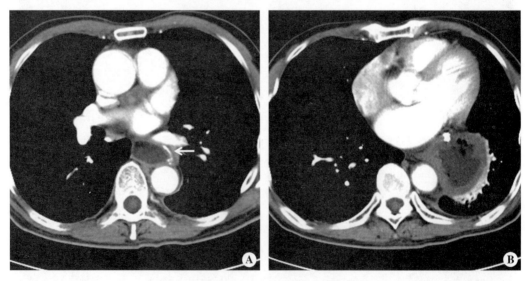

图6-22　CT增强示食管癌术后,吻合口通畅(A),吻合口可见金属高密度影(箭头),左侧可见胸腔胃影(B)

(6) 食管癌放化疗后的CT表现。在一些不可切除的中晚期食管癌患者,放化疗常成为首选的方法。CT可作为监测疗效的一种随访工具。在放化疗有效的患者,常可观察到软组织肿块明显缩小(图6-24),原肿大淋巴结缩小甚至消失等征象。同时,还可以观察肺内、腹部等其他脏器有无转移灶的出现。

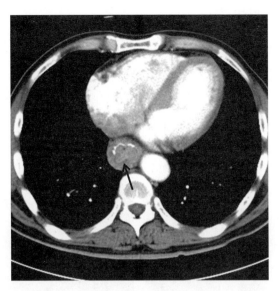

图 6-23　CT 增强示食管癌术后,吻合口周围重新出现软组织影(箭头),考虑为复发。
金属高密度影为吻合线影

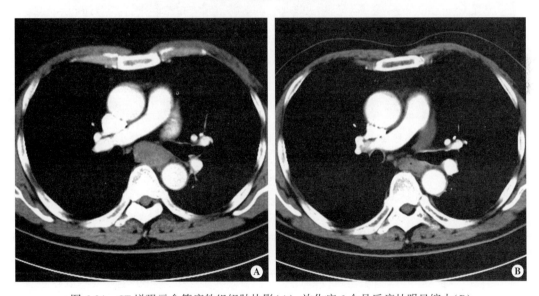

图 6-24　CT 增强示食管癌软组织肿块影(A),放化疗 6 个月后病灶明显缩小(B)

(二) CT 在食管癌分期中的作用

　　2009 年,国际抗癌联盟与美国癌症联合会制定了食管癌 TNM 新分期。CT 能够观察肿瘤外侵范围,判断降主动脉、气管、支气管、心包受累的敏感性和特异性较高,T 分期的准确率较高。CT 还可以判断食管周围淋巴结受侵与否,判断远隔淋巴结有无转移,N 分期的敏感性较高,特异性还有待提高。对肺内、腹部脏器有无转移也具有一定的优势。总之,CT 能较为准确地进行食管癌分期,可以帮助临床判断肿瘤可切除性及制订放疗计划;对有远处转移者,可以避免不必要的探查术。

三、MRI 异常表现

(一) 主要征象

(1) 食管壁局部增厚形成软组织肿块影。肿块呈等 T_1 稍高 T_2 信号,其内信号不均匀。肿块上段食管扩张。当肿块向腔外生长累及降主动脉时,可表现为两种间线状低信号(脂肪抑制)消失,气管支气管受压移位。肿块邻近淋巴结或纵隔内淋巴结增大(图 6-25)。

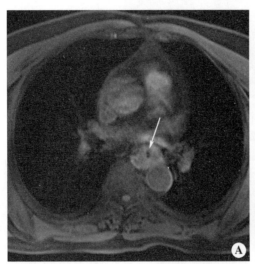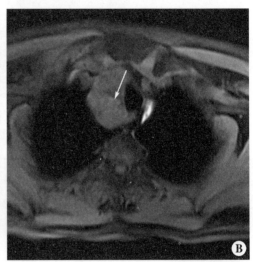

图 6-25 MR T_1WI 示食管癌呈中等信号软组织肿块影(A),与邻近肺静脉间可见清晰低信号影。
同一病例,右上气管旁淋巴结肿大(B),呈中等信号

(2) DWI 序列肿块表现为明显高信号,受累的淋巴结无论大小均可呈较高信号(图 6-26),这提高了影像检查评价食管癌淋巴结转移的准确性。当淋巴结发生转移时,其细胞密度会有时增加,细胞外自由水空间缩小;同时由于癌细胞异型性明显,核质比例增高,使得细胞内间隙减小,导致水分子弥散受限,在 DWI 图像上信号增高,而 ADC 值减低。但值得注意的是,转移性淋巴结和非转移性淋巴结的 ADC 值存在一定的重叠,因为部分淋巴结仅有少量癌细胞浸润,大部分仍为正常组织,这时 ADC 值下降不明显。

(3) 动态对比增强扫描见肿块早期出现中等度至明显强化,病灶范围显示得更加清楚,在矢状位上可以明确病变的范围(图 6-27)。

(二) MRI 在评价食管癌放疗前定位和放疗后疗效监测中的作用

目前,食管癌放疗多以 CT 模拟定位为基础,结合 X 线钡餐造影、食管镜等检查进行靶区勾画和设计。尽管 CT 有较高的密度分辨率,较 X 线检查可以较为准确地显示病变范围。但是,CT 在肿瘤边界的确定、纵隔淋巴结的转移判断方面仍有不足。有学者应用 DWI 成像测量病变的长度,发现与手术大体病理无显著性差异。DWI 成像与 X 线钡餐造影和常规

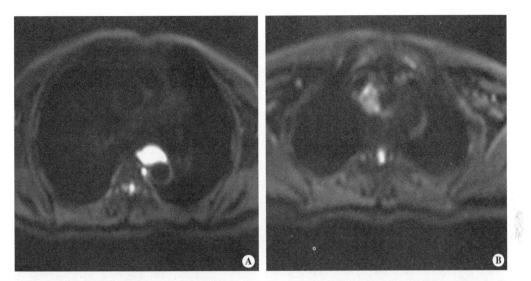

图 6-26　与图 6-25 同一病例,DWI 示食管癌呈明显高信号影(A),右上气管旁肿大淋巴结也呈高信号(B)

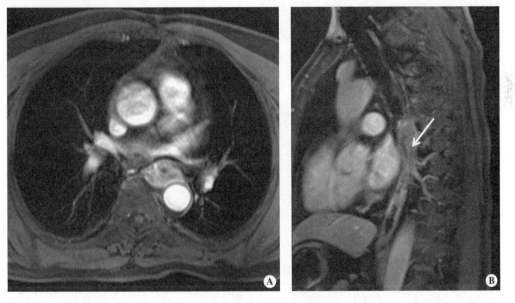

图 6-27　与图 6-25 同一病例,DCE-MRI 示食管癌病变明显强化(A),矢状位显示病变范围较长(B)

MRI T_2WI 图像在显示病变长度方面有较好的对应关系。如果将 CT 图像与 DWI 图像相融合可更好地显示肿块的边界和范围。因此,DWI 图像可作为 CT 靶区勾画的重要参考和补充。另外,DWI 成像对食管癌周围及纵隔内淋巴结有无转移的判断更为准确,也为放疗前精确定位提供了重要的信息。

　　放疗后,X 线钡餐造影剂被认为是判断近期放疗疗效简单而直观的手段。但 X 线检查无法观察肿瘤内病理改变及纵隔淋巴结的改变。而 CT 增强扫描虽然可以观察到肿块实质部分缩小,但一般需要几个月甚至更长时间。常规 MRI 成像和增强扫描可以观察肿瘤信号

的改变及淋巴结的改变(图6-28),而 DWI 成像则可以更敏感地观察到肿块及淋巴结内
ADC 值的变化(图6-29)。一般而言,对放疗敏感的病例无论肿块还是转移性淋巴结,其
ADC 值都会在早期就明显上升。而依据 DCE-MRI 所获得的一些特定的定量参数,也许能
较早地反映放化疗对肿瘤新生血管的抑制作用。

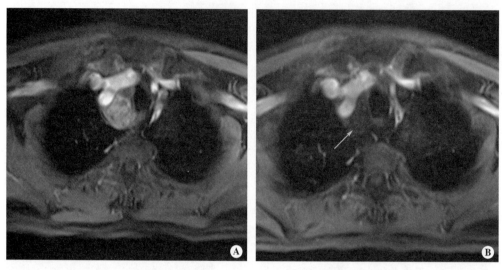

图6-28　与图6-25同一病例,DCE-MRI 示放疗前右上气管旁肿大淋巴结明显强化(A),放疗后3个月
右上气管旁肿大淋巴结明显变小且无强化(B)

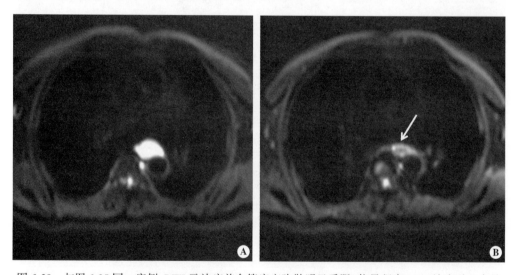

图6-29　与图6-25同一病例,DWI 示放疗前食管病变弥散明显受限,信号很高(A),放疗后3个月
食管病变不仅明显变小,且信号减低(B),提示肿瘤明显缓解

(徐　怡)

第三节　食管癌的^{18}F-FDG PET/CT 显像及应用

食管癌患者的预后较差,多达 50% 的患者发现时已处于进展期,有多处淋巴结或远处转移,总体的 5 年生存率为 10% ~25%。如果有手术机会,则根治性切除并淋巴结清扫后患者的 3 年生存率可达 40% ~56%,但如果手术指征选择不当,反而会增加患者负担和痛苦。因此治疗方案的选择非常关键,而这取决于治疗前的准确分期。目前临床分期主要采用食管内镜超声(endoscopic ultrasonography,EUS)、CT 和 MRI,这些检查手段在应用过程中发现有较大的局限性,比如内镜超声引导下淋巴结活检的阳性率较低,而阴性不能排除肿瘤浸润可能;CT 对于肿大淋巴结不能准确识别炎性增生和转移性淋巴结,而对于正常大小的淋巴结会出现较多的假阴性。随着^{18}F-FDG PET 和 PET/CT 在临床的广泛应用,许多学者研究了其在食管癌诊断、分期、疗效评价、复发、预后等方面的应用,展现了良好的前景。

一、食管癌 FDG PET/CT 检查方法

PET/CT 全称为正电子发射断层显像(positron emission tomography)/X 线计算机断层成像,PET 的基本原理是用不稳定核素如^{11}C、^{13}N、^{15}O、^{18}F 等对某些可以在肿瘤细胞内浓聚的分子如脱氧葡萄糖、蛋氨酸、乙酸、胆碱等进行标记,这些带正电子的核素被带到体内后与体内的负电子相遇结合会产生两个 γ 光子,可以被 PET 中的光敏晶体探测到,用计算机将图像重建后就可以得到正电子在人体内分布的三维图像。PET/CT 是将 PET 和 CT 两种影像技术有机结合在一起的新型影像设备,融合了 PET 和 CT 的优点,一次检查即可完成全身扫描,同时获得反映代谢功能的 PET 图像和常规 CT 图像,并可获得冠状面、矢状面和横断面三个方向的全身断层融合图,两者结合真正起到了"1+1>2"的效应。目前最常应用的显像剂为^{18}F 标记的脱氧葡萄糖(^{18}F-FDG),如果没有特殊说明,一般所说的 PET/CT 就是FDG PET/CT。检查当天患者常规禁食 6 h 以上,显像剂用量 3.7~5.5 MBq/kg 体重,注射显像剂后 60 min 左右行 PET/CT 检查。先采集 CT 图像,扫描范围自颅底至股骨中段,在同一范围用 3D 模式采集 PET 图像,全身一般 6~7 个床位,每个床位采集 1.5~2.0min,采集完成后利用 CT 数据对 PET 图像进行衰减校正。

二、食管癌 PET/CT 显像

食管癌原发病灶在 PET 或 PET/CT 图像中一般表现为条状、结节状、团块状葡萄糖摄取异常增高(彩图 6-1),其半定量指标——标准摄取值(standardized uptake value,SUV)变化范围较大,可从正常(假阴性)至 20 天左右;原发病灶诊断的准确性与病灶大小、部位、生长方式、病理类型等均有关系。由于目前应用于临床的 PET/CT 中 PET 晶体的空间分辨率下限为 4~5mm,对于原位癌和 T1 期食管癌,一般阳性率较低,有文献报道 T1 期肿瘤检测敏感性仅为 43%。当病灶长到 1cm 以上时,其诊断敏感性可达 95% 以上。就病理类型来说,鳞状细胞癌和腺癌都有较高的葡萄糖摄取率,但一般鳞状细胞癌的 SUV 值高于腺癌。腺癌尤

其是食管胃连接处和靠近胃的腺癌 PET 或 PET/CT 检测敏感性变化较大,17% ~ 20% 的病灶没有或有很少的葡萄糖摄取,这与肿瘤细胞黏液成分有关。一些分化良好的肿瘤、弥漫性生长的肿瘤和含有较多黏液细胞的肿瘤摄取率较低。假阳性主要发生在一些食管炎患者,包括感染性、消化性、反流性及一些狭窄后扩张的情况,特别是在食管下端或食管、胃连接处。FDG-PET 或 PET/CT 都无法区分食管各层,在 T 分期方面帮助不大,因此虽然 PET/CT 可以比 CT、MRI 及 EUS 更早地发现病灶,但对食管壁浸润情况却无法做出准确评价。尽管 T1 期肿瘤的 SUV 低于 T2 或 T3 期肿瘤,但后者和 T4 期肿瘤无明显差别,这可能是 T1 期肿瘤体积较小的缘故。目前食管内镜超声仍然是评价食管癌 T 分期的最佳手段,系统分析显示其综合敏感性可达 81% ~ 90%,尤其对于 T4 分期来说,特异性可达 99%。

三、食管癌区域淋巴结分期

食管癌患者的淋巴结分期有重要的预后意义,淋巴结阴性患者 5 年生存率在 40% 左右,而淋巴结阳性患者仅为 3%。CT 通过评价淋巴结大小判断有无转移,其分期的敏感性在 30% ~ 60%,特异性在 60% ~ 80%。内镜超声(EUS)更加敏感,细针穿刺细胞学检查同时使其特异性得到提高,但这依赖于操作者水平。CT 联合内镜超声检查比单一技术准确性有所提高。

FDG PET 或 PET/CT 能够识别正常大小的淋巴结是否存在肿瘤转移,特别是 PET/CT 克服了单一 PET 的诸多缺陷,比如对浓聚灶是否位于淋巴结定位更加准确,辅助 CT 图像对于虽然有一定葡萄糖摄取,但密度较高或伴钙化的淋巴结,基本可以排除转移,这在一定程度上提高了诊断的准确性;在早期关于 PET、CT 和 EUS 对照的研究中,有作者利用 Meta 分析发现 EUS、CT 和 FDG-PET 的诊断效能无差别,尽管 EUS 的敏感性高于 CT 和 PET,但特异性低于 CT 和 PET。随着 PET/CT 在临床的广泛应用及 PET/CT 医师水平的不断提高,其诊断的准确性及临床接受程度均有了明显改善,临床价值也得到体现。2013 年报道了一项多中心前瞻性研究,包括 491 例有潜在手术机会的食管癌患者,术前的 PET/CT 检查使 118 例患者改变了临床分期,107 例上调分期,11 例下调分期,而且 PET/CT 分期结果与生存率密切相关。但 PET/CT 在淋巴结分期时也存在一定的假阴性,主要包括肿瘤细胞微转移,以及一些靠近原发肿瘤部位的小淋巴结,无法与肿瘤病灶区分。有学者对 PET/CT 评价为 N0 期的 117 例食管癌患者进行 EUS 检查,进行 T 和 N 重新分期,其中 39 例患者改变了 N 分期,而且和预后相关。虽然靠近原发病灶的小淋巴结手术时可以一起切除,对选择治疗方案没有影响,但也提示 PET/CT 结合 EUS 在食管癌分期中是相辅相成、缺一不可的。假阳性主要是慢性肺部疾病引起的淋巴结炎性增生导致的葡萄糖摄取,如结核、感染性疾病及其他非特异性炎症等,这就需要诊断医师仔细分析图像,并结合患者病史、其他部位淋巴结显像情况及 CT 图像综合评价。

四、远处转移的评价

晚期食管癌可出现远处淋巴结、肺、肝脏、骨骼等多发转移,发生远处转移的患者 30 个月的生存率仅有 20%，而无远处转移的患者为 60%。而且如果术前不能准确评价转移情况，会导致患者不必要的手术，加重患者负担。在 PET/CT 之前一般用普通 CT 评价有无远处转移，敏感性欠佳，容易漏诊。PET/CT 作为全身性检查，一次扫描就可以了解全身各个器官、组织（包括肌肉组织）情况，对评价远处转移有先天优势（彩图 6-2）；Wong 等在 2012 年发表了食管癌的 PET 和 PET/CT 应用推荐指南，这份指南依据 Facey 等对 2005 年以前资料的系统评价结果，并进一步加入了 2005~2010 年关于食管癌 PET 应用的研究结果（2 个系统评价研究和 29 个原创性研究），通过专家共识形式，推荐将 FDG PET 和 PET/CT 应用于评价食管癌患者的远处转移情况。van Vliet 等的系统分析显示 PET 诊断远处转移的综合敏感性为 71%，特异性为 93%。早期单一 PET 对位于肺部、肝脏、腹膜等部位的较小病灶（小于 1cm）容易漏诊，PET/CT 在 CT 的辅助下对小病灶的诊断准确性有了进一步的提高，其诊断效能优于单纯的 PET 或 CT，有研究显示 PET/CT 对 18.5% 的患者提供了额外信息，改变了对 17% 患者的处理方式，其中 11% 的患者上调分期，7.5% 的患者下调了分期，建议作为常规检查。笔者在临床工作中发现肝脏部位仍有少量假阴性存在，可能是因为病灶和肝实质密度差异性小，并且肝实质 FDG 摄取较高的缘故，必要时可结合增强 CT 一起分析。

五、食管癌分期的策略

早期的经济-效益分析显示 PET 结合 EUS 细针穿刺是最有价值的分期策略，随着 PET/CT 的出现，有学者用逻辑回归的方法研究提示 PET/CT 应该作为首选，部分可以治愈的患者再采用 EUS 检查，这与许多策略是不一致的。可能是因为研究中除了 T4b 以外，肿瘤浸润深度和局部淋巴结情况不是手术的禁忌证。在 2012 年 Barber 关于食管癌的一项前瞻性研究中，PET/CT 改变了 139 例患者中 56 例患者的分期，其中 47 例患者的治疗方案发生变化，提示 PET/CT 相对于传统的分期手段有较大优势。笔者认为，FDG PET/CT 作为无创性检查和全身性检查，大量研究显示其对恶性肿瘤性病变（原发或转移性）诊断准确性明显高于常规 CT（包括增强扫描），即使常规 CT 能够发现或诊断部分病变，但诊断的把握明显不如 PET/CT，其结果对临床决策者的判断有较大影响，应作为食管癌术前分期的首选常规手段。

六、PET/CT 在食管癌的疗效评价、预后及复发监测中的应用

食管癌术后容易复发，一般多发生在术后 1~2 年内，需要定期复查。以往主要依赖于常规 CT 检查，但由于局部纤维化、水肿或瘢痕形成，其及时性和准确性都不能满足临床需要，PET/CT 在这一方面显示了良好的应用前景（彩图 6-3）。Teyton 等对无症状患者应用 EUS、CT 和 PET 每 6 个月定期复查，结果显示 PET 准确性高于 CT 和 EUS，骨骼病变尤其明显。但也有学者研究得出了无明显差别的结论。笔者认为在经济条件允许情况下可以先行 PET/CT 复查，吻合口部位的可疑病变再借助于内镜或 EUS 进一步确诊。

无论是食管癌术前辅助化疗，还是对不能手术的患者进行的化疗或同时联合放疗，疗效的早期评价都是非常重要的。以往主要依靠 CT 形态学改变评价治疗效果，存在反应滞

后和测量不准确的缺点。FDG PET 或 PET/CT 通过治疗前后葡萄糖代谢变化评价治疗效果,可以更早期地了解肿瘤对药物的反应。目前虽然这方面的研究较多,但还没有统一的疗效评价标准,各研究中标准摄取值(SUV)下降的阈值从 25% 到 60% 不等,研究的结论也不尽一致。Kwee 等的一项荟萃分析显示 PET 评价治疗反应的综合敏感性为 67%,特异性为 68%,不建议用 PET 评价结果来指导新辅助化疗。Yanagawa 等对 41 例局部晚期食管癌患者的研究结果则提示依据 SUV 变化进行的 PERCIST(PET response criteria in solid tumors)评价结果是有显著意义的预后因素。笔者以为,应用 PET/CT 中葡萄糖的代谢改变评价食管癌治疗效果是非常有前景的,而且有巨大的临床应用价值,但还需要进行更深入的研究。

目前 FDG PET/CT 中用于食管癌预后评价的指标主要有病灶初始 SUV(包括平均值、最大值等)、肿瘤代谢体积、治疗前后 SUV 变化值及据此进行的疗效分级等。Pan 等对 2009 年以前发表的食管癌相关文献进行了系统分析,得出 SUV_{max} 和患者预后有关,相对危险度(HR)为 1.86;但其中均为单因素的分析方法。最近 Al-Taan 等对 271 例食管癌患者进行了预后研究,单因素的分析得出术前 SUV_{max}、T 分期、UICC 分期是有显著意义的预后因子,但多因素分析显示 SUV_{max} 不是有显著意义的预后因素。另外,Al-Taan 总结了截至 2013 年的 21 项研究,共评价了 1960 例食管癌患者术前标准摄取值(SUV_{max})的预后意义,但结果不一。在 Barber 等的研究中,以 PET/CT 参与的 AJCC 分期作为预后因素(与传统分期手段的分期结果对比),提示 PET/CT 分期结果是有价值的预后因素。这些研究的评价指标和终点指标不尽一致,而且在多因素分析中纳入的指标数目也不完全相同,可能对研究结果有一定影响。

相对于 CT 来说,PET/CT 在临床应用时间还不长,许多方面都还处于研究阶段,很多问题全世界没有一致的结论,但其展现出的前景非常广阔,其潜在价值有待进一步发掘,相信随着专家学者对其研究的深入,未来必将给临床提供巨大的技术支撑。

(丁其勇)

第四节　多模态影像技术在食管癌诊治中的应用

多模态影像(multimodality imaging)技术在食管癌诊治中的应用价值已得到肯定,但仍存在不足。几年来,多模态影像技术在肿瘤诊治中迅速发展,主要表现为 PET 与 MRI 技术的结合、PET/CT 中应用其他显像剂等方面。

一、PET/MRI 简介及初步应用

虽然 PET/CT 在临床应用已经非常广泛,其价值也得到公认,但患者在检查过程中受 X 射线和 γ 射线的双重照射,辐射剂量较大;另外 CT 图像的软组织分辨率欠佳,在脑部、纵隔、肝脏、骨髓等部位病变的诊断方面仍显不足。为了克服这一缺点,以往许多学者研究应用同一患者非同机的 PET 图像和 MRI 图像进行融合,比较费时费力,图像配准的难度较大,

准确性也欠佳。随着近几年技术的进步,PET/MRI 研制获得了初步成功并进入试用阶段。PET/MRI 的优点主要是 MRI 相对于 CT 的优点,集中在以下几个方面:① CT 会导致高剂量的 X 线辐射,而 PET/MRI 避免了辐射,很大程度降低了对人体的放射性损伤;② MRI 改善了软组织图像质量,较好显示了组织器官的解剖结构;③ CT 尚无法实现功能成像,而 MRI 有能力通过磁共振波谱、功能磁共振成像等技术提供功能性信息。此外,SPECT/CT 与 PET/CT 中的 CT 并不能与 PET 同时采集图像,而西门子最新研制的 PET/MRI 一体机使 PET 与 MRI 图像同步采集成为可能。目前 PET/MRI 仍处于临床应用探索阶段,主要应用于肿瘤、神经精神疾病及心血管疾病等领域。

在肿瘤应用方面,Christian Buchbender 等比较了 PET/MRI 和 PET/CT 在脑、头颈部、胸腹及骨盆肿瘤 TNM 分期的准确性,结果显示 PET/MRI 在肿瘤 T 分期中有较高的准确性,但在 N 分期和 M 分期中与 PET/CT 无明显差异。Christian 等应用 PET/MRI 对原位骨肿瘤、软组织瘤及黑色素瘤进行 TNM 分期,发现 PET/MRI 在原位骨肿瘤和软组织肿瘤的 T 分期优于 PET/CT。Lee 等比较了 15 例食管癌患者术前 PET/MRI、PET/CT 和超声(EUS)分期的准确性,结果显示三种手段(EUS 比 PET/MRI 比 PET/CT)对原发肿瘤准确分期的例数分别为 13 例、10 例和 5 例,T1 期的准确率分别为 86.7%、80.0% 和 46.7%,T3 期的准确率分别为 93.3%、86.7% 和 86.7%。淋巴结分期的准确率分别为 75.0%、83.3% 和 66.7%。ROC 曲线下面积分别为 0.700、0.800 和 0.629。PET/MRI 在一定程度上优于 PET/CT。分析原因,主要是 MRI 较高的软组织分辨率发挥了作用。在基础研究方面由于 MRI 可以进行一定的分子成像如弥散加权成像(diffusion-weighted imaging,DWI),还可以对一些分子或纳米颗粒进行磁性标记,为和 PET 进行对比研究提供了可能,具有广阔的研究前景。

笔者以"食管癌+PET/MRI"作为关键词,检索 Pubmed 数据库,仅检索到一篇针对食管癌的 PET/MRI 专业研究文献,可能主要因为 PET/MRI 目前正处于起步阶段,国内外装机量比较少,而且开始主要应用于脑部、心血管、基础研究等 MRI 优势方面。笔者以为,随着 PET/MRI 设备的逐渐增多和研究的逐渐深入,其在食管癌的基础研究和临床应用中应该能够发挥独特作用,让我们共同期待这方面的研究成果。

二、PET/CT 中应用其他显像剂的相关研究

PET/CT 中可以应用的正电子类显像剂较多,不同的分子被标记在不同的同位素后可以形成不同的显像药物,可以反映细胞生长的不同阶段如增殖、血管生成、代谢、凋亡等过程。如 ^{18}F 标记的核苷代谢类显像剂 ^{18}F-脱氧胸腺嘧啶核苷(^{18}F-FLT)可以反映细胞的增殖过程;Chen 等研究了 34 例食管鳞状细胞癌患者,在治疗前、化疗或放化疗开始后 4 周以及治疗完全结束后 2 周复查 ^{18}F-FLT PET/CT 和 ^{18}F-FDG PET/CT,以治疗前后病灶标准摄取值的最大值(SUV_{max})的变化值与大体肿瘤体积(gross tumor volume,GTV)变化值的比值($\Delta SUV/\Delta GTV$)作为评价指标,研究该指标与生存指标之间的关系。结果显示 ^{18}F-FLT PET/CT 第二次与第一次的变化指标 $\Delta SUV/\Delta GTV$ 和无进展生存期(progression-free survival,PFS)及局部控制率(locoregional control,LRC)关系更加密切,能够更早地提示预后。Fushiki 等临床前期药物疗效评价的研究证实,^{18}F-FLT 比 ^{18}F-FDG 能够更好地监测肺癌

小鼠模型的治疗效果,而且化疗过程中^{18}F-FLT 显像信号变化与 Ki-67 基因有一定的相关性。化疗过程中乏氧可以诱导血管生成,放疗过程中乏氧会降低肿瘤组织的射线敏感性,因此乏氧检测非常重要。^{18}F 标记的硝基咪唑类显像剂(^{18}F-FMISO)或^{64}Cu 标记的非硝基咪唑类^{64}Cu-甲基缩氨基硫脲(^{64}Cu-ATSM)药物可以反映肿瘤组织的乏氧程度。在食管癌放化疗过程中应该有用武之地。肿瘤血管生成显像剂种类较多,也是目前的研究热点,由于血管生成的过程比较复杂,中间涉及的分子种类众多,目前研究较多的是整合素类、血管生长因子及受体类(VEGF/VEGFR)以及小分子基质金属蛋白酶抑制剂(matrix metal proteinase inhibitors,MMPIs)。这类显像剂可用于临床肿瘤血管生成和血管靶向药物治疗疗效的判断,对于食管癌靶向治疗的发展定将发挥推动作用。

（丁其勇）

第五节　核素 SPECT 显像在食管癌骨转移诊治中的应用

转移性骨肿瘤中原发肿瘤以乳腺癌、肺癌、肾癌和前列腺癌最为常见,通常认为食管癌更趋向于局部和区域性侵袭,食管癌骨转移的发生率较低。放射性核素骨显像是核医学显像中被使用频率最高的检查之一,对转移性骨肿瘤的探测非常灵敏,是诊断骨转移的一个重要工具,可以较 X 线等检查提前 3~6 个月,甚至更早发现骨转移性病变。因此,核素骨显像可用于食管癌等恶性肿瘤骨转移的早期诊断和鉴别诊断以及指导肿瘤分期、疗效评价、再分期和预后判断等方面。

一、骨显像原理

核素骨显像是将亲骨性的放射性核素或其标志物引入受检者体内,在体外用 SPECT 等显像设备探测放射性核素所释放出的 γ 射线,从而获得骨骼图像。例如临床上最常用的^{99m}Tc 标记的磷(膦)酸盐经静脉注射后进入人体并随着血流经过骨骼,由于骨的主要无机成分为羟基磷灰石晶体,核素标记的磷(膦)酸盐会与羟基磷灰石晶体发生化学吸附和离子交换,并与骨组织中的有机成分结合进入骨组织,从而使骨骼显像。当局部骨组织的无机盐代谢旺盛、血流量增加、成骨细胞活跃时,会摄取更多的显像剂,在图像上表现为放射性摄取浓聚影;反之,则局部骨组织摄取显像剂减少,呈现放射性分布的异常稀疏或缺损区。核素显像通过显示显像剂及骨骼的分布情况,反映出骨骼的血流、代谢等状态,对病变进行判断。

二、显像剂和显像方法

目前临床上常用于 SPECT 的骨显像剂主要有两大类:一类是^{99m}Tc 标记的磷酸盐类,包括焦磷酸盐(PYP)和多磷酸盐(PPI);另一类是^{99m}Tc 标记的膦酸盐,包括亚甲基二膦酸盐(MDP)和亚甲基羟基二膦酸盐(HMDP)。其中^{99m}Tc 标记的 MDP 临床使用最为广泛,在静脉注射 2h 后约 50% 的 ^{99m}Tc-MDP 聚集于骨表面，其在血液和软组织内清除快，其他器官不显影，骨髓、性腺等处的辐射吸收剂量小。常用的显像方法包括静态显像、动态显像、断层显像和 SPECT/CT 断层融合显像。

静态显像包括全身骨显像和局部骨显像。全身骨显像为静脉注射 ^{99m}Tc-MDP 740~1110 MBq(20~30 mCi)后 2~3h 进行显像，探头配置低能通用型准直器或低能高分辨型准直器，矩阵 256×1024，Zoom 1.0。受检者仰卧于检查床上，按设定扫描速度采集自颅顶自足底的全身骨骼前位和后位图像。局部骨显像为根据预置计数采集局部骨图像，矩阵为 128×128 或 256×256，Zoom 1.0~1.5。

动态显像亦称之为三相骨显像，为静脉"弹丸"式注射 ^{99m}Tc-MDP 740~1110 MBq(20~30m Ci)后立即开始图像采集，采集速度为 2~3 s/帧，共采集 60 s，获得反映动脉血流灌注的"血流相"；然后以 1 帧/min 的速度采集 1~5 帧，获得"血池相"；在 2~3h 后再采集静态图像为"延迟相"。

断层显像为探头进行断层图像采集，探头呈环形或椭圆轨迹旋转 360°，采集速度为 15~20s/帧，共采集 60~64 帧投影图像，其余采集参数同前。

SPECT/CT 断层融合显像：平扫定位像后确定 SPECT 与 CT 的扫描范围保持一致，之后行螺旋 CT 断层扫描，层厚 3 mm，间距 1.5 mm，矩阵 512×512，能量 140 keV，250 mA；完成螺旋 CT 扫描后 SPECT 探头自动复位，行 SPECT 断层显像，最后利用随机配备的图像融合软件实现 SPECT 与 CT 图像的自动融合。

三、图 像 分 析

核素全身骨显像正常时表现为全身骨放射性摄取均匀、左右对称。当局部骨血流量增加、代谢旺盛、成骨活跃及新骨形成时，均可较正常骨骼摄取更多的 ^{99m}Tc-MDP，图像表现为局部异常放射性摄取浓聚区；反之，当局部骨血流量减低/缺损、代谢减低时，图像表现为局部异常放射性摄取稀疏/缺损区。

正常核素骨显像表现为放射性分布均匀对称，血运丰富、代谢活跃的松质骨如颅骨、肋骨、椎骨、胸骨和骨盆等摄取显像剂较多，长骨的骨骺端受代谢及血流的影响也会摄取较多的显像剂；而含骨密质较多的长骨的骨干等则摄取显像剂相对较少。

显像图像上有些部位会出现生理性摄取，需与病变相鉴别，如胸骨角、两侧胸锁关节处会见生理性放射性浓聚，肩胛骨和后肋重叠处在平面图像上也会见点状放射性摄取稍浓聚影。由于 ^{99m}Tc-MDP 等骨显像剂通过肾脏排泄，因而在骨显像的图像上可见肾脏、膀胱影像，有时输尿管也可显影。

评价核素显像图像主要包括评价图像上异常放射性浓聚(热区)或减低(冷区)的部位、数目(单发或多发)、形态(点状、圆形、条形、片状、团块状和"炸面圈"样等)、范围、程度及是否左右对称等。阅片时应充分结合病史、体格检查、实验室检查和其他影像学检查结果等，如患者曾接受核素骨显像，应与既往检查结果进行比较，评价异常放射性浓聚或减低的部位、数目、形态和程度等的变化情况。

带非诊断级 CT 的 SPECT/CT 系统中低分辨率的 CT 主要用于提供衰减校正和解剖定

位信息,有助于改善图像质量并提高诊断的特异性和准确性。由于病变性质或与病变部位有关,故通过融合图像判断异常放射性分布的部位有助于病变良恶性的鉴别,特别是对于脊柱病变的诊断。尽管非诊断级的 CT 可以提供一定的诊断信息,但该类 CT 的图像细节和对比度远差于诊断级 CT,对于复杂病变和溶骨性病变等诊断较为困难或易漏诊,需进一步结合薄层 CT、增强 CT 或 MRI 等。

对于带诊断级 CT 的 SPECT/CT 系统,应对所得 CT 图像进行单独解读,鉴别病变良恶性,对骨转移进行分型(溶骨型、成骨型和混合型),指导临床治疗;判断良性病变的病因。此外,有关研究显示,与单纯 SPECT 或平面图像相比,带诊断级 CT 的 SPECT/CT 能够显著提高阅片者的自信心和诊断的准确性。

SPECT 图像示局部放射性浓聚和/或缺损,该部位 CT 图像为骨质破坏或团块状密度增高的成骨性改变,可伴有软组织肿块,诊断为恶性病变;SPECT 图像示局部放射性异常但 CT 图像示良性病变,视为良性病变;SPECT 图像示放射性浓聚而 CT 图像正常者,多考虑为肿瘤骨转移;CT 图像异常而 SPECT 图像正常者,多考虑为良性病变。

四、核素骨显像诊断食管癌骨转移

容易发生骨转移的恶性肿瘤包括肺癌、乳腺癌、前列腺癌、鼻咽癌、肾癌、甲状腺癌等,上述又称之为嗜骨性肿瘤。肿瘤骨转移会导致发生许多临床并发症,称之为骨骼相关事件,包括病理性骨折、高钙血症、骨痛、脊髓压迫等,这些事件会导致患者生存期缩短、降低患者生存质量。食管癌的骨转移发生较少,相关文献报道亦不多。骨扫描是食管癌的诊断工具之一,其检查目的主要是明确有无骨转移、准确进行肿瘤分期、评价治疗疗效、指导临床治疗方案的制定及判断患者的预后等(图 6-30 和图 6-31)。

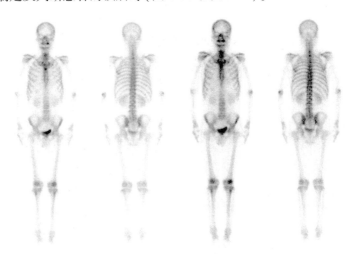

图 6-30 患者男,49 岁,食管癌拟行手术治疗,术前^{99m}Tc-MDP 骨扫描示全身骨放射性分布均匀、对称,未见明显异常放射性浓聚或缺损影,未见骨转移征象

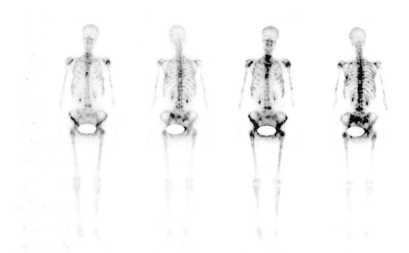

图 6-31　患者女,56 岁,食管癌,核素^{99m}Tc-MDP 骨扫描示脊柱、肋骨、四肢骨、骨盆骨等多发
异常放射性摄取浓聚影,诊断为食管癌全身多发骨转移

Hsu 等的回顾性研究评价了食管癌术后早期发生远处转移的情况,对于术前未接受骨扫描的人群,有 13.9%(28/201)的患者在术后随访的早期出现远处转移,主要为肝转移 11 例和骨转移 11 例。尽管骨转移的发生率介于 7.5%~10.5%,但有研究认为骨扫描并不推荐作为食管癌患者术前的常规分期手段。也有回顾性的研究显示,尽管 105 名分期为 T3N1 的食管癌患者中有 10 例(9.5%)在手术后 1 年内发生骨转移,但常规骨扫描鉴别骨转移仍仅适用于已有广泛转移或已无法手术的局部转移的食管癌患者。

Jennings 等探讨了骨扫描用于局部进展期食管癌拟行手术治疗前的分级价值,该研究为前瞻性研究,总共 790 例患者中有 189 例(23.9%)适合行手术治疗,其中 115 例(60.8%,腺癌 82 例,鳞状细胞癌 33 例)为 T3N1 期患者接受骨扫描。115 例患者中,93 例患者(80.9%)骨扫描结果为正常或仅为轻度退行性改变,另 22 例患者核素图像显示异常放射性摄取。这 22 例患者中 9 例经 X 线平片证实为退行性病变,2 例 MRI 检查结果未见转移性病变改变;另 11 例患者(男 9 例,女 2 例)经 MRI 和活检证实为骨转移,其中腺癌 8 例,鳞状细胞癌 3 例。骨扫描图像表现为单发转移灶 7 例(骨盆骨转移 2 例,股骨转移 2 例,肱骨转移 2 例和颅骨转移 1 例),4 例患者为多发脊柱转移;对于 T3N1 期食管癌患者,骨扫描对骨转移总的检出率为 9.6%(11/115),11 例骨转移患者的平均生存期为 232 天(92~398 天)。对所有患者随访后发现,4 例患者在术后 1 年内通过骨扫描新发现骨转移。总之,通过随访后资料证实,骨扫描对于 T3N1 拟行手术的食管癌患者,诊断骨转移的敏感性为 69%,特异性为 89%,阳性预测值和阴性预测值分别为 50% 和 95%。因此,该研究认为,对于拟行手术治疗的进展期食管癌患者,术前推荐使用骨扫描排除骨转移并指导临床分期。

Hsu PK 等探讨了骨扫描及其他影像学方法评价食管癌术后复发患者生存期的预测价值,共 268 例食管癌患者纳入本研究,所有患者均为鳞状细胞癌。268 例患者中术后复发共 115 例(42.9%),其中 18 例(24.3%)经骨扫描证实有骨转移。单因素分析显示,肿瘤的 T 分期、原发肿瘤的大小、复发的类型和有无肝转移这些因素与复发后的生存期显著相关,但有无骨转移在预测食管癌复发后的生存期方面并无统计学意义。多变量分析显示,肝转移、复发的时间及复发后的治疗是预测复发后生存期的独立预后因素,而骨转移并非预测生存期的独立预后因素。因此,该研究提示,骨扫描在食管癌术后复发后生存期方面的预后意义并不明确。

Li SH 等也评价骨扫描在食管癌患者中的应用价值,该回顾性研究所纳入的研究对象全为鳞状细胞癌患者,共 360 例,其中男 351 例,女 9 例。288 例在治疗前接受骨扫描用于分级,72 例治疗前未行骨扫描;360 例患者中 161 例接受手术治疗,其中 119 例接受骨扫描,42 例未行骨扫描。总体来看,骨扫描在术前诊断骨转移的敏感性为 80%(20/25),特异性为 90.1%(237/263),阳性预测值为 43.5%(20/46),阴性预测值为 97.9%(237/242)。骨扫描对于Ⅳ期的患者诊断敏感性最高(87.5%,7/8),对于Ⅰ期的诊断特异性最高(91.3%,21/23)。对于 161 例接受手术的食管癌患者,单变量分析显示如果术前未行骨扫描则骨无复发生存率会明显降低($P = 0.009$)。对于 133 例分期为Ⅱ和Ⅲ期并接受手术治疗的食管癌患者,术前未行骨扫描则骨无复发生存期和总生存期会明显降低(P 分别为 0.003 和 0.037,单变量)。经多变量分析显示,术前是否接受骨扫描是骨无复发生存期和总生存期的独立预后因素。因此,该研究建议在术前应对食管癌患者行核素骨扫描。

国内也有人对骨扫描在食管癌中的显像特点进行探讨,佟丽娟等回顾性分析了 92 例食管癌患者的骨扫描,其中 14 例为骨转移。骨扫描共发现 103 处病灶,其中转移部位较多的分别是胸廓(42 处)、四肢骨(34 处)、骨盆骨(14 处)、腰椎(8 处)和头颈部(5 处),显出出骨扫描在食管癌中的一些显像特点。

五、核素 SPECT/CT 融合显像在食管癌前哨淋巴结显像

前哨淋巴结(sentinel nodes,SN)显像有助于避免不必要的淋巴结清扫和术前的新辅助化疗,特别是对于食管癌患者而言,由于食管癌手术的风险较大,术前行放射性显像技术进行淋巴系统成像,行前哨淋巴定位,有助于指导术中淋巴结清扫范围,故前哨淋巴结显像具有较大的临床意义。Tsai JA 等首次利用 SPECT/CT 融合设备对食管癌前哨淋巴的情况进行了显像,该研究在术前 1 天通过内镜在黏膜下注射^{99m}Tc 标记的放射性胶体(60 MBq),使用设备为带 16 排 CT 的 SPECT/CT 系统,显像结果与术中 γ 探针检测结果进行比较。结果显示,8 例患者有 7 例经 SPECT/CT 检测出 SN,所有 8 例患者均经 γ 探针法检测出 SN,两种方法在检测 SN 的数量和部位方面较为符合。该研究提示采用核素 SPECT/CT 显像方法对检测食管癌患者 SN 方面具有较好的应用价值,同时也显示出核素 SPECT 及 SPECT/CT 等显像方法在食管癌领域还有较广阔的临床应用空间和较好的应用前景。

(程 旭)

参 考 文 献

程祝忠,阳宁静,席晓,等.2011.64 排螺旋 CT 扫描在食管癌术前分期诊断和制定手术方案中的价值.中华肿瘤杂志,33(12):929~932.

邓生德,柴瑾,魏铭,等.2009.螺旋 CT 增强扫描在食管癌术前分期的应用价值.实用放射学杂志,25(7):990~992.

董忠.2011.X 线气钡双重造影与 CT 诊断食管癌的临床比较.临床和实验医学杂志,10(18):1450~1451.

龚承友,邵康为,范晓彧.2000.CT 检查对中晚期食管癌分期的意义.临床放射学杂志,19(10):619~621.

韩春,任雪姣,王澜,等.2013.钡餐造影结合 CT 评价食管癌放疗近期疗效的研究.中华放射肿瘤学杂志,22(1):26~29.

郝雪佳,肖振平,姜慧杰.2013.多模态分子影像研究进展及在肿瘤疾病诊断中的应用.中华医学杂志,93(9):713~715.

胡鸿,相加庆,张亚伟,等.2006.微探头超声内镜和 CT 扫描在胸段食管癌术前分期中的应用.中华肿瘤杂志,28(2):123~126.

黄钢.2010.影像核医学.第 2 版.北京:人民卫生出版社,102,103,105.

李素娟,王刚平,戴翠华.2005.综合影像学检查对中晚期食管癌分期的意义.肿瘤研究与临床,17(5):333~334.

刘官馥,李智勇.2013.食管癌的 MR 研究新进展.实用医学杂志,29(20):3275~3276.

刘辉,时高峰,邵娴,等.2013.磁共振弥散加权成像在早期评估食管癌放疗疗效的应用价值.河北医药,35(22):3403~3404.

刘庆伟,刘奇.2006.PET/CT 肿瘤学.北京:科学出版社.

龙淼森,刘丽华,高光锋,等.2012.MR 扩散加权成像中应用 ADC 值鉴别良恶性淋巴结的 Meta 分析.中华放射学杂志,46(2):152~157.

田华,王澜,韩春,等.2012.磁共振弥散加权成像在食管癌精确放疗中的应用价值.中华放射肿瘤学杂志,21(3):223~226.

佟丽娟,王明泽,王丽梅.2011.肺癌、乳腺癌、食管癌远端骨转移特点的对比研究.国际放射医学核医学杂志,35(1):38~40.

王秀芳,郑玄中,靳宏星.2009.食管癌淋巴结转移影像诊断方法及进展.肿瘤研究与临床,21(5):356~358.

王旭广,陈哲.2005.CT 和 MRI 检查对食管术前 TN 分期的价值.肿瘤,25(3):281~283.

许茜,宋长亮,刘志坤.2011.CT 对食管癌不同区域淋巴结转移诊断效能的评价.实用放射学杂志,27(8):1154~1157.

曾治民,廖琴,蔡婧,等.2012.磁共振扩散加权成像及 ADC 值测量对非小细胞肺癌肺门纵隔淋巴结的鉴别诊断价值.中国肿瘤临床,39(10):706~710.

张德全,房娜,崔新建.2009.[18]F-FDG PET/CT 显像在食管癌分期中的应用.中华肿瘤防治杂志,16(22):1808~1810.

张倩倩,徐亮,申洪明,等.2013.CT 及 DWI 评价食管癌术前淋巴结转移及 N 分期对比研究.实用放射学杂志,29(7):1075~1078.

张焱,高剑波,程敬亮,等.2002.食管癌影像学检查的价值及进展.放射学实践,17(3):269~271.

祝淑钗,宋长亮,刘志坤,等.2011.食管癌淋巴结转移术前 CT 扫描与术后病理诊断一致性研究.中华放射肿瘤学杂志,20(1):28~31.

Al-Taan OS,Eltweri A,Sharpe D,et al. 2014. Prognostic value of baseline FDG uptake on PET-CT in esophageal carcinoma. World J Gastrointest Oncol,6:139~144.

Barber TW,Duong CP,Leong T,et al. 2012. 18F-FDG PET/CT has a high impact on patient management and provides powerful prognostic stratification in the primary staging of esophageal cancer:a prospective study with mature survival data. J Nucl Med,53:864~871.

Buchbender C,Heusner TA,Lauenstein TC,et al. 2012. Oncologic PET/MRI,part 1:tumors of the brain,head and neck,chest,abdomen,and pelvis. J Nucl Med,53:928~938.

Buchbender C,Heusner TA,Lauenstein TC,et al. 2012. Oncologic PET/MRI,part 2:bone tumors,soft-tissue tumors,melanoma,and lymphoma. J Nucl Med,53:1244~1252.

Chang EY,Li X,Jerosch-Herold M,et al. 2008. The evaluation of esophageal adenocarcinoma using dynamic contrast-enhanced magnetic resonance imaging. J Gastrointest Surg,12:166~175.

Chen H,Li Y,Wu H,et al. 2015. 3′-Deoxy-3′-[(18)F]-fluorothymidine PET/CT in early determination of prognosis in patients with esophageal squamous cell cancer:Comparison with [(18)F]-FDG PET/CT. Strahlenther Onkol,191:141~152.

Choi J,Kim SG,Kim JS,et al. 2010. Comparison of endoscopic ultrasonography(EUS),positron emission tomography(PET),and computed tomography(CT)in the preoperative locoregional staging of resectable esophageal cancer. Surg Endosc,24:1380~1386.

De Cobelli F,Giganti F,Orsenigo E,et al. 2013. Apparent diffusion coefficient modifications in assessing gastro-oesophageal cancer response to neoadjuvant treatment:comparison with tumour regression grade at histology. Eur Radiol,23:2165~2174.

Everitt S, Hicks RJ, Ball D, et al. 2009. Imaging cellular proliferation during chemo-radiotherapy: a pilot study of serial ^{18}F-FLT positron emission tomography/computed tomography imaging for non-small-cell lung cancer. nt J Radiat Oncol Biol Phys, 75: 1098~1104.

Foley KG, Lewis WG, Fielding P, et al. 2014. N-staging of oesophageal and junctional carcinoma: is there still a role for EUS in patients staged N0 at PET/CT? Clin Radiol, 69: 959~964.

Fushiki H, Miyoshi S, Noda A, et al. 2013. Pre-clinical validation of orthotopically-implanted pulmonary tumor by imaging with 18F-fluorothymidine-positron emission tomography/computed tomography. Anticancer Res, 33: 4741~4749.

Ghosh P. 2014. The role of SPECT/CT in skeletal malignancies. Semin Musculoskelet Radiol, 18: 175·193.

Gillies RS, Middleton MR, Maynard ND, et al. 2011. Additional benefit of ^{18}F-fluorodeoxyglucose integrated positron emission tomography/computed tomography in the staging of oesophageal cancer. Eur Radiol, 21: 274~280.

Hsu PK, Lin KH, Wang SJ, et al. 2011. Preoperative positron emission tomography/computed tomography predicts advanced lymph node metastasis in esophageal squamous cell carcinoma patients. World J Surg, 35: 1321~1326.

Hsu PK, Wang BY, Huang CS, et al. 2011. Prognostic factors for post-recurrence survival in esophageal squamous cell carcinoma patients with recurrence after resection. J Gastrointest Surg, 15: 558~565.

Imanishi S, Shuto K, Aoyagi T, et al. 2013. Diffusion-weighted magnetic resonance imaging for predicting and detecting the early response to chemoradiotherapy of advanced esophageal squamous cell carcinoma. Dig Surg, 30: 240~248.

Kim TJ, Kim HY, Lee KW, et al. 2009. Multimodality assessment of esophageal cancer: preoperative staging and monitoring of response to therapy. Radiographics, 29: 403~421.

Koşucu P, Tekinbaş C, Erol M, et al. 2009. Mediastinal lymph nodes: assessment with diffusion-weighted MR imaging. J Magn Reson Imaging, 30: 292~297.

Kranzfelder M, Büchler P, Friess H. 2009. Surgery within multimodal therapy concepts for esophageal squamous cell carcinoma (ESCC): the MRI approach and review of the literature. Adv Med Sci, 54: 158~169.

Krasna MJ. 2013. Radiographic and endosonographic staging in esophageal cancer. Thorac Surg Clin, 23: 453~460.

Kwee RM. 2010. Prediction of tumor response to neoadjuvant therapy in patients with esophageal cancer with use of ^{18}F FDG PET: a systematic review. Radiology, 254: 707~717.

Lee GIH, Kim SJ, et al. 2014. Clinical Implication of PET/MR Imaging in Preoperative Esophageal Cancer Staging: Comparison with PET/CT, Endoscopic Ultrasonography, and CT. J Nucl Med, 55: 1242~1247.

Li SH, Huang YC, Huang WT, et al. 2012. Is there a role of whole-body bone scan in patients with esophageal squamous cell carcinoma. BMC Cancer, 12: 328.

Markland CG, Manhire A, Davies P, et al. 1989. The role of computed tomography in assessing the operability of oesophageal carcinoma. Eur J Cardiothorac Surg, 3: 33~36.

Mason RC, Rankin S, Taylor PR, et al. 1987. Computerised tomographic scanning and staging of gastric carcinoma. Lancet, 1: 108.

Pan L, Gu P, Huang G, et al. 2009. Prognostic significance of SUV on PET/CT in patients with esophageal cancer: a systematic review and meta-analysis. Eur J Gastroenterol Hepatol, 21: 1008~1015.

Papathanassiou D, Bruna-Muraille C, Jouannaud C, et al. 2009. Single-photon emission computed tomography combined with computed tomography (SPECT/CT) in bone diseases. Joint Bone Spine, 76: 474~480.

Picus D, Balfe DM, Koehler RE, et al. 1983. Computed tomography in the staging of esophageal carcinoma. Radiology, 146: 433~438.

Plukker JT, van Westreenen HL. 2006. Staging in oesophageal cancer. Best Pract Res Clin Gastroenterol, 20: 877~891.

Quint LE, Glazer GM, Orringer MB. 1985. Esophageal imaging by MR and CT: study of normal anatomy and neoplasms. Radiology, 156: 727~731.

Quint LE, Hepburn LM, Francis IR, et al. 1995. Incidence and distribution of distant metastases from newly diagnosed esophageal carcinoma. Cancer, 76: 1120~1125.

Rankin S. 2011. The value of [18F] fluorodeoxyglucose-PET/CT in oesophageal cancer. Cancer Imaging, 11 Spec No A: S156~S160.

Sakurada A, Takahara T, Kwee TC, et al. 2009. Diagnostic performance of diffusion-weighted magnetic resonance imaging in esophageal cancer. Eur Radiol, 19:1461~1469.

Strobel K, Burger C, Seifert B, et al. 2007. Characterization of focal bone lesions in the axial skeleton:performance of planar bone scintigraphy compared with SPECT and SPECT fused with CT. AJR Am J Roentgenol, 188:W467~W474.

Takashima S, Takeuchi N, Shiozaki H, et al. 1991. Carcinoma of the esophagus: CT vs MR imaging in determining resectability. AJR Am J Roentgenol, 156:297~302.

Tangoku A, Yamamoto Y, Furukita Y, et al. 2012. The new era of staging as a key for an appropriate treatment for esophageal cancer. Ann Thorac Cardiovasc Surg, 18:190~199.

Teyton P, Metges JP, Atmani A, et al. 2009. Use of positron emission tomography in surgery follow-up of esophageal cancer. J Gastrointest Surg, 13:451~458.

Tsai JA, Celebioglu F, Lindblad M, et al. 2013. Hybrid SPECT/CT imaging of sentinel nodes in esophageal cancer: first results. Acta Radiol, 54:369~373.

Utsunomiya D, Shiraishi S, Imuta M, et al. 2006. Added value of SPECT/CT fusion in assessing suspected bone metastasis:comparison with scintigraphy alone and nonfused scintigraphy and CT. Radiology, 238:264~271.

van Heijl M, Omloo JM, van Berge Henegouwen MI, et al. 2009. Diagnostic strategies for pre-treatment staging of patients with oesophageal cancer. Dig Surg, 26:149~155.

van Rossum PS, van Hillegersberg R, Lever FM, et al. 2013. Imaging strategies in the management of oesophageal cancer:what's the role of MRI? Eur Radiol, 23:1753~1765.

van Vliet EP, Heijenbrok-Kal MH, Hunink MG, et al. 2008. Staging investigations for oesophageal cancer: a meta-analysis. Br J Cancer, 98:547~557.

Weber MA, Bender K, von Gall CC, et al. 2013. Assessment of diffusion-weighted MRI and 18F-fluoro-deoxyglucose PET/CT in monitoring early response to neoadjuvant chemotherapy in adenocarcinoma of the esophagogastric junction. J Gastrointestin Liver Dis, 22:45~52.

Wong R, Walker-Dilks C, Raifu A. 2012. Evidence-based guideline recommendations on the use of positron emission tomography imaging in oesophageal cancer. Clin Oncol(R Coll Radiol), 24:86~104.

Wu Z, Deng XY, Zeng RF, et al. 2014. Using CT or MRI to assess locoregional spread to determine the radiotherapy target of hypopharyngeal carcinoma. Asia Pac J Clin Oncol, 10:e21~e27.

Yanagawa M, Tatsumi M, Miyata H, et al. 2012. Evaluation of response to neoadjuvant chemotherapy for esophageal cancer:PET response criteria in solid tumors versus response evaluation criteria in solid tumors. J Nucl Med, 53:872~880.

You JJ, Wong RK, Darling G, et al. 2013. Clinical utility of 18F-fluorodeoxyglucose positron emission tomography/computed tomography in the staging of patients with potentially resectable esophageal cancer. J Thorac Oncol, 8:1563~1569.

第七章　食管癌实验室诊断

实验室检查贯穿于食管癌的全程管理,在诊断、治疗及随访过程中,均有重要的价值。在食管癌化疗、放疗或者同步放化疗前,更需要注重实验室检查。因为患者必须符合一定的条件,方可进行治疗,比如白细胞总数≥3.5×10⁹/L、血小板计数≥80×10⁹/L,并且严重贫血已被纠正者,否则可能给患者带来不必要的麻烦。目前,国内许多临床检验实验室还存在检查结果的明显差异,建议临床检验实验室取得相关部分的认证,比如 ISO15189 的认证,便于更好地指导临床工作。

第一节　食管癌实验室检测标志物

食管癌肿瘤标志物,是指在食管癌的发生和增殖过程中,由于癌基因表达而合成分泌的或是由于机体对肿瘤反应而异常产生或升高的,反映肿瘤存在和生长的一类物质,包括蛋白质、激素、蛋白酶、癌基因和抑癌基因产物等,其存在于患者的血液、体液、细胞或者组织中,可用生物化学、免疫学及分子生物医学等方法测定,对肿瘤的诊断、鉴别诊断、疗效观察、复发监测及预后评价具有很高的价值。

一、三大常规实验在食管癌诊治中的应用

(一) 血常规

Liu Y 等采用紫杉醇联合卡铂方案作为新辅助化疗治疗 38 例局部进展期食管鳞状细胞癌(ESCC),2 个周期化疗后,对化疗的疗效进行评估,发现化疗前初始血常规中白细胞计数、淋巴细胞比例、单个核细胞计数、中性粒细胞计数和嗜酸粒细胞计数增高等对化疗有着更好的应答。这些指标对 ESCC 患者新辅助化疗的疗效预测可能起到一定的作用。

Zhang F 等对 103 例食管鳞状细胞癌的血红蛋白进行调查,以男性<120 g/L,女性<110 g/L定义为贫血标准,接受放疗后,贫血患者的 3 年生存率和 5 年生存率分别为20%和17%,而非贫血患者的 3 年生存率和 5 年存活率分别为43%和37%,多参数分析,贫血是3、5 年无病生存(DFS)及 3、5 年生存期(OS)显著的独立预后因子,血红蛋白是食管鳞状细胞癌经过化疗后存活的独立预后指标。结果表明放疗前的贫血与预后差相关,且贫血患者表现为复发风险增加,贫血可以作为 ESCC 的预后因子。

Feng JF 等将中性粒细胞与淋巴细胞比值(NLR)和血小板与淋巴细胞比值(PLR)联合用于预测食管鳞状细胞癌(ESCC)术后存活的预测,将 NLR 和 PLR 合称为 CNP,CNP 0 为同时 NLR(>3.45)和 PLR(>166.5),2 分;CNP 1 为 NLR(>3.45)或 PLR(>166.5),1 分;CNP 2 为 NLR 和 PLR 均达到比值,0 分。CNP 0、CNP 1、CNP 2 组的生存率分别为63.4%、50.0%、20.2%。CNP 是 ESCC 患者术后生存的一个有用的预测因子。作为 ESCC 患者的预

测因子,CNP 明显优于单独使用 NLR 或 PLR。

Feng JF 等评价 NLR 和 PLR 在食管鳞状细胞癌的预后价值。483 例行食管切除术的 ESCC 患者,术前检测 NLR 和 PLR。结果发现术前高 NLR(≥3.5)及 PLR(≥150)与预后差显著相关。NLR≥3.5 患者较 NLR<3.5 患者的预后差(35.4% 比 57.7%,$P<0.001$);PLR≥150 患者也较 PLR<150 患者的预后差(32.7% 比 63.5%,$P<0.001$);NLR 的 AUC 低于 PLR 的 AUC。结果表明术前 NLR 和 PLR 是 ESCC 患者 OS 的显著性的预测因子;作为 ESCC 患者的预测因子,PLR 优于 NLR。

(二) 尿液常规

尿液是一种重要意义的排泄物,尿液成分的变化可以反映泌尿系统及其他组织器官的病变。尿常规检查内容包括尿的颜色、透明度、酸碱度、红细胞、白细胞、上皮细胞、管型、蛋白质、比重及尿糖定性。对消化道疾病尤其食管癌无直接临床应用价值。

对于尿液中特定蛋白的检测用于食管癌的诊断、治疗疗效评估及预后方面预测的研究偶有报道,但多不系统。

(三) 粪常规

粪便是食物在体内被消化吸收营养成分后剩余的产物。粪便检验包括理学、化学和显微镜检查。粪便检验对食管出血鉴别和食管癌筛查具有重要价值。正常成人粪便因含有粪胆素而呈黄褐色,当上消化道出现肿瘤,导致出血时,血液经过整个消化道消化后,形成了黑色或者柏油样便,但要与食入的动物血及服用的一些药物进行鉴别诊断,可以使用粪便隐血试验(FOBT)进行鉴别。当上消化道出血量小于 5ml 时,粪便中无可见的血液,且红细胞破坏,显微镜检查也未见红细胞,而需要使用化学法或者免疫法等才能证实的出血称为隐血。

目前,粪便隐血试验主要用于上消化道出血、消化道肿瘤的筛查和鉴别诊断。FOBT 试验阳性,除了考虑食管癌以外,还应考虑为药物致胃黏膜损伤、肠结核、Crohn 病、胃溃疡、溃疡性结肠炎、钩虫病及凝血功能障碍等。消化道溃疡导致的 FOBT 呈现间断性阳性,治疗后常可恢复正常。上消化道恶性肿瘤,包括胃癌和食管癌,早期阳性率为 20%,但晚期可达 95%,且持续阳性。

此外,当食管发生癌变时,食物中脂肪吸收不足,常可导致粪便中出现脂肪颗粒。显微镜下可见折光性很强的脂肪颗粒。

二、临床生物化学指标异常在食管癌诊治中的应用

临床生物化学是在人体正常的生物化学代谢基础上,研究疾病状态下生物化学病理性变化的基础理论和相关代谢物的质与量的改变,从而为疾病的临床实验诊断、治疗监测、药物疗效和预后判断、疾病预防等方面提供信息和决策。食管癌患者体内及治疗过程中可能会有一些生物化学指标的改变。

铁蛋白是血液中常见的蛋白,可以反映体内铁贮存的水平,该蛋白几乎存在于所有的

有机体内,有研究报道食管癌患者铁蛋白显著低于健康人。食管癌患者血液中 ALT、过氧化氢酶均出现降低,而尿酸会出现升高。具体临床应用价值有待临床进行验证。

此外,有研究报道 ALP 和 LDH 可以用于顺铂作为基础的化疗治疗的预后预测指标,LDH 增高预示预后不良,而食管癌淋巴结浸润患者的 ALP 水平明显高于非淋巴结浸润患者,这提示 ALP 可能与食管癌发展过程中淋巴结浸润有关。食管癌患者 CRP 增高预示患者预后不良,CRP 可以作为其预后的一种指标。

三、常用的食管癌肿瘤标志物

食管癌在早期症状往往不典型,多数在发现时已进展至中晚期,失去治疗的最佳时机。早期食管癌指癌细胞的浸润局限于食管黏膜下层,未累及食管肌层,包括原位癌、黏膜内癌、黏膜下癌等。

(一) 常用的指标

1. 细胞角蛋白 19 片段(CYFRA21-1) 细胞角蛋白(cytokeratin,CK)主要存在于假复层上皮及来源于假复层上皮的细胞内。其属于中微丝蛋白家族,是一种分化特异的蛋白质,主要参与细胞骨架的形成。细胞角蛋白根据其氨基酸序列的不同分为 20 种,分别称为角蛋白(CK)1~20。食管癌患者血液中主要是 8、18、19 号角蛋白增多。CYFRA21-1,又称细胞角蛋白 19 片段,目前已根据细胞角蛋白 19 片段的抗原性制备出两种特异性单克隆抗体(Ks19.1、Ks19.21)应用于临床。Brockmann 等曾两次报道食管鳞状细胞癌与 CYFRA21-1 水平的关系。研究发现,CYFRA21-1 水平在 N 或 M 期时无相关性。界值为 1.4 ng/ml 时,敏感性分别为 46% 和 45.5%,特异性分别为 89.3% 和 97.3%。

2. 癌胚抗原(carcinoembryonic antigen,CEA) CEA 是从胎儿及结肠癌组织中分离出的一种分子质量为 22 kDa 的多糖复合物,多用于消化道腺癌的辅助诊断。食管癌患者 CEA 的阳性率较低,可能和食管癌的病理分型有关,食管癌以鳞状细胞癌最为多见,约占食管癌的 90%,腺癌较少,而 CEA 主要用于腺癌诊断。CEA 对于食管腺癌的具有一定的诊断价值。

3. 恶性肿瘤特异性生长因子(tumor specific growth factor,TSGF) TSGF 是一类与多种恶性肿瘤生长有关的糖类物质和代谢物质的总称,是一类可能与恶性肿瘤血管增生有关的标志物。

TSGF 是一种广谱而敏感性高的肿瘤标志物,有报道称该指标为早期发现肿瘤及转移的有效指标。食管癌患者中有较好的阳性率。段秀泉等以 TSGF<64 U/ml 为阴性、≥64 U/ml 和 <71 U/ml 之间为可疑阳性、≥71 U/ml 为阳性作为诊断标准,发现食管癌患者血清 TSGF 水平升高,阳性率达 82.6%,较常见的 CEA、糖类抗原系列肿瘤标志物敏感。

4. 糖类抗原 19-9(CA19-9) CA19-9 是一种分子质量为 5000 kDa 的低聚糖类肿瘤相关抗原,是应用结肠癌培养细胞株免疫小鼠发现的一种抗原。CA19-9 的阳性判定标准常被定为>39U/ml。它是诊断胰腺癌、胆囊系统癌、肝癌等肿瘤的一项特异性强、敏感性高的指标。但 CA19-9 在食管癌患者血清中的含量较低,阳性率仅为 20% 左右,因此对食管癌的诊断意义不大。

(二) 有潜在应用价值的指标

1. 细胞周期素 D1(cyclin D1)　cyclin D1 是一种细胞周期相关癌基因,为正性调控因子,位于染色体 11q13,它所表达的蛋白质是在细胞周期 G_1 期细胞增殖信号的关键蛋白。Ewen 等发现,cyclin D1 异常表达与食管鳞状细胞癌明显相关,而在食管腺癌时该基因几乎不表达。由于 cyclin D1 作用的下游靶点与抑癌基因 Rb 及 p16 有竞争作用,随着食管上皮细胞向癌细胞转变时,p16 基因的表达明显减少,而 cyclin D1 表达明显增多,使过多的细胞进入细胞周期,造成食管上皮的失控性生长现象,过度增殖以致癌变。

Mathew 等通过免疫组化分析研究发现在食管鳞状细胞癌患者肿瘤组织中 cyclin D1 过度表达者占 59%,且与 p16 的免疫反应缺失紧密相关。因此,cyclin D1 的表达异常检测,可以作为食管癌的诊断指标。

2. p16　p16 蛋白既是细胞周期的有效调控者,又是抑制肿瘤细胞生长的关键基因。该基因定位于人类染色体 9q21 上,其能与周期素依赖性蛋白激酶 4(CDK4)结合后特异性地抑制 CDK4 的活性。

CDK4 受抑制而失活,随后阻断细胞由 G_1 期进入 S 期,抑制细胞增殖,阻止细胞生长;若 cyclin D1 与 CDK4 结合则刺激细胞生长分裂,正常情况下二者处于动态平衡状态。当 p16 基因异常而表达下调时,cyclin D1 与 CDK4 结合,细胞生长失去控制,细胞表型产生变化,正常细胞逐渐向癌变方向发展。Smeds 等通过对 21 例食管鳞状细胞癌的 p16、p14 及 p53 基因进行检测,发现在食管鳞状细胞癌中 3 种基因是细胞周期失活过程的主要和独立的靶位点。Kato 等研究认为,p16 基因突变和/或等位基因缺失在食管癌中较为常见。王忠明等用免疫组化法对 50 例食管癌术后组织标本进行 p53 及 p16 蛋白测定,发现 p16 的缺失率高达 52%(26/50)。因此,p16 蛋白测定对食管癌的诊断有一定价值。

3. p53　p53 是定位于人染色体 17p13.1 上的抑癌基因,是细胞生长周期中的负性调节因子,与细胞周期的调控、DNA 修复、细胞分化、细胞凋亡等重要的生物学功能有关。p53 基因与食管癌黏膜细胞癌变的过程密切相关,点突变是其最主要的形式之一。p53 基因突变使其核心区域空间构象发生改变,影响 DNA 片段的结合,也可影响 p53 的磷酸化,使 p53 失去正常的转录活性功能,表现负显性作用而具有潜在致癌性。Simeda 等研究提示,p53 过度表达与食管癌早期癌变有关。p53 蛋白聚集的频率随着不典型增生程度的增加而有所增加。p53 基因突变和蛋白产物的聚集先于肿瘤的浸润,是食管癌发生过程中一个较早期事件。王忠明等的研究结果显示,在食管癌肿瘤组织中,74%(37/50)患者 p53 蛋白表达阳性。陈新等对 40 例食管癌鳞状细胞癌组织及 20 例食管正常黏膜组织研究发现,p53 突变率在鳞状细胞癌组织和正常黏膜组织分别为 46.7% 和 0($P<0.01$),在高、中分化组与低分化组分别为 20.2%、21.4% 和 90.9%,提示了 p53 突变是食管癌的早期事件。p53 突变检测可以用于食管癌的早期诊断。

4. 环氧合酶-2　环氧合酶(COX)是一种膜结合蛋白,目前发现有两种亚型,即 COX-1 和 COX-2。COX-2 位于人类染色体 1q25.2—q25.3 上,含 10 个外显子和 9 个内含子。正常情况下绝大部分组织细胞中的 COX-2 基因不表达,只有在细胞内外广泛的刺激作用下才诱导性表达。COX-2 与消化系统肿瘤关系密切。Zhi 等应用免疫组化技术研究了食管癌、黏膜不典型增生及正常黏膜上皮组织的 COX-2 表达，发现其在正常黏膜组织中表达极弱或不表达，而在食管癌早期的黏膜不典型增生组织中表达阳性率达 77%（20/26）。Morris 等对 Barrett 食管及相关腺癌中 COX-2 mRNA 及蛋白表达进行检测发现 COX-2 表达升高。这些研究认为，在食管癌癌前病变组织向癌转化过程中 COX-2 蛋白过度表达是早期事件，可能参与了食管癌的癌变过程，可以用于食管癌的早期诊断。

5. 端粒酶 端粒酶是一种特殊的 RNA 聚合酶，由 RNA 和蛋白质两部分组成。端粒结合蛋白可以通过调节端粒酶的活性来调节端粒长度，进而控制细胞的衰老、永生化和癌变。研究表明，正常体细胞中端粒酶几乎没有活性，仅在干细胞、生殖细胞、永生化细胞和大多数人类肿瘤细胞中端粒酶活性表达增高。Lord 等的研究结果表明，端粒酶的激活是 Barrett 食管和食管腺癌的早期事件。张双红等研究结果也显示，与正常黏膜端粒酶的阳性表达率（3.8%）比较，端粒酶在食管癌组织中的表达明显增高达 89.1%，并在不典型增生等癌前病变组织中表达就已开始增高为 51.9%，提示了端粒酶可能在食管癌发生的早期就被激活，是食管黏膜病变的早期事件。

6. 脆性组氨酸三联体（fragile histidine triad，FHIT） FHIT 基因属于组氨酸三联体基因家族的一个成员，位于染色体 3q14.2 上。FHIT 基因在多数肿瘤组织中均存在异常，尤其是在和环境中致癌因素关系密切的恶性肿瘤中其异常率较高，主要以缺失、插入、重排为主，点突变较罕见。Mori 等用免疫组化法对 46 例食管鳞状细胞癌进行检测，结果表明，FHIT 表达的缺失可能是人类食管癌发生的早期事件，而且易于出现在那些暴露在环境致癌物患者的鳞状上皮中。

（三）食管癌实验室治疗疗效和复发监测指标

1. 细胞角蛋白 19 片段（CYFRA21-1） Brockmann 等报道术后 CYFRA21-1 水平同生存率及肿瘤存活明显相关。Kawaguchi 等在食管鳞状细胞癌患者血清中发现 CYFRA21-1 的阳性率随疾病的进展而升高；治疗后肿瘤复发者，血清 CYFRA21-1 水平在术前已明显升高，其可用于监测食管癌的复发。因此，血清 CYFRA21-1 检测对于食管癌的诊断、预后及术后疗效监测均有一定的辅助价值。

2. 鳞状上皮细胞癌抗原（SCCA） 1977 年 Kato 等首先从宫颈癌组织中分离纯化得到 SCCA，它是一种糖蛋白，由 14 个蛋白片段组成，每一片段分子质量基本相等，为 42～48 kDa，各蛋白片段有一个共同的抗原决定簇 SCCA。目前一般认为，SCCA 水平与肿瘤负荷、肿瘤细胞的活跃程度相关，连续动态测定有助于监测治疗效果，尤其是监测手术疗效的敏感指标。SCCA 在血液中的半衰期仅数分钟，一旦肿瘤根治性切除后，术前异常升高的 SCCA 可在 72 小时内迅速降至正常；而在姑息性切除后，SCCA 水平可暂时下降，但多数仍高于正常。Ychou 等发现 SCCA 敏感性最好的水平为 1.5 ng/ml，与 CYFRA21-1 联合检测对任意阶段的敏感性为 64%，对进展期癌敏感性为 89%。因此，连续检测治疗前后患者血清 SCCA 水平的变化对疗效和预后的判断有重要的临床应用价值，并可作为治疗后随访的重要参考指标。

SCCA 在 Barrett 食管、食管腺癌、食管鳞状细胞癌和对照正常人群食管的表达比较，在食管癌中表达最高、Barrett 食管其次,前两者均显著高于正常对照人群,有利于食管癌的鉴别诊断。经胃镜活检监测食管反流患者的 SCCA 表达水平,有助于筛选出"高危"病例并加强监测。

3. 癌胚抗原(CEA)　吕俊杰等研究结果显示,食管癌患者术前血清 CEA 水平显著高于健康人,而且Ⅲ期患者的水平显著高于Ⅰ、Ⅱ期患者,术后 6 个月复发组的水平显著高于未复发组。因此,CEA 用于食管癌的临床分期和手术预后可能有一定的价值。

4. 恶性肿瘤特异性生长因子(tumor specific growth factor,TSGF)　段秀泉等比较了治疗前、术后、化疗后及放化疗后患者血清 TSGF 水平,认为 TSGF 对疗效观察和预后判断具有重要的临床应用价值。

5. p53 抗体　p53 基因是目前最受关注的抑癌基因之一,其突变是人类多种肿瘤最常发生的基因改变。p53 突变可以引起对野生型 p53 基因生成的负调控作用,导致 p53 蛋白过度表达而引发机体的自身免疫应答,从而产生 p53 抗体。Cawley 等通过对 Barrett 食管患者进行研究,发现血清 p53 抗体阳性者食管癌发生风险增加。其他学者的研究表明,p53 抗体与 p53 基因在评价肿瘤预后时具有一致性。血清 p53 抗体阳性的患者肿瘤分化差,与肿瘤侵入血管及淋巴转移等预后因素相关,其总生存率及无病生存率也低。此外,血清 p53 抗体水平与食管癌患者化疗敏感性有一定关系,p53 抗体的出现可降低体外化疗药物的敏感性。

6. 胸腺嘧啶磷酸化酶　胸腺嘧啶磷酸化酶通常被作为血小板诱导的内皮细胞生长因子,是一个潜在的恶性肿瘤血管生长的诱发剂,其表达与活力的增加和多种恶性实体肿瘤相关。

有报道研究了 153 例初发食管鳞状细胞癌与 72 例健康对照的血清胸腺嘧啶磷酸化酶水平,发现食管鳞状细胞癌组胸腺嘧啶磷酸化酶水平明显高于对照组,其水平与肿瘤大小、肿瘤浸润程度有关。当其水平>29 ng/ml(高于正常对照 2 倍)时,胸腺嘧啶磷酸化酶的表达与肿瘤的治疗疗效差及生存率较低相关。

7. Ⅰ型胶原蛋白羧基末端端粒肽(Ⅰ carboxyl terminal peptide telomeres,ICTP)　血清胶原蛋白羧基末端端粒肽是Ⅰ型胶原蛋白代谢物,不但可以作为一种骨代谢的标志,也是一些恶性肿瘤治疗疗效的指标。有学者对 50 例手术及放化疗的食管鳞状细胞癌患者用放射免疫分析法检测 ICTP 研究后发现,ICTP 在食管鳞状细胞癌患者的灵敏度较高,为 58%,阳性水平与肿瘤进展期临床特征,如肿瘤浸润、局部淋巴结转移、远处转移等呈正相关;并且阳性患者的预后、疾病特异性、疾病自由存活时间较阴性者有统计学意义。

8. 组织多肽特异抗原(tissue polypeptide specific antigen,TPS)　组织多肽抗原是一种不含糖、脂及辅基的非结合膜蛋白,是一类癌相关抗原。TPS 是在对组织多肽抗原分离提纯中发现的,是一种单链联结的多肽,属于上皮性细胞中骨架蛋白的一部分。TPS 为细胞角蛋白 18 片段上的 M3 抗原决定簇,血清中 TPS 含量的高低是衡量肿瘤细胞分裂和增殖活性的一个较为特异的指标。陈俊强等研究结果显示,初治食管癌患者(32 例)和术后复发转移食管癌(29 例)的血清中 TPS 检测阳性率分别为 31.2% 和 51.7%,均明显高于正常对照组(30 例)的 10%。术后复发转移食管癌的 TPS 水平显著高于正常对照组,治疗有效者 TPS 水平显著下降。因此,动态监测血清 TPS 水平有助于早期诊断食管癌的复发与转移,以及预测其疗效。

第二节 食管癌常规实验室检查

一、手术治疗的检查项目

1. 术前检查 术前的实验室检查,一般不多于 7 天。检查项目:血常规、尿常规、粪便常规+潜血、凝血功能、血型、肝功能、肾功能、电解质、感染性疾病筛查(乙肝、丙肝、艾滋病、梅毒等)、血气分析等。

2. 术后检查 术后的检查,一般不多于 20 天。检查项目:胸片、血常规、血生化、电解质、血气分析等。

3. 出院后检查 定期复查血常规。

二、化疗、放疗治疗的检查项目

1. 化疗、放疗前检查 检查项目:血常规、尿常规、粪便常规+潜血、肝功能、肾功能、电解质、凝血功能、感染性疾病筛查(乙肝、丙肝、艾滋病、梅毒等)等。

2. 化疗、放疗期间检查 检查项目:血常规、肝功能、肾功能、电解质等。

3. 化疗、放疗后检查 检查项目:血常规、肝功能、肾功能、电解质等。

三、肿瘤治疗前的实验室检查要求

临床上,在给予食管癌患者化疗、放疗前,常对实验室检查结果的要求把握不清。建议采用基于药物临床试验的实验室检查要求,实际操作过程中可稍放宽。

1. 治疗前的检查结果

(1)患者有足够的血液功能,中性粒细胞绝对计数(ANC)≥$1.5×10^9$/L,血红蛋白≥90g/L,血小板≥$100×10^9$/L。其中,对食管癌患者,若考虑不联合化疗的靶向治疗,血小板≥$80×10^9$/L。

(2)患者的尿常规未见明显异常,其中采用试纸检查尿常规,则要求尿蛋白≤1+;如果尿常规试纸检查≥2+,则 24h 尿蛋白质定量<1000mg,可以考虑治疗。

(3)患者有足够的肝功能,总胆红素≤1.5 ULN(ULN:正常上限);天门冬氨酸转氨酶(AST)和丙氨酸转氨酶(ALT)≤2.5ULN;若伴有肝转移,则要求 AST、ALT≤5.0ULN。患者有足够的肾功能,血清肌酐≤1.5ULN,或肌酐清除率≥60ml/min;当血清肌酐>1.5ULN,需要留 24h 尿用于计算肌酐清除率。

(4)患者必须有足够的国际标准所定义的凝血功能,要求 INR≤1.5、活化的部分凝血活酶时间(APTT)≤ULN 的 5s 以上,对于接受抗凝治疗的患者,可适当延长。

2. 治疗过程中的检查结果 食管癌的治疗药物常存在不良反应,若在治疗过程中发生严重不良反应,必须给予积极处理。建议采用美国国立癌症研究所通用的不良反应标准(NCI-CTCAE)或 WHO 不良反应评价标准。参照 NCI-CTCAE 4.03,常见的不良反应评价标准见表7-1。

表 7-1　常见的不良反应评价标准

项目名称	不良反应分级			
	1	2	3	4
白细胞计数(×10^9/L)	4.0~3.0	3.0~2.0	2.0~1.0	<1.0
中性粒细胞计数(×10^9/L)	2.0~1.5	1.5~1.0	1.0~0.5	<0.5
淋巴细胞计数(×10^9/L)	BL~0.8	0.8~0.5	0.5~0.2	<0.2
血小板计数(×10^9/L)	100~75	75~50	50~25	<25
血红蛋白(g/L)	BL~100	100~80	<80;需要输血治疗	危及生命;需要紧急治疗
ALT	1ULN~3ULN	3ULN~5ULN	5ULN~20ULN	>20ULN
AST	1ULN~3ULN	3ULN~5ULN	5ULN~20ULN	>20ULN
AKP	1ULN~3ULN	3ULN~5ULN	5ULN~20ULN	>20ULN
血清胆红素	1ULN~1.5ULN	1.5ULN~3ULN	3ULN~10ULN	>10ULN
γ-GT	1ULN~2.5ULN	2.5ULN~5ULN	5ULN~20ULN	>20ULN
血清肌酐	1ULN~1.5ULN	1.5ULN~3ULN	3ULN~6ULN	>6ULN
活化部分凝血活酶时间延长	ULN~1.5ULN	1.5ULN~2.5ULN	2.5ULN;出血	-
INR	1ULN~1.5ULN 或 BL(抗凝时)	1.5ULN~2.5ULN 或 BL(抗凝时)	2.5ULN 或 BL(抗凝时)	-
蛋白尿	1+,24h<1.0g	2+,24h=1.0~3.4g	24h>3.5g	

注:ULN. 正常上限;BL. 基线水平;INR. 国际标准化比值。

（谢而付　倪　芳）

参 考 文 献

Brockmann JG, St Nottberg H, Glodny B, et al. 2000. CYFRA21-1 serum analysis in patients with esophageal cancer. Clin Cancer Res,6:4249~4252.

Brown LM, Hoover R, Silverman D, et al. 2001. Excess incidence of squamous cell esophageal cancer among US Black men:role of social class and other risk factors. Am J Epidemiol,153:114~122.

Feng JF, Huang Y, Chen QX. 2014. Preoperative platelet lymphocyte ratio(PLR)is superior to neutrophil lymphocyte ratio(NLR) as a predictive factor in patients with esophageal squamous cell carcinoma. World J Surg Oncol,12:58.

Feng JF, Huang Y, Liu JS. 2013. Combination of neutrophil lymphocyte ratio and platelet lymphocyte ratio is a useful predictor of postoperative survival in patients with esophageal squamous cell carcinoma. Onco Targets Ther,6:1605~1612.

Gamliel Z. 2000. Incidence, epidemiology, and etiology of esophageal cancer. Chest Surg Clin N Am,10:441~450.

Liu Y, Chen J, Shao N, et al. 2014. Clinical value of hematologic test in predicting tumor response to neoadjuvant chemotherapy with esophageal squamous cell carcinoma. World J Surg Oncol,12:43.

Shimada H, Nabeya Y, Okazumi S, et al. 2002. Prognostic significance of serum p53 antibody in patients with esophageal squamous cell carcinoma. Surgery,132:41~47.

Tanoglu A, Karagoz E, Yiyit N, et al. 2014. Is combination of neutrophil to lymphocyte ratio and platelet lymphocyte ratio a useful predictor of postoperative survival in patients with esophageal squamous cell carcinoma? Onco Targets Ther,7:433~434.

Zhang F, Cheng F, Cao L, et al. 2014. A retrospective study:the prevalence and prognostic value of anemia in patients undergoing radiotherapy for esophageal squamous cell carcinoma. World J Surg Oncol,12:244.

第八章 食管癌内镜诊断与治疗

第一节 内 镜 诊 断

一、常规消化内镜

常规消化内镜诊断的任务在于发现病灶。检查时充分冲洗,除去黏膜表面多余的黏液,仔细观察,注意轻度发红、凹陷的部分,注意黏膜光泽的变化。早期食管癌指仅累及黏膜及黏膜下层,又称为浅表癌。根据内镜下形态,日本食管疾病学会将早期食管癌分为:0-Ⅰ浅表隆起型,占15%;0-Ⅱ浅表平坦型,分为 0-Ⅱa、0-Ⅱb、0-Ⅱc,其中 0-Ⅱa 轻度隆起型,占9%;0-Ⅱb 平坦型,占16%;0-Ⅱc 轻度凹陷型,占55%;0-Ⅲ浅表凹陷型,占5%。

进展期食管癌指癌已浸润至肌层,内镜下又分为:隆起型(Ⅰ型,20%)、局限溃疡型(Ⅱ型,10%)、溃疡浸润型(Ⅲ型,40%)、弥漫浸润型(Ⅳ型,20%)及混合型(不能明确分型,Ⅴ型,10%)。国内传统的根据大体形态的分类为髓质型、蕈伞型、溃疡型、缩窄型和黏膜下型。Dittler 等比较内镜分型与 TNM 分期,二者有良好的相关性,内镜诊断的准确率达86.4%,说明此分型能正确反映病期的等级,预测手术切除的可能性,较符合临床实际情况。

二、染 色 内 镜

在内镜下用喷洒导管将特定色素喷洒在病变局部,增加病变处与周围黏膜的对比度,从而提高对病变的检测精度,这种技术称为染色内镜。内镜用色素分为两类:可吸收色素染料与不可吸收色素染料。

两类色素的比较如下:

(1) 可吸收染料:亚甲蓝、Lugol 碘、甲苯胺蓝、结晶紫。优点:易获得,廉价,无毒;缺点:附着力强,不易冲去。

(2) 不可吸收染料:靛胭脂(indigo carmine)。优点:着色鲜艳,易冲去,可反复染色;缺点:不易保存。

针对食管黏膜的染色常用碘染色与甲苯胺蓝染色。

碘染色(1%~1.5%)食管黏膜后,黏膜不染区可能为早期癌变,也可能是高级别上皮内瘤变。

碘染色的原理:正常黏膜上皮中的糖原颗粒+碘——茶褐色,癌变或异型增生的黏膜上皮内糖原下降——不染或淡染。

使用碘染色时的注意事项:碘染色后,食管癌的表层上皮会脱落,再生时会被非癌上皮覆盖,使其后的治疗或观察无法进行。

甲苯胺蓝染色:甲苯胺蓝将癌变或异型增生的上皮染成蓝色。

三、放大内镜

将黏膜表面放大数十倍,更清晰地观察表面结构,区分正常上皮与早期癌变上皮。

四、NBI

观察黏膜表面及血管的结构。将内镜照明光源由红、蓝、绿三色宽幅光变为 540nm 绿光、415nm 蓝光的窄带光,将上皮表面显示为褐色,而黏膜下血管为青色。

415nm 蓝光:在黏膜表面产生强反射形成的鲜明对比,强调黏膜微细结构。

消化道黏膜中血管内的血红蛋白对 540nm 绿光有很强的吸收,凸显黏膜下血管,强调血管。

早期及微小病变多数存在血管改变,如毛细血管密度、毛细血管形态、腺管开口形态、细胞形态等。

NBI 成像可以更好地强调黏膜表层毛细血管或细微结构形态,更利于发现早期癌变。

五、自体荧光内镜

癌变组织的自体荧光较正常黏膜会有所变化,为诊断提供参考。自体荧光内镜应用于临床已十余年,但其对良恶性病变的鉴别仍存在争议。

Haringsma 等应用 LIFT·GI 成像系统和普通内镜对 111 例 Barrett 食管作了前瞻性对照研究,在 24 例重度异型增生和 17 例早期食管腺癌病灶中,荧光内镜准确检出了 20 例重度异型增生和全部 17 例早期食管腺癌(诊断敏感度为 90%,特异度为 89%),而普通内镜仅发现了 11 例重度异型增生和 16 例早期食管腺癌,统计显示两种内镜系统还难以显示低度异型增生病灶,该影像系统仍需改进,以利于更早发现食管癌前病变。Niepsuj 等对 34 例 Barrett 食管的对照研究同样发现,荧光内镜对活检标本中重度异型增生病灶的检出率(8.3%)显著高于普通内镜(0.7%),而两者对低度异型增生病灶的检出率无明显差异(分别为 26.6% 和 19.1%)。认为荧光内镜对检测食管异型增生和早期癌肿有重要价值。

国内戈之铮等对 110 例确诊或疑诊消化道恶性肿瘤并接受手术治疗者的手术切除标本行自体荧光内镜检查,得出自体荧光内镜对早期癌的检出率为 86.7%,对进展期癌的检出率为 95.5%,诊断消化道恶性肿瘤的总体敏感性、特异度、阳性预测值、阴性预测值和诊断准确率分别为 94.2%、94.0%、93.3%、94.8% 和 94.1%,诊断特异度略高于国外学者,可能与荧光图像早期癌症诊断仪所采用的荧光强度与荧光光谱双特征判别技术有关。

自体荧光内镜对消化道恶性肿瘤的诊断具有高敏感性。文献报道,自体荧光内镜成像技术对消化道早期肿瘤和异型增生的检测具有良好的临床应用价值,其对消化道总的检测敏感度和特异度分别可达 91%~93% 和 83%~87%,其对胃食管病变的诊断敏感度和特异度分别为 84%~93% 和 80%~87%,对检出形态特征不明显的病变较普通内镜有更大优势,易于发现肉眼难以识别的可疑病灶并确定其发生部位和范围,可精确指导活检,对提高早期癌的检出率具有重要意义。

六、激光共聚焦内镜

这是近些年发展起来的新型内镜技术,它在传统的电子内镜基础上整合了共聚焦激光显微镜技术,大大提高对黏膜观察的放大倍率(5000~10 000倍)和精细程度,使得对黏膜的观察达到接近组织学水平,有人称之为"光学活检"。

为适应临床需要而设计的微型化的共聚焦显微镜,应用单根光纤同时充当照明点光源和观察针孔,并安装在传统内镜的远端组成共聚焦激光显微内镜。它除可以进行标准的电子内镜检查外,还能进行共聚焦显微镜检查。观察时,光源聚焦点与被观察点在同一平面,且光源针孔与观察针孔同步运动,故名共聚焦。共聚焦显微镜捕获的反射光经数字化处理并重建后得到反映被检测黏膜某一层面的灰阶图像,此点不同于传统的电子内镜成像。

共聚焦激光显微内镜分为两种,一种为使用专用的耦合激光共聚焦镜头的电子内镜,另一种为使用探头式激光共聚焦镜头。后者可经内镜活检孔道插入,适应性更好。

使用激光共聚焦内镜时,必须首先注射荧光素,然后通过激光照射黏膜表面,才能捕捉黏膜表面发出的荧光(可见光)成像。目前可供使用的荧光剂包括荧光素钠(fluorescein,廉价无致突变性)、盐酸丫啶橙(acriflavin)、四环素和甲酚紫等。荧光素钠和四环素通过静脉注射可全身使用,而盐酸丫啶橙与甲酚紫可喷洒于黏膜上局部使用,目前应用最广泛的是荧光素钠与盐酸丫啶橙。

共聚焦内镜不仅可以观察到食管鳞状上皮的形态和排列,而且可以清晰地观察到食管鳞状上皮内的微血管,即上皮乳头内毛细血管袢(IPCL)的分布、形态等,此点类似于NBI加放大内镜技术,但共聚焦内镜的放大倍率更高,并且可以精确地测量出微血管的直径,故观察更为精细。而NBI技术无法对上皮细胞作出形态学观察。共聚焦内镜可观察到浅表鳞状细胞癌的IPCL延长、血管增粗,直径可达30~42mm,形态和结构也发生变化,甚至正常上皮特征性的IPCL完全消失,代之以充满红细胞的肿瘤血管。

由此可见,共聚焦内镜非常有利于浅表鳞状细胞癌的诊断,不过临床尚需大样本前瞻性研究进一步证实。

七、光学成像的综合应用

主要是染色+放大内镜,以及NBI+放大内镜。实际上,无论是染色内镜抑或NBI观察,如果不结合放大内镜,都很难取得满意的观察效果,无法真正准确地判断黏膜表面的精细结构。

八、超声内镜

超声内镜(EUS)可用于观察食管癌病灶累及层次,以及纵隔有无淋巴结转移,在术前建立肿瘤分期。对肿瘤进行分期的意义在于:帮助制定、选择有利于患者的个体化、最佳治疗方案;判断预后;协助对内镜治疗、手术治疗、放疗、化疗、联合治疗等的评价;有利于患者资料的共享、分析。

EUS 对食管癌 T 分期的准确率较高,由于 CT 检查,但 EUS 不能完全替代 CT 检查。原因如下:①初学者应用 EUS 对肿瘤分期的准确率有一个逐渐提高的过程;②EUS 显示不同 T 分期的准确率不同,准确率最低的是 T2 肿瘤,由于炎症和纤维化等原因易将其诊断为 T3 肿瘤;③体重减轻和肿瘤大小与 EUS 分期判断错误有相关性。通常体重下降者 EUS 分期错误率低,较大肿瘤的准确率低。Heeren PA 等发现,病变长度大于 5cm 的食管癌分期准确率低于小于 5cm 者。

相对于 CT 检查,EUS 显示病变累及血管更敏感可靠,但判断进展期食管是否失去手术机会,不同操作者的观察结果有一定差异。

EUS 对肿瘤淋巴结转移的诊断远优于 CT 检查。CT 固然可以发现肿大淋巴结并测量其大小,但 EUS 还可以提供形状、边缘、内部回声等信息,而且可以发现仅 2~3cm 大小的淋巴结。区分一个肿大的淋巴结是良性还是恶性是影像学的难点,Catalano 等研究得出一个 EUS 判断淋巴结良恶性的 4 项指标:大小、形状、边缘和内部回声。恶性淋巴结的特点为:直径>10mm,类圆形,边缘锐利,低回声。认为这个体系判断淋巴结良恶性的敏感性和特异性分别高达 89.1% 和 91.7%。但是,能否根据形态学来区分良恶性淋巴结至今仍无定论。

肿瘤的 T 分期与 N 分期是明显相关的,肿瘤侵犯越深,淋巴结转移的发生率就越高。所以 T 分期可能对 N 分期有一定的提示作用。

对淋巴结行 EUS 引导下吸取细胞学检查(EUS-FNA)是术前判断淋巴结良恶性的最佳方法。不仅可以区分良恶性,而且对无明显原发灶的淋巴结转移性肿瘤,可以帮助发现原发肿瘤的来源。当然,EUS 有穿透深度的限制,对远处转移(M)无法得出结论性判断,这方面要与 CT 联合应用。

食管癌分期标准中,腹腔干旁淋巴结转移被定义为 M1,提示较高分期,直接影响预后。但有学者对此有争议,认为腹腔干淋巴结转移与区域性淋巴结转移(N1)的预后无明显差别。

进行 EUS 确定肿瘤侵犯范围对确定治疗方案有重要意义。许多已经确诊为食管癌的患者,行 EUS 可以帮助判断能否行内镜治疗、手术治疗,或选择放疗、化疗、支持治疗(如放置支架)。

对于无转移的浅表病变如原位癌和黏膜内癌,经内镜黏膜切除术(EMR)治疗的 5 年生存率与手术切除无显著差别,但前者的生活质量明显高于手术治疗。若肿瘤侵犯大血管、心脏或有远处转移(T4 或 M1),则手术治疗意义不大,可以考虑置入支架及化疗、放疗等。

当食管癌伴有食管的严重变形狭窄时,EUS 操作较为困难。如果为插入超声内镜而行扩张,非常容易造成穿孔,尤其是斜视的线阵超声内镜,插入风险更大。应用小探头可以解决这个问题,但观察远离病灶的淋巴结也不十分满意。采用线阵超声对食管良恶性狭窄的判断有一定优势,线阵超声内镜可以在狭窄的一侧扫查肿瘤的大部分,或者当狭窄光滑、性质难以确定时,对病变穿刺取材,帮助鉴别。但线阵超声检查狭窄远端的周边淋巴结也很不理想。

第二节　内镜治疗

一、内镜下黏膜切除术

内镜下黏膜切除术(endoscopic mucosal resection)简称 EMR,是从大块活检的概念发展而来,在世界上被广泛应用于消化道浅表、局限病变的治疗,其治疗效果与外科手术相近,又具有创伤小、保持器官原有结构和功能的优点,且恢复快。

1. 适应证　消化道癌前病变:包括腺瘤和异型增生,或者低级别、高级别的上皮内瘤变。

消化道早癌:病理类型为分化型癌,内镜和超声内镜判断癌浸润深度限于黏膜层;病灶大小,隆起型和平坦型应小于 2cm,凹陷型小于 1cm,病变局部不合并溃疡,在食管,病灶范围小于周径的 1/3。

随着技术的提高,EMR 的适应证可适当放宽,癌组织侵犯到黏膜下浅层(sm1),并且超声内镜或 CT 未发现淋巴结肿大,也可行 EMR。病灶大于 3cm,可在内镜下分片行 EMR,称为 pEMR。

2. 禁忌证　内镜提示有明显的黏膜下浸润,如组织僵硬,充气不能变形,有溃疡,凹陷周边不规则,注射后病变不能抬举黏膜等,需结合超声胃镜、NBI 等观察,准确判定是否属于黏膜下癌变,考虑外科手术治疗。还有肝硬化、血液病等有出血倾向者亦为禁忌。

3. 操作方法　首先是明确病灶边界,必要时可用 Lugol 液/甲苯胺蓝染色或 NBI 观察加以明确。然后在病灶边缘黏膜注射生理盐水+1∶10 000 肾上腺素,或者甘油果糖,可以加靛胭脂作为标记。注意调整病灶至镜头视野 6 点方向,可以多点注射,直至病灶有效隆起,总量 2~30ml。隆起要充分,又不可过度。不充分或过度都难以用圈套器套住病变,一般越是平坦的病变、直径小的,越要注意控制注射量。病灶经注射隆起后,用圈套器抓住病变,通电用混合电流套切,回收标本,然后观察创面,是否有剩余病变需要处理,是否需要止血。病变大者,可考虑用金属夹子封闭创面,以利更快愈合。

如果病灶过于平坦,可以采用透明帽辅助切除法,或称为透明帽技术。操作时,将与内镜匹配的透明帽套于内镜端部,将高频电圈套器安装在帽槽内。将内镜插至病变处,调节操作部,使用注射针进行黏膜下注射使黏膜隆起。将透明帽在正常黏膜处吸引黏膜,对圈套器进行塑型,然后再对准病灶吸引将病灶吸入透明帽内,随后将圈套器套住吸入帽内的病灶,完整切下病灶。最后检查病灶创面,有无残留、出血、穿孔等并发症。可以用 APC 处理创面的裸露血管及残留组织,必要时可用金属夹子封闭创面。

EMR 术后禁食 24h,如无并发症,24h 后开始尝试进流质,术后 3 天至 1 周只能进软食,并避免刺激性食物。如患者疼痛明显,可适当延长禁食时间。术后可给予黏膜保护剂如硫糖铝、铝镁合剂等,不必常规使用抗生素。

二、内镜下黏膜剥离术

对于 EMR 无法一次完整切除的病变适于用内镜黏膜下剥离术(endoscopic submucosal dissection,ESD)治疗。1996 年,日本研制出末端绝缘体电刀(insulation tipped knife, IT knife)、钩刀(hook knife)等专用器械,可将大块黏膜病变完整地切除下来,用于治疗早期消化道肿瘤,标志着 ESD 技术的诞生。此后以至近年,ESD 技术方兴未艾,发展到可以将累及全壁层的病变切除,意味着 ESD 已发展到相当高的水平。

1. 适应证

(1)巨大平坦型息肉:直径,尤其指侧向直径大于 2cm 的平坦息肉建议 ESD 治疗,可以一次性完整、大块地切除病灶,降低病灶的复发率。

(2)早期消化道肿瘤:包括重度异型增生、原位癌、腺瘤伴有重度异型增生、各种分化类型的黏膜内癌、有溃疡病灶的黏膜内癌直径<3cm。轻度异型增生者可以随访,也可以考虑 ESD 治疗。

(3)黏膜下肿瘤:超声内镜确定来源于黏膜肌层或位于黏膜下层的肿瘤,通过 ESD 治疗可以完整剥离病灶。来源于固有肌层的肿瘤,ESD 切除病灶的同时往往伴有消化道穿孔,不主张勉强剥离,但可通过内镜下修补术成功缝合创面,使患者避免接受更大的手术。

(4)EMR 术后复发及其他:ESD 可以自病灶下方的黏膜下层剥离病灶,从而做到完整、大块地切除肿瘤、手术瘢痕、残留及溃疡等病灶。

2. ESD 基本步骤

(1)染色:同 EMR。

(2)标记:用针刀或氩气刀在病灶周围进行电凝标记,标记点至少离开病灶边缘 0.5cm。

(3)黏膜下注射:在标记点外侧进行多点黏膜下注射肾上腺素盐水,可以加或不加靛胭脂做标记,每点注射 2ml 左右,至病灶明显隆起。

(4)环形切开:用各种合适的 ESD 专用切开刀,如 IT 刀、钩刀、Flex 刀、Dual Knife 等,沿病灶边缘外侧 0.5cm 处环形切开病灶外侧黏膜,注意完整充分地切开病灶,保证没有病变遗漏。

(5)黏膜下注射:借助透明帽,通过反复黏膜下注射,使用各种合适的切开刀,从黏膜下层逐步剥离病灶,将其完整地切除。注意随时止血。

(6)创面处理:处理创面裸露的血管,检查病灶边缘有无残留。必要时可用金属夹子封闭创面。

ESD 术后处理同样很重要。术后要将切除标本按原来形态展开,测量大小,标记方位,固定后送检。病理学检查可以进一步确定病变的性质、病灶边缘和基底有无累及。术后第 1 天禁食,创面大者可能要禁食 48h,常规静脉营养支持,并给予质子泵抑制剂抑制胃酸,黏膜保护剂保护创面,半卧位减少胃酸反流对创面的刺激。密切观察生命体征及颈部有无皮下气肿,有无呕血或黑便。2~3 天后,病情平稳者可考虑开放流质饮食。出现迟发性出血者可在内镜下紧急止血。

根据对切除标本的病理检查结果,以下情况需追加治疗:

(1)深部切缘癌细胞阳性,必须行胃切除加淋巴结清扫。

(2)水平切缘癌细胞阳性,癌细胞浸润深度仅限于黏膜层者,可以选择:①追加施行扩大范围的 ESD;②APC 烧灼治疗,并向患者明确交代病情,密切随访;③追加手术。

(3)水平切缘癌细胞阴性,但浸润深度已达黏膜下层,如果仅为黏膜下层浅层(sm1),可在向患者明确交代病情后密切随访;如果脉管侵袭阳性,则必须追加手术治疗。

ESD 术后 3 个月、6 个月内镜随访,了解医源性人工溃疡是否愈合,金属夹是否脱落,并在术后瘢痕处活检以了解病灶有无复发。

出血和穿孔是 ESD 的主要并发症,尤其术中出血,需要及时有效地处理,否则会导致严重后果;因为盲目止血容易造成术中穿孔,出血量较多时必须终止操作,止血失败则必须行外科手术。对于起源于固有肌层的病变行全壁层切除时,有可能会出现穿孔处出血的情况,处理有较大的难度。

三、内镜下食管狭窄扩张术

食管癌造成患者吞咽困难,常由于管腔狭窄或梗阻所致,根据治疗方法的不同,将狭窄分为三种类型:

Ⅰ型:局限性环形狭窄,狭窄长度<2cm;

Ⅱ型:腔内突出性梗阻,息肉样梗阻;

Ⅲ型:管腔广泛浸润性狭窄,狭窄长度>2cm。

食管狭窄分度见表 8-1。

表 8-1　食管狭窄分度

分度	可进饮食	内镜通过性	管腔直径(mm)
0	普通食物	普通胃镜	>11
1	固体食物	XQ 型镜	9~11
2	糊状食物	XP 型镜	6~9
3	流质食物	无	<6
4	水;无	导丝	<1

内镜下扩张术可分为探条扩张术与气囊扩张术。

探条扩张术广泛使用的是 Savary-Gilliard 扩张器。此扩张器由前端部与体部组成,前端部呈锥形,向前端逐渐变细,其尖端以及与体部交界处分别有金属标记,X 线透视下可观察到。此扩张器有 70cm 与 100cm 两种规格,常用 70cm 型号。有 16 种不同直径,常用者为:15F,5mm(对应直径,下同);21F,7mm;27F,9mm;33F,11mm;38F,12.8mm;42F,14mm;45F,15mm。

扩张导丝分为两种:一种为 Savary-Gilliard 导丝,由不锈钢丝制成,长度为 200cm,前端长 5cm,为弹性头部,遇阻力可发生弹性弯曲,尖端圆钝。无 X 线透视食管扩张时,在内镜能通过狭窄段时使用此导丝。另一种为 ERCP 用导丝,由前段光滑部和后段标准部两部分,前段有特殊外涂层(通常为 Teflon 涂层),且遇水特别光滑,适用于通过特别狭窄处。前端有直头和弯头两种,弯头可更好地通过迂曲的狭窄段。

内镜下探条扩张术包括导丝置入和探条扩张两个步骤。导丝置入可在内镜直视下进行,也可在 X 线透视下完成,对于重度狭窄,超细内镜难以通过的,扩张宜在 X 线透视下进行。扩张导丝顺利通过食管狭窄段进入胃腔是决定能否进一步行食管扩张的关键。食管腔完全阻塞,ERCP 导丝也无法通过时,则不能实行扩张。

扩张时,首先选择直径 15F(5mm)带刻度扩张器,前端润滑,然后左手固定导丝末端,右手持扩张器,循导丝的自然弧度逐渐插入,通过感知的阻力判断是否进入狭窄段和已通过狭窄段。扩张器插入深度应为狭窄段长度加上狭窄上口距门齿的距离,最大插入深度为再增加 5~10cm,以减少患者的不适感觉。狭窄段一次扩张后,保留导丝位置,推出扩张器,宜左手推进导丝,右手推扩张器,两者同步进行,以保持导丝位置相对不动。推出扩张器后可凭导丝上的刻度判断是否未移动。若有助手,可请助手协助控制导丝,两人协调配合。一次扩张后,可更换更粗的扩张器再次扩张,直至 27F 扩张器通过后,同时推出扩张器与导丝,完成第一次扩张,然后插入内镜观察能否通过狭窄段,以及狭窄段的出血与穿孔情况。

后续扩张的程序,有人提倡 10 天内 3 次扩张的疗法:首次扩张,15F—21F—27F;术后第 4 天,第二次扩张,21F—27F—33F,或者 27F—33F—38F;术后第 10 天行第三次扩张,33F—38F—42F。扩张时,需注意遵循扩张器直径从小到大的原则逐步升级,严禁越级扩张;此外,每次扩张治疗不宜超过 3 根扩张器。对于 3~4 度狭窄的患者,扩张到 38F 的扩张器容易通过,则患者大多可以经口进接近正常的饮食,基本达到治疗目的。

内镜下气囊扩张也可以用于治疗食管癌引起的狭窄,不过还有其他适应证:食管炎性狭窄;食管术后吻合口狭窄;先天性食管狭窄;功能性食管狭窄、贲门失弛缓;瘢痕性食管狭窄。禁忌证为食管化学烧灼伤后 2 周内,以及食管病变疑有穿孔者。

气囊扩张分两种方法:

(1) 经内镜技术:常规插入胃镜至狭窄段上方,从内镜活检孔道插入扩张气囊,内镜直视下气囊进入狭窄段,最好使气囊中部位于狭窄段的中部,然后气囊充气,通过外接的压力泵控制压力从而控制气囊的直径,根据患者耐受情况持续 30~60s,然后放气,休息数分钟后再次扩张,直至注气时阻力明显减小为止。

(2) 经导丝技术:插入内镜至狭窄段上方,在内镜监视下将导丝通过狭窄段,然后退出内镜,以 X 线指示,沿导丝将气囊插入狭窄段中部,然后同上法扩张。

气囊扩张并发穿孔者比探条扩张多,尤其是经导丝扩张时,应根据狭窄程度选择合适的气囊,扩张气囊外径通常小于 35mm。

四、内镜下食管支架置入术

置入食管支架是治疗食管狭窄的常用方法,自膨式金属支架是最常用的食管支架,常用于食管中段、下段恶性狭窄,以及部分上段食管狭窄。金属支架分为裸支架和覆膜支架,裸支架置入后,由于肿瘤组织通过丝网向内生长,20%~30%的患者再发吞咽困难。覆膜支架的出现,能有效地避免肿瘤组织向内生长,还能有效封堵瘘口、穿孔。因此,现在多数学者认为覆膜支架具备更长期缓解食管恶性狭窄的疗效,并且可用于治疗食管-气管瘘或食管-纵隔瘘。

然而覆膜支架也有其缺陷,即容易移位。对于贲门或食管胃连接处的恶性狭窄来说,覆膜支架比裸支架更容易发生移位。部分覆膜支架,即支架两端各约 1cm 范围内不覆膜,在一定程度上减少全覆膜支架移位发生的概率。对于将要用于食管胃连接附近的支架而言,防移位的功能要比其他位置加强,并且还需要考虑抗反流功能。于是出现远端为喇叭口,并有抗反流瓣的部分覆膜支架,能较好地满足临床的需求。

食管上段恶性狭窄是治疗的一大难点。上段食管癌占 7%~10%。过去认为上段食管癌很难通过置入支架解除吞咽困难,因为此处置入支架后容易发生穿孔、吸入性肺炎、支架向近端移位以及难以忍受的疼痛、异物感、咳嗽等并发症。但是,最近一项大宗病例的临床研究改变了认识,其中更有 44 例患者在高于食管上括约肌的位置发生恶性狭窄。通过内镜或 X 线透视置入支架,大多数患者吞咽困难症状缓解,其并发症发生率与支架治疗中下段食管恶性狭窄相比,并无显著差异。尽管如此,支架置入治疗高位狭窄及高位食管瘘,仍然需要准确控制支架上缘的位置,并个体化设计及定制支架,同时需要与患者及家属充分沟通,必要时可能需要取出支架、放弃此种治疗。

食管内支架置入,不仅可以治疗食管癌引起的狭窄,也可以治疗食管腔外肿瘤如肺癌、纵隔转移淋巴结等压迫食管导致的狭窄。治疗此种腔外压迫采用何种金属支架,尚无定论。

五、激光动力学治疗

激光动力治疗(PDT)治疗食管癌的基础研究多以人食管癌细胞系 QBC939 为研究对象,研究发现:①PDT 对人食管癌细胞 Eca109 和 Ec9706 具有明确的杀伤作用,其对细胞的抑制率具有显著的剂量效应关系。光敏剂浓度和光照强度间存在交互关系,从临床角度考虑,采用较低的光敏剂浓度经较大的光照强度照射是理想的 PDT 治疗方案。②改变功率时间的组合不会影响光动力对食管癌细胞杀伤作用,采用在光纤承受范围内的大功率短时间的照射方式可达到安全快捷的目的。

PDT 对食管细胞的抑制效应主要是通过激光特异性激发癌细胞产生单线态氧,诱导食管癌细胞线粒体凋亡达到的,在凋亡过程中,出现了细胞色素 c 释放,caspase-9 和 3 的活化。VEGF、COX-2 从基因到蛋白水平低表达,以及 NF-κB 的灭活,可能是促进食管癌细胞早期凋亡的途径。在体实验也表明 PDT 对人食管癌荷瘤裸鼠的肿瘤组织有杀伤作用,肿瘤生长减慢,并可能促进机体免疫功能。腹腔注射和瘤内注射光敏剂两种不同给药途径均有效。PDT 杀伤食管癌移植瘤的深度可达 0.8cm,动物实验表明 PDT 安全。在以上基础研究的支持下,临床近来已有利用 PDT 治疗不可切除食管癌的尝试。初步的经验表明,PDT 能有效缓解食管闭塞,治疗顽固性肿瘤坏死导致出血,延长生存期,改善生活质量。

总之,PDT 不仅可以抑制肿瘤生长,延长生存时间,改善生存质量,同时其并发症发生率较低,患者耐受性较好,对机体损害较小。随着毒性更低、疗效更好的新型光敏剂的开发和新型激活方式的采用,加之与手术治疗、放化疗等治疗方法的联合,PDT 无疑会在不可切除食管癌的综合治疗中发挥更重要的作用。

六、腔内放疗

腔内短距离放射治疗,辅以体外线照射,主要在欧美经济发达国家应用。通过内镜或 X 线透视监测,将 10mm 大小的辐射器通过导丝进入食管,对癌性狭窄部位进行照射,操作简便快捷,可在门诊进行。

腔内放疗常用放射源为铱-192(^{192}Ir),照射剂量从 7.5Gy 到 20Gy 不等,都收到缓解吞咽困难的疗效,而且据文献报道,对食管腺癌和鳞状细胞癌的治疗没有差别。

腔内放疗的并发症很少,主要是瘘的形成、轻度胸骨后疼痛、放射性食管炎。放疗后再发吞咽困难占所有患者的 10%～40%,主要原因是肿瘤持续存在或是放疗引起的狭窄。

第三节　食管-气管瘘及气道狭窄的处理

食管-气管瘘的治疗历来是食管癌非手术治疗中的棘手问题,须根据不同情况实施不同的治疗策略,实行个性化处理。

营养支持手段:包括鼻肠管置入,内镜下胃造瘘,外科手术造瘘,可单独应用,也可配合其他治疗措施使用。

单纯食管支架置入:是临床治疗食管-气管瘘首选及目前看来疗效最好的措施,尤其是个体化定制覆膜支架的使用,使之对高位食管-气管瘘都值得考虑。然而,它不适合首先处理气管受累狭窄的情形,也不适合作为处理的唯一措施。放置支架后,肿瘤可能有加速向外生长的趋势,可能加剧气管狭窄。

单纯气管支架置入:宜在气管狭窄扩张后实施,否则不能有效改善通气、减轻狭窄、扩张管腔,反而加剧气道的狭窄。

食管支架与气管支架双置入:难度较大,不作常规推荐。通常气管支架置入后可改善瘘的症状,可作为姑息治疗或进行后续放化疗。而食管狭窄导致不能进食及营养不良,可通过肠内外营养加以解决。同时放入气管及食管支架,常常由于食管支架向外膨胀压力更大而压迫气管,导致气管支架不能充分扩张,使得气道狭窄不能充分解决而使患者处于危险境地。因此,在气管支架置入后如需进一步置入食管支架,需特别考虑食管支架对气道的影响,通常要根据狭窄程度选择合适孔径,不能一味追求食管的充分畅通。

(倪金良)

参 考 文 献

范志宁,李兆申,厉有名.2011. 消化道支架. 南京:江苏科学技术出版社,41-45.

孙思予.2013. 电子内镜超声诊断及介入技术. 第3版. 北京:人民卫生出版社,135-143.

邹晓平,于成功,吴毓麟.2009. 消化内镜诊疗关键. 南京:江苏科学技术出版社,63-64,67,91-94,103-109.

Chen X,Zhao P,Chen F,et al. 2011. Effect and mechanism of 5-aminolevulinic acid-mediated photodynamic therapy in esophageal cancer. Lasers Med Sci,26:69～78.

Dittler HJ, Pesarini AC, Siewert JR. 1992. Endoscopic classification of esophageal cancer: correlation with the T stage. Gastrointest Endosc, 38:662~668.

Japanese Society for Esophageal Diseases. 1976. Guide lines for the clinical and pathologic studies for carcinoma of the esophagus. Jpn J Surg, 6:79~86.

Li YJ, Zhou JH, Du XX, et al. 2014. Dihydroartemisinin accentuates the anti-tumor effects of photodynamic therapy via inactivation of NF-κB in Eca109 and Ec9706 esophageal cancer cells. Cell Physiol Biochem, 33:1527~1536.

第九章 食管癌的外科治疗

第一节 外科治疗适应证与禁忌证

1. 适应证

（1）病变未侵及重要器官,肿瘤侵犯胸膜、心包或膈肌仍可手术切除;淋巴结无转移或转移不多,不超过3~6枚区域淋巴结转移;身体其他器官无转移者。

（2）放射治疗未控制病情或复发病例,无局部明显外侵或远处转移征象。

（3）少数高龄患者(>80岁)但身体强健无伴随疾病者也可慎重考虑。

（4）无严重心、脑、肝、肺、肾等重要器官功能障碍,无严重伴随疾病,身体状况可耐受开胸手术者。

2. 禁忌证

（1）一般状况和营养状况很差,呈恶病质状态。

（2）病变严重外侵,侵犯邻近结构如主动脉、椎体、气管等,不能手术切除;多野(两野以上)和7枚以上区域淋巴结转移;全身其他器官转移。

（3）心肺脑肝肾重要脏器有严重功能不全者。

第二节 常用手术方式

一、常规开放手术

1. 左后外侧一切口（Sweet手术）　右侧卧位,左胸后外侧切口游离胸腔段食管并清扫胸腔野淋巴结(食管旁、隆突下、肺门、主动脉窗、下肺韧带),切除食管旁淋巴结及其邻近脂肪组织。切开膈肌游离胃并清扫腹腔野淋巴结(贲门上下、胃左、腹腔干、胃小弯)。经第6肋间或第7肋间进胸,行主动脉弓上或弓下吻合。适合于主动脉弓以下(或气管分叉以下)的胸中下段病灶,且不伴有右上纵隔淋巴结转移的患者。切口少、创伤相对较小和围术期并发症相对少是其主要优点,可以为胸中下段食管癌手术提供良好暴露,不易误伤主动脉;主要缺点清扫胸腔上纵隔淋巴结、腹腔部分淋巴结困难,切开膈肌可能对呼吸功能产生一定影响。

2. 左后外侧+左颈两切口　左后外侧一切口行食管胃胸顶吻合仍不能切除干净时,加做左颈切口。适用于病变较早期但发生部位在食管胸上段者,术前检查未发现右上纵隔淋巴结转移;或者胸中下段病变术中探查发现食管上段可疑新发现病灶,需吻合在颈部。

3. 左侧胸腹联合切口　左后外侧切口行食管癌根治手术时,经第7肋间进入胸腔。探查后认为有必要切开腹腔时,延长胸部切口到脐与剑突连线的中点,切断肋弓,从肋弓向食管裂孔方向剪开膈肌,即可显露胸腔和腹腔脏器,以进行较广泛的手术。包括肥胖腹腔脂肪多、严重粘连;需要行脾、胰尾和肝左叶切除手术等。

4. 左后外侧+腹正中两切口　先行腹部正中切口,后改变体位加做左后外侧切口。适合较晚期的贲门癌累及胸下段食管,经腹手术发现食管切缘不净,需选择开腹后再加左后外侧开胸切口行吻合;或者需要用结肠间置代替中下段食管癌。食管下段癌先选择右后外侧+腹正中两切口手术,开腹游离胃时发现病变侵及膈肌脚或可疑侵犯降主动脉,宜改行左后外侧切口以保障手术安全。

5. 右后外侧+腹正中两切口(Ivor-Lewis)　患者先取平卧位,行上腹正中切口游离胃。保留胃网膜右血管弓及胃右血管近端,解离结肠-大网膜及小网膜,结扎切断胃网膜左、胃短及胃左血管,并同时清扫肝总动脉旁、胃左动脉旁、脾动脉旁及腹腔干动脉旁脂肪淋巴组织。腹部手术结束后,患者改左侧卧位,根据食管癌部位经右侧第5或第6肋间切口进胸,结扎切断奇静脉弓,自横膈起至隆嵴水平沿心包后方,脊柱主动脉前方,两侧胸膜间游离食管,分别暴露胸段喉返神经全程,清扫双侧气管食管沟淋巴结。扩充膈肌裂孔,将游离完毕的胃提至胸腔,以机械性切割缝合器切除病灶并制作管状胃,然后行胃-食管胸顶吻合。Ivor-Lewis 手术右侧开胸途径由于没有主动脉弓的遮挡,在直视下更容易解剖和处理气管膜部、隆嵴、奇静脉、左右两侧喉返神经和胸导管。易于解剖左右两侧气管食管沟的淋巴结,对于清扫上纵隔的淋巴结比左侧要容易得多,但无法清扫主动脉窗淋巴结。开腹游离胃时,对胃左动脉区域淋巴结清扫要比左侧开胸时容易、彻底和安全。不切开膈肌,对术后咳嗽和呼吸功能的影响也要比左侧轻。游离食管时不过主动脉弓,对心血管系统的影响要少。Ivor-Lewis 手术的缺点是需要翻身和重新消毒,因此较左后外侧一切口费时费力;食管病变侵及主动脉时,右侧开胸处理更加困难;此外,右胸路径食管癌切除术后胃排空障碍发生率较左胸路径高。其原因可能为右胸路径手术完全破坏了右侧纵隔胸膜的完整性造成胸胃,加上胸腔的负压作用,容易引起胸胃扩张、胃潴留等胃排空障碍,而膈食管裂孔扩大不足和幽门成角畸形也可能是术后胃排空障碍的重要因素。

6. 右后外侧+上腹正中+左(右)颈切口(三切口)　先在左侧卧位下经右胸后外侧切口完成食管游离和胸部淋巴结清扫;变换平卧位后,重新消毒铺巾,经腹部正中切口游离胃、清扫腹部淋巴结;制作管状胃后经食管床或胸骨后径路拉至颈部行食管、胃吻合,颈部淋巴结清扫,完成完全三野淋巴结清扫,如颈部未发现可疑肿大淋巴结也可只行胸腹部完全二野淋巴结清扫。适合于胸上段病变食管癌,虽手术时间长、创伤大、围术期并发症比例高,但清扫淋巴结彻底,提高了根治性。

7. 右前外侧+腹正中切口(改良 Ivor-Lewis)　经典 Ivor-Lewis 术中需由仰卧位变换为左侧卧位并需要重新消毒,费时较长,因此出现了改良 Ivor-Lewis 术式,该术式要求左侧卧位30°,腹部正中切口加右胸前外切口,术中可通过调整手术床位置来满足手术操作要求,不需重新消毒。缺点是显露不及后外侧切口,对肺的牵拉较大;解剖食管时术野显露不良;清扫淋巴结时不彻底,尤其是对隆突下及左、右喉返神经链等重点部位淋巴结清扫,5年生存率不及经典 Ivor-Lewis 手术。曾经亦被国内外学者广泛采用,目前有可能被逐渐摒弃。

8. 右前外侧+上腹正中+右颈切口(改良三切口)　适合于胸上段食管癌,优点和缺点与改良 Ivor-Lewis 相似,目前也逐渐被摒弃。

9. 不开胸经颈腹两切口食管内翻剥脱术或经膈肌裂孔食管剥脱术+食管胃颈部吻合术
适用于心肺功能低下不能耐受开胸的早期食管癌患者,优点在于手术对患者呼吸功能影响较小,恢复快。不符合外科手术需要良好显露和肿瘤外科需要根治性切除的基本原则,常常也会发生一些严重并发症,加之近年来腔镜微创手术的逐步开展,这种术式并不值得推崇。

目前食管癌外科手术治疗形成的共识包括,经典 Ivor-Lewis 手术方式应该成为大多数食管癌外科治疗的首选,其根治性和安全性是最大优点;左后外侧一切口仍然保留重要的地位,尤其是食管下段癌,无右上纵隔淋巴结转移,或者食管癌侵犯膈肌脚及与主动脉关系密切;右后外侧+上腹正中+左(右)颈(三切口)手术方式适用于高位食管癌,可以行完全三野淋巴结清扫;其余手术方式可作为上述三种方式的有益补充。

二、腔镜辅助手术

传统胸外科手术切口长、创伤大、恢复慢、术后生活质量差,而腔镜辅助手术具有微创、恢复快等优点,同时又具有与传统开胸食管癌根治术相同的治疗效果,发展前景良好。腔镜辅助的食管癌根治术,目前方法较多,手术方法尚在规范和探索过程中。

1. 单纯胸腔镜辅助的食管癌根治手术　①主要利用胸腔镜经右侧胸腔来游离胃及清扫纵隔淋巴结,手术方式采取经右胸(胸腔镜)、腹部正中切口、左(右)颈(三切口)食管次全切除、胃代食管、胃食管颈部吻合。胸腔镜组先完成胸腔镜下(经右胸)食管的游离和纵隔区的淋巴结清扫;完成后关胸改平卧位,在开腹下完成胃游离和腹区淋巴结清扫;然后在颈部做切口游离并离断颈段食管,从腹部切口拉出食管和胃,切除肿瘤,制作管状胃并上提至颈部行胃-食管吻合。②胸腔镜体位采用的有左侧卧位和俯卧位两种,采用单肺通气,右肺萎陷后胸腔镜打孔,部位由于术者的习惯而会略有差异。如可在第 7 肋间腋中线做 1cm 长的切口观察孔,注入 CO_2 制作人工气胸,便于肺的萎陷;第 4 肋间腋中线做 0.5cm 长的切口主操作孔置入超声刀,第 9 或 10 肋间肩胛下角线做 1.2cm 长的切口协助操作孔,第 7 肋间肩胛下角线做 0.5cm 长的切口协助操作孔。俯卧位术者位于患者右侧,可选择于右肩胛下角线第 7 肋间置入胸腔镜,右肩胛下角线第 5 肋间和第 9 肋间为主要操作孔,必要时在右腋中线第 3 肋间线再做 0.5cm 切口协助操作。③俯卧位与左侧卧位相比,由于重力作用,肺组织下垂,因而能更好地暴露纵隔间隙,更有利于游离食管及清扫淋巴结;但不方便麻醉医生对呼吸道的管理和术中需要中转开胸不能迅速改变体位等缺点,而术中大出血时不能及时中转开胸有可能是致命性的。

2. 微创 McKeown 术　①胸腔镜组先完成胸腔镜下(经右胸)食管的游离和纵隔区的淋巴结清扫;完成后改平卧位,重新消毒铺巾,腹腔镜完成胃游离和腹区淋巴结清扫,然后在颈部做切口游离并离断颈段食管;腹腔镜组需在剑突下加做 3~5cm 的正中小切口,拉出食管和胃,切除肿瘤,制作管状胃并上提至颈部行胃食管吻合。②腹腔镜采用头高仰卧位,通常采用 4~5 个切口在完全腹腔镜下游离胃,切口目前尚无统一标准,文献描述有一定差异,如可在脐上 2cm 水平左、右旁开 1~2cm 各做一约 5mm 切口,右侧为观察孔放置胸腔镜,左侧为操作孔放置超声刀以游离胃,腹正中线剑突下 2~3cm 做一 5~10 mm 切口置入五抓拉钩阻挡肝脏,在右侧锁骨中线下肋弓下 1~2cm 做一约 5mm 切口放置抓钳,在左髂前上棘与脐连线中线平脐上 3~4cm 处做一长约 5 mm 的切口放置另一抓钳进行组织牵拉。

3. 纵隔镜腹腔镜联合辅助颈腹两切口治疗食管癌 与不开胸经颈腹两切口食管内翻剥脱术或经膈肌裂孔食管剥脱术+食管胃颈部吻合术类似,利用纵隔镜结合腹腔镜来游离食管和胃,然后将胃拉至颈部进行重建。电视纵隔镜辅助颈腹两切口食管癌切除术的适应证选择极为重要,因为其缺点是手术安全性和根治性不够,不利于解剖食管周围结构和清扫纵隔内淋巴,故多选择早期中上段食管癌;术中因不破坏胸膜腔,无需肺萎陷,对心肺功能影响较小,故以往有肺部病变、胸膜粘连、年龄大、肺功能较差、不能耐受开胸手术者均是纵隔镜腹腔镜联合辅助食管癌切除术的适应证。

与常规手术相比,腔镜微创食管手术避免了传统开放手术的大切口、肋骨撑开、胸腹壁完整性破坏等缺点,而且将局部视野放大,可清晰暴露食管及周围组织结构,有助于术者完成准确精细的操作,减少出血及误伤喉返神经、胸导管等正常结构。理论上可以减轻手术创伤,降低手术并发症发生率,有助于加快患者术后的恢复。但是,由于胸腔镜食管癌根治术刚刚兴起,且技术难度较大,因此其安全性仍然存在一定的争议;胸腹腔镜辅助食管癌根治手术,还需腹部 5cm 左右小切口,食管中下段癌也需要将胃拉至颈部吻合,增加了手术创伤和术后并发症的发生,无法将 Ivor-Lewis 手术的优势完全展示。

三、完全腔镜手术

完全腔镜手术不仅通过在全腹腔镜下游离胃和清扫腹腔淋巴结,而且在全腹腔镜条件下制作管状胃和空肠造瘘;然后在全胸腔镜下游离胸段食管管,切除肿瘤,清扫纵隔和食管周围淋巴结,行全胸腔镜下食管胃胸顶吻合。它实际上是微创化的 Ivor-Lewis 手术,手术适应证与 Ivor-Lewis 手术相似,适合于更早期的患者。在完全胸腹腔镜下进行,将微创最大化,不仅避免在腹部开 5cm 左右切口,同时避免了胸腹腔镜辅助下的中下段食管癌根治手术需行胃食管颈部吻合的缺点,但操作复杂,手术方法尚在探讨研究中,尤其是胸腔内吻合方法,尚缺乏明确的规范化方法。目前采用尝试的胸腔内吻合方法有:①OrVil 钉砧系统,患者完成腹腔操作后,换左侧卧位,近右胸顶以切割缝合器离断食管,经口置入 OrVil 钉砧系统,球形钉砧面朝上腭,自食管闭合端戳孔处拉出直至暴露钉砧头。将管状胃拉至胸腔,经主操作孔于胸胃顶部切口置入圆形吻合器机身穿出胃壁,与钉砧对接,旋紧击发完成胃食管胸顶机械吻合,切割闭合器闭合胃壁切口。②镜下荷包缝合技术行胸腹腔镜联合食管癌切除胸内吻合,将开放手术中荷包缝合理念转化为胸腔镜下手工缝合荷包固定钉砧技术,使用常规圆形吻合器,将操作孔扩大后置入完成胸腔内吻合。相对于 OrVil 钉砧系统,更加经济,但操作的难度大,安全性不能保证。

总之,食管癌治疗方法的演变过程中,根治和微创一直是人们所追求的目标,经右胸行食管癌根治手术更合乎肿瘤根治原则,在此基础上,以右胸为基础的胸腔镜食管切除术将成为符合肿瘤学根治与微创原则的食管癌主流手术。

第三节　术前评估

食管癌患者术前检查包括:实验室常规检查和血液检查;影像学检查;内镜检查;心肺

功能检查等。其主要目的是了解患者食管癌的病情和心、肺、肝、脑、肾等器官的功能状态，对患者的食管癌病变进行手术风险、分期及治疗方式选择的评估。

一、术前风险评估

主要是全方位对患者的心、肺、肝、脑、肾等重要器官功能状态、营养状态和出凝血功能状况进行评估。

二、术前分期评估

①食管癌术后 pTMN 分期是根据手术切除标本确定的病理分期，是肿瘤分期的"金标准"。而食管癌治疗前的临床分期（cTNM），是在治疗前通过有创或无创的方法获取的所有临床信息进行的分期，主要是确定病变范围、有无远处脏器转移、淋巴结受累及周围组织局部侵犯，准确的术前分期将有助于选择合理的治疗方案。②主要方法包括食管钡餐检查、食管镜胃镜检查，对食管癌患者做出初步大体形态学描述及准确的病理学诊断；而了解肿瘤的浸润深度、区域淋巴结的转移情况及可能的远处转移，就必须借助于计算机断层（CT）、磁共振（MRI）、食管内镜超声（endoscopic ulwasonography，EUS）和正电子发射断层/X 线计算机断层成像（PET/CT）等非侵入性影像学手段。③食管内镜超声（EUS）是评价食管癌临床分期最重要的检查手段，对 T 和 N 分期的准确性优于 CT 检查；PET/CT 对于 N、M 的分期准确率高，在评价食管癌远处转移、发现早期食管癌和评估放化疗的效果方面优于普通 CT；EUS 和 PET/CT 的联合使用，综合了目前对局部病灶、区域淋巴结、远处转移诊断的解剖成像及分子影像最先进的方法，理论上是对食管癌治疗前临床分期（cTNM）最准确的。但两项检查费用高昂，限制了临床的广泛应用。

三、治疗方式的评估和选择

1. 不可切除和不适合手术的两类食管癌患者　①不可切除食管癌包括第 7 版食管癌 TNM 分期中 T4b、N3 和Ⅳ期患者，即肿瘤侵犯邻近结构如主动脉、椎体、气管等（不能手术切除）或 7 枚及 7 枚以上区域淋巴结转移；不适合手术患者是指因严重心、肺、肝、肾功能不良等而不能耐受手术的患者。②这两类患者治疗方法包括：以放疗和化疗为主的综合治疗、姑息治疗和支持治疗。③对于 T4b 或 N3 患者同期放化疗后可重新检查确定分期，若降低肿瘤 T 及 N 分期后仍可手术治疗。

2. 以手术为主的食管癌综合治疗方法　①对于可切除且适合手术的食管癌患者，外科手术仍然为首选手段，但中晚期患者远期疗效一直未得到明显提高，尤其是 5 年生存率，其主要原因为局部复发和转移。②术前辅助放化疗又称为新辅助放化疗，控制局部及全身微小转移灶，对于中晚期食管癌患者，可显著提高 3~5 年生存率，因此中晚期食管癌患者术前联合放化疗越来越多地被采用。一般建议 2 个疗程，2 周后即行手术治疗较为适宜。相当多的学者认为凡超过 T2 期及有任何淋巴结阳性的食管癌患者给予新辅助化疗都可能受益,而术前放疗适用于Ⅱb期以上的可手术食管癌患者。③但对于新辅助治疗无效的食管癌患者,则会影响手术切除的时机,甚至出现病情进展;还可能由于放化疗后局部解剖的异常而增加手术的难度及围术期并发症;也可能导致放化疗毒性相关性死亡,如肺部、骨髓造血系统的异常。目前还缺乏新辅助放化疗有效性检测方法,有待于分子生物学或相关基因的研究。

3. 具体手术方式的选择 包括手术入路选择、淋巴结清扫方式和是否选择微创食管癌切除术(minimally invasive esophagectomy,MIE)。①根据术前食管钡餐检查、食管镜胃镜检查及胸部增强 CT 检查,可明确病灶的大小、部位及明显异常的淋巴结,从而确定手术入路选择。目前手术入路选择方式已逐步规范化,右胸两切口或三切口手术所占比例逐步增加,而左胸入路手术所占比例已降低。②淋巴结清扫方式也由左胸不完全二野淋巴结清扫逐步过渡到经右胸完全二野淋巴结清扫或选择性三野淋巴结清扫。完全性颈部三野淋巴结清扫的使用仍有争议,由于完全性三野淋巴结清扫创伤大、手术时间长、并发症多,且对较早期和较晚期的食管癌患者并无益处,因此,只适用于那些伴有淋巴结转移,但仍局限于颈胸腹三野内且转移数目不多(<4 枚)的食管癌患者。术前颈部超声或 EUS 检查,若发现颈部可疑转移淋巴结,应选择右后外侧开胸+腹正中+下颈 U 形切口,行完全性三野淋巴结清扫。右胸切口完全性二野淋巴结清扫术中冰冻病理结果或术后病理显示右胸顶喉返神经旁淋巴结转移,可以在术中加做或 3 周后择期加做颈部淋巴结清扫。③腔镜下食管切除术统称为微创食管癌切除术,包括仅采用胸腔镜或腹腔镜的混合手术及同时应用胸腹腔镜的全腔镜手术,对于可切除的各期食管癌胸腔镜手术多数情况下可替代传统开胸手术。一般情况下,食管癌胸腔镜手术的适应证包括食管钡餐造影显示肿瘤长度<5.0cm 及无软组织阴影者;CT+颈部超声或食管内镜超声(EUS)提示食管肿瘤未侵犯食管壁全层或无明显外侵、无明显肿大转移淋巴结的早中期食管癌;估计不能耐受开胸手术的早中期食管癌;无严重胸腹腔疾病或心肺脏疾病或既往开胸腹手术史。除此外,还要考虑外科医生学习和适应的过程,防止由于经验不足和手术技巧不熟练对手术效果的影响。

第四节 术中重要操作

食管癌手术主要目的是病灶的切除和消化道的重建,因此游离胃和食管、切除病灶及食管胃吻合为其主要操作,除此外,另外一些操作对手术的成功及患者的顺利恢复也起重要作用。

一、食管癌淋巴结的术中清扫

对于食管癌的外科治疗,其手术切除的彻底程度和淋巴结清扫的质量是影响患者术后生存的关键因素,因此规范化的淋巴结清扫具有重要的意义。

1. 淋巴结清扫的入路和适用范围 对食管癌行系统性的纵隔淋巴结清扫,必须经右胸切口,只有通过右胸切口才能充分显露自胸顶至膈肌裂孔的食管全长,清扫胸段食管左右两侧所有淋巴结,近年来胸腔镜下食管癌切除等微创手术也是基于右胸途径。除少数下段且无右上纵隔淋巴结可疑的食管癌,大部分胸段食管癌应该完成通过右胸-上腹二切口的胸腹完全两野淋巴结清扫,而完全颈胸腹三野淋巴结清扫由于手术范围大、并发症多而始终存在争议,需要根据术前颈部淋巴结的检查状况及术中右喉返神经旁淋巴结的探查结果决定是否行完全或选择性的三野淋巴结清扫术。

2. 淋巴结清扫的数量 原则上要求清扫尽可能多的区域淋巴结,但必须控制手术并发症。因此,新版 TNM 分期标准除了要求至少清扫 12 枚淋巴结外,同时指出:应当尽可能彻底地清扫食管的区域淋巴结,但必须兼顾控制由此而来的手术并发症。统计淋巴结数目必须注意方法,破碎的淋巴结应单独装袋并标注,以免重复计数;而融合肿大的淋巴结只能按一枚计数。

3. 喉返神经旁淋巴结的清扫 双侧喉返神经旁淋巴结的清扫,尤其是右侧喉返神经旁淋巴结的清扫,在胸段食管癌淋巴结清扫中处于非常重要的位置,是淋巴结清扫的重点。右侧喉返神经旁淋巴结最初被称为右侧最上纵隔淋巴结,位于上纵隔胸膜顶下方,毗邻右侧喉返神经起始部。右侧喉返神经旁淋巴结收集食管黏膜下的淋巴引流及隆突下的淋巴引流,淋巴液直接或通过右淋巴导管或其他淋巴管引流至右颈静脉三角,同时又与颈部淋巴结有大量的交通。喉返神经旁淋巴结可以认为是颈部淋巴结的前哨淋巴结,此处转移预示着可能有颈部及远处转移,对于是否行三野淋巴结清扫起指导作用。肿瘤分级、淋巴结转移数、脉管瘤栓、胸部淋巴结转移数、腹部淋巴结转移数、隆嵴下淋巴结转移及食管周围淋巴结转移均是影响右侧喉返神经旁淋巴结转移的独立因素。但此组淋巴结清扫有导致声带麻痹的可能,尤其是双侧喉返神经旁淋巴结清扫,双侧损伤需终身气管切开,风险较大。因此,右侧喉返神经旁淋巴结清扫是十分必要的,而双侧喉返旁淋巴结的清扫要更为慎重,除非有明显左喉返神经旁淋巴结转移。左右喉返神经旁淋巴结清扫时则无须骨骼化,但暴露神经后需给予保护,操作时宜使用尖端较细的无损伤神经镊提夹组织,并避免使用电刀、超声刀等。

二、术中管状胃制作

术中管状胸腔胃的制作已成为食管癌根治手术中的常规步骤,尤其是经右胸切口的食管癌根治术,可有效地改善胃食管反流、胸胃综合征及吻合口瘘的发生,使患者术后总体生活质量更佳。方法为游离胃大小弯及贲门,保护网膜右血管,保留胃网膜右及胃右血管,清扫胃小弯侧淋巴;在胃底最高处附近,距胃大弯边缘 4~5cm 处,至幽门 1/3 近侧(保留胃右动脉最后两个分支),用直线切割缝合器沿大弯弧度平行切除贲门、胃小弯、胃右血管及其周围淋巴结脂肪组织将胃塑形成内径约 4cm 的管形,将胃小弯及胃断端行浆肌层缩胃包埋,与食管行端侧吻合。管状胃制作的缺点是增加了手术时间和费用,创面大、渗血多,出现胸-胃瘘的概率增加。

三、术中胸导管结扎预防乳糜胸

食管癌手术尤其是经右胸径路的食管癌手术或左胸径路的主动脉弓上吻合,吻合位置较高,游离食管时由于胸导管上、下段与纵隔胸膜相贴,尤其在主动脉弓平面下,胸导管在食管后方,位于奇静脉和主动脉的中间,其损伤可能性也随之增高。胸导管是全身最大的淋巴管,长 30~40cm,直径约 3mm,通过 6 条淋巴干和其他散在的淋巴管收集全身 3/4 的淋巴。胸导管损伤伴纵隔胸膜破损时可引起左侧或右侧乳糜胸,因此在术中结扎胸导管可一定程度上预防乳糜胸的发生。方法是在充分游离胃及食管后,显露后纵隔,在下肺静脉水平(第 8 胸椎)至膈上 5cm 左右,胸主动脉右侧缘剪开纵隔胸膜约 1cm;紧贴胸椎,将主动脉与奇静脉之间的组织成束分离;用 10 号线(或双粗线)将包括胸导管在内的束状组织一并结扎,力度勿过紧或过松,可双重结扎。胸导管的结扎同时会引发肝淋巴回流受阻出现淤滞,导致肝组织间隙内的游离脂肪酸增多,可影响食管癌患者术后肝功能,对患者免疫功能和营养状况也有不利影响,是否影响患者远期预后、生存质量及肿瘤进展等,目前尚无明确结论。因此,胸部手术中出现胸导管损伤,乳糜液漏出,或高度怀疑胸导管损伤(肿瘤外侵明显或清扫淋巴结范围较大),可低位结扎胸导管;若无明显胸导管损伤迹象,是否可术中常规结扎胸导管预防术后乳糜胸,有待进一步探讨。

四、放置胃管、空肠营养管、胸腔引流管和纵隔引流管

放置胃管和胸腔引流管的方法无特殊变化。由于右胸切口和微创手术逐渐占据主流,空肠造瘘管目前被较多地使用,相比经鼻放置的营养管,两者都是安全和有效的,但空肠造瘘在术中置管时间(3~6 个月)、术后预防鼻咽炎和肺炎等并发症方面更具优势,也更易为患者所接受。方法为开腹或腹腔镜下经皮穿刺置造瘘管于 Treitz 韧带远端 20cm 以外。食管手术结束时,不但放置常规的胸腔引流管,还另外放置一根纵隔引流管。纵隔引流管通常沿游离的食管床放置到吻合口附近,末端距食管胃吻合口下方 1~2cm,从普通胸腔引流管后方同一肋间引出,引流管为 F14~16 多孔负压引流管,呈圆形或椭圆形,接负压吸引球,患者术后恢复进食后无异常时予以拔除。纵隔引流管的目的在于发生吻合口瘘时可以起到充分引流的作用,虽然不能对吻合口瘘的发生起预防作用,但在治疗吻合口瘘引发的胸腔感染、呼吸困难及休克等全身中毒症状上起到关键作用;同时便于携带,可早期拔出胸腔闭式引流管,让患者下床活动,有利于术后康复。

第五节 术后处理

一、术后一般处理

手术后禁食,保证胃管、胸腔引流管和纵隔引流管的通畅,观察引流液的色泽、量及性质,及时处理可能的并发症。鼓励患者翻身、拍背、咳嗽及活动,如果纵隔引流管通畅且引流效果好,则早期拔除胸腔引流管,便于患者下床活动。手术后 1 周左右患者体温、血常规正常,胸片等检查无异常,关闭胃管嘱患者喝水,次日无异常(如发热、胸痛),则拔除胃管及纵隔引流管,进半流食 2~3 日并逐渐停肠内营养。如患者为糖尿病患者,手术中食管胃吻合困难,术后有低氧血症、低蛋白血症等异常情况,应先行上消化道造影(口服泛影葡胺),

观察有无吻合口异常。

二、术后营养支持

食管癌手术后营养支持的使用原则包括肠外营养(parenteral nutrition,PN)与肠内营养(enteral,EN),两者之间应优先选用 EN;营养支持时间较长应设法应用 EN;EN 不足时可用 PN 加强;营养需要量较高或期望短期内改善营养状况时可用 PN;胃肠完全不能利用的情况下用 PN(如严重腹泻);周围静脉营养与中心静脉营养两者之间应优先选择周围静脉营养;实际应用中,两者是根据临床需要互为补充的。

具体方法为术中经鼻或空肠造瘘将十二指肠营养管置于 Treitz 韧带远端 20~30cm 以外。术后第 1 天给予常规周围静脉输液,并经鼻肠管滴入生理盐水。术后第 2 天半量自营养管恒速灌注肠内营养乳剂,如无不适反应,在 2~3 天内逐渐增加到每日 1500~2000ml,同时减少静脉营养用量。也有研究认为在早期(24h 内)即给予患者肠内营养,更有利于患者术后康复,主张在术后 24h 内给予蛋白剂型的肠内营养。免疫营养作为食管癌营养支持治疗的内容之一,术后早期应用谷氨酰胺(GLN)营养支持方法,即在静脉营养中增加谷氨酰胺成分。谷氨酰胺是小肠和结肠细胞更加重要的能源,还增强淋巴细胞功能,阻止肠道细菌经肠黏膜侵入;谷氨酰胺是免疫细胞增殖的重要能量来源,免疫细胞对谷氨酰胺的利用大于葡萄糖。食管癌术后 GLN 水平下降非常显著,即使给予了足够的营养,处于高分解和高代谢状态的患者,仍常合并严重的谷氨酰胺缺乏。食管癌患者手术后早期应用谷氨酰胺营养支持方法对术后并发症的防治及患者的预后有良好的作用。

三、术后辅助放化疗

一般是 Ⅱ 期以上有高危复发因素的食管癌患者,治疗时机宜在术后 3 周左右。放疗适用于根治性切除并有局部淋巴结转移或局部外侵的食管癌患者;化疗适用于食管腺癌及有脉管内瘤栓和淋巴结转移的食管鳞状细胞癌患者。

第六节 术后主要并发症

食管癌根治手术包括食管切除及消化道重建,手术时间一般较长,操作多,且手术涉及胸腔、腹腔及颈部等多个部位和器官,加之患者通常年龄较大,术前营养状况、免疫功能较差,且常合并有一些内科慢性疾病,而手术对患者的心、肺和消化系统功能影响严重,术后并发症较多。近几年来随着右胸两切口、三切口和微创食管癌手术的开展,手术的形式有了很大变化,术后并发症的种类虽然并未有新的增加,但比例却有了较大的变化。

一、术 后 出 血

1. 发生的主要原因 早期出血是由于术中处理血管不妥,且未发现而术后出血。最常见的出血部位是发自胸主动脉的食管固有动脉或支气管动脉;吻合口或应激性溃疡出血,管状胃制作由于切割面长,断面出血的风险也大为增加。手术 2 周以后发生的上消化道大出血主要为吻合口大动脉瘘。

2. 术后早期出血的主要表现 胸腹腔引流管或胃管出引流出较多量血性液体甚至血块;未留置腹腔引流管的腹腔出血,可出现腹部膨隆。患者出现失血性休克前期症状,严重时出现失血性休克。血常规检查发现血红蛋白呈持续性下降趋势;胸腔大量出血患者床边胸片发现胸部阴影并逐渐增大;胸腹腔穿刺某些患者可抽出不凝固血液。

3. 处理 包括使用止血药物、冰盐水+去甲肾上腺素冲洗胃;急诊胃镜下止血;必要时紧急开胸或开腹止血。开胸止血的指征有:术后胸腹腔引流管或胃管引流超过 200ml/h,持续 3~5h 或以上,或术后早期短时间内引流量达 800~1000ml 或以上;患者出现失血性休克,经积极补液、输血、止血等措施治疗后仍不能好转。主动脉-食管瘘可引起致命性的上消化道大出血,死亡率接近 100%,可能的抢救方法包括主动脉瘘口缝合或修补,人工血管置换,食管外置和胃造瘘。

二、吻 合 口 瘘

吻合口瘘是食管癌手术后最严重的并发症之一,包括胸内吻合口瘘和颈部吻合口瘘,胸内吻合口瘘是食管癌术后死亡的最主要原因之一。目前微创胸腹腔镜下游离胃和食管技术已经较为成熟,但微创胸腔内食管胃吻合技术尚待发展,因此颈部吻合数量有所增加,相应的颈部吻合口瘘的发生增加。与胸内吻合口瘘相比,颈部吻合口瘘发生率高,但死亡率明显低于前者。

1. 发生的主要原因 吻合口血运受损;吻合口张力过大;吻合操作失误;吻合口局部条件差;全身条件差,如低蛋白血症、贫血、糖尿病等;术后其他并发症,如脓胸、呼吸系统并发症、上消化道排空障碍等。

2. 临床表现 多发生在术后 3~7 天,颈部吻合口瘘表现为颈部切口皮肤红肿、压痛、皮下气肿,并有腐臭脓液流出,切开后可见脓液、食物残渣、口涎、胆汁等,患者伴有或不伴有发热。胸内吻合口瘘发生后,患者多有明显的中毒症状,高热、剧烈胸痛、呼吸困难、术侧液气胸、中毒性休克等,甚至死亡。

3. 辅助检查 ①胸部 X 线片可表现为包裹性积液或液气胸,特点是液气胸,基本可以诊断胸腔吻合口瘘,但对于吻合口后壁小的、比较局限或漏入纵隔的病例,可无明显表现。②上消化道造影检查,需在立位和卧位多方细致观察,可见造影剂从瘘口溢出,特别对于小的瘘口有时需反复多次细致观察。造影剂选用碘油或泛影葡胺,以免钡剂呛入气管后沉积于细小支气管深部而难以经咳嗽排出,尤其是目前右胸切口喉返神经损伤及颈部吻合患者,容易误咽入气管。③胃镜检查非常规检查,对于高度怀疑吻合口瘘,经无创检查未能明确者,则可考虑行胃镜检查。可以观察到瘘口位置、大小,鉴别是吻合口瘘还是胸胃坏死穿孔,还可经胃镜放置鼻饲管行肠内营养。④如发现有胸腔包裹性积液或液气胸,应及早行胸腔穿刺或放置胸管引流,必要时在 B 超或 CT 引导下进行,若能抽出脓液,特别是口服亚甲蓝后抽出蓝色胸液即可确诊为吻合口瘘。

4. 治疗原则　①颈部吻合口瘘处理较简单,经积极引流、禁食、营养支持,很快能愈合。②胸部吻合口瘘的处理原则包括早期诊断、早期治疗,根据具体情况选择手术或保守治疗。绝大部分胸部吻合口瘘患者采取保守治疗,方法有禁食;CT 或超声定位下胸腔穿刺置管引流,并应用抗生素和消毒液冲洗;胃镜或介入治疗留置胃管和空肠营养管,持续胃肠减压和营养支持;预防并治疗心肺并发症。胸部吻合口瘘只有极少数患者需要手术治疗,包括单纯开胸清创放置多根胸腔引流管引流;瘘口较大且水肿、坏死、感染严重,行食管拖出外置,二期行结肠代食管,重建消化道;早期吻合口瘘,患者全身状况较好,胸腔感染不重,可积极行二次开胸瘘口修补或行吻合口切除重新吻合。

三、肺部并发症

肺部并发症是食管癌术后最常见的并发症,也是除吻合口瘘外,导致食管癌术后患者死亡的另一个主要原因,包括肺炎、肺不张及呼吸功能衰竭。目前由于胸腔镜微创技术、管状胃、右胸切口不损伤膈肌等特点及麻醉水平的提高,该项并发症有下降的趋势。

1. 主要原因　食管癌患者一般年龄较大、肺功能较差,且多常年吸烟;手术中游离食管和清扫纵隔淋巴结时,常使支气管及肺组织受到不同程度的手术创伤;术中长时间的术侧肺压迫,均可使术侧肺发生广泛的微小肺不张及支气管分泌物增多;同时切开膈肌时膈神经的分支会受到不同程度的损伤而造成膈肌部分麻痹,使患者术后的有效咳嗽功能减弱;术后惧怕疼痛而咳嗽无力及术后胸腔胃的扩张,均增加了肺部并发症的发生可能。

2. 临床表现　患者主要为气促或呼吸困难、咳脓痰、心率加快、发热、烦躁不安,严重时出现发绀、昏迷。肺部并发症如果处理不及时,患者可在术后数日内因呼吸循环衰竭而死亡。

3. 治疗和预防　术前进行深呼吸、咳痰训练,雾化吸入。术后应密切观察患者生命体征变化,鼓励患者咳嗽排痰。加强超声雾化吸入是预防肺部感染及肺不张的重要措施,并适当应用止痛药物及广谱抗生素控制感染。当出现症状时,应及早复查 X 线胸片、行血气分析等,尤其是氧饱和度持续<90%,呼吸频率>40 次/分,必要时给予转入 ICU 加强监护和呼吸机支持治疗。

四、吻合口狭窄

术后吻合口狭窄也是食管癌术后较为常见的并发症,有资料显示目前其发生率有上升的趋势,尤其是近年来吻合器的广泛使用。

1. 发生原因　包括糖尿病病史、吻合方式(是否使用吻合器)、吻合部位(颈部)、吻合口漏与否、术后化疗及术后放化疗,另有研究认为术后进流质时间过长导致吻合口未得到相应的扩张而挛缩也是发生狭窄的重要原因。

2. 临床表现　术后 2~3 个月出现进食不畅,并逐渐加重,出现呕吐、消瘦、贫血等症状,严重时完全不能进食。

3. 辅助检查　包括上消化道造影和电子胃镜可明确诊断,胃镜检查还可区别是良性狭窄还是肿瘤复发引起的狭窄。

4. 治疗 包括内镜下扩张、支架置入、微波、激光治疗,重度吻合口狭窄保守治疗无效的可再次手术治疗,但很少采用。

五、乳 糜 胸

参见食管癌急症章节。

六、喉返神经损伤

双侧喉返神经走行于气管食管沟内,食管癌在其周围淋巴结的转移率较高,近年来随右胸切口注重喉返神经旁淋巴结的清扫及颈部吻合增加,喉返神经损伤的并发症也明显增加。一侧喉返神经损伤患者出现声音嘶哑、进流质时易呛咳,而声门关闭不全难以进行有效咳嗽、咳痰,易出现肺部并发症。若为双侧喉返神经损伤,则可为致命的并发症,易窒息需终身气管切开。间接喉镜或纤维喉镜检查可见损伤侧声带固定。一侧喉返神经损伤无特殊治疗,神经未切断而是由于电刀引起的热损伤或周围组织水肿压迫,声音嘶哑症状多在 3~4 个月恢复;若神经切断,由于健侧声带的代偿作用,半年后症状有所改善。

七、胃排空障碍

1. 分类 食管癌术后胃排空障碍分为功能性和机械性两类,前者指发生于手术后,无明显器质性病变基础,因原发性胃动力不足导致的以排空障碍为特征的一系列胃肠道功能紊乱综合征,称为功能性胃排空障碍综合征,又称术后胃瘫综合征;后者是指由于器质性的原因造成完全性或不完全性胃排空障碍。临床上以功能性胃排空障碍为多见,并且由于近年来管状胃的制作和颈部吻合的增加,其发生有上升的趋势。

2. 发生原因 ①功能性胃排空障碍发生原因:手术切断双侧迷走神经,术后胃张力和正常生理功能也随之改变;胃大弯上部胃蠕动正常起搏点被切除,胃窦部的异常蠕动起搏点引起胃动过速,扰乱正常胃蠕动;手术时胃上提机械性牵拉,幽门附近游离不充分、吻合口位置高导致机械性牵拉程度增加,胃窦部和幽门呈扁平牵拉状态,结果幽门开启困难并可能处于痉挛状态;胃壁组织挫伤严重,蠕动无力;术后早期胃减压不充分,造成胃过度扩张,减弱了胃的收缩力,又增大了对幽门的牵拉作用;胸腔胃从腹腔正压环境变为胸腔负压环境发生胃扩张;高龄、营养不良、低蛋白血症、贫血糖尿病等。②机械性胃排空障碍发生原因:机械性胃排空障碍的原因主要与手术操作有关。根据近年来的文献报道,造成术后机械性胃排空障碍的原因有胃扭转、幽门受牵拉变扁成角、幽门受纤维粘连带压迫、胃窦部被大网膜缠绕、膈食管裂孔过紧等。

3. 临床表现 食管癌术后拔除胃管进食后,出现胸闷、气短、上腹部饱胀不适、呃逆、嗳气,继而出现恶心、呕吐,呕吐物为酸臭胃内容物;胃肠减压后症状消失,夹闭胃管后症状重新出现;X 线检查见胸胃扩张明显,胃内有较大液平面,造影可见造影剂停留在胃内。

4. 功能性和机械性胃排空障碍鉴别诊断 机械性发病早,症状较重,胃液引流多,少见胆汁;造影见梗阻部位不在幽门,胃蠕动波正常或增强。功能性发病时间不定,症状多数较轻,胃液引流少,可见胆汁;造影见梗阻处造影剂形状比较圆钝,看不到胃蠕动波或只有少量造影剂通过。

5. 治疗 机械性排空障碍需手术治疗,功能性胃排空障碍保守治疗即能治愈,一般2～4周均能恢复,也有持续长达数月者。保守治疗主要方法有禁食、持续有效胃肠减压;置入空肠营养管给予营养支持;应用制酸剂、生长抑素等减少消化液分泌;应用促胃肠动力药物;静脉给予红霉素有增强胃收缩的作用;胃镜检查,刺激胃壁及幽门扩张,有些患者可治愈。

八、膈　疝

膈疝主要见于左胸切口,右胸切口包括 Ivor-Lewis 手术膈疝发生率极低,可能与其保持了右侧膈肌的完整性有关。通常在术后早期,也可在术后一年或更长时间以后发生。主要原因包括左侧膈肌打开后修补手术操作不当,术后继发于剧烈咳嗽、呕吐或便秘后胸、腹压的异常,膈肌切口感染致愈合不良等。疝内容物多为小肠,但亦可能为结肠、脾脏等。临床表现为突然出现的胸腹部症状,如胸闷、呼吸困难、胸腹痛,有时伴有肠梗阻症状。辅助检查 X 胸片、胸部 CT 可早期明确诊断。治疗由于膈疝发生后很少自然回复,因积极手术治疗,且以原切口入路为佳。

九、心血管系统并发症

多发生于老年患者,是老年患者食管癌术后最常见的并发症。术前多有高血压、冠心病等血管系统基础疾病,由于手术、麻醉等因素,加上术后早期血容量不足、疼痛、呼吸功能降低导致低氧血症,继发心血管系统并发症。心律失常最为常见,包括窦性心动过速(缓)、阵发性室上性心动过速、房颤、室性期前收缩,其次为心力衰竭。治疗上应积极去除诱因,纠正缺氧,预防肺部并发症,以减少心血管并发症的发生,并选用有效药物,如维拉帕米、毛花苷 C、普罗帕酮等,纠正心律失常。

十、胸胃坏死穿孔

1. 发生的原因 胃壁血供障碍,包括误扎网膜右血管;高位吻合因胃的松解不够加上胃的重力作用,胃网膜血管弓受到牵拉;胸胃扭转至绞窄;术中、术后低血压或低氧血症,血管的痉挛及血栓形成。胃壁损伤,包括术中对胃壁过度牵拉、捻挫、挤捏或钳夹造成胃壁组织局部严重挫伤及血肿形成;胃壁黏膜应激性溃疡穿孔;术中胸胃悬吊固定或包埋后胃壁牵扯撕裂;管状胃的广泛使用。

2. 临床表现 与吻合口瘘的表现相似,常常不易区别,但由于胸胃坏死穿孔多较大,胃内容物溢入胸腔较多,胸内感染严重而不易局限,故症状出现得早且重。

3. 诊断　通过上消化道造影可明确，大部分是在第二次剖胸探查时发现。

4. 治疗　胸胃发生坏死穿孔，病情凶险，死亡率高，但若及时处理，预后较胸内吻合口瘘要好。因此治疗上主张及时诊断和尽早手术，是降低死亡率的关键。术中对残胃充分松解，坏死范围小者，可剪除坏死边缘单纯缝合修补，并以带蒂组织瓣缝盖；范围大者，切除坏死组织后行更高位的吻合以恢复消化道连续性。也有主张穿孔直径小于0.5cm者，可采用保守治疗。

十一、食管(胸胃)气管或支气管瘘

食管(胸胃)气管或支气管瘘是少见但预后极差的并发症。

1. 主要的发生原因　有食管癌术后放化疗；术中电刀或超声刀的使用导致气管膜部或胃壁损伤穿孔；管状胃的切缘处理不善等。

2. 临床表现　早期症状为吻合口瘘或胸胃穿孔导致吻合口或胸胃与气管或支气管相通，出现呛咳、发热、肺部感染、呼吸困难等。手术2周后(晚期)出现食管(胸胃)气管或支气管瘘者，主要表现为长期咳嗽，进食后加重，大量黄色浓痰或痰内带有食物残渣、反复肺部感染，以下叶为主。

3. 诊断　上消化道造影可明确诊断；胃镜或纤维支气管镜可以直接观察到瘘口，并能了解瘘口的大小及位置，具有重要的意义；胸部CT检查可观察到肺部炎症状况。

4. 治疗　①食管(胸胃)气管瘘患者早期多难以耐受手术，且瘘口周围严重感染，修补成功率不高，多采用保守治疗。早期(2周内)禁食、持续有效的胃肠减压、肠内外营养支持、有效的抗感染及抑制胃酸分泌。如果胸腔、肺感染严重，可考虑先行食管颈部外置，待以后再行Ⅱ期消化道重建。②2周后可考虑先行内镜及介入治疗，食管或气道内覆膜支架置入治疗。但食管支架在管状胃内完全封闭瘘口有困难，仅适于瘘口距吻合口较近的患者，气管支架可改善生活质量但很难使瘘口愈合。③手术治疗适用于保守治疗和内镜介入治疗无效且患者本身能耐受手术者，方法是修补气管支气管瘘口、关闭食管/胸腔胃瘘口或再行食管重建吻合手术。手术是最有效彻底解决问题的方案，但要严格掌握指征，根据瘘口组织愈合情况及胸内粘连程度相应采取手术方式。

(刘　翔)

参 考 文 献

曹伯雄,任光国,肖波,等.2013.食管癌切除术后吻合口狭窄的原因.中华胸心血管外科杂志,29(3):138~139.

柴惠平,葛威,车云,等.2013.全腔镜下食管癌根治术(OrVil式)关键技术改进——附40例报告.中华胸心血管外科,29(6):326~329.

陈保富,孔敏,朱成楚,等.2012.胸腹腔镜联合下食管癌手术对患者术后早期肺功能的影响.中华外科杂志,50(7):633~636.

陈保富,朱成楚,王春国,等.2010.胸腔镜腹腔镜联合手术与开放手术治疗食管癌的同期临床对照研究.中华外科杂志,48(16):1206~1209.

陈克能,马少华,梁震,等.2010.经膈肌裂孔食管切除术治疗食管癌及食管胃交界癌的远期疗效.中华胃肠外科杂志,13(9):649~651.

陈龙奇.2010.食管癌国际TNM分期第7版解读与评价.中华肿瘤杂志,32(3):237~240.

陈龙奇.2011.食管癌的规范化淋巴结清扫.中华胃肠外科杂志,14(9):678~680.

陈跃军,邹求益,朱广,等.2013.胸段食管癌淋巴结转移特点的临床研究.中华胃肠外科杂志,16(9):835~837.

董波,宋自芳.2010.谷氨酰胺对食管癌术后的营养支持作用.中华实验外科杂志,27(6):844.

方文涛,冯键,茅腾,等.2011.新版食管癌TNM分期对外科治疗的指导意义.中华肿瘤杂志,33(9):687~691.

方文涛,茅腾,谷志涛,等.2013.微创食管癌根治术——优势与风险.中华胸心血管外科杂志,29(7):392~393.

冯华青,戴亮,马少华,等.2012.食管癌术后早期肠内营养对肠功能恢复的影响.中华胃肠外科杂志,15(9):957~959.

冯键,茅腾,陈文虎,等.2011.转移淋巴结的数量和范围对食管癌预后的影响.中华胃肠外科杂志,14(9):715~718.

冯喆,王兵.2013.胸导管结扎对食管癌患者术后肝功能的影响.中华胸心血管外科杂志,29(11):683~684.

傅剑华,胡祎,黄伟钊,等.2006.预防性胸导管结扎术在食管癌根治术中应用的评价.癌症,25(6):728~730.

傅剑华,谢绚.2011.食管癌切除路径及淋巴结清扫范围的争议与共鸣.中华胃肠外科杂志,14(9):667~670.

傅剑华.以分期为基础的食管癌微创治疗.2012.中华微创外科杂志,15(9):881~885.

龚太乾,蒋耀光,王如文,等.2005.食管癌术后早期并发症及死亡原因分析.中国胸心血管外科临床杂志,12(3):173~176.

顾恺时.2003.顾恺时胸心外科手术学.上海:上海科学技术出版社.

郭海周,王建军,周福有,等.2011.管状胃对食管癌切除术后并发症的改善作用.中华胃肠外科杂志,14(1):65~66.

郭旭峰,方文涛.2013.新分期指导下进展期食管癌术前诱导化疗再思考.中华外科杂志,51(1):14~17.

郝捷.2012.规范化诊治是推动我国食管癌临床和研究发展的必由之路.中华肿瘤杂志,34(4):241~244.

侯朋远,吴庆琛.2010.食管癌切除术后管状胃与全胃代食管的病人生活质量比较.中华胸心血管外科杂志,26(4):260~261.

侯前梅,田东,付茂勇,等.2014.喉返神经在食管癌手术中的应用解剖学研究.中华胸心血管外科杂志,30(1):7~10.

侯予龙,郭伟,杨志健,等.2013.侧俯卧位下胸腔镜食管切除术治疗食管癌的临床应用.中华全科医师杂志,12(10):837~838.

侯予龙,赵建强,郭伟,等.2012.俯卧位和左侧卧位胸腔镜食管切除术治疗食管癌疗效比较.中华胃肠外科杂志,15(9):950~953.

胡荣贵,傅剑华,罗孔嘉,等.2013.术前放化疗对食管癌患者肺功能和术后肺部并发症的影响.中华胃肠外科杂志,16(9):827~830.

雷程,王海江,尹东,等.2009.689例食管癌切除术后并发症情况分析.中国肿瘤临床,36(18):1040~1043.

雷程,习怀斌,夏鹏,等.2008.食管癌术后主要并发症及其预防.现代肿瘤医学,16(4):572~574.

李斌,相加庆,张亚伟,等.2011.食管癌淋巴结转移特点及其危险因素.中华胃肠外科杂志,14(9):711~714.

李成林,王雅棣,韩春,等.2012.食管癌纵隔喉返神经旁淋巴结转移对颈部淋巴结转移的影响.中华放射肿瘤学杂志,21(4):340~342.

李京沛,谭黎杰,王群,等.2013.三切口食管癌根治术:胸腔镜与开放手术的回顾性研究.中华胸心血管外科杂志,29(6):339~341.

李林峻,吴庆琛,张诚,等.2013.食患癌切除不同消化道重建方式术后生命质量对比分析.中华医学杂志,93(35):2790~2793.

李永锋,胡祎,林鹏,等.2010.胸段食管癌选择性隆突下淋巴结清扫术的探讨.中华医学杂志,90(37):2636~2639.

连长红,赵强,宋应明,等.2013.胸腹腔镜联合与传统食管癌根治术疗效比较.中华胸心血管外科杂志,29(2):82~83.

林济红,康明强,陈椿,等.2013.OrVil吻合技术在全腔镜食管癌根治术中的应用.中华胸心血管外科杂志,29(6):330~333.

林江波,康明强,林若柏,等.2012.胸腹腔镜联合食管癌切除二野淋巴结清扫150例报告.中华胃肠外科杂志,15(9):930~933.

刘宝兴,李印,秦建军,等.2012.胸腹腔镜联合与常规三切口食管次全切除术治疗食管癌的比较研究.中华胃肠外科杂志,15(9):938~942.

刘宝兴,李印,秦建军,等.2013.微创McKeown术与左胸径路食管切除术治疗胸中下段食管癌的比较.中华胸心血管外科杂志,29(6):342~345.

刘晓,王贵齐,贺舜,等.2014.探讨非手术食管癌临床分期有效性与预测预后价值.中华放射肿瘤学杂志,23(1):17~22.

刘晓于,舒飞,肖泽芬,等.2014.食管腔内超声参与的非手术食管癌临床分期与预后的相关性研究.中华放射肿瘤学杂志,23(2):78~83.

柳硕岩,王枫,郑庆丰,等.2012.腔镜食管癌根治术在食管癌治疗中的临床应用.中华胃肠外科杂志,15(9):947~949.

吕进,曹秀峰,朱斌,等.2011.新辅助放化疗对食管癌手术和预后的影响.中华临床医师杂志,5(1):159~163.

律方,薛奇,邵康,等.2012. 国际抗癌联盟-美国癌症联合委员会食管癌分期第 7 版临床应用的初步体会. 中华肿瘤杂志,34(6):461~464.

马龙飞,相加庆,李鹤成,等.2012.Ivor-Lewis 手术治疗食管癌的近期临床疗效分析. 中华医学杂志,92(23):1618~1620.

毛友生,赫捷,程贵余,等.2010. 我国食管癌外科治疗的现状与未来对策. 中华肿瘤杂志,32(6):401~404.

毛友生,赫捷,董静思,等.2012. 胸段食管癌左右胸入路清扫淋巴结的结果比较. 中华肿瘤杂志,34(3):296~300.

毛友生,赫捷,薛奇,等.2013. 全国食管癌规范化诊治推广之路. 中华胃肠外科杂志,16(9):801~804.

茅腾,方文涛,谷志涛,等.2012. 腔镜微创与开放食管癌根治术围手术期并发症和淋巴结清扫的比较研究. 中华胃肠外科杂志,15(9):922~925.

冒志明,顾晓华,李昌炎,等.2013.Ivor-Lewis 经胸颈部机械吻合术治疗中段食管癌的前瞻性研究. 中华消化外科杂志,12(10):754~758.

孟凡宇,马海波,张瑞祥,等.2013. 胸腹腔镜联合与常规三切口手术治疗食管癌的同期临床及远期预后对照研究. 中华消化内镜杂志,30(10):569~573.

苗振军,王文凭,王康宁,等.2012. 胸段食管癌隆突下淋巴结转移规律与清扫策略. 中华肿瘤学杂志,34(12):842~845.

潘华光,胡旭,于在诚,等.2013. 胸腹腔镜联合食管癌根治术学习曲线分析. 中华胸心血管外科杂志,29(6):354~357.

平育敏,何明,孟宪利,等.2009. 食管癌和贲门癌术后并发症的防治. 中华医学杂志,89(5):296~300.

任光国,邓建华,肖波,等.2011. 胸段食管癌喉返神经旁淋巴结转移特点及临床意义. 中华胸心血管外科杂志,27(4):215~217.

沈钢,吴明,王琪,等.2012. 经口输送钉砧头系统行全腔镜 Ivor-Lewis 食管癌根治术 30 例. 中华胸心血管外科杂志,28(5):265~267.

孙小亮,程贵余,孙克林.2012. 食管癌贲门癌术后住院死亡原因分析及对策. 中华胸心血管外科杂志,28(10):614~616.

汪灏,谭黎杰,李京沛,等.2012. 胸腔镜食管癌根治术的安全性评价. 中华胃肠外科杂志,15(9):926~929.

吴松,纪勇,陈国强,等.2012. 食管癌患者术后肠内营养与肠外营养比较的临床观察. 中华临床营养杂志,20(2):130.

杨光煜,何苣,胡为才,等.2014.53 例食管贲门癌术后吻合口瘘及相关并发症的处理. 中华胸心血管外科杂志,30(1):11~13.

杨劼,王俊,叶国麟,等.2011. 电视纵隔镜辅助颈腹两切口治疗早期中上段食管癌. 中华胸心血管外科,27(4):248~249.

叶中瑞,朱成楚,叶加洪,等.2012. 不同管状胃上提径路的胸腹腔镜联合食管癌手术对患者肺功能的影响. 中华胃肠外科杂志,15(9):974~975.

尤振兵,徐达夫,朱卫国,等.2012. 早期肠内营养对食管癌患者营养指标和免疫功能的影响. 中华全科医师杂志,11(10):788~790.

詹燕,刘颖,贾晓颖.2012. 食管癌与贲门癌术后患者吻合口狭窄与进食状况调查及研究. 中华保健医学杂志,14(5):345~347.

张琨,许起荣,王文凭,等.2012. 食管癌淋巴结清扫数目与术后并发症的关系. 中华胃肠外科杂志,15(4):342~345.

张仁泉,夏万里,于在诚,等.2013. 联合腔镜食管癌根治术后并发症. 中华胸心血管外科杂志,29(3):129~137.

张斋良,马龙飞,马晓,等.2013. 常规吻合器行全腔镜 Ivor-Lewis 食管癌根治术的安全性和近期疗效. 中华胸心血管外科,29(11):641~648.

张毅,谭黎杰,冯明,等.2012. 胸腔镜食管癌切除术中广泛纵隔淋巴结清扫的可行性与安全性. 中华肿瘤杂志,34(11):855~859.

赵宏光,胡艳君,毛伟敏,等.2010. 食管癌右喉返神经旁淋巴结转移的相关因素研究. 中华肿瘤杂志,32(5):387~390.

甄福喜,骆金华,张憬.2013. 经典 Ivor-Lewis 手术与改良 Ivor-Lewis 手术治疗中下段食管癌的比较分析. 中华胃肠外科杂志,16(12):1180~1182.

中国抗癌协会食管癌专业委员会.2011. 食管癌规范化治疗指南. 北京:中国协和医科大学出版社.

周天骏,敖翔,李钰泉,等.2012. 管状胃在食管癌根治术中的应用及意义. 中华实验外科杂志,30(5):1057~1059.

朱成楚,陈保富,孔敏,等.2013. 术前放化疗加胸腹腔镜联合手术在局部中晚期食管癌中的应用体会. 中华胃肠外科杂志,15(9):943~946.

左涛,黄杰,谢颂平,等.2012. 老年食管癌患者术后严重并发症的危险因素分析. 临床外科杂志,20(8):563~565.

左晓飞,牛中喜,时辉,等. 2013. 食管癌切除术后胸胃-气管/支气管瘘的防治经验与教训. 中华胸心血管外科杂志,29(3):132~135.

Bailey L,Khan O,Willows E,et al. 2013. Open and laparoscopically assisted oesophagectomy:a prospective comparative study. Eur J Cardiothorac Surg,43:268~273.

Bosch DJ,Van Dalfsen QA,Mul VE,et al. 2014. Increased risk of thromboembolism in esophageal cancer patients treated with neo-adjuvant chemoradiotherapy. Am J Surg,208:215~221.

Campos GM,Jablons D,Brown LM,et al. 2010. A safe and reproducible anastomotic technique for minimally invasive Ivor Lewis oesophagectomy:the circular-stapled anastomosis with the trans-oral anvil. Eur J Cardiothorac Surg,37:1421~1426.

Däster S,Soysal SD,Stoll L,et al. 2014. Long-term quality of life after Ivor Lewis esophagectomy for esophageal cancer. World J Surg,38:234~2351.

Gutschow CA,Hölscher AH,Leers J,et al. 2013. Health-related quality of life after Ivor Lewis esophagectomy. Langenbecks Arch Surg,398:231~237.

Jaroszewski DE,Williams DG,Fleischer DE,et al. 2011. An early experience using the technique of transoral OrVil EEA stapler for minimally invasive transthoracic esophagectomy. Ann Thorac Surg,92:1862~1869.

Kato H,Nakajima M. 2013. Treatments for esophageal cancer:a review. Gen Thorac Cardiovasc Surg,61:330~335.

Lee G,Kim SJ. 2014. Clinical implication of PET/MR imaging in preoperative esophageal cancer staging:comparison with PET/CT,endoscopic ultrasonography,and CT. J Nucl Med,55:1242~1247.

Luketich JD,Pennathur A,Awais O,et al. 2012. Outcomes after minimally invasive esophagectomy:review of over 1000 patients. Ann Surg,256:95~103.

Ma J,Zhan C,Wang L,et al. 2014. The sweet approach is still worthwhile in modern esophagectomy. Ann Thorac Surg,97:1728~1733.

Takeno S,Takahashi Y,Hashimoto T,etal. 2013. Is the prognostic impact of tumor location in patients with surgically resected esophageal squamous cell carcinoma affected by surgical approach? Eur Surg Res,51:91~98.

Takeuchi H,Oyama T,Saikawa Y,et al. 2012. Novel thoracoscopic intrathoracic esophagogastric anastomosis technique for patients with esophageal cancer. J Laparoendosc Adv Surg Tech A,22:88~92.

WuW,Zhu Q,Chen L,et al. 2014. Technical and early outcomes of Ivor Lewis minimally invasive oesophagectomy for gastric tube construction in the thoracic cavity. Interact Cardiovasc Thorac Surg,18:86~91.

Xie MR,Liu CQ,Guo MF,et al. 2014. Short-term outcomes of minimally invasive Ivor-Lewis esophagectomy for esophageal cancer. Ann Thorac Surg,97:1721~1727.

Yam PC,Tong D,Law S. 2014. Comparisons of sixth and seventh edition of the American Joint Cancer Committee staging systems for esophageal cancer. Ann Surg Oncol,21:583~588.

Yamasaki M,Miyata H,Miyazaki Y,et al. 2014. Evaluation of the nodal status in the 7th edition of the UICC-TNM classification for esophageal squamous cell carcinoma:proposed modifications for improved survival stratification:impact of lymph node metastases on overall survival after esophagectomy. Ann Surg Oncol,21:2850~2856.

Zhang J,Wang R,Liu S,et al. 2012. Refinement of minimally invasive esophagectomy techniques after 15 years of experience. J Gastrointest Surg,16:1768~1774.

Zhang R,Kang N,Xia W,et al. 2014. Thoracoscopic purse string technique for minimally invasive Ivor Lewis esophagectomy. J Thorac Dis,6:148~151.

第十章 食管癌的化疗

第一节 化疗在食管癌治疗中的地位及应用

食管癌是常见的恶性肿瘤之一,在欧美等西方国家,自 20 世纪 70 年代开始,食管腺癌的发病率显著上升,目前已超过鳞状细胞癌成为食管癌的主要组织学类型,占 60%～70%。在亚洲,95% 以上的食管癌为食管鳞状细胞癌,我国每年新发食管鳞状细胞癌 26 万人,死亡 21 万人,发病人数及死亡人数均超出全球的 50% 以上。食管癌的预后较差,超过 50% 的患者在诊断时已属晚期,总体上,5 年生存率仅为 5%～7%。接受根治性切除术的食管癌患者,5 年生存率约 30%。即使食管癌患者有机会接受手术治疗,仍有 90% 的可能出现复发转移。为改善食管癌患者的预后,减少术后的复发转移,食管癌患者的综合治疗变得极其重要。

一、食管癌患者的治疗原则

根据 TNM 分期不同,食管癌患者的治疗原则不同。2012 年日本食管疾病研究会制定的系统的诊断和治疗指南,得到较为一致的认可,该指南的制定参照了 AJCC 2009 年 TNM 分期(第 7 版)。在该指南中,对于黏膜内癌推荐内镜下治疗;对于侵入固有肌层或外膜,和/或淋巴结转移的肿瘤,推荐辅助或新辅助治疗;而对于侵犯邻近器官,或远处转移的肿瘤,则推荐化疗、放疗或放化疗(图 10-1)。

最新版 2014 年食管癌及胃食管结合部癌的 NCCN 指南建议,手术仍是早期(I～II期)非颈部食管癌患者的首选。颈部食管癌的治疗首选根治性放化疗方案(放疗剂量:50.4 Gy)。而对局部晚期的食管癌患者建议行术前新辅助放化疗(放疗剂量:45～50.4 Gy)。ESMO 方案与 NCCN 方案大部分相似。另外,中国食管癌相关诊疗指南,基本与上述相似。在所有的指南中,化疗占有十分重要的地位,现介绍如下:

I 期:首选手术治疗,如心肺功能较差或不愿行手术者,可行根治性放疗治疗,根治性放疗的疗效与手术相似。完全性切除的 I 期食管癌,术后不需行辅助放疗或化疗。内镜下黏膜切除仅限于黏膜癌,而黏膜下癌则行食管癌根治切除术。

II 期:首选手术治疗,如心肺功能较差或不愿行手术者,也可行根治性放疗治疗。完全性切除的 T2N0M0 食管癌,术后不需要行辅助放疗、化疗或放化疗。完全性切除的 T3N0M0 和 T1～2N1M0 食管癌,建议术后行辅助放疗,辅助放疗可能提高 5 年生存率。对于 II 期食管鳞状细胞癌,欧美学者不建议行术后化疗,国内学者则根据是否存在高危因素而行术后化疗。对于 T3N0M0 和 T1～2N1M0 腺癌,也可行术后辅助化疗。

III 期:对于 T3N1～3M0 和部分 T4N0～3M0(侵及心包、膈肌和胸膜)患者,可选择手术治疗,术后行辅助化疗。建议行新辅助放化疗、新辅助化疗,不推荐单纯术前放疗;而术前检查发现肿瘤外侵明显,术前放疗可以增加切除率。

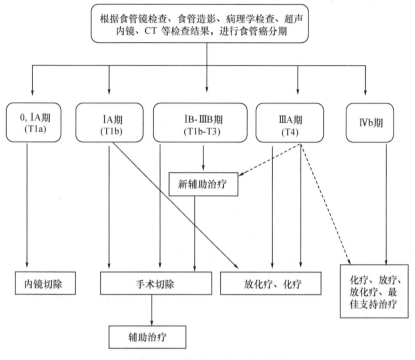

图 10-1　食管癌诊断和治疗模式

Ⅳ期:以姑息治疗为主要手段,建议行以化疗为主的综合治疗,治疗目的是延长生命,提高生活质量。姑息治疗主要包括内镜治疗(包括食管扩张、食管支架等治疗)和止痛治疗等。

从日本学者提出的食管癌诊断与治疗推广模式以及各种食管癌诊治指南可以看出,化疗在食管癌的治疗中,尤其是晚期食管癌的治疗中,占有十分重要的地位。

二、化疗在食管癌治疗中的重要性

随着新化疗药物的不断发现,化疗在食管癌综合治疗中的作用不断提升。5-FU 联合顺铂方案成为食管癌传统化疗的经典方案,随着紫杉类、伊立替康、新型铂类化合物、氟尿嘧啶类化合物、吉西他滨、长春瑞滨、雷替曲塞等药物应用于食管癌,食管癌的化疗变得十分丰富。化疗不但单独应用有效,而且化疗与其他治疗手段的结合,也逐渐显示出多种方法联合治疗的优势。在食管癌综合治疗模式中,化疗在术前、术后、围术期的治疗,以及晚期食管癌的治疗中均有重要的地位。因此,化疗已成为食管癌的主要治疗手段之一。

根据食管癌治疗的不同阶段,化疗起到的作用不同,可将化疗分为新辅助化疗(术前化疗)、辅助化疗(术后化疗)、根治性化疗、姑息性化疗。基于放疗在食管癌治疗中的作用,化疗常与放疗联合,故又有新辅助放化疗(术前放化疗)、辅助放化疗、根治性放化疗、姑息性放化疗。另外,合适的食管癌患者可采用介入治疗给予化疗药物,食管癌的介入治疗不在本章介绍(参见食管癌的介入治疗)。其中化疗与放疗的联合,在不能手术食管癌患者的姑息治疗或食管癌的术前治疗中均有重要的作用。

化疗在食管癌患者治疗中起到很重要的作用的同时,也可能对患者不利,是一种双刃剑。比如术前化疗,可以起到降期、降低远处转移率的风险的作用;但也存在不利之处,后者表现为与化疗毒性相关的并发症与死亡率的增加、耐药肿瘤克隆选择的疾病进展、手术治疗时机的延迟。

三、化疗的禁忌证

原则上,具有以下情况之一者,不建议食管癌患者行静脉化疗:

(1) ECOG>2 分(很重要)。

(2) 白细胞<$3.0×10^9$/L 或中性粒细胞<$1.5×10^9$/L、血小板<$80×10^9$/L、血红蛋白<90g/L,三项具有其中的一项。

(3) AST 或 ALT>5 倍正常值上限和/或胆红素显著升高>2.5 倍正常值上限。

(4) 肌酐(Cr)≥正常值上限,肌酐清除率(CCr)≥50ml/min。

(5) 明显营养不良者,血清白蛋白<28g/L,体质指数(BMI)<$20kg/m^2$且体重下降>2%。

(6) 具有感染发热、出血倾向者。

四、常用的化疗药物

根据患者的病情需要,食管癌的化疗以多药联合化疗为主,少部分患者可采用单药化疗。单药治疗食管癌有效的药物常用的有:氟尿嘧啶类(5-FU、卡培他滨、替吉奥)、铂类(顺铂、卡铂、奥沙利铂、奈达铂等)、紫杉类(紫杉醇、多西他赛)、伊立替康、吉西他滨等,其他可选择的药物有:雷替曲塞、长春瑞滨(NVB)、博来霉素(BLM)、平阳霉素(PYM)、甲氨蝶呤(MTX)等。单药有效率一般在 15%～25%。联合化疗方案的组成以单药治疗有效的药物为基础,有效率一般在 25%～45%,但是食管癌目前尚无公认的标准化疗方案。5-FU+顺铂方案可用于治疗局部区域疾病,也可用于晚期食管癌患者的治疗。从目前的临床研究来看,化疗对食管鳞状细胞癌的有效率似乎稍高于食管腺癌,但是食管鳞状细胞癌与食管腺癌在长期生存上无差别。

临床常用的食管癌化疗药物:

(1) 5-氟尿嘧啶(5-FU):治疗食管癌的单药有效率约 38%,与顺铂联合组成 FP 方案,FP 方案与放疗联合,可用于术前、术后放化疗。

(2) 顺铂(DDP):治疗食管癌的单药有效率约 21%,与 5-FU 联合组成 FP 方案,在该方案中,5-FU 采用持续静脉输注,两者存在相互生化调节增效作用。

(3) 奈达铂(NDP):治疗食管癌的单药有效率约 25%,体外发现 NDP 抗肿瘤作用优于DDP,且肾毒性、消化道毒性较低,与 5-FU 具有协同抗肿瘤作用。在日本、中国应用较多。

(4) 奥沙利铂(OXA):目前尚缺乏单药治疗食管癌有效率的数据,与 DDP 无交叉耐药。因其耐受性好,常与其他药物联合化疗应用于食管腺癌和胃食管结合部癌。

(5) 紫杉醇(PTX):治疗食管癌的单药有效率达 32%。PTX 与 DDP 联合,为目前首选方案之一。

（6）多西他赛（TXT）：治疗食管癌的单药有效率达 23%。目前，用于术后辅助治疗的报道不多。TXT 与 DDP、5-FU 三者联合组成方案（DCF 方案）为晚期食管癌治疗的有效方案之一。

（7）吉西他滨（GEM）：食管癌术后化疗中有小样本报道。

（8）长春瑞滨（NVB）：NVB 在食管鳞状细胞癌有效，且毒性较长春地辛低。

（9）丝裂霉素：目前应用较前减少。

（刘连科）

第二节　食管癌的术后辅助化疗

一、概　　述

食管癌患者仅行手术治疗，5 年生存率为 8%～30%，手术治疗的远期疗效不佳，与许多患者术后 2～3 年内复发有明显的关系，其中食管鳞状细胞癌术后 2 年内复发或转移率可达70%。研究表明部分患者手术前已发生微小远处转移，需要给予术后辅助化疗。除术前已发生微小远处转移外，可能存在如下因素：手术切除不彻底；淋巴结清扫不完全；术后患者免疫功能下降，残留的肿瘤细胞可能会快速进入增殖周期。

目前，局限性食管癌的首选治疗，是以手术切除治疗为主的综合治疗，其中，化疗起到重要的作用。术后辅助化疗的目的：消灭微小转移灶；杀灭残留的肿瘤细胞；延缓或降低肿瘤的复发和转移；甚至可以根治局部复发和远处转移的发生。因此，术后辅助化疗有利于提高术后患者的生存率、延长患者无病生存期及总生存期等。

二、术后辅助化疗的原则

食管癌术后的辅助化疗，需要结合组织病理类型、手术切缘、淋巴结转移情况及术前是否进行新辅助治疗决定。参照中国食管癌规范化诊治指南（第 2 版）及 2014 年食管癌NCCN 指南，建议术后辅助化疗适用于如下情况：

（1）侵及食管黏膜下层的 T1N0 期的患者，若存在如下条件之一者：食管切除长度不足标准长度；伴有组织学低分化或未分化；年龄<40 岁。

（2）侵及食管肌层的 T2N0 期患者，伴有脉管及神经浸润。

（3）侵及食管周围或邻近器官或淋巴结转移的患者，分期为 T3~4N0 或 T1~4N1。

（4）临床怀疑可能有远处转移者的任何 T、任何 N 的患者 M1，或确诊为 M1，行手术切除者。

（5）可以根治性手术，而术后切缘为阳性者。

上述第（1）及（2），欧美国家很少给予术后辅助化疗，而对于Ⅱ期以上有高危因素的患者，多数欧美国家学者也建议给予术后辅助治疗，但食管鳞状细胞癌患者术后辅助化疗的支持证据不充分;而国内学者在实际工作中,对于存在高危复发因素的食管鳞状细胞癌,多数支持给予术后辅助化疗。另外,食管癌原发灶术后明显残留者(R2切除),以及远处转移病灶未能完全切除者,给予的术后辅助化疗,严格来讲,不应称为术后辅助化疗。

另外,术前曾接受化疗或放化疗的食管癌患者,术后根据癌残留程度判断术前化疗或放化疗是否有效,再决定是用原方案或更新治疗方案进行术后辅助化疗。术后辅助化疗一般在术后3周左右开始,一般用4~6个周期。

三、辅助化疗方案

由于单一药物化疗缓解期较短、疗效较差,目前临床上很少将单药方案用于食管癌的术后辅助化疗,多药联合方案应用已成为辅助化疗的常用方案。治疗食管癌的多药联合化疗方案均是由单药治疗食管癌有效的药物组成的。常用的联合方案有DDP/5-FU、DDP/5-FU/CF、DDP/PTX(或TXT)、长春瑞滨/DDP等。目前,卡培他滨(或S-1)/顺铂(或奥沙利铂)方案治疗食管鳞状细胞癌的经验还不成熟,对于食管腺癌可以考虑,这基于胃食管结合部癌的临床研究结果。

(一) 5-氟尿嘧啶(5-FU)联合铂类

虽然目前尚无公认的标准辅助化疗方案,若患者术前未接受过化疗,推荐以5-FU为基础的化疗。多项研究支持,5-FU联合顺铂/卡铂用于术后辅助化疗对食管鳞状细胞癌有益处,其中氟尿嘧啶与顺铂的联合方案,疗效可靠,简便易行,被推荐为食管癌术后辅助化疗的经典方案。

Ando等进行的一项随机对照研究—— JCOG 9204试验,242例食管鳞状细胞癌接受手术切除术并行淋巴结切除的患者,分为单纯手术组122例,辅助化疗组120例,辅助化疗方案:顺铂80mg/m²,d1;氟尿嘧啶800mg/m²,持续静脉滴注24h(CIV 24h),d1~5,21天为1个周期,共行2个周期。结果表明辅助化疗能提高5年无病生存率(DFS),两组差别具有统计学差异(55%比45%,$P=0.037$);虽然也可提高5年生存率,但两组之间未达到统计学差异(61%比52%,$P=0.13$),仍能提示辅助化疗有延长患者生存时间的趋势。分层分析发现,辅助化疗可以降低淋巴结转移患者的风险。本研究表明术后辅助化疗可以减少肿瘤的复发。同样,Lee等开展了一项小样本的前瞻性研究,对淋巴结阳性(N1)的胸段食管鳞状细胞癌患者进行辅助化疗,化疗方案为顺铂联合氟尿嘧啶,顺铂60mg/m²,d1;氟尿嘧啶1000mg/m²,CIV 24h,d1~4,21天为1个周期,共行3个周期;辅助化疗组40例,同期单纯手术组52例;结果显示辅助化疗组3年DFS率高于单纯手术组(47.6%比35.6%,$P=0.049$),估计5年的总生存率没有明显差异(50.7%比43.7%,$P=0.228$),研究者认为术后辅助化疗可以延长淋巴结阳性的胸段食管鳞状细胞癌的无病生存率。由于该研究不是随机对照临床试验,故证据级别不高。另外,日本的一项研究结果也显示,5-FU联合顺铂的辅助化疗方案可以提高淋巴结转移患者的无病生存率(5年DFS 52%比38%,$P=0.049$),但总生存率仍无明显改善,支持辅助化疗对原发性可切除食管鳞状细胞癌患者是有益的,尤其是淋巴结阳性患者更容易获益。

亚叶酸钙对 5-FU 具有生化调变作用,在 5-FU+DDP 的基础上,再联合亚叶酸钙,可能会增效。Zhang 等回顾性分析 66 例食管癌术后行辅助化疗患者和 160 例单纯手术患者,方案为氟尿嘧啶+顺铂+亚叶酸钙;结果显示:辅助化疗不能改善整组患者的生存,但对Ⅳ期患者可改善生存。辅助化疗对颈或腹腔淋巴结转移(Ⅳ期亚组)患者最有效,辅助化疗较对照组可以改善患者的 1 年、3 年 DFS 及 OS。

除手术联合辅助化疗对比单纯手术的研究之外,Ando 等开展了一项手术切除的Ⅱ~Ⅲ期食管鳞状细胞癌患者的随机研究,对术后辅助化疗与术前化疗的优劣进行比较,化疗方案为 DDP+5-FU,行 2 个周期化疗。入组 330 例患者,辅助化疗组 166 例,术前化疗组 164 例。进行中期分期时,无进展生存(PFS)无达到,但术前化疗组的总生存优于辅助化疗组($P=0.01$)。更新的分析显示 5 年总生存率也存在差异,术前化疗组为 55%,辅助化疗组为 43%($P=0.04$);但术前化疗组的手术并发症、肾功能不全稍高于辅助化疗组。结果表明术前化疗优于术后辅助化疗。研究者认为对于Ⅱ~Ⅲ期食管鳞状细胞癌,术前化疗联合手术应该被作为标准治疗方案。

(二) 紫杉醇联合铂类

目前认为紫杉醇是治疗食管癌最有效的药物之一,紫杉醇单药用于食管癌的辅助治疗也鲜有报道,较多的是与其他药物的联合。Armanios 等开展了多中心Ⅱ期 ECOG E8296 临床试验,紫杉醇联合顺铂用于完全手术切除的食管远端腺癌、胃食管结合部癌及贲门癌患者的术后辅助化疗,入选 55 例患者,其中 49 例患者为淋巴结转移。化疗方案:紫杉醇 $175mg/m^2$,d1;顺铂 $75mg/m^2$,d1,21 天为 1 个周期,共 4 个周期。结果表明 2 年生存率为 60%,与历史对照比较,紫杉醇联合顺铂用于辅助化疗可以提高患者的生存率。

近期,Lyu 等综述 52 例伴有淋巴结转移的食管鳞状细胞癌,肿瘤位于胸段食管癌的中 1/3 或下 1/3,患者给予以紫杉类为基础的辅助化疗,3 年生存率为 58.9%,而单独手术组的 3 年生存率为 47.7%,单因素及多因素分析显示术后辅助化疗为生存阳性预测因子,该研究表明以紫杉类为基础术后辅助化疗,与单纯手术组比较,可改善淋巴结转移食管鳞状细胞癌患者生存。

最近,Hashiguchi 等在紫杉类联合铂类的基础上,再联合 5-FU,组成多西他赛(TXT)+顺铂(CDDP)+5-FU(DCF)方案,用于淋巴结转移食管鳞状细胞癌患者的辅助治疗,回顾性分析 139 例分期为Ⅱ~Ⅲ(非 T4)期患者,分为两组手术组(S 组,88 例)、辅助化疗组(DCF 组,51 例);DCF 方案:TXT $60mg/m^2$,d1+CDDP $60mg/m^2$,d1+5-FU $500mg/m^2$,d1~4,每 3 周重复,化疗 2 个周期。结果显示 S 组 5 年 DFS 和 OS 分别为 55.8% 和 57.3%,而 DCF 组分别为 52.8% 和 63.0%,两组之间没有显著性差异。分层分析,N1 患者,两组之间的 DFS 和 OS 没有差异,而 N2 患者,DCF 在 DFS 和 OS 均优于 S 组,结果表明 DCF 方案可以改善 N2 的食管鳞状细胞癌患者的 DFS 和 OS,认为 DCF 方案有效,可以作为辅助治疗方案,用于淋巴结转移阳性的食管癌患者。

(三) 顺铂联合长春地辛

Ando 等采用顺铂(DDP)联合长春地辛(VDS)用于食管鳞状细胞癌的术后辅助化疗,205

例患者入组,其中 105 例患者接受 2 个周期的辅助化疗,方案:顺铂 70mg/m² +VDS 3mg/m²,d1;单纯手术组 100 例。结果显示辅助化疗组 5 年生存率 48.1%,高于对照组的 44.9%,但差异无统计学意义($P = 0.26$)。研究表明顺铂联合 VDS 方案用于辅助化疗,无生存获益,甚至淋巴结转移患者,也无生存获益,该研究不支持顺铂联合 VDS 方案用于食管癌的辅助化疗。然而,Heroor 等的研究结果表明顺铂联合 VDS 对淋巴结转移≥8 个的食管癌患者有生存益处。

虽然,较多的临床研究结果支持食管癌术后给予辅助化疗,但食管鳞状细胞癌术后是否常规辅助化疗仍存在争议,这是由于研究结果不一,有的研究术后辅助化疗仅能提高无瘤生存率,有的研究认为术后化疗能提高食管癌患者 3 年生存率,有的研究认为术后辅助化疗不能提高 3 年、5 年生存率,故有的学者支持食管癌术后进行辅助化疗,有的不支持进行辅助化疗。早期的一项 Meta 分析表明,与单纯手术组相比,术后辅助化疗的患者无显著生存获益。但最近,Zhang 等对食管鳞状细胞癌的辅助化疗进行的一项 Meta 分析,共 2047 例患者,辅助化疗组 887 例,单纯手术组 1160 例,结果显示 3 年总生存无显著性差异($P = 0.25$);在 3 年生存率上,Ⅲ ~ Ⅳ期患者较 Ⅰ ~ Ⅱ期患者,可以从辅助化疗中获益;辅助化疗可以显著延长 1 年 DFS,而不延长 3 年 DFS;另外,淋巴结转移阳性患者辅助化疗可使 5 年 DFS 获益。结果表明食管鳞状细胞癌患者,应基于病理分期或淋巴结转移,决定是否给予辅助化疗。

从以上研究可知淋巴结转移或Ⅲ ~ Ⅳ食管癌患者,给予术后辅助化疗的证据最为充分。上述研究采用的辅助化疗方案以 5-FU 联合顺铂、紫杉类联合顺铂为主,一般不超过 3 个周期。然而,我们在临床的实际应用中,大多进行 4~6 个周期的化疗。由于并不是每一位食管癌术后患者均可从辅助化疗中获益,因此,筛选出获益人群,探索更好的综合治疗模式均为以后的发展方向。

(刘连科)

第三节 术 前 化 疗

一、概 述

术前化疗又称为新辅助化疗,因可以降低肿瘤分期、降低远处转移的风险、提高根治性切除率和提高远期生存率的作用逐渐被认可。在食管癌的治疗中,除非特殊说明,新辅助化疗是指食管癌在手术治疗之前给予全身系统性化疗。

新辅助化疗的优势:①肿瘤有完整的血运,有助于保持靶病灶局部药物浓度及氧浓度;②可降低病期,提高 R0 切除率;③相比于术后治疗,患者一般状况较好,耐受性也好,有利于顺利而完整地进行术前化疗;④减少术中肿瘤种植转移;⑤早期消灭亚临床转移病灶;⑥可作为肿瘤体内药物敏感性的评价;⑦术前化疗,同期给予放疗,化疗与放疗可相互增敏。

目前,在我国虽然食管癌的发病率、死亡率均很高,但食管癌新辅助化疗没有标准的方案。而在日本,基于 JCOG9907 等一系列研究表明食管癌患者给予术前新辅助化疗,较单纯手术患者具有更高的无病生存率。推荐 FP 方案为治疗食管鳞状细胞癌的标准新辅助化疗方案,用于 Ⅱ／Ⅲ 期食管鳞状细胞癌患者。另外,在欧美对于食管腺癌,推荐术前新辅助放化疗或术前新辅助化疗;食管鳞状细胞癌,则推荐术前新辅助化疗。

结合临床实际,在我国推荐食管癌 Ⅱ 期和 Ⅲ 期(不包括 T4)进行新辅助化疗。参照相关文献,目前食管癌的新辅助化疗可选择的方案有紫杉醇联合铂类、紫杉醇(或多西他赛)联合 5-FU(或卡培他滨)、5-FU(或卡培他滨)联合顺铂、伊立替康联合顺铂、多西他赛联合奥沙利铂及卡培他滨等。其中以 5-FU 联合顺铂方案研究最多,为大家所认可。

二、治疗方案

(一) 5-FU 联合顺铂

日本 JCOG9204 研究中,化疗方案为 5-FU 联合顺铂(FP 方案),食管癌患者给予术后辅助化疗,较单纯手术患者,具有更好的无病生存率。采用同样化疗方案,日本学者开展了 JCOG9907 临床试验。

日本 JCOG9907 研究是一项随机对照试验研究,在该研究中,Ando 等给予局部晚期食管鳞状细胞癌患者围术期化疗联合手术治疗,330 例 Ⅱ／Ⅲ 期(排除 T4)鳞状细胞癌患者,随机分为术后化疗组(NC 组,166 例)、术前化疗组(PC 组,164 例),均给予 2 个周期 5-FU+顺铂联合化疗方案,具体化疗方案:顺铂 $80mg/m^2$ d1,5-FU $800mg/m^2$ d1~5,CIV 24h,每 3 周为 1 个周期。结果显示,进行中期分期时,中位无进展生存时间(PFS)无达到;术前化疗组的 2 年总生存率优于术后辅助化疗组,术前化疗组的 5 年生存率明显高于术后化疗组(55% 比 43%,$P=0.04$);结果表明术前给予 2 个周期 5-FU+顺铂化疗联合手术治疗方案,可作为 Ⅱ／Ⅲ 期食管鳞状细胞癌的标准治疗方案。

Kelsen 等(1998)开展了一项多中心随机试验研究,比较术前化疗+手术+术后化疗(化疗组)与单纯手术治疗(手术组)局部可切除食管癌患者的疗效。化疗方案为 5-FU+顺铂,具体为顺铂 $100mg/m^2$ d1+5-FU $1000mg/m^2$ CIV 24h d1~5,每 28 天 1 个周期,术前行 3 个周期化疗,术后再行 2 个周期化疗。440 例患者,随机分为化疗组 213 例、手术组 227 例;中位随访 55.4 个月,化疗组与手术组两组之间的 OS 无显著性差异(14.9 个月 比 16.1 个月,$P=0.53$),术后 1 年、2 年的生存率均无差异,两组之间的毒性也无差异;腺癌与鳞状细胞癌之间也无差异。结果表明 5-FU+顺铂联合化疗方案术前给予食管癌或表皮样癌患者,不能改善其总生存率,未使食管腺癌和鳞状细胞癌患者生存获益。术前化疗也不改变局部区域的复发率或远处转移率。但在该研究中,随访时间较短,仅 2 年。

在 RTOG8911 研究中,Kelsen DP 等(2007)比较了化疗+手术(化疗组)与单纯手术(手术组)治疗局部晚期食管癌疗效的长期结果。化疗方案为顺铂+5-FU。443 例患者分为化疗组 216 例、单纯手术组 227 例。两组的 R0 切除率 63% 比 59%($P=0.5137$);达不到 R0 切除者,预后较差。R0 切除的患者 5 年无病生存率为 32%,而 R1 切除者 5 年生存率仅为 5%;R1、R2 及未切除者的中位生存率无显著性差异;术前化疗组和单纯手术组的 OS 无差异,化疗组的中位 OS 为 14.9 个月,手术组的中位 OS 为 16.1 个月,两者差异不显著

($P=0.53$),然而对术前化疗有反应的患者生存时间有改善。研究表明,局部晚期食管癌患者,是否给予术前化疗,仅 R0 切除的患者可以引起相当程度的长期生存。

英国早期的一项随机对照临床试验研究(OEO2 研究),将 802 例可切除的 Ⅰ~Ⅲ 期食管癌,随机分为两组,一组为术前化疗组(CS 组,400 例),另一组为单纯手术组(S 组,402 例),术前化疗方案为顺铂 80mg/m² d1+5-FU 1000mg/m² d1~4,连续静脉滴注 96 h,每 21 天为 1 个周期,行 2 个周期化疗。结果显示 CS 组的手术 R0 切除率高于 S 组(60% 比 54%,$P<0.0001$);CS 组的中位生存时间(OS)优于 S 组(16.8 个月 比 13.3 个月);CS 的 2 年生存率高于 S 组(43% 比 34%);两组术后并发症无差别。结果表明 2 个周期的术前顺铂+5-FU 联合方案的化疗治疗可切除食管癌,可以改善患者的生存,并不增加额外的严重不良反应。上述为 OEO2 研究的中期结果。2009 年,Allum 等报告了 OEO2 研究最新结果,探讨术前化疗对食管癌患者影响的长期随访结果。结果显示 CS 组的 5 年生存率高于 S 组(23.0% 比 17.1%),疗效在腺癌与鳞状细胞癌一致,均优于对照组;腺癌,CS 组的 5 年生存率 22.6%,对照组为 17.6%;而鳞状细胞癌,5 年 OS 率为 25.5%,对照组为 17.0%。长期随访显示术前化疗可以改善可切除食管癌患者的生存,术前化疗联合手术应该作为一种标准治疗模式。但在 OEO2 研究中,食管鳞状细胞癌(SCC)的疗效仅为 31%,故研究者认为新辅助化疗对食管鳞状细胞癌的疗效仍需要进一步探讨。

(二) 紫杉类联合铂类及 5-FU

Hara 等(2013)开展了一项 Ⅱ 期临床研究,采用多西他赛+顺铂+5-FU(DCF)联合方案,给予食管鳞状细胞癌(ESCC)术前化疗,化疗方案为多西他赛 70~75mg/m² d1+DDP 70~75mg/m² d1+5-FU 750mg/m²,CIV 24h,d1~5;每 3 周 1 个周期,最大给予 3 个周期化疗。然后给予手术切除。42 例 Ⅱ/Ⅲ 期 ESCC 患者,有效率为 64.3%,病理学完全缓解率为 17%,估计 2 年 PFS、OS 分别为 74.5%、88.0%,提示术前化疗患者可耐受、疗效令人鼓舞。

Noronha V 等回顾性分析 31 例局部晚期食管癌和胃食管结合部癌,患者术前接受 2~3 个周期的多西他赛+顺铂+5-FU(DCF)方案的诱导化疗,入组 31 例患者,94% 为食管鳞状细胞癌,有效率为 81%,其中 CR 为 23%、PR 为 58%。87% 患者行手术切除,67% 为 R0 切除,pCR 为 26%。中位随访 27 个月,1、2、3 年的总生存率分别为 80%、68%、55%。获得 pCR 患者的 PFS、OS 更长。

(三) 5-FU 联合顺铂及多柔比星

Yano M 等研究了 77 例淋巴结阳性食管鳞状细胞癌,给予术前化疗,化疗方案为 5-FU+顺铂+多柔比星,具体 5-FU 750mg/m² CIV 24h d1~7+多柔比星 30mg/m² d1+顺铂 70mg/m² d1,每 3~4 周为 1 个周期。对新辅助化疗有效患者较无效患者,表现为更早的病理学分期、更少的淋巴结转移率及转移数目、更好的预后。无效者的最常见的失败模式为淋巴结复发,复发率为 47.5%,而有效者仅为 16.7%。

Kosugi S 等应用 5-FU 600mg/m²,d1~7、d29~35;多柔比星 30mg/m²、DDP 60mg/m² 或 NDP 50mg/m²,d1、29 联合方案,新辅助化疗治疗晚期食管癌患者 26 例,临床反应率 46.2%,21 例接受了手术,R0 切除率 61.5%,中位 TTP、OS 分别为 6 个月、9 个月,1 年生存

率 31.3%，R0 切除的患者 1 年生存率为 33.3%；26 例患者的中位 TTP 为 6 个月。该方案可耐受，对控制局部原发肿瘤灶有效，但无明显生存优势。该方案治疗晚期食管癌的疗效仍不清楚。

（四）顺铂+依托泊苷

Boonstra JJ 等开展了一项随机、对照试验，食管鳞状细胞癌（OSCC）患者给予新辅助化疗后手术（CS 组），与单纯手术患者（S 组）对比，评价新辅助化疗对 OSCC 治疗的影响。化疗方案为顺铂 80mg/m² d1+依托泊苷 100mg/m² d1~2+依托泊苷 200mg/m² d3、5；第 4 周重复。治疗有效者，第 8、11 周再次给予 2 个周期。169 例患者，CS 组 85 例，C 组 84 例。CS 组和 C 组的中位 OS 分别为 16 个月、12 个月，2 年生存率分别为 42%、30%，5 年生存率分别为 26%、17%。CS 组的 OS、DFS 均优于 C 组，结果表明术前给予顺铂+依托泊苷方案化疗可以显著地提高 OSCC 患者的总生存时间。

（五）荟萃分析

Sjoquist KM 等进行一项荟萃分析，纳入 9 项随机对照研究共 1981 例食管癌患者，比较食管癌各亚型术前新辅助化疗对食管癌患者治疗的影响，新辅助化疗联合手术较单纯手术可以降低死亡风险，其中食管腺癌较食管鳞状细胞癌更加明显，新辅助化疗可带来生存益处，提高患者的总生存期（OS）、2 年生存率。在该研究中，新辅助化疗的方案为 5-FU 联合顺铂 5-FU 联合 VP-16、5-FU 联合博来霉素等。

Gebski V 等纳入 8 项随机研究，共 1724 例患者，方案以顺铂为基础，联合 5-FU 或长春地辛、博来霉素、依托泊苷等，行 2 个周期化疗。接受新辅助化疗 876 例，与单纯手术 848 例比较，新辅助化疗的 2 年绝对生存益处提高 7%，在食管鳞状细胞癌不明显，而在食管腺癌却很明显。

Speicher PJ 等对临床分期为 T2N0 食管癌患者给予新辅助化疗+手术治疗，并与单纯手术治疗对比。研究发现两种治疗模式的患者长期生存无差别，新辅助化疗+手术治疗组为 41.9 个月，单纯手术组为 41.1 个月，结果表明新辅助化疗不提高 T2N0 食管癌患者的生存期。

虽然目前在新辅助化疗方案上未达到一致的方案，但化疗与手术相结合可用于控制食管癌的早期转移，已得到一致的认识，故在临床上，选择合适的患者进行新辅助化疗还是必需的。上述研究似乎提示，新辅助化疗已成为局部晚期食管癌治疗的一种常用的方法。然而，在过去的 15 年，只有少数试验报道以氟尿嘧啶和铂类复合物为基础的新辅助化疗较单纯手术可以使食管癌患者显著受益，故仍有学者认为术前化疗在食管癌治疗中的地位有待确定。

目前，建议新辅助化疗治疗 2~3 个周期，有学者认为新辅助化疗的毒性或肿瘤对新辅助化疗不敏感而发生肿瘤进展，新辅助化疗可能造成手术时机的贻误。目前有关新辅助化疗会造成手术时机贻误的研究不多，另外，这种延迟是否会对患者的生存产生影响，有待于进一步研究。有学者认为，新辅助治疗的 2~3 个月内若出现远处转移，即使首选采取手术治疗，其预后可能也不佳。反而，这些学者认为新辅助治疗过程中可观察出这些患者，可以避免手术创伤。虽然存在争议,但食管癌的新辅助治疗得到越来越多研究者的认同。

(刘连科　顾艳宏)

第四节　同步放化疗

一、概　　述

肿瘤治疗中,放疗可与化疗联合,若放疗与化疗先后进行,称为序贯放化疗;若放疗与化疗同时进行,称为同步放化疗。同步放化疗已成为无法手术的中晚期食管癌的标准治疗手段之一。在食管癌治疗中,单纯放疗或化疗均存在不足,比如化疗对肿瘤内部乏氧区域的肿瘤细胞杀伤能力较弱,许多肿瘤细胞对化疗不明感,局部控制率低,而放疗的作用范围较局限,不能控制微小转移灶。放疗与化疗的联合,可以弥补各自的不足。同步放化疗中,化疗使肿瘤病灶缩小,减轻肿瘤负荷,有利于放疗;化疗可改善肿瘤氧和营养供应,对放疗增敏;化疗可杀灭局部肿瘤及微小转移灶,有利于局部控制及降低远处转移率等。因此,化疗有助于提高缓解率,改善无进展生存期,补充放疗在此方面的不足。另外,放疗可导致肿瘤细胞亚致死性和潜在致死性损伤,有利于化疗药物对肿瘤细胞更好地杀伤。

同步放化疗分为术前同步放化疗、术后同步放化疗及围术期同步放化疗。其中,术前同步放化疗的研究最多,临床上应用也较为广泛。文中若没有特殊说明,那么术前、术后放化疗,指的是术前、术后同步放化疗。

术前放化疗,又称为新辅助放化疗,新辅助放化疗最初是用来治疗不能手术的患者,其除了能控制局部肿瘤的生长,还能控制微小转移病灶,并能减少远处复发的风险。在西方国家,新辅助治疗已被视为局部晚期食管癌标准治疗方案之一。由于大多数食管癌患者就诊时已处于中晚期,此时,即使接受手术切除,预后仍很差。因此,对不能手术的中晚期食管癌患者,新辅助放化疗可使肿瘤已外侵或是与邻近器官有癌性粘连者的缩小瘤体、癌性粘连转为纤维性粘连而利于手术的切除,另外,新辅助放化疗能起到降级、降期的作用,从而对患者的生存有利。许多研究表明,术前同步放化疗较单纯手术治疗显示出更好的疗效。

术后放化疗,顾名思义,术后给予的放化疗,又称术后辅助放化疗,其目的主要是杀灭手术残留的肿瘤细胞、消灭微小转移灶、消除主病灶外的卫星病灶及切缘阳性残留的病灶。临床上,术后放化疗也多采用术后同步放化疗。而围术期放化疗的概念相对模糊,多指术前新辅助放化疗+术后辅助化疗。另外,序贯放化疗在临床上也应用,可采用先放疗后化疗或先化疗后放疗模式。另外"夹心法"治疗模式,即化疗-放疗-化疗模式,或放疗-化疗-放疗模式,也在临床上应用,但这些模式,相对而言,用法不太容易规范。术中放化疗,由于食管癌患者很少应用,不包含在本节内容之中。

二、同步放化疗的适应证

1. 术前同步放化疗的适应证　我国食管癌中鳞状细胞癌高发,参照中国抗癌协会食管癌专业委员会编写的《食管癌规范化诊治指南》,适应证为:①T3N0M0;②T1~2伴淋巴结转移;③T3~4伴或不伴淋巴结转移的可切除的胸段食管癌患者,尤其是鳞状细胞癌患者。另外,对于胸上段食管癌出现颈部淋巴结癌转移或胸下段食管癌出现腹腔淋巴结癌转移的患者,以及胸上、中、下段食管癌分别长于4cm、5cm、6cm者,均建议行术前同步放化疗。

2. 术后同步放化疗　参见中国抗癌协会食管癌专业委员会编写的《食管癌规范化诊治指南》,适应证为食管癌术后具有复发高危因素者。

三、术前同步放化疗

最早于1992年由Nygaard等首次报道食管癌术前放化疗临床研究,不久后,更多的学者关注食管癌术前放化疗研究。不论单一研究还是Meta分析,多项研究结果显示术前同步放化疗联合手术优于单纯手术治疗。术前同步放化疗中方案的选择很重要,研究较多的方案为5-FU联合顺铂、紫杉类联合铂类、伊立替康联合顺铂等。术前放化疗中,放疗剂量为41.4~50.4Gy。

(一)以顺铂+5-FU基础的方案

1. 顺铂联合5-FU　早期,Walsh TN等开展了一项前瞻性、随机试验,术前同步放化疗联合手术治疗可切除的食管腺癌,试验组治疗方案为5-FU 15mg/(kg·d)d1~5+顺铂75mg/m² d7,分别于第1、第6周给药,共2个周期;放疗剂量为40Gy,与第1个周期化疗同时进行,然后手术。对照组仅行手术治疗。结果显示术前放化疗能降低淋巴结转移及远处转移,试验组有25%患者获得完全缓解。试验组的中位生存时间为16个月,而对照组仅为11个月;前者的1、2、3年生存率均高于对照组。结果表明术前放化疗联合手术治疗可切除食管腺癌患者较单纯手术治疗可明显改善患者的生存。

Lee JL等进行的一项前瞻性随机对照的Ⅲ期临床研究,将101例Ⅱ~Ⅲ期手术可切除的食管鳞状细胞癌随机分为同步放化疗(CRT)后手术组(51例)及单纯手术组(50例)。化疗方案为:顺铂60mg/m² d1、22+5-FU 1000mg/m² d2~5;放疗剂量为45.6Gy。放疗完成后3~4周手术。CRT治疗后疾病稳定或有效的患者,手术后再给予4个周期化疗,方案为顺铂60mg/m² d1+5-FU 1000mg/m² d2~5,每4周重复。结果显示:CRT毒性可耐受,不影响术后并发症及住院时间。随访25个月,术前CRT虽可以导致高的临床有效率及病理缓解率,但并不延长患者的中位总生存时间(OS)(28.2个月比27.3个月,$P=0.69$)和2年的无事件生存时间(EFS)(49%比51%,$P=0.93$)。

一项来自澳大利亚的Ⅲ期临床试验,Burmeister BH等探讨短暂的术前放化疗可以改善可切除食管癌患者的预后,将256例局部晚期的食管癌患者,随机分为术前同步放化疗组(CRT)(128例)和单纯手术组(例),化疗方案为顺铂80mg/m² d1+5-FU 800mg/m² d1~4。

结果显示同步放疗剂量为 35Gy，两组之间的无进展生存时间（PFS）及中位总生存时间（OS）均无差异；CRT 组具有更好的完全切除率、更少的淋巴结阳性率。亚组分析显示，CRT 治疗的食管鳞状细胞癌患者较非鳞状细胞癌患者具有更好的无进展生存时间。结果表明术前放化疗不能改善食管癌整组患者的 PFS 和 OS，但可以改善食管鳞状细胞癌的 PFS。

Tepper 等开展的 CALGB 9781 研究，比较术前给予顺铂/氟尿嘧啶+放疗联合手术与单纯手术治疗食管癌的Ⅲ期临床试验。入组 56 例非转移性食管癌患者，随机分组，单纯手术组（26 例）：食管切除+淋巴结清扫术；术前同步放化疗组（30 例）：顺铂 100mg/m^2 d1+5-FU 1000mg/（m^2·d）（第 1 周及第 5 周的前 4 天）联合同期放疗（总剂量 50.4 Gy）+食管切除+淋巴结清扫术。中位随访时间为 6 年；ITT 显示，同步放化疗组的中位生存期优于单纯手术组（4.48 年 比 1.79 年），5 年生存率同步放化疗组也优于单纯手术组（39% 比 16%）。结果提示同步放化疗后联合手术治疗食管癌有长期的生存优势，支持术前同步放化疗+手术治疗作为非转移性食管癌患者的标准治疗。

Markar 等对Ⅱ~Ⅲ期食管癌患者，比较了新辅助放化疗（NCR）与单纯手术效果，其中 173 例患者中 108 例接受手术，59 例接受 NCR。化疗药物为 5-FU+顺铂，放疗剂量为 50.4Gy。两者之间的并发症发生率、住院死亡率、ICU 住院时间均无差别，但接受 NCR 治疗的患者表现为住院时间缩短。接受 NCR 治疗的Ⅲ期食管癌患者淋巴结阳性率和切缘阳性率均减少。虽腺癌患者的生存时间延长，但两组之间无显著性差别，总体上 NCR 不能使患者受益。Ⅱ~Ⅲ期患者若切缘阴性，则与生存率提高有关。

Fujiwara Y 等探讨了新辅助放化疗（CRT）对可切除食管鳞状细胞癌患者行 CRT 联合手术后的影响，88 例患者分为两组，即 CRT 后手术组（52 例）、单纯手术组（36 例）。CRT 的组成：5-FU 500mg/m^2 d1~5+顺铂 10~20mg/d d1~5，每 3 周重复；放疗剂量为 40Gy。结果显示，除吻合口瘘之外，两组的术后并发症相似。中位生存时间（MST）在 CRT 组没有达到，而单纯手术组为 27.4 个月；估计 CRT 组的 5 年总生存率高于单纯手术组（50.3% 比 31.4%，P=0.134）；而Ⅱ~Ⅲ期食管鳞状细胞癌，CRT 组的无病生存（DFS）率高于单纯手术组（57.2% 比 31.4%，P=0.025）；结果说明 5-FU+顺铂+放疗的新辅助放化疗对于可切除食管鳞状细胞癌不是一个好的预后因子，然而对于Ⅱ~Ⅲ期食管鳞状细胞癌却是有益处的。

Hurmuzlu M 等比较大剂量术前放化疗（CRT，CRT 组）联合手术与单纯手术（S 组）在食管癌的疗效，107 例ⅡA-Ⅲ食管癌患者分为 CRT 组（62 例）与 S 组（45 例）。CRT 组为顺铂 100mg/m^2 d1+5-FU 1000mg/m^2 CIV 24h d1~5，每 21 天 1 个周期，从第 2 个周期开始同期放疗，放疗剂量为 66Gy。结果显示 CRT 组和 S 组的中位 OS 分别为 31.4 个月、11.1 个月；CRT 组的 1 年、3 年、5 年生存率分别为 68%、44%、29%，而 S 组分别为 44%、24%、16%；多因素分析显示是否给予大剂量术前 CRT 对预后没有影响。结果说明对ⅡA-Ⅲ食管癌患者术前给予大剂量 CRT 对生存没有益处。

Bass GA 等对食管癌患者给予新辅助化放疗联合手术（MMT）对比单纯手术的长期疗效进行了观察，纳入 2 项同时期的随机对照试验（RCTs），共 211 例患者，其中腺癌（AC）113 例、鳞状细胞癌（SCC）98 例。化疗方案为 5-FU+DDP，第 1 周给药，5-FU 15mg/（kg·d），CIV 16h d1~5+顺铂 75mg/m^2，静脉滴注 8h 以上，d7，第 6 周重复，共 2 个周期；放疗剂量为 40Gy。MMT 组 104 例（58 例 AC、46 例 SCC），单纯手术组 107 例。不论是 AC 还是 SCC，

MMT 均较单纯手术获益;与单纯手术组比较,MMT 可减少 54% 的淋巴结转移风险;MMT 治疗后 AC 病理完全缓解率(pCR)为 25%,SCC 为 31%,均优于单纯手术。MMT 治疗后伴有局部病灶残留的淋巴结阴性患者,较单纯手术后淋巴结阴性患者的生存时间长,支持 MMT 对微转移病灶的系统性影响。

Hsu PK 等对食管鳞状细胞癌(ESCC)患者术后,给予同步放化疗,并与单纯手术组患者进行了分析。290 例患者分为术后同步放化疗组(CRT 组,104 例)、单纯手术组(S 组,186 例),其中两组有 56 对患者相匹配。术后行 2 个周期同步放化疗,具体为顺铂 80mg/m^2 d1+ 5-FU 600mg/m^2 d1~4+亚叶酸钙 90mg/m^2 d1~4;同期放疗剂量为 45~50.4Gy。结果显示: N0 患者的 OS 和 DFS 在两组之间无显著性差异;而 N+患者,CRT 组的中位 OS(31.0 个月比 16.0 个月)及 3 年 OS 率(45.8% 比 14.1%)均优于 S 组,同样中位 DFS 及 3 年 DFS 率,也有类似的结果。相匹配的 56 对患者中 N+患者,两组的 OS、3 年 OS 率、DFS、3 年的 DFS 率,均支持 CRT 治疗优于单纯手术治疗。结果表明术后放化疗对淋巴结阳性 ESCC 的生存有益处,支持给予术后放化疗治疗。

2. 顺铂联合 5-FU 及长春花碱　Urba SG 等将 100 例食管癌患者随机分为手术组及新辅助放化疗组,放化疗方案为顺铂 20mg/m^2 d1~5、d17~21+5-FU 300mg/m^2 d1~21+长春花碱 1mg/m^2 d1~4、d17~20,放疗剂量为 45Gy,约 42 天行手术治疗。结果显示两组之间无生存差异,手术组为 17.6 个月,新辅助放化疗组为 16.9 个月。3 年生存率分别为 16%、30%,也不存在差异,结果提示新辅助放化疗不增加可切除食管癌患者的生存优势。

3. S-1 联合顺铂　Chang H 等术前给予 S-1+顺铂治疗局部晚期食管癌,化疗方案为 2 个周期的 S-1(d1~14、22~35)+顺铂(d1、22),同期放疗剂量为 50.4 Gy,第 12~18 周行手术治疗。60 例 ⅡA-ⅣA 期患者,58 例为鳞状细胞癌,54 例患者完成计划放化疗,化疗后临床肿瘤反应率为 64.4%;60 例患者中仅 25 例患者行手术治疗,15 例获得 pCR,估计 2 年 OS、PFS 分别为 65%、48%。结果表明联合 S-1+顺铂的同步放化疗治疗局部晚期食管癌,产生令人鼓舞的疗效;与 5FU+DDP 的历史资料比较,该方案很有希望。

(二) 紫杉醇联合铂类

紫杉醇可联合顺铂、也可联合卡铂,顺铂与卡铂之间的差异主要是不良反应不同。

1. 紫杉醇联合卡铂　CROSS 研究为荷兰学者开展了一项随机对照临床试验,该试验纳入 366 例食管癌或胃食管结合部癌患者,75% 为腺癌,23% 为鳞状细胞癌,2% 为大细胞未分化癌;178 例患者术前接受卡铂/紫杉醇联合放疗(放化疗-手术组),188 例患者接受单纯手术治疗(手术组)。放化疗方案为卡铂的 AUC=2ml/min,紫杉醇 50mg/m^2,每周 1 次,共 5 次,同时放疗剂量为 41.4Gy。结果表明放化疗-手术组的 R0 切除率为 92%,而手术组仅为 69%;放化疗-手术组的病理学完全缓解率为 29%。放化疗-手术组的中位生存时间(OS)为 49.4 个月,而手术组仅为 24.0 个月,OS 显著提高。放化疗-手术组的 5 年生存率为 47%,而单纯手术的为 34%。另外,对放化疗-手术组中的鳞状细胞癌和腺癌均有效,但对鳞状细胞癌的疗效优于腺癌。研究者建议卡铂/紫杉醇联合放疗方案可作为新的标准治疗方案,用于潜在可治愈的食管或胃食管结合部癌。

Honing J 等对食管癌患者给予紫杉醇联合卡铂(PC)方案或 5-FU 联合顺铂(FP)方案的

疗效进行了比较,对 102 例患者进行了评估,45 例患者给予顺铂 75mg/m² d1+5-FU 1g/m² d1~4,d1、d5 周;55 位患者给予卡铂(AUC=2)+紫杉醇 50mg/m² d1、8、15、22、29、35。两种方案均与放疗同步进行。结果显示 PC 方案的完成率为 82%,FP 方案为 55%;PC 方案和 FP 方案患者的中位生存时间分别为 13.8 个月、16.1 个月,二者的差异不显著;PC 方案与 FP 方案的中位无病生存分别为 9.7 个月、11.1 个月。FP 方案较 PC 方案出现更多的 3/4 级不良反应,结果显示 PC 方案患者的不良反应的发生率更低、患者的依从性更好,PC 方案可作为 FP 方案的一种替代方案用于晚期食管癌的治疗。

2. 紫杉醇+顺铂 LVJ 等开展了一项多种模式治疗食管癌的研究,其中对术前同步放化疗与术后同步放化疗进行了比较,将 CT 分期为 Ⅱ~Ⅲ 期的局部晚期食管鳞状细胞癌(ESCC)患者 238 例,随机分为术前同步放化组(80 例)、术后同步放化组(78 例)与单纯手术组(80 例)。化疗药物为紫杉醇(PTX)+顺铂(DDP),剂量为 PTX 135mg/m² d1+DDP 20mg/m² CIV 24h d1~3,行 2 个周期化疗;放疗剂量为 40Gy。结果显示,中位随访 45 个月,术前同步放化组与术后同步放化组比较,中位 PFS 和 OS 均无统计学差异;而术前/术后同步放化疗组的中位 PFS(48 个月比 61 个月比 39.5 个月,$P=0.033$)和中位 OS(56.5 个月比 72 个月比 41.5 个月,$P=0.015$)均高于单纯手术组。三者之间的局部复发率也存在差别,单纯手术组明显高于术前/术后同步放化疗组。结果表明合理应用术前/术后同步放化疗可以提高局部晚期 ESCC 患者的 PFS 和 OS。而新辅助放化疗与辅助放化疗差异则不显著。

Tang HR 等开展了一项 Ⅱ 期临床研究,探讨紫杉醇(PTX)+顺铂(DDP)同时联合放疗治疗局部晚期食管鳞状细胞癌。治疗方案 DDP 25mg/m² d1~3+PTX 175mg/m² d1,每 3 周重复,治疗 4 个周期;同期放疗总剂量 68.4 Gy(后程加速放疗)或 61.2 Gy(常规放疗)。共入组 76 例 Ⅱ~Ⅳ 食管癌患者,中位 OS 为 28.5 个月,中位 PFS 为 14.7 个月,1、3 年生存率分别为 75%、41%,然而 3 或 4 级中性粒细胞减少分别为 30.3%、31.6%。结果表明 PTX+DDP 3 周方案联合同步放疗治疗局部晚期食管鳞状细胞癌,其疗效令人鼓舞,但血液学毒性偏高。

3. 多西他赛+顺铂+5-FU Pasini F 等开展了一项同步放化疗术前治疗 Ⅱ~Ⅲ 期中下段胸部食管癌(腺癌和鳞状细胞癌)的 Ⅱ 研究,方案为多西他赛 35mg/m²+DDP 25mg/m²,d1、8、15、29、43、50、57 给药,5-FU 180mg/m² CIV 24h d1~21 及 150mg/m² CIV 24h d29~63;放疗剂量为 50Gy,从第 29 天开始。放化疗后 6~8 周手术。74 例患者,病理学完全缓解(pCR)为 47%,接近 pCR(pnCR)为 15%。中位随访 55 个月,中位 OS 为 55 个月;pCR 亚组患者的 OS 仍未达到。pCR 患者的 3 年、5 年的 OS 分别为 83%、77%,pnCR 患者的 3 年、5 年的 OS 分别为 73%、44%,而肿瘤残留组分别为 21%、14%。结果表明该强化的每周方案获得高病理学有效率,病理学有效者的生存率更高。

Zanoni A 等对 155 例局部晚期食管癌患者,其中鳞状细胞癌(SCC)90 例、腺癌(AC)65 例,给予新辅助放化疗,然后给予手术切除。放化疗方案为多西他赛+顺铂+5-FU 联合放疗,放疗剂量 50.4Gy。155 例患者中 131 例(84.5%)行手术治疗,121 例为 R0 切除(79.3%),65 例为病理学完全缓解(pCR)。整组 5 年的 OS 和 DFS 分别为 43%、49%,R0 组的 OS 和 DFS 分别为 52%、59%,pCR 患者为 72%、81%。除 pCR 外,SCC 与 AC 之间的生存无显著性差异。研究提示多西他赛+顺铂+5-FU 联合放疗作为新辅助放化疗用于局部晚期食管癌的治疗,可使患者生存获益,并取得高的 pCR 率。

Boggs DH 等比较 5-FU/顺铂联合同步放疗方案(5-FU 组,129 例)与紫杉醇/铂类联合同步放疗方案(紫杉醇组,30 例)治疗食管癌的差异。两组之间的病理学完全缓解率(pCR)无差异,5-FU 组的 3~4 级血液学毒性高于紫杉醇组。结果提示,含紫杉醇的放化疗方案的 pCR、OS、PFS 并不差于 5-FU,并且血液学毒性更低。

4. 多西他赛+顺铂+帕尼单抗 术前同步放化疗可以改善可切除的局部晚期食管腺癌的预后,但同步放化疗联合靶向治疗的研究报道少见。Lockhart AC 等进行了一项同步放化疗联合靶向治疗药物的Ⅱ期临床研究(ACOSOG Z4051),作为新辅助治疗手段用于可切除食管腺癌 70 例。治疗方案:多西他赛 40mg/m^2+DDP 40mg/m^2+帕尼单抗 6 mg/kg,d1、3、5、7、9 周给药,放疗剂量 50.40Gy,在第 5 周开始;CRT 治疗完成后手术切除。65 例患者可评价,54 例患者行手术治疗,术后 pCR 为 33.3%,接近 pCR 为 20.4%;中位随访 26.3 个月,中位 OS 为 19.4 个月,3 年 OS 为 38.6%,新辅助 CRT 的疾病控制率(DCP)较高,但毒性明显。

5. 多西他赛+奥沙利铂+卡培他滨 Spigel DR 等对Ⅰ~Ⅲ期可切除的中下段食管癌或胃食管结合部癌 59 例,给予术前放化疗,治疗方案为奥沙利铂 40mg/m^2,每周 1 次,连用 5 周;多西他赛 20mg/m^2,每周 1 次,连用 5 周;卡培他滨 1000mg/m^2,每日 2 次,d1~7、15~21、29~35;同步放疗剂量为 45 Gy。结果显示 pCR 率为 49%,客观有效率为 61%,中位 DFS、OS 分别为 16.3 个月、24.1 个月,2 年 DFS 率及 OS 率分别为 45.1%、52.2%,常见 3/4 级不良反应为厌食(20%)、脱水(16%)、腹泻(8%)、吞咽困难(10%)、食管炎(20%)、乏力(12%)、高血糖(6%)、恶心(16%)、肺部症状(14%)、脓毒症(6%)、呕吐(16%)。

(三) 伊立替康联合顺铂

Knox JJ 等采用伊立替康/顺铂联合放疗作为新辅助放化疗手段治疗局部晚期食管癌,在此Ⅱ期临床研究中,治疗方案为伊立替康 65mg/m^2+顺铂 30mg/m^2,每周 1 次,第 1、2、4、5、7、8 周给药,同期放疗剂量为 50Gy,然后手术。入组 52 例患者,完全缓解 2%,部分缓解 30%,疾病稳定为 62%;72%患者的吞咽困难得到改善。中位生存时间为 36 个月,3 年总生存率为 51%,结果表明伊立替康/顺铂联合同步放疗+手术明显改善患者吞咽困难,与历史对照比较,疗效令人鼓舞。

Ilson 等采用同步放化疗治疗可手术切除的 uT1N1M0 或 uT2-4NxM0 食管鳞状细胞癌、食管腺癌及胃食管结合部癌,治疗方案为伊立替康 65mg/m^2+顺铂 30mg/m^2,每周 1 次,第 1~5 周,第 7~11 周,同期放疗剂量为 50.4Gy,然后手术。55 例可评价的患者中,75%为腺癌。65% 为 uT3N1。38 例患者行 R0 切除。病理学完全缓解(pCR)为 16%,中位 OS 为 31.7%。结果表明每周一次伊立替康联合顺铂及同步放疗的疗效,与其他的Ⅱ期新辅助放化疗试验结果相似。

虽然,Ⅱ期临床试验结果显示伊立替康/顺铂联合同步放疗方案作为新辅助放化疗方案治疗食管癌的疗效得到肯定。但近来,一小样本报道在此方案的基础上联合西妥昔单抗治疗局部晚期食管癌或胃结合部癌,没有获得更加充分的 pCR,而毒性明显。

(四) 依托泊苷+顺铂

Stahl 等探讨术前同步放化疗后行手术治疗对局部晚期食管鳞状细胞癌(ESCC)患者的

影响。共入组 172 例患者,随机分为两组,每组 86 例。A 组采用诱导化疗+同步放化疗+手术,放疗剂量 40 Gy;B 组采用对比诱导化疗+同步放化疗,放疗剂量至少 65 Gy。具体为先用 FLEP 方案化疗,方案为:静脉推注 5-FU 500mg/m² +亚叶酸钙 300mg/m² +依托泊苷(E) 300mg/m² +顺铂(P)30mg/m²,均为 d1~3,每 3 周重复,共 3 个周期。然后给予 EP 方案联合放疗,最后手术或者不手术。两组患者的总生存无差异,A 组的 2 年局部无进展生存(PFS)率优于 B 组;A 组的治疗相关性毒性显著高于 B 组。Cox 回归分析显示,肿瘤对诱导化疗有效是唯一的独立预后因子。结果说明局部晚期 ESCC 同步放化疗后加入手术可以改善局部肿瘤控制,延长 2 年 PFS,但不增加生存时间。

(五) 雷替曲塞+奥沙利铂

夏铀铀等初步评价了雷替曲塞+奥沙利铂联合同步放化疗治疗中晚期食管癌患者的疗效及安全性,具体方案:雷替曲塞 2.6mg/m² d1、22+奥沙利铂 100mg/m² d1、22;放疗剂量 60 Gy/30 次。共治疗 54 例 Ⅱ~Ⅲ期食管癌患者,结果显示 CR 16.7%、PR 68.5%,有效率为 85.2%,1、2 年局部控制率分别为 75.4% 和 57.3%,1、2 年生存率分别为 70.4%、46.6%;急性放射性食管炎、白细胞下降、急性腹泻、神经毒性发生率分别为 100%、72.2%、16.7%、44.4%,其中 3/4 级不良反应 7.4%、7.4%、1.9%、0。结果表明雷替曲塞+奥沙利铂联合同步放疗治疗中晚期食管癌疗效好,且不良反应轻。

(六) 奥沙利铂+顺铂+5-FU(OCF)方案

Pera M 等采用奥沙利铂+顺铂+5-FU(OCF)方案联合放疗,术前治疗 41 例患者,其中食管癌 16 例(腺癌 10 例、鳞状细胞癌 6 例)、胃食管结合部癌(13 例)及胃癌(12 例)。方案为奥沙利铂 85mg/m² +顺铂 55mg/m² +5-FU3 g/m²CIV 96h,进行 2 个周期;同期放疗剂量为 45Gy,6~8 周后手术。41 例患者中,75.6% 的患者行手术切除,其中 90% 为 R0 切除;58% 患者为病理学完全缓解(pCR);鳞状细胞癌 67% 为 pCR;中位 PFS 和 OS 分别为 23.2 个月、28.4 个月。术前同步放化疗有效、毒性可耐受,特别是食管鳞状细胞癌更明显。

Conroy T 等评估 FOLFOX 方案或 5-FU+顺铂(FP)方案作为同步放化疗的一部分治疗局部晚期食管癌疗效,FOLFOX 方案:奥沙利铂 85mg/m² +亚叶酸钙 200mg/m² +5-FU 400mg/m² IVP+1600mg/m²CIV 46h,每 2 周 1 周期,共 6 个周期,其中 3 个周期与放疗同步;FP 方案:5-FU 1000mg/m²,d1~4+顺铂 75mg/m²,d1,每 4 周 1 周期,共 2 个周期,同时联合同步放疗,然后,再给予每 3 周 1 周期,共 2 个周期;放疗的剂量为 50 Gy。FOLFOX 组入组 134 例、FP 组入组 133 例,其中 FOLFOX 组 131 例、FP 组 128 例接受药物治疗;中位无进展生存时间,FOLFOX 组为 9.7 个月、FP 组为 9.4 个月;最常见的 3/4 级不良反应,两组之间无显著性差别;但所有的不良反应,两组各有不同。虽然与 FP 方案比较,FOLFOX 方案无明显的 PFS 增加,但给药方便。

(七) 单药类

1. 顺铂单药 Bosset 等进行了一项随机多中心临床试验,比较术前放化疗+手术联合治疗与单纯手术治疗 Ⅰ~Ⅱ期食管鳞状细胞癌患者。放化疗方案:顺铂 80mg/m²,分配给

d0~2 给药,顺铂于放疗前 1 天开始,共 282 例患者,其中单纯手术组 139 例,联合治疗组 143 例。中位随访 55.2 个月,两组之间未见显著性的生存差异,均为 18.6 个月。联合治疗组较单纯手术组具有更长的无病生存(DFS)、无局部病灶的间隔时间更长、癌症相关的死亡率更低、治愈性切除率更高。研究表明食 Ⅰ~Ⅱ 期管鳞状细胞癌患者,术前给予放化疗不能使患者生存获益,但可延长无病生存及无局部疾病生存。

2. 多西他赛单药　Kushida T 等比较不同的术前同步放化疗(CRT)治疗可切除、局部晚期食管鳞状细胞癌(ESCC)的疗效。放化疗方案以多西他赛联合放疗(DOC 组),或 5-FU+顺铂联合放疗(FP 组)。DOC 组为 10mg/m^2,每周第 1 天,每 4 周重复;FP 组为 5-FU 500mg/m^2, CIV 24h d1~5+顺铂 10mg/m^2,d1~5,每 4 周重复。两组的放疗剂量为 40Gy。FP 组 40 例、DOC 组 55 例。结果表明术前同步放化疗治疗局部晚期食管癌,DOC 方案与 FP 方案的长期疗效相似,甚至 DOC 方案优于 FP 方案。DOC 联合放疗的 CRT 为食管癌有前景的治疗选择。

(八) 术前放化疗的汇总及 Meta 分析

Urschel JD 等进行的 Meta 分析纳入 9 个随机对照试验,共 1116 例患者,比较新辅助放化疗联合手术与单纯手术治疗可切除食管癌患者,结果显示新辅助放化疗联合手术组的完全病理缓解率为 21%。新辅助放化疗联合手术组与单纯手术组的 1 年、2 年、3 年的生存率均支持新辅助放化疗联合手术组,但 1 年、2 年生存率的差异不显著,而 3 年生存率却差异明显。结果说明新辅助放化疗联合手术较单纯手术,可提高患者的 3 年生存率,减少局部区域复发。Liao Z 等评价术前同步放化疗后的手术疗效,汇总分析 132 例 Ⅱ~Ⅲ 期食管癌患者,60 例行术前同步放化疗后手术治疗;化疗方案以 5-FU+顺铂为主,放疗剂量为 45Gy。结果显示同步放化疗联合手术治疗患者的 5 年局部区域控制率、DFS、5 年生存率、中位生存时间均显著高于单纯放化疗组。

但 Jin 等进行了一项 Meta 分析,共纳入 11 个随机对照试验的 1308 例患者,结果显示,与单纯手术比较,新辅助放化疗可以显著地提高 OS,新辅助放化疗可降低局部区域肿瘤复发,但新辅助放化疗组的手术死亡率增加。组织学亚组分析食管鳞状细胞癌不能从新辅助放化疗中获益,认为新辅助放化疗可以提高食管腺癌患者的生存。

Gebski 等进行的一项荟萃分析,10 项新辅助放化疗联合手术对比单纯手术的随机研究,共 1209 例患者,新辅助治疗组中放疗剂量为 20.0~50.4Gy,化疗方案以 5-FU 联合顺铂为主;结果显示术前放疗可降低食管癌患者的死亡风险,2 年生存率提高 13%,可使食管癌患者获益,以鳞状细胞癌明显。

近来,Sjoquist KM 等进行荟萃分析,纳入 12 项新辅助放化疗联合手术对比单纯手术的随机研究,共 1854 例可手术切除的食管癌患者,结果显示新辅助放化疗可降低患者的死亡率,可使生存获益。

Swisher 等汇总了多个 Ⅱ~Ⅲ 临床试验,对术前给予顺铂/氟尿嘧啶+放疗联合手术与单纯手术治疗食管癌的比较,化疗方案以顺铂/5-FU、伊立替康/顺铂为主,结果术前放疗较术前化疗可以提高 OS 和无病生存(DFS)、可以提高病理完全缓解率。

Deng 等进行了一项 Meta 分析,比较同步放化疗后手术(CRTS)与单纯手术(SA)的术后影响,入组 13 项随机对照试验(RCTs)共 1930 例患者。与 SA 组比较,CRTS 可显著性地降低术后死亡率、局部复发率及远处死亡率,而术后并发症的发生率两组之间无显著性差异。

Speicher PJ 等汇总 6103 例潜在可切除的局部晚期、中段或下段食管癌患者(T2~3N0 和 T1~3N+),这些患者给予术前诱导放化疗,以 1818 例进行手术治疗的食管癌患者作为对照。结果表明,诱导放化疗患者具有更高的阴性切缘率、更短的住院时间;诱导放化疗患者均有更好的长期生存,其 5 年生存率高于仅行手术治疗患者的 5 年生存率(37.9% 比 28.7%,$P<0.001$),建议可切除的 T2~3N0 和 T1~3N+食管癌患者术前给予诱导放化疗。

总之,目前对于新辅助放化疗的放疗剂量及化疗方案并未统一,化疗所用的方案多为含铂类的两药或多药方案(如卡铂/紫杉醇、伊立替康/顺铂、多西他赛/顺铂/5-FU 等)化疗 2 个周期,同期接受剂量 30~60 Gy 的放疗,新辅助放化疗结束后 4~6 周接受手术治疗。

四、术后同步放化疗

对于 T1~4N1 期即Ⅱb~Ⅲb 期患者,应在术后 3~4 周开始同步放化疗。多数研究表明,术前局部晚期食管癌患者,术后放化疗的疗效优于单纯手术或化疗,辅助放化疗多采用 DDP/5-FU 联合放疗。5-FU 联合顺铂,为食管癌术后化疗的经典方案,为进一步提高疗效,与放疗联合,同步放化疗,多项研究对该联合方案进行了探讨。

Rice TW 等开展了一项前瞻性研究,探讨术后辅助放化疗是否可以提高生存率,入组 31 例局部区域晚期食管癌患者(90% pT3、81% pN1、13% pM1a),R0 切除 74%,80% 以上为 T3N1 腺癌;放疗剂量为 50.4~59.4Gy/1.8Gy,化疗方案为 5-FU+DDP,采用同步放化疗;同期对照组 52 例单纯手术,术后同步放化疗组较单纯手术组的中位疾病无复发时间延长(22 个月比 10 个月,$P=0.02$),中位疾病复发时间也延长(25 个月比 13 个月,$P=0.04$),中位总生存时间亦延长(28 个月比 15 个月,$P=0.05$)。研究表明,食管癌患者术后辅助放化疗可以提高生存时间、延长疾病复发时间和疾病无复发生存时间。建议局部区域晚期食管癌术后应给予辅助放化疗。

Wang ZW 等对伴有淋巴结外侵犯的食管鳞状细胞癌 90 例患者,其中 47 例患者仅接受手术治疗,43 例手术切除后给予术后同步放化疗(CRT),放化疗方案为 5-FU 1000 mg/m^2 d1~4、d29~32 + 顺铂 25 mg/m^2 d1~3、d29~31,同期中位放疗剂量为 50Gy。结果显示术后辅助 CRT 可以显著地改善患者的 OS 和 PFS,辅助 CRT 为独立预后因子。另外,辅助 CRT 可以减少区域复发率及总的复发率。

关于食管鳞状细胞癌患者术后同步放化疗疗效的研究不多。Hsu 等探讨了食管鳞状细胞癌术后同步放化疗的疗效,为一回顾性研究,290 例患者分为两组,其中术后放化疗(CRT 组)104 例、单纯手术组(S 组)186 例。N0 患者,两组之间的总生存(OS)和无病生存(DFS)没有差别。N+患者,CRT 组的中位 OS 及 3 年的 OS 率、中位 DFS 及 3 年的 DFS 率均显著高于 S 组,其中 OS 分别为 31 个月、16 个月($P<0.001$)。两组相匹配的患者之间的差异亦很明显。结果显示,淋巴结阳性的食管鳞状细胞癌患者术后给予同步放化疗,患者可以明显生存获益。

五、治疗方法的比较

（一）术后辅助化疗对比辅助同步放化疗

多项研究对局部晚期食管癌患者术后辅助化疗与辅助同步放化疗的优劣进行了比较，2003 年 Tachibana 等进行了一项小型前瞻性的随机对照研究，将 45 例未行术前治疗的晚期食管癌患者 R0 术后，随机分为术后辅助化疗组（A 组，23 例）或术后辅助同步放疗/化疗组（B 组，22 例）。化疗方案为 DDP 50mg/m² d1、d15；5-FU 300mg/m²，连续 5 周。放疗剂量为 50Gy。结果显示两组 1、3、5 年生存率无显著性差异。结果表明术后同步放化疗与术后单纯化疗相比，并不能改善患者的生存。

（二）新辅助放化疗与新辅助化疗

而相对新辅助化疗，新辅助放化疗的患者生存率得到了提高，但需注意容易引发较多术后并发症。一项回顾性研究发现，患者 5 年生存率接受新辅助放化疗的为 31%，而接受新辅助化疗的为 21%。新辅助放化疗组患者出现了较多术后并发症及较高的术后死亡率（7% 比 4%），但两者差异不显著。

近来，Sjoquist 等进行了一项 Meta 分析中，纳入 2 项新辅助放化疗联合手术对比新辅助化疗联合手术的研究，共 194 例患者，结果表明新辅助放化疗较新辅助化疗没有具有明显的优势。大量的Ⅲ期临床试验及 Meta 分析显示术前放化疗较新辅助化疗或单纯手术，可以提高食管癌患者的治疗效果。

Luc G 等比较新辅助放化疗（CRT 组）与围术期化疗（PCT 组）治疗 116 例局部晚期食管腺癌的疗效，其中 CRT 组 55 例、PCT 组 61 例。新辅助 CRT 方案为 5-FU+顺铂+45 Gy 的同步放疗，而 PCT 为多西他赛+顺铂+5-FU。无论是 R0，还是病理学完全缓解（pCR），CRT 组均优于 PCT 组，两组之间的 OS、DFS 均无差异。

（三）术前同步放化疗与术前序贯放化疗

Lv J 等进行了一项 Meta 分析，结果显示术前同步放化疗优于术前序贯放化疗。Wang DB 等进行了一项 Meta 分析，探讨与单纯手术比较，新辅助放化疗治疗可切除食管癌患者疗效的影响，共纳入 12 项随机对照试验。新辅助放化疗可以提高患者的 1 年、2 年、3 年的生存时间，亚组分析显示生存改善见于同步放化疗组，而不是序贯放化疗组。新辅助放化疗可以改善食管鳞状细胞癌的 3 年、5 年的生存，而不改善腺癌的 3 年、5 年的生存。新辅助放化疗不增加术后并发症及死亡率。

除同步放化疗外，还有一些研究，改变治疗模式，希望能提高疗效，比如共化疗 4 个周期，前 2 个周期不伴随放疗，从第 3 个周期开始给予放疗。与同步放化疗比较，序贯放化疗作为新辅助治疗方法用于食管癌治疗的研究报道较少，在此不作详细介绍，但 Urschel JD 等进行的 Meta 分析显示，术前同步放化疗比术前序贯放化疗有更明显的获益。

由于食管癌术后无标准的治疗模式，对于局部晚期、淋巴结阳性者可能从辅助放化疗中获益，由于并不是所有的患者均能获益，寻找可能获益的人群是今后食管癌术后辅助治疗研究的方向之一。

（顾艳宏　束永前　刘连科）

第五节　晚期食管癌的化学治疗

食管癌在我国发病率和死亡率均很高，临床确诊时大多数病例已属中晚期，患者失去手术治疗的机会，化学治疗占有重要地位。晚期食管癌尚缺乏有效的药物治疗，化学药物治疗的目的在于改善患者的生活质量，适当延长生存时间。

早期，常将单药用于食管癌的化疗，有效率（RR）为 15%～21%，常用的药物有博来霉素、丝裂霉素、5-氟尿嘧啶（5-FU）、多柔比星（ADM）、顺铂（DDP）等。后采用联合药物化疗，疗效得到适当的提高，其中顺铂与 5-FU 联合研究较多，有效率为 25%～35%。到目前为止，晚期食管癌的化疗仍未能确定标准的治疗方案，DDP+5-FU 是联合化疗的基石，在此基础上联合新药，如紫杉醇（PTX）、多西他赛（TXT）、伊立替康（CPT-11）、吉西他滨（GEM）等，显示出较好的有效率和生存期。另外，不含 5-FU 的联合化疗方案的研究逐渐增多，多西他赛、紫杉醇、吉西他滨、伊立替康、长春瑞滨、卡培他滨、S-1 等均可与顺铂（或奈达铂）联合，这些联合方案的疗效并不低于或高于 5-FU+DDP 方案，有效率可达 35%～50%。

局部晚期或转移性食管癌常用的一线化疗方案分为三种情况：

（1）单药方案：有多西他赛、紫杉醇、吉西他滨、伊立替康、长春瑞滨、卡培他滨、S-1 等。

（2）两药联合方案：有 5-FU（或卡培他滨）+顺铂（或奥沙利铂）、伊立替康+顺铂（或 5-FU）、紫杉醇+顺铂或卡铂、紫杉醇（或多西他赛）+5-FU（或卡培他滨）、多西他赛+顺铂或伊立替康等

（3）三药联合方案：常用的有 DCF 方案，即多西他赛+顺铂+5-FU；DCF 改良方案，即多西他赛+奥沙利铂+5-FU（或卡培他滨）；ECF 方案，即表柔比星+顺铂+5-FU；ECF 改良方案，即表柔比星+奥沙利铂（或顺铂）+5-FU 或卡培他滨等。

一、单 药 化 疗

1. 5-FU　5-FU 单药的有效率在 15%～38%。

2. 紫杉醇（paclitaxel，PTX）　PTX 是目前晚期食管癌化疗中最常用和最有效的药物之一，单药有效率为 32%，中位生存为 13.2 个月。Kelsen D 等采用紫杉醇（PTX）单药治疗晚期食管癌，PTX 250mg/m^2 CIV 24h d1，每 21 天重复。结果显示 PTX 是治疗食管癌的一种有效的药物。

3. 多西他赛（DOC）　DOC 的作用机制与 PTX 相同，稳定微管作用是 PTX 的两倍。早期，Heath EI 等报道 DOC 治疗 22 例转移性或局部晚期不可手术的食管腺癌，具体为 DOC 75mg/m^2 d1，每 3 周为 1 个周期，结果 RR 为 18%，均为初治患者，中位 OS 为 3.4 个月，1 年生存率为 21%。但中性粒细胞减少性发热为 32%。Muro K 等采用单用 DOC 70mg/m^2 d1，每 3 周为 1 个周期，治疗转移性食管癌 49 例，94% 为鳞状食管癌，其中 36 例接受过铂类为

基础的化疗,有效率20%,88%患者出现3/4级中性粒细胞减少,3级厌食及乏力分比为18%、12%,中位OS为8.1个月,1年生存率为35%。DOC单药治疗食管癌有效,但须当心中性粒细胞减少。

二、联 合 化 疗

1. 5-FU+顺铂　5-FU联合顺铂已成为晚期食管癌最常用的化疗方案之一,早期报道有效率为15%~45%。Meta分析显示5-FU+DDP治疗食管鳞状细胞癌的有效率为42%~62%,治疗食管腺癌的有效率为27%~48%。

2. 紫杉类

(1) 紫杉醇+卡铂:El-Rayes BF等在一项Ⅱ期临床试验中采用紫杉醇(PTX)联合卡铂(CBP)治疗晚期食管癌患者31例,具体为PTX 200mg/m² d1+卡铂AUC=5 d1,每3周1个周期,结果显示:有效率43%,中位有效持续时间为2.8个月,中为生存时间为9个月,1年生存率为43%,主要的3/4级毒性为中性粒细胞减少(52%),无治疗相关性死亡。该方案疗效尚可。

(2) 紫杉醇+顺铂:多项Ⅱ期临床研究证实,紫杉醇联合顺铂(DDP)进行化疗,有效率可达到40%~50%。van der Gaast A等在Ⅰ期临床试验证明紫杉醇(PTX)联合顺铂(DDP)双周方案的可行性,具体为PTX 180mg/m²+DDP 60mg/m²,每2周重复。Polee MB等开展了一项Ⅱ期临床研究,入组51例患者,有效率43%,其中CR 4%、PR 39%,疾病稳定率为43%,中位生存时间为9个月,患者耐受可。

(3) 紫杉醇+顺铂+5-FU:Ilson DH等探讨紫杉醇(PTX)+顺铂(DDP)+氟尿嘧啶(5-FU)联合方案治疗晚期食管癌共61例,具体为PTX 175mg/m² d1+DDP20mg/m² d1~5+5-FU 1000mg/m² d1~5,每3周为1个周期,结果显示:RR48%,中位OS为10.8个月,46%患者需要减量,48%需要住院来处理不良反应,其中最明显的是发热性粒细胞缺乏,虽然毒性明显,但可处理。

Tu L等报告的回顾性分析36例上段食管癌患者,治疗方案为TP方案(紫杉醇+顺铂)+放疗,其中PTX 135mg/m² d1+DDP 75mg/m² d1,每3周为1个周期,放疗剂量平均60 Gy。结果显示1、2年生存率分别为83.3%、42.8%,中位PFS及OS分比为12.0个月、18.0个月;3级中性粒细胞减少、放疗诱导的食管炎、放射性皮炎分别为13.9%、8.3%、22.2%。研究表明该方案有效。

3. 奈达铂　奈达铂(NDP)是第二代的铂类化合物,顺铂的衍生物,其抗肿瘤的作用类似于DDP,但其肾毒性、胃肠道毒性均低于DDP。

(1) 奈达铂+5-FU:Yoshioka T等采用奈达铂+5-FU治疗晚期食管癌。化疗剂量:奈达铂80或100mg/m²+5-FU 350mg/m²或500mg/m² CIV 24h d1~5。治疗17例转移、复发或肿块大不能切除的食管癌,15例患者可评价疗效及不良反应。结果:有效率为52.9%,获得PR患者的中位有效时间为7个月,不良反应轻,患者易耐受。

(2) 紫杉醇+奈达铂:Cao等采用PTX 175mg/m² d1+NDP80mg/m² d1,每3周为1个周期,共治疗初治的晚期食管癌48例。结果:RR为41.7%,中位疾病进展时间为6.1个月,中位 OS 为 11.5 个月,估计 1 年 OS 率为 43.8%,2 年 OS 率为 10.4%。不良反应以血液学为主,其中 3/4 级贫血为 13.0%,3 级白细胞减少、中性粒细胞减少、血小板减少分别为 17.4%、17.4%、4.3%。Gong Y 等评价了奈达铂联合紫杉醇治疗转移性食管癌 39 例,方案:奈达铂 $80mg/m^2$ d1+PTX $175mg/m^2$ d1,每 21 天为 1 个周期。有效率为 43.6%,其中 CR 为 2.6%、PR 为 41%,中位 PFS 为 6.1 个月,中位 OS 为 10.3 个月,不良反应为 3/4 级中性粒细胞减少为 7.7%、3/4 级恶心/呕吐为 7.7%。该方案很有临床应用前景。

4. 多西他赛为主的联合方案

(1) 多西他赛联合顺铂:Schull 等报告了一项 II 期临床研究的结果,采用 DOC $75mg/m^2$,联合 DDP $50mg/m^2$ d1、d15,28 天重复,共治疗 37 例晚期食管癌患者,获 RR46%,其中 CR4 例,中位生存时间为 11.5 个月,毒副作用耐受良好。

(2) DCF 方案:DCF 方案用于治疗晚期食管癌的研究报道较多,但样本量均偏小。Ferri LE 等开展了一项多中心 II 期临床研究,采用 DCF 方案治疗 11 例晚期食管腺癌患者,其中 DOC $75mg/m^2$ d1+DDP $75mg/m^2$ d1+5-FU $750mg/m^2$ CIV 24h d1~5,每 3 周为 1 个周期,共行 3 个周期。结果表明,围术期 DCF 对食管腺癌患者是高效、可耐受的治疗方案。Tamura S 等采用 DCF 方案治疗,方案为 DOC $60mg/m^2$ d1+DDP $70mg/m^2$ d1+5-FU $600mg/m^2$ CIV 24h d1~5,每 4 周 1 个周期,治疗转移性食管鳞状细胞癌(SCCE)22 例,3 例 CR、7 例 PR,总有效率为 45.4%;3~4 级血液学毒性分别为白细胞减少 52%、中性粒细胞减少 76%、发热性中性粒细胞减少 21%。

(3) 多西他赛+伊立替康:Burtness B 等采用 DOC 联合伊立替康方案治疗 26 例不能手术切除/转移性食管癌,具体方案:DOC $35mg/m^2$ d1、d8+伊立替康 $50mg/m^2$ d1、d8;每 21 天重复,治疗 3 个周期。有效率为 30.7%,中位疾病进展时间为 4.0 个月,中位 OS 为 9.0 个月;主要毒性为腹泻、中性粒细胞减少、高血糖。研究认为 DOC 与伊立替康联合方案在治疗晚期食管癌上具有前景。

5. 以伊立替康为主的方案 伊立替康(CPT-11)为半合成水溶性喜树碱衍生物,是 DNA 拓扑异构酶 I 抑制剂。单药周剂量 CPT-11($125mg/m^2$)治疗晚期食管癌的 ORR 为 15%。CPT-11 与 DDP 联合是最常用的联合化疗方案。

(1) 伊立替康联合顺铂:Ilson DH 等用 CPT-11 $65mg/m^2$ 联合 DDP $30mg/m^2$,每周 1 次,连用 4 周,6 周重复,共治疗晚期食管癌 36 例。结果显示有效率(RR)为 57%,中位 OS 为 14.6 个月。在该研究中,由于 CPT-11、DDP 均为周剂量给药方式,故不良反应发生率低,患者的耐受性好。

(2) 伊立替康+S-1:Nakajima Y 等采用伊立替康+S-1 治疗晚期食管腺癌与胃食管结合部癌共 10 例,方案为伊立替康 $80mg/m^2$ d1、d8+S-1 $80mg/m^2$ d1~14。共给予 65 个周期化疗,中位 PFS 为 8.4 个月,中位 OS 为 19.1 个月;仅 20% 的患者为中性粒细胞减少。伊立替康与 S-1 联合方案治疗食管腺癌有效,患者可耐受。

6. 吉西他滨为主的方案

(1) 吉西他滨联合顺铂方案:Millar J 等采用吉西他滨联合顺铂治疗不能手术或转移性食管癌,具体化疗方案为吉西他滨 $1250mg/m^2$ d1、d8+顺铂 $75mg/m^2$ d1,每 21 天为 1 个周期。入组 19 例患者后,吉西他滨下调至 $1000mg/m^2$,共治疗 42 例患者。结果显示:有效率为45%,中位生存时间为11个月,鳞状细胞癌的疗效优于腺癌。另外,37%出现3/4级中性粒细胞减少,非血液学毒性包括乏力、恶心/呕吐,均易处理。

（2）吉西他滨联合伊立替康方案:临床前资料显示吉西他滨与伊立替康具有剂量依赖性的协同作用,Williamson等用吉西他滨1000mg/m²,第1、8天,CPT-11 100mg/m²,第1、8天,每21天为1个周期。共治疗57例晚期食管癌及胃食管结合部癌患者,中位PFS和中位OS分别为3.7个月和6.3个月,6个月无进展生存率估计为25%。此方案毒副作用较大,限制了进一步的临床研究。

7. 以雷替曲塞为主的方案　雷替曲塞(RTX)是一种喹唑啉叶酸盐类似物,为新型水溶性TS特异性选择性抑制剂。通过叶酸盐转运载体(RFC)转运至细胞内,被多聚谷氨酰合酶(FPGS)代谢为多聚谷氨酰化合物,选择性抑制TS,从而产生抗肿瘤作用。由于5-FU需要静脉持续输注所带来的心脏毒性以及频繁出入院、使用静脉泵等,对于不适合或不能耐受5-FU的晚期肿瘤患者,RTX作为优先选择的替代治疗药物。

最早,Eatock等在晚期胃癌、胃食管结合部癌、食管癌患者中进行了Ⅰ期临床研究,选择RTX 2mg/m²、2.5mg/m²和3mg/m²三个剂量等级,三个剂量等级均与顺铂和表柔比星联合治疗,其中顺铂60mg/m²、表柔比星50mg/m²,每3周重复。结果:RR为38%,中位OS为9.9个月,研究者建议采用RTX 2.5mg/m²作为后续的Ⅱ期临床研究的推荐剂量。

Mackay等用ECT方案治疗21例不能手术切除的或转移性胃食管腺癌患者,具体化疗方案为表柔比星50mg/m²+顺铂60mg/m²+雷替曲塞2.5mg/m²,每3周重复,至少行3个周期化疗。结果:RR为29%,疾病稳定(SD)为19%,中位疾病进展时间为19周,毒性较明显,但可耐受。

三、晚期食管癌的二线治疗

目前,晚期食管癌一线化疗进展后,缺乏有效的或推荐的二线化疗方案。由于我国的食管癌以鳞状细胞癌为主,一线化疗中多选择以顺铂为主的化疗方案,因此,在晚期食管癌的二线化疗中,一般很少再次选择顺铂。根据患者之前的治疗和身体状况,可供选择的二线治疗方案较多,其中单药有多西他赛(TXT)、紫杉醇、伊立替康、雷替曲塞等;联合方案有TXT+顺铂±5-FU、TXT+奈达铂、TXT+合伊立替康、伊立替康+顺铂、伊立替康+5-FU,或卡培他滨、雷替曲塞的联合方案等。

（一）以多西他赛为主的方案

无论是多西他赛(TXT)单药,还是TXT与其他药物联合,在二线治疗食管癌上,均表现为有效的药物。

1. TXT单药　Moriwaki T等比较TXT单药与最佳支持治疗(BSC)二线治疗铂类耐药的晚期食管癌的疗效,其中TXT组66例、BSC组45例。TXT组的中位PFS为5.4个月,而BSC组为3.3个月,TXT单药治疗为独立的预后因子,结果表明TXT单药可以延长铂类耐药的晚期食管癌患者的生存时间。

Ford HE等在积极控制症状(ASC)的基础上,采用TXT单药二线治疗对铂类联合5-FU

耐药的晚期食管腺癌、胃食管结合部癌及胃癌患者,评价疗效及健康相关的生活质量(HRQoL)。TXT 剂量为 75mg/m² d1,每 3 周重复,最多为 6 个周期。168 例患者,分为 TXT组 84 例、积极控制症状(ASC)组 84 例。结果显示 TXT 组的中位 OS 为 5.2 个月,而 ASC 组为 3.6 个月;TXT 组的 3/4 级中性粒细胞减少、感染、发热性中性粒细胞减少均高于 ASC组;TXT 组的疼痛、恶性/呕吐、便秘等发生率更低;两组的总体 HRQoL 无差别,而疾病特异性 HRQoL 显示 TXT 组可以明显地减少吞咽困难和腹痛。结果表明 TXT 可推荐用于二线治疗对铂类和 5-FU 耐药的食管与胃腺癌患者。

2. TXT+DDP±5-FU Shim HJ 采用 TXT 联合 DDP 二线治疗对 5-FU 或顺铂耐药的晚期食管癌,化疗方案:TXT 75mg/m² d1+DDP 75mg/m² d1,每 3 周重复。治疗 38 例患者,1 例(2.6%)CR、12 例(31.6%)PR、12 例(31.6%)疾病稳定,有效率为 34.2%,中位 PFS 为 4.5个月,中位 OS 为 7.4 个月。3/4 级血液学毒性:中性粒细胞减少 52.6%、白细胞减少47.3%;3/4 级非血液学毒性:乏力 31.6%、恶心 18.4%、外周神经毒性 15.8%。该方案可以作为难治性食管癌的解救方案。

早在 2007 年,Tanaka 等联用 TXT、5-FU 和 DDP 治疗铂类耐药晚期食管癌患者 20 例。其中 TXT 60mg/m² d1+5-FU 500mg/d d+DDP 10mg/d d1~5,每 3 周 1 个周期。其中 CR 1 例,PR 6 例,SD 6 例,中位 TTP、OS 分别为 4 个月和 8 个月。不良反应可耐受,其中 3 级或 3 级以上中性粒细胞减少的发生率为 65%。

3. 多西他赛+卡培他滨 Li X 等采用多西他赛 60mg/m² d1+卡培他滨 825mg/m² d1~14,每 3 周为 1 个周期,二线治疗晚期食管鳞状细胞癌,患者一线治疗方案为 5-FU 联合顺铂,共治疗 30 例患者。有效率为 23.3%,疾病稳定为 43.4%;中位疾病进展时间为 3.0 个月,中位 OS 为 8.3 个月;3/4 级不良反应为 33.3% 中性粒细胞减少、16.7% 贫血、10% 血小板减少、13.3% 手足综合征、10% 乏力。

4. 多西他赛+S-1 Nakamura T 等采用多西他赛联合 S-1 二线治疗转移性/复发食管癌,方案为多西他赛 30mg/m² d1、15+S-1 80mg/m² d1~14,每 4 周为 1 个周期。治疗 21 例患者,其中 14 例有治疗反应,分别为 3 例 PR、8 例 SD、3 例 PD;中位 OS 为 10 个月,1 年生存率为 38%。结果显示多西他赛联合 S-1 二线治疗转移性/复发食管癌为一个可行的方案。

5. 多西他赛联合奈达铂 Akutsu Y 等采用多西他赛联合奈达铂二线治疗对 5-FU/DDP方案耐药的手术不可切除的食管鳞状细胞癌,化疗方案为多西他赛 50mg/m² d1、8+奈达铂50mg/m² d8,治疗 12 例患者。结果:无 CR 或 PR 患者,SD 为 33%,白细胞减少为 67%;1 年生存率为 26.7%,中位生存时间为 7.8 个月,中位疾病进展时间为 2.0 个月。同样,Irino T等采用多西他赛联合奈达铂二线治疗晚期食管癌,化疗方案为多西他赛 30mg/m² d1+奈达铂40mg/m² d1,每 2 周重复。治疗 15 例患者,无有效患者,疾病控制率为 6.7%(1 例),中位疾病进展时间为 2.1 个月,中位 OS 为 7.0 个月,3 级的中性粒细胞减少和血小板减少分别为26.7%(4 例)、6.7%(1 例)。结果显示多西他赛联合奈达铂 2 周方案安全,但疗效一般。另外,Yoshioka T 等采用多西他赛联合奈达铂二线治疗放化疗后的晚期食管鳞状细胞癌,治疗 12 例患者,其中 3 例患者有效,化疗方案为多西他赛 30mg/m² d1、15+奈达铂 30mg/m²d1、15,每 4 周重复。Matsumoto H 等也采用多西他赛联合奈达铂二线治疗放化疗后的晚期食管鳞状细胞癌,治疗 9 例患者,其中 2 例患者有效,化疗方案为多西他赛 30mg/m² d1、8、

15+奈达铂 30mg/m² d1、8、15,每4周重复,结果显示中位 OS 为 331 天,2 年生存率为 11.1%。

6. 多西他赛联合伊立替康　Lordick F 等开展了一项 II 期临床研究,采用伊立替康 160mg/m² d1+多西他赛 65mg/m² d1,每3周为1个周期的方案来治疗顺铂耐药的食管癌患者。由于入组的4例患者出现严重的骨髓抑制,均出现中性粒细胞减少伴发热,调整剂量后入组 24 例患者,调整后为伊立替康 55mg/m² d1、8、15+多西他赛 25mg/m² d1、8、15,每4周为1个周期。5 例患者出现严重不良反应,9 例患者出现 3/4 级非血液学毒性,中位生存时间为 26 周,有效率为 12.5%。

7. 多西他赛单药对比多西他赛联合铂类　　Song Z 等采用以多西他赛为基础的化疗方案二线治疗对 5-FU 为基础的一线化疗耐药的晚期食管鳞状细胞癌(ESCC),治疗 85 例患者,44 例为多西他赛联合铂类,41 例为多西他赛单药,全组中位 PFS、OS 分别为 3.5 个月、5.5 个月。多西他赛联合铂类与多西他赛单药之间的 PFS 及 OS 均有差异,其中一线化疗有效的 ESCC 患者,其二线治疗的疗效较好。

(二) 伊立替康为主的方案

1. 伊立替康单药　Burkart C 等采用单药伊立替康二线治疗转移性食管癌,所有患者对以铂类为基础的化疗耐药,伊立替康为 100mg/m² d1、8、15,每4周为1个周期,治疗 14 例患者,其中 13 例可评价疗效,2 例 PR、3 例 SD、8 例 PD,中位疾病进展时间为2个月,中位生存时间为5个月;3 级不良反应为腹泻3例、发热1例、疼痛1例。单药伊立替康治疗顺铂耐药食管癌的疗效适度。

2. 伊立替康联合 5-FU+亚叶酸钙　伊立替康(CPT-11)联合 5-FU+CF 方案用于晚期食管癌的二线治疗,小样本结果显示疗效确切,耐受良好。Assersohn L 等采用伊立替康+5-FU+亚叶酸钙治疗晚期或转移性食管胃癌,化疗方案为伊立替康 180mg/m² d1+亚叶酸钙 125mg/m² d1+5-FU 400mg/m²静脉推注 d1+5-FU 1200mg/m² CIV 48h,每2周重复。治疗 38 例患者,有效率为 29%,疾病稳定为 34%;肿瘤相关症状改善:吞咽困难 78.6%、反流 60.0%、疼痛 4.5%、厌食 64.3%、体重丢失 72.7%;3/4 级毒性分为贫血 13.2%、中性粒细胞减少 26.4%、发热性中性粒细胞减少 5.2%、恶性/呕吐 13.2%、腹泻 7.9%;中位无失败生存时间为 3.7 个月,中位 OS 为 6.4 个月。

(三) 其他

1. 紫杉醇+卡培他滨　Yun T 等采用紫杉醇联合卡培他滨二线治疗晚期食管鳞状细胞癌(SCCE),化疗方案:紫杉醇 80mg/m² d1、8+卡培他滨 900mg/m² d1~14,每3周重复。治疗 20 例患者,有效率为 45%,中位 OS 为 8.4 个月。结果表明每周紫杉醇联合卡培他滨二线治疗 SCCE 疗效好、患者耐受性好。

2. S-1 单药　Akutsu Y 等采用 S-1 单药二线或三线治疗治疗食管鳞状细胞癌(ESCC)20 例,CR1 例、PR4 例、SD7 例、PD8 例,3 级不良反应:贫血2例、白细胞减少1例、乏力3例、腹泻3例,1 年 PFS 为 10.0%,中位 PFS 为 100 天,1 年 OS 为 30.5%,中位 OS 为 330 天。

3. MIC 方案　Park BB 等采用 MIC 方案二线治疗转移性或复发性食管鳞状细胞癌

（ESCC）19 例患者。MIC 方案：丝裂霉素 6mg/m² d1+异环磷酰胺 3g/m² d1+50mg/m² d1，每 3 周重复。既往治疗方案为 5-FU/顺铂、卡培他滨/顺铂。19 例患者中有效率为 15.8%，疾病控制率为 42.1%，疗效一般。

4. TXT 对比 PTX Shirakawa T 等比较 TXT 单药与 PTX 单药二线治疗食管鳞状细胞癌（ESCC）的疗效，所有患者为 5-FU/DDP 耐药，TXT 剂量为 70mg/m² d1，每 3 周重复；PTX 为 100mg/m²，每周 1 次，连用 6 周，休 1 周，每 7 周重复。共 163 例患者，其中 TXT 组 132 例、PTX 组 31 例；PTX 组的中位 PFS、OS 分别为 2.3 个月、6.1 个月，TXT 组分别为 2.3 个月、5.3 个月；TXT 组的 3/4 级中性粒细胞减少为 32.6%，而 PTX 组为 16.1%，TXT 组中有 6.1% 为发热性中性粒细胞减少。结果表明 PTX 和 TXT 二线治疗 ESCC 均有效，但毒性不同。

总之，对于晚期、复发、转移性食管癌，应予以姑息性治疗，其目的是提高生活质量、延长生存期。由于在随机临床试验中，部分研究显示对于晚期食管癌患者，化疗较最佳支持治疗没有显示出生存优势，所以不必过度强调化疗，一般 4~6 个周期。然而，化疗有效的患者，可以再维持治疗 4~6 个周期，但务必关注不良反应的发生。化疗无效者建议给予新的药物组成的方案，符合条件者可考虑进行包括靶向治疗在内的临床试验，或予最佳支持治疗。另外，化疗联合靶向药物用于食管癌治疗的研究也逐渐增多，关于化疗联合靶向药物的相关内容归入食管癌的靶向治疗章节，不在此介绍。

（束永前　刘连科）

参 考 文 献

蒋苏豫，李苏宜. 2009. 食管癌药物治疗临床研究进展. 中国癌症杂志，19(3)：228~233.

李定安，彭开桂. 2014. 食管癌术前同步放化疗的临床研究进展. 中华全科医学，12(9)：1466~1468.

夏铀铀，王磊，宋大安，等. 2014. 放疗联合雷替曲塞奥沙利铂同步治疗中晚期食管癌的 II 期临床研究. 中国肿瘤临床，41(11)：717~719.

中国抗癌协会食管癌专业委员会. 2013. 食管癌规范化诊治指南. 第 2 版. 北京：中国协和医科大学出版社.

Ajani JA, Ilson DH, Kelsen DP. 1996. Paclitaxel in the treatment of patients with upper gastrointestinal carcinomas. Semin Oncol, 23(5 Suppl 12)：55~58.

Akutsu Y, Kono T, Uesato M, et al. 2013. S-1 monotherapy as second-or third-line chemotherapy for unresectable and recurrent esophageal squamous cell carcinoma. Oncology, 84：305~310.

Akutsu Y, Shuto K, Kono T, et al. 2012. A phase 1/11 study of second-line chemotherapy with fractionated docetaxel and nedaplatin for 5-FU/cisplatin-resistant esophageal squamous cell carcinoma. Hepatogastroenterology, 59：2095~2098.

Allum WH, Stenning SP, Bancewicz J, et al. 2009. Long-term results of a randomized trial of surgery with or without preoperative chemotherapy in esophageal cancer. J Clin Oncol, 27：5062~5067.

Ando N, Iizuka T, Ide H, et al. 2003. Surgery plus chemotherapy compared with surgery alone for localized squamous cell carcinoma of the thoracic esophagus：a Japan Clinical Oncology Group Study—JCOG9204. J Clin Oncol, 21：4592~4596.

Ando N, Iizuka T, Kakegawa T, et al. 1997. A randomized trial of surgery with and without chemotherapy for localized squamous carcinoma of the thoracic esophagus：the Japan Clinical Oncology Group Study. J Thorac Cardiovasc Surg, 114：205~209.

Ando N, Kato H, Igaki H, et al. 2012. A randomized trial comparing postoperative adjuvant chemotherapy with cisplatin and 5-fluorouracil versus preoperative chemotherapy for localized advanced squamous cell carcinoma of the thoracic esophagus (JCOG9907). Ann Surg Oncol, 19：68~74.

Ardalan B,Spector SA,Livingstone AS,et al. 2007. Neoadjuvant,surgery and adjuvant chemotherapy without radiation for esopha-geal cancer. Jpn J Clin Oncol,37:590~596.

Armanios M,Xu R,Forastiere AA,et al. 2004. Adjuvant chemotherapy for resected adenocarcinoma of the esophagus,gastro-esoph-ageal junction,and cardia:phase Ⅱ trial(E8296)of the Eastern Cooperative Oncology Group. J Clin Oncol,22:4495~4499.

Assersohn L,Brown G,Cunningham D,et al. 2004. Phase II study of irinotecan and 5-fluorouracil/leucovorin in patients with pri-mary refractory or relapsed advanced oesophageal and gastric carcinoma. Ann Oncol,15:64~69.

Bass GA,Furlong H,O'Sullivan KE,et al. 2014. Chemoradiotherapy,with adjuvant surgery for local control,confers a durable sur-vival advantage in adenocarcinoma and squamous cell carcinoma of the oesophagus. Eur J Cancer,50:1065~1075.

Boonstra JJ, Kok TC, Wijnhoven BP, et al. 2011. Chemotherapy followed by surgery versus surgery alone in patients with respectable oesophageal squamous cell carcinoma:long-term results of a randomized controlled trial. BMC Cancer,11:181.

Bosset JF,Gignoux M,Triboulet JP,et al. 1997. Chemoradiotherapy followed by surgery compared with surgery alone in squamous-cell cancer of the esophagus. N Engl J Med,337:161~167.

Burkart C,Bokemeyer C,Klump B,et al. 2007. A phase Ⅱ trial of weekly irinotecan in cisplatin-refractory esophageal canc-er. Anticancer Res,27:2845~2848.

Burmeister BH,Smithers BM,Gebski V,et al. 2005. Surgery alone versus chemoradiotherapy followed by surgery for resectable cancer of the oesophagus:a randomised controlled phase Ⅲ trial. Lancet Oncol,6:659~668.

Burtness B,Gibson M,Egleston B,et al. 2009. Phase Ⅱ trial of docetaxel-irinotecan combination in advanced esophageal canc-er. Ann Oncol,20:1242~1248.

Cao W,Xu C,Lou G,et al. 2009. A phase Ⅱ study of paclitaxel and nedaplatin as first-line chemotherapy in patients with ad-vanced esophageal cancer. Jpn J Clin Oncol,39:582~587.

Chang H,Shin SK,Cho BC,et al. 2014. A prospective phase Ⅱ trial of S-1 and cisplatin-based chemoradiotherapy for locoregional-ly advanced esophageal cancer. Cancer Chemother Pharmacol,73:665~671.

Chen W,He Y,Zheng R,et al. 2013. Esophageal cancer incidence and mortality in China,2009. J Thorac Dis,5:19~26.

Conroy T,Galais MP,Raoul JL,et al. 2014. Definitive chemoradiotherapy with FOLFOX versus fluorouracil and cisplatin in patients with oesophageal cancer(PRODIGE5/ACCORD17):final results of a randomised,phase 2/3 trial. Lancet Oncol,15:305~314.

Cunningham D,Allum WH,Stenning SP,et al. 2006. Perioperative chemotherapy versus surgery alone for resectable gastroesopha-geal cancer. N Engl J Med,355:11~20.

Deng J,Wang C,Xiang M,et al. 2014. Meta-analysis of postoperative efficacy in patients receiving chemoradiotherapy followed by surgery for resectable esophageal carcinoma. Diagn Pathol,9:151.

Eatock MM,Anthony DA,El-Abassi M,et al. 2000. A dose-finding study of raltitrexed(tomudex)with cisplatin and epirubicin in advanced gastro-oesophageal adenocarcinoma. Br J Cancer,82:1925~1931.

Enzinger PC,Ilson DH,Kelsen DP. 1999. Chemotherapy in esophageal cancer. Semin Oncol,26(5 Suppl 15):12~20.

El-Rayes BF, Shields A, Zalupski M, et al. 2004. A phase Ⅱ study of carboplatin and paclitaxel in esophageal cancer. Ann On-col,15(6):960~965.

Ferri LE,Ades S,Alcindor T,et al. 2012. Perioperative docetaxel,cisplatin,and 5-fluorouracil(DCF)for locally advanced esopha-geal and gastric adenocarcinoma:a multicenter phase Ⅱ trial. Ann Oncol,23:1512~1517.

Ford HE,Marshall A,Bridgewater JA,et al. 2014. Docetaxel versus active symptom control for refractory oesophagogastric adenocar-cinoma(COUGAR-02):an open-label,phase 3 randomised controlled trial. Lancet Oncol,15:78~86.

Fujiwara Y,Yoshikawa R,Kamikonya N,et al. 2013. Neoadjuvant chemoradiotherapy followed by esophagectomy vs. surgery alone in the treatment of resectable esophageal squamous cell carcinoma. Mol Clin Oncol,1:773~779.

Gebski V,Burmeister B,Smithers BM,et al. 2007. Survival benefits from neoadjuvant chemoradiotherapy or chemotherapy in oeso-phageal carcinoma:a meta-analysis. Lancet Oncol,8:226~234.

Gong Y,Ren L,Zhou L,et al. 2009. Phase Ⅱ evaluation of nedaplatin and paclitaxel in patients with metastatic esophageal carci-noma. Cancer Chemother Pharmacol,64:327~333.

Hara H,Tahara M,Daiko H,et al. 2013. Phase Ⅱ feasibility study of preoperative chemotherapy with docetaxel,cisplatin,and fluorouracil for esophageal squamous cell carcinoma. Cancer Sci, 104 : 1455 ~ 1460.

Hashiguchi T, Nasu M, Hashimoto T, et al. 2014. Docetaxel, cisplatin and 5-fluorouracil adjuvant chemotherapy following three-field lymph node dissection for stage Ⅱ/Ⅲ N1,2 esophageal cancer. Mol Clin Oncol, 2 : 719 ~ 724.

Heath EI, Urba S, Marshall J, et al. 2002. Phase Ⅱ trial of docetaxel chemotherapy in patients with incurable adenocarcinoma of the esophagus. Invest New Drugs, 20 : 95 ~ 99.

Heroor A, Fujita H, Sueyoshi S, et al. 2003. Adjuvant chemotherapy after radical resection of squamous cell carcinoma in the thoracic esophagus : who benefits? A retrospective study. Dig Surg, 20 : 229 ~ 235 ; discussion 236 ~ 237.

Honing J, Smit JK, Muijs CT, et al. 2014. A comparison of carboplatin and paclitaxel with cisplatinum and 5-fluorouracil in definitive chemoradiation in esophageal cancer patients. Ann Oncol, 25 : 638 ~ 643.

Hsu PK, Huang CS, Wang BY, et al. 2014. Survival benefits of postoperative chemoradiation for lymph node-positive esophageal squamous cell carcinoma. Ann Thorac Surg, 97 : 1734 ~ 1741.

Hurmuzlu M, Øvrebø K, Monge OR, et al. 2010. High-dose chemoradiotherapy followed by surgery versus surgery alone in esophageal cancer : a retrospective cohort study. World J Surg Oncol, 8 : 46.

Ilson DH, Ajani J, Bhalla K, et al. 1998. Phase Ⅱ trial of paclitaxel, fluorouracil, and cisplatin in patients with advanced carcinoma of the esophagus. J Clin Oncol, 16 : 1826 ~ 1834.

Ilson DH, Minsky BD, Ku GY, et al. 2012. Phase 2 trial of induction and concurrent chemoradiotherapy with weekly irinotecan and cisplatin followed by surgery for esophageal cancer. Cancer, 118 : 2820 ~ 2827.

Ilson DH, Saltz L, Enzinger P, et al. 1999. Phase Ⅱ trial of weekly irinotecan plus cisplatin in advanced esophageal cancer. J Clin Oncol, 17 : 3270 ~ 3275.

Irino T, Egawa T, KenmochiT, et al. 2011. Efficacy and safety of biweekly nedaplatin in combination with docetaxel as second-line chemotherapy in patients with unresectable or recurrent esophageal cancer. Gan To Kagaku Ryoho, 38 : 2401 ~ 2404.

Japan Esophageal Society. 2012. Guidelines for Diagnosis and Treatment of Carcinoma of the Esophagus. Tokyo : Kanehara.

Jin HL, Zhu H, Ling TS, et al. 2009. Neoadjuvant chemoradiotherapy for resectable esophageal carcinoma : a meta-analysis. World J Gastroenterol, 15 : 5983 ~ 5991.

Kelsen D, Ajani J, Ilson D, et al. 1994. A phase Ⅱ trial of paclitaxel (Taxol) in advanced esophageal cancer : preliminary report. Semin Oncol, 21 (5 Suppl 8) : 44 ~ 48.

Kelsen DP, Ginsberg R, Pajak TF, et al. 1998. Chemotherapy followed by surgery compared with surgery alone for localized esophageal cancer. N Engl J Med, 339 : 1979 ~ 1984.

Kelsen DP, Winter KA, Gunderson LL, et al. 2007. Long-term results of RTOG trial 8911 (USA Intergroup 113) : a random assignment trial comparison of chemotherapy followed by surgery compared with surgery alone for esophageal cancer. J Clin Oncol, 25 : 3719 ~ 3725.

Knox JJ, Wong R, Visbal AL, et al. 2010. Phase 2 trial of preoperative irinotecan plus cisplatin and conformal radiotherapy, followed by surgery for esophageal cancer. Cancer, 116 : 4023 ~ 4032.

Kosugi S, Kanda T, Nakagawa S, et al. 2005. Efficacy and toxicity of fluorouracil, doxorubicin, and cisplatin/nedaplatin treatment as neoadjuvant chemotherapy for advanced esophageal carcinoma. Scand J Gastroenterol, 40 : 886 ~ 892.

Kushida T, Nohara S, Yoshino K, et al. 2014. Utility of weekly docetaxel combined with preoperative radiotherapy for locally advanced esophageal cancer from pathological analysis. Dis Esophagus, 27 : 368 ~ 373.

Lee J, Lee KE, Im YH, et al. 2005. Adjuvant chemotherapy with 5-fluorouracil and cisplatin in lymph node-positive thoracic esophageal squamous cell carcinoma. Ann Thorac Surg, 80 : 1170 ~ 1175.

Lee JL, Park SI, Kim SB, et al. 2004. A single institutional phase Ⅲ trial of preoperative chemotherapy with hyperfractionation radiotherapy plus surgery versus surgery alone for resectable esophageal squamous cell carcinoma. Ann Oncol, 15 : 947 ~ 954.

Lee MS, Mamon HJ, Hong TS, et al. 2013. Preoperative cetuximab, irinotecan, cisplatin, and radiation therapy for patients with locally advanced esophageal cancer. Oncologist, 18 : 281 ~ 287

Li X, Lin W, Wang H, et al. 2013. Phase Ⅱ trial of second-line chemotherapy with docetaxel and capecitabine in advanced esophageal squamous cell carcinoma. Med Oncol, 30 : 746.

Liao Z, Zhang Z, Jin J, et al. 2004. Esophagectomy after concurrent chemoradiotherapy improves locoregional control in clinical stage Ⅱ or Ⅲ esophageal cancer patients. Int J Radiat Oncol Biol Phys,60:1484~1493.

Lloyd S, Chang BW. 2014. Current strategies in chemoradiation for esophageal cancer. J Gastrointest Oncol,5:156~165.

Lockhart AC, Reed CE, Decker PA, et al. 2014. Phase Ⅱ study of neoadjuvant therapy with docetaxel, cisplatin, panitumumab, and radiation therapy followed by surgery in patients with locally advanced adenocarcinoma of the distal esophagus (ACOSOG Z4051). Ann Oncol,25:1039~1044.

Lordick F, von Schilling C, Bernhard H, et al. 2003. Phase Ⅱ trial of irinotecan plus docetaxel in cisplatin-pretreated relapsed or refractory oesophageal cancer. Br J Cancer,89:630~633.

Luc G, Vendrely V, Terrebonne E, et al. 2015. Neoadjuvant chemoradiotherapy Improves Histological Results Compared with Perioperative Chemotherapy in Locally Advanced Esophageal Adenocarcinoma. Ann Surg Oncol. Ann Surg Oncol,22:604~609.

Lv J, Cao XF, Zhu B, et al. 2009. Effect of neoadjuvant chemoradiotherapy on prognosis and surgery for esophageal carcinoma. World J Gastroenterol,15:4962~4968.

Lv J, Cao XF, Zhu B, et al. 2010. Long-term efficacy of perioperative chemoradiotherapy on esophageal squamous cell carcinoma. World J Gastroenterol,16:1649~1654.

Lyu X, Huang J, Mao Y, et al. 2014. Adjuvant chemotherapy after esophagectomy:Is there a role in the treatment of the lymph node positive thoracic esophageal squamous cell carcinoma? J Surg Oncol,110:864~868.

Mackay HJ, McInnes A, Paul J, et al. 2001. A phase Ⅱ study of epirubicin, cisplatin and raltitrexed combination chemotherapy (ECT)in patients with advanced oesophageal and gastric adenocarcinoma. Ann Oncol,12:1407~1410.

Malthaner RA, Wong RK, Rumble RB, et al. 2004. Neoadjuvant or adjuvant therapy for resectable esophageal cancer:a systematic review and meta-analysis. BMC Med,2:35.

Markar SR, Bodnar A, Rosales J, et al. 2013. The Impact of Neoadjuvant Chemoradiotherapy on Perioperative Outcomes, Tumor Pathology, and Survival in Clinical Stage Ⅱ and Ⅲ Esophageal Cancer. Ann Surg Oncol,20:3935~3941.

Matsumoto H, Hirabayashi Y, Kubota H, et al. 2012. A combined therapy with docetaxel and nedaplatin for relapsed and metastatic esophageal carcinoma. Anticancer Res,32:1827~1831.

Medical Research Council Oesophageal Cancer Working Group. 2002. Surgical resection with or without preoperative chemotherapy in oesophageal cancer:a randomised controlled trial. Lancet,359:1727~1733.

Millar J, Scullin P, Morrison A, et al. 2005. Phase Ⅱ study of gemcitabine and cisplatin in locally advanced/metastatic oesophageal cancer. Br J Cancer,93:1112~1126.

Moriwaki T, Kajiwara T, Matsumoto T, et al. 2014. Survival analysis of platinum-refractory patients with advanced esophageal cancer treated with docetaxel or best supportive care alone:a retrospective study. Dis Esophagus,27:737~743

Muro K, Hamaguchi T, Ohtsu A, et al. 2004. A phase Ⅱ study of single-agent docetaxel in patients with metastatic esophageal cancer. Ann Oncol,15:955~959.

Nakajima M, Kato H, Miyazaki T, et al. 2011. 'Guidelines for diagnosis and treatment of carcinoma of the esophagus' revised version--the comparison to western countries. Nihon Rinsho,69(Suppl 6):121~125.

Nakajima Y, Fujiwara N, Ryotokuji T, et al. 2012. A pilot trial of S-1 plus irinotecan chemotherapy for esophageal adenocarcinoma. Hepatogastroenterology,59:2182~2185.

Nakamura T, Ota M, Narumiya K, et al. 2012. Docetaxel plus S-1 as a second-line chemotherapy for metastasis or recurrence of e-sophageal cancer. Gan To Kagaku Ryoho,39:227~230.

Noronha V, Joshi A, Jandyal S, et al. 2014. High pathologic complete remission rate from induction docetaxel, platinum and fluorouracil(DCF)combination chemotherapy for locally advanced esophageal and junctional cancer. Med Oncol,31:188.

Orditura M, Galizia G, Fabozzi A, et al. 2013. Preoperative treatment of locally advanced esophageal carcinoma(Review). Int J Oncol,43:1745~1753.

Park BB, Im YH, Hwang IG, et al. 2008. Salvage chemotherapy with mitomycin C, ifosfamide, and cisplatin(MIC) for previously treated metastatic or recurrent esophageal squamous cell carcinoma. Invest New Drugs,26:387~392.

Pasini F, de Manzoni G, Zanoni A, et al. 2013. Neoadjuvant therapy with weekly docetaxel and cisplatin, 5-fluorouracil continuous infusion, and concurrent radiotherapy in patients with locally advanced esophageal cancer produced a high percentage of long-lasting pathological complete response: a phase 2 study. Cancer, 119:939~945.

Pennathur A, Luketich JD, Landreneau RJ, et al. 2008. Long-term results of a phase Ⅱ trial of neoadjuvant chemotherapy followed by esophagectomy for locally advanced esophageal neoplasm. Ann Thorac Surg, 85:1930~1936; discussion 1936~1937.

Pera M, Gallego R, Montagut C, et al. 2012. Phase Ⅱ trial of preoperative chemoradiotherapy with oxaliplatin, cisplatin, and 5-FU in locally advanced esophageal and gastric cancer. Ann Oncol, 23:664~670.

Polee MB, Eskens FA, van der Burg ME, et al. 2002. Phase Ⅱ study of bi-weekly administration of paclitaxel and cisplatin in patients with advanced oesophageal cancer. Br J Cancer, 86:669~673.

Rice TW, Adelstein DJ, Chidel MA, et al. 2003. Benefit of postoperative adjuvant chemoradiotherapy in locoregionally advanced esophageal carcinoma. J Thorac Cardiovasc Surg, 126:1590~1596.

Shim HJ, Cho SH, Hwang JE, et al. 2010. Phase Ⅱ study of docetaxel and cisplatin chemotherapy in 5-fluorouracil/cisplatin pretreated esophageal cancer. Am J Clin Oncol, 33:624~628.

Shirakawa T, Kato K, Nagashima K, et al. 2014. A retrospective study of docetaxel or paclitaxel in patients with advanced or recurrent esophageal squamous cell carcinoma who previously received fluoropyrimidine-and platinum-based chemotherapy. Cancer Chemother Pharmacol, 74:1207~1215.

Sjoquist KM, Burmeister BH, Smithers BM, et al. 2011. Survival after neoadjuvant chemotherapy or chemoradiotherapy for respectable oesophageal carcinoma: an updated meta-analysis. Lancet Oncol, 12:681~692.

Song Z, Zhang Y. 2014. Second-line docetaxel-based chemotherapy after failure of fluorouracil-based first-line treatment for advanced esophageal squamous cell carcinoma. Onco Targets Ther, 7:1875~1881.

Speicher PJ, Ganapathi AM, Englum BR, et al. 2014. Induction therapy does not improve survival for clinical stage T2N0 esophageal cancer. J Thorac Oncol, 9:1195~1201.

Spigel DR, Greco FA, Meluch AA, et al. 2010. Phase Ⅰ/Ⅱ trial of preoperative oxaliplatin, docetaxel, and capecitabine with concurrent radiation therapy in localized carcinoma of the esophagus or gastroesophageal junction. J Clin Oncol, 28:2213~2219.

Stahl M, Stuschke M, Lehmann N, et al. 2005. Chemoradiation with and without surgery in patients with locally advanced squamous cell carcinoma of the esophagus. J Clin Oncol, 23:2310~2317.

Swisher SG, Hofstetter W, Komaki R, et al. 2010. Improved long-term outcome with chemoradiotherapy strategies in esophageal cancer. Ann Thorac Surg, 90:892~898; discussion 898~899.

Tachibana M, Yoshimura H, Kinugasa S, et al. 2003. Postoperative chemotherapy vs chemoradiotherapy for thoracic esophageal cancer: a prospective randomized clinical trial. Eur J Surg Oncol, 29:580~587.

Tamura S, Imano M, Takiuchi H, et al. 2012. Phase Ⅱ study of docetaxel, cisplatin and 5-fluorouracil(DCF) for metastatic esophageal cancer(OGSG 0403). Anticancer Res, 32:1403~1408.

Tanaka T, Fujita H, Sueyoshi S, et al. 2007. Second-line combination chemotherapy with docetaxel for cisplatin-pretreated refractory metastatic esophageal cancer: a preliminary report of initial experience. Chemotherapy, 53:449~453.

Tepper J, Krasna MJ, Niedzwiecki D, et al. 2008. Phase Ⅲ trial of trimodality therapy with cisplatin, fluorouracil, radiotherapy, and surgery compared with surgery alone for esophageal cancer: CALGB 9781. J Clin Oncol, 26:1086~1092.

Tu L, Sun L, Xu Y, et al. 2013. Paclitaxel and cisplatin combined with intensity-modulated radiotherapy for upper esophageal carcinoma. Radiat Oncol, 8:75.

Urba SG, Orringer MB, Turrisi A, et al. 2001. Randomized trial of preoperative chemoradiation versus surgery alone in patients with locoregional esophageal carcinoma. J Clin Oncol, 19:305~313.

Urschel JD, Vasan H. 2003. A meta-analysis of randomized controlled trials that compared neoadjuvant chemoradiation and surgery to surgery alone for resectable esophageal cancer. Am J Surg, 185:538~543.

van der Gaast A, Kok TC, Kerkhofs L, et al. 1999. Phase I study of a biweekly schedule of a fixed dose of cisplatin with increasing doses of paclitaxel in patients with advanced oesophageal cancer. Br J Cancer, 80:1052~1057.

van Hagen P, Hulshof MC, van Lanschot JJ, et al. 2012. Preoperative chemoradiotherapy for esophageal or junctional cancer. N Engl J Med, 366:2074~2084.

Walsh TN, Noonan N, Hollywood D, et al. 1996. A comparison of multimodal therapy and surgery for esophageal adenocarcinoma. N Engl J Med, 335:462~467.

Wang DB, Zhang X, Han HL, et al. 2012. Neoadjuvant chemoradiotherapy could improve survival outcomes for esophageal carcinoma: a meta-analysis. Dig Dis Sci, 57:3226~3233.

Wang ZW, Luan ZP, Zhang W, et al. 2014. Postoperative chemoradiotherapy improves survival in esophageal squamous cell cancer with extracapsular lymph node extension. Neoplasma, 61:732~738.

Williamson SK, McCoy SA, Gandara DR, et al. 2006. Phase Ⅱ trial of gemcitabine plus irinotecan in patients with esophageal cancer: a Southwest Oncology Group (SWOG) trial. Am J Clin Oncol, 29:116~122.

Yano M, Takachi K, Doki Y, et al. 2006. Preoperative chemotherapy for clinically node-positive patients with squamous cell carcinoma of the esophagus. Dis Esophagus, 19:158~163.

Ychou M, Boige V, Pignon JP, et al. 2011. Perioperative chemotherapy compared with surgery alone for respectable gastroesophageal adenocarcinoma: an FNCLCC and FFCD multicenter phase Ⅲ trial. J Clin Oncol, 29:1715~1721.

Yoshioka T, Gamoh M, Shineha R, et al. 1999. A new combination chemotherapy with cis-diammine-glycolatoplatinum (Nedaplatin) and 5-fluorouracil for advanced esophageal cancers. Intern Med, 38:844~848.

Yoshioka T, Sakayori M, Kato S, et al. 2006. Dose escalation study of docetaxel and nedaplatin in patients with relapsed or refractory squamous cell carcinoma of the esophagus pretreated using cisplatin, 5-fluorouracil, and radiation. Int J Clin Oncol, 11:454~460.

Yun T, Han JY, Lee JS, et al. 2011. Phase Ⅱ study of weekly paclitaxel and capecitabine in patients with metastatic or recurrent esophageal squamous cell carcinoma. BMC Cancer, 11:385.

Zanoni A, Verlato G, Giacopuzzi S, et al. 2013. Neoadjuvant concurrent chemoradiotherapy for locally advanced esophageal cancer in a single high-volume center. Ann Surg Oncol, 20:1993~1999.

Zhang J, Zhang YW, Chen ZW, et al. 2008. Adjuvant chemotherapy of cisplatin, 5-fluorouracil and leucovorin for complete resectable esophageal cancer: a case-matched cohort study in east China. Dis Esophagus, 21:207~213.

Zhang SS, Yang H, Xie X, et al. 2014. Adjuvant chemotherapy versus surgery alone for esophageal squamous cell carcinoma: a meta-analysis of randomized controlled trials and nonrandomized studies. Dis Esophagus, 27:574~584.

第十一章 食管癌的分子靶向治疗

近年来,导致肿瘤增殖、迁移、血管新生、细胞凋亡和生存恶化的重要信号通路不断地被发现和识别。针对这些特定信号通路的干预,已经开发出多种分子靶向药物用来改善恶性肿瘤的治疗效果。分子靶向治疗药物,具有靶向选择性、高效性、低毒性的特点,在肺癌、肠癌、白血病等肿瘤中取得惊人的疗效。然而,虽然食管癌的靶向治疗受到越来越多的关注和研究,但疗效仍不理想。目前,食管癌的靶向治疗主要集中在表皮生长因子受体(epidermal growth factor receptor,EGFR)、血管内皮生长因子及其受体家族(vascular endothelial growth factor and their receptor,VEGF/VEGFR)、哺乳动物西罗莫司靶蛋白(mammalian target of rapamycin,mTOR)等。截至目前,FDA 没有批准任何一种靶向治疗药物用于食管癌的治疗。

第一节 靶向表皮生长因子受体的治疗

表皮生长因子受体(EGFR)家族包括 HER1(erbB1,EGFR)、HER2(erbB2,NEU)、HER3(erbB3)及 HER4(erbB4)。EGFR 一般是指 HER1、erbB1,是原癌基因 c-erbB-1 的表达产物,属于受体酪氨酸激酶(receptor tyrosine kinase,RTK),为 I 型跨膜生长因子受体,EGFR 可调控细胞生长、分化、凋亡和血管生成,与恶性肿瘤的生长、侵袭及转移有关系密切。食管癌患者中 40%~80% 存在 EGFR 高表达,高表达 EGFR 患者的预后常很差,EGFR 高表达可以作为预后和疗效预测因子。EGFR 高表达与食管癌的恶性程度有关,抑制 EGFR 信号通路,可抑制肿瘤细胞的生长,EGFR 可成为食管癌治疗的作用靶点。靶向食管癌 EGFR 的药物主要分类两大类:一类是作用于 EGFR 的配体结合区的单克隆抗体,主要有西妥昔单抗、帕尼单抗、尼妥珠单抗等;另一类是作用于胞内酪氨酸激酶的 ATP 结合区的小分子化合物抑制剂,主要有吉非替尼、厄洛替尼等。但是疗效肯定的单克隆抗体,为作用于 HER2(NEU)的曲妥珠单抗等。

一、抗 EGFR(erbB1)单克隆抗体

此类靶向治疗的药物主要有西妥昔单抗、帕尼单抗和尼妥珠单抗。

(一)西妥昔单抗

西妥昔单抗(cetuximab)是一种嵌合单克隆 IgG1 抗体靶向表皮生长因子受体,其联合化疗或放疗在结直肠癌、头颈部肿瘤中均具有较好的作用。因 EGFR 在食管癌患者中高表达,食管癌患者可能是西妥昔单抗治疗的适应人群。在一项前瞻性随机研究中,Lorenzen 等报道 32 例转移性食管鳞状细胞癌患者接受西妥昔单抗+顺铂+氟尿嘧啶治疗,对照组 30 例

为顺铂+氟尿嘧啶治疗;除皮疹和腹泻之外,西妥昔单抗不加重 3~4 级不良反应;西妥昔单抗联合组与对照组的疾病控制率分别为 75% 和 57%,无进展生存时间分别为 5.9 个月和 3.6 个月,总生存时间分别为 9.5 个月和 5.5 个月,结果说明西妥昔单抗联合化疗能明显地提高化疗的疗效,且安全。在另一项研究中,Ruhstaller 等探讨了 28 例可切除的局部晚期食管癌患者,术前接受西妥昔单抗联合顺铂、多西他赛及同步放疗的临床试验中,68% 的患者表现为完全和接近完全病理退缩,且安全性良好。该组合治疗的毒性与其他癌症的毒性相似,其中皮肤毒性是最主要的副作用;也未发现西妥昔单抗增加术后死亡率,认为方案可行,基于该方案高的组织病理应答率及 R0 切除率,建议开始Ⅲ期临床研究。近来,Meng 等进行了一项前瞻性、多中心的Ⅱ期临床研究,采用西妥昔单抗联合放化疗治疗 55 例不能手术切除、局部晚期食管鳞状细胞癌(ESCC)中国患者,化疗药物为紫杉醇和顺铂,结果显示 55 例患者中 45 例完成治疗,44 例有效,其中 29 例为 CR、15 例为 PR。45 例患者的 2 年 PFS、OS 分别为 74.9%、80.0%,研究者认为西妥昔单抗联合放化疗治疗局部晚期 ESCC 安全、有效。在另一项中国学者的研究中,Chen 等同样为西妥昔单抗联合紫杉醇、顺铂及放疗,结果支持西妥昔单抗用于食管鳞状细胞癌的治疗,并且 EGFR 高表达患者的有效率更高。上述Ⅱ期临床试验显示西妥昔单抗治疗食管癌疗效肯定。

但在 SCOPE1 研究中,Crosby 等采用西妥昔单抗联合顺铂+卡培他滨+根治性放疗(联合组)治疗局限性食管癌 129 例,对照组 129 例不给予西妥昔单抗,两组均以食管鳞状细胞癌为主。共给予化疗 4 个周期,在第 3、第 4 周期同步给予放疗。结果联合组的 OS 为 22.1 个月、对照组为 25.4 个月,联合组的非血液学毒性更常见。其结果显示对于适合根治性放化疗的食管癌患者不推荐在标准放疗的基础上添加西妥昔单抗。该结论也得到 Nicolay 及 Tomblyn 等研究的支持。同样,Lee 等进行的小样本研究,采用西妥昔单抗+伊立替康+顺铂联合放疗,新辅助治疗局部晚期食管癌和胃食管结合部癌,不支持西妥昔单抗用于食管腺癌。上述几项研究均不支持西妥昔单抗用于食管癌患者的治疗。Tomblyn 等进行的Ⅱ期临床研究显示西妥昔单抗联合同步放化疗治疗局部晚期、临床上不能手术的食管癌患者 21 例,化疗药物为伊立替康和顺铂,结果显示中位 OS、中位 PFS 分别为 11.2 个月、6.4 个月,治疗相关性死亡 2 例患者,3 级不良反应为 47.6%,4 级为 28.6%;52.4% 出现血液学毒性、23.8% 出现乏力。其结果表明患者耐受性很差,提示西妥昔单抗联合放化疗的方案还有待进一步优化。另外,还有研究报道西妥昔单抗虽不增加放疗相关毒性反应,但可能增加皮肤反应及超敏反应。但也有学者在Ⅱ期临床试验中,评估了西妥昔单抗治疗食管腺癌和胃食管结合部癌的疗效及不良反应,初步研究显示西妥昔单抗联合铂类与 5-FU 缓解率较高,不良反应主要为中性粒细胞减少及皮疹。

总之,上述结果提示,西妥昔单抗治疗食管癌患者的疗效存在争议,似乎其疗效与病理类型相关,在食管鳞状细胞癌患者中的疗效较为肯定。西妥昔单抗在食管癌的治疗地位还需要进一步探讨,下一步如何筛选出食管癌患者中西妥昔单抗的适合人群,将是研究的重点之一。

(二)帕尼单抗

帕尼单抗(panitumumab)是一种完全人源化的 IgG2 单克隆抗体,靶向作用于表皮生长因子受体。早期,Stephenson 等报道了帕尼单抗治疗 10 例晚期食管癌,其中 1 例部分缓解,缓解时间为 19.1 个月,认为帕尼单抗对食管癌患者可能有效。一项Ⅱ/Ⅲ期 REAL-3 研究评估了帕尼单抗联合表柔比星、奥沙利铂和卡培他滨(EOC)方案作为一线治疗无法手术、转移性或局部晚期的食管腺癌,具体为:EOC 对照组为表柔比星 50mg/m² d1、奥沙利铂 130mg/m² d1、卡培他滨 1250mg/m² d1~21,每 21 天 1 个周期,共 8 个周期。帕尼单抗组为表柔比星 50mg/m² d1、奥沙利铂 100mg/m² d1、卡培他滨 1000mg/m² d1~21,帕尼单抗 9mg/kg d1,每 21 天 1 个周期,共 8 个周期。开始的Ⅱ期试验结果显示该方案的有效率为 56%,但毒性较大,主要是 3 级腹泻,进而导致在Ⅲ期临床试验中降低了剂量。由于较低的生存率,Ⅲ期试验中,入组 533 例患者后,试验提前终止。Ⅲ期临床试验的结果显示,帕尼单抗组 OS 为 8.8 个月,标准组为 11.3 个月(P=0.001)。帕尼单抗组的 3/4 级腹泻率(17% 比 11%)、皮肤毒性(14% 比 1%)、血栓(12% 比 7%)均高于对照组。研究者认为该方案对未经治疗的胃食管癌患者的总生存时间没有改善,与标准 EOC 方案相比较,总体生存时间反而降低,调整后的 ECO 方案中奥沙利铂和卡倍他滨的剂量降低,可能是总体生存时间降低原因之一。总之,帕尼单抗用于食管癌的治疗也存在争议。目前,没有帕尼单抗用于食管鳞状细胞的报道。下一步如何筛选出食管癌患者中帕尼单抗的适合人群,也是需要解决的问题之一。

(三) 尼妥珠单抗

尼妥珠单抗(nimotuzumab)为我国第一个用于治疗恶性肿瘤的单克隆抗体药物,作用机制类似于西妥昔单抗,与 EGFR 结合,阻断 EGFR 与其配体的结合,并对 EGFR 过度表达的肿瘤具有抗血管生成、抗细胞增殖和促凋亡作用。从分子水平逆转肿瘤细胞的恶性生物学行为,具有靶向性强、特异性高和毒副作用低等特点,并能显著增强放化疗效果。Ⅱ期临床试验结果显示,尼妥珠单抗用于晚期食管癌患者的治疗,不论是与化疗联合,还是与放化疗联合,疗效可,患者耐受性好。最早,Zhao 等探讨了尼妥珠单抗联合同步放化疗治疗局部晚期食管鳞状细胞癌,未观察到尼妥珠单抗的剂量限制性毒性,11 例患者的 1 年局部无进展生存为 100%,1 年的总生存率为 67%,患者耐受性好,未观察到尼妥珠单抗的最大耐受剂量,推荐剂量为每周 400mg。Liang 等开展的一项Ⅱ期临床研究,尼妥珠单抗联合放疗治疗 42 例Ⅱ~Ⅳ期食管癌患者,有效率为 52.4%,疾病控制率为 92.9%。中位生存时间为 14 个月,中位无进展生存时间为 10 个月。研究者认为该方案耐受性较好,值得进一步研究。Ramos-Suzarte 等开展的一项Ⅱ期临床试验也报道了类似的结果,采用尼妥珠单抗联合顺铂、5-FU 及放疗治疗食管癌,尼妥珠单抗剂量为每周 200mg,尼妥珠单抗组的客观有效率、疾病控制率均高于对照组,而且尼妥珠单抗的耐受性好。EGFR 高表达组的客观有效率和疾病控制率高于低表达组;认为该方案安全、有效,建议开展Ⅲ期临床试验。最近,Ma 等报道尼妥珠单抗联合放疗或联合放化疗治疗 66 例食管鳞状细胞癌患者,放疗剂量为 61Gy,尼妥珠单抗的剂量以放疗每周 200mg 为主。结果 50% 的患者发生 3~4 级不良反应,尼妥珠单抗相关的毒性为 1 级皮肤反应 1 例、2 例 2 级输液相关反应,中位总生存时间(OS)为 26.0 个月,中位无进展生存(PFS)为 16.7 个月。2 年的 OS、PFS、局部控制率分别为 54 个月、37 个月、80%。结果显示尼妥珠单抗联合放疗或放化疗安全、不良反应可耐受,疗效令人鼓舞。

二、EGFR 酪氨酸激酶抑制剂

EGFR 酪氨酸激酶抑制剂(EGFR-TKIs)是一类口服小分子化合物,进入细胞内,结合酪氨酸激酶胞内区的 ATP 结合位点,通过对酪氨酸激酶磷酸化的抑制,阻断酪氨酸自身磷酸化,从而抑制 EGFR 激活,阻滞信号转导,促进细胞凋亡,减少肿瘤浸润与转移。此类药物包括作用于 EGFR 的吉非替尼、厄洛替尼;以及同时作用于 EGFR 和 HER2(erbB2)的拉帕替尼等。EGFR-TKI 治疗食管癌,是否需要检测 EGFR 突变,目前没有定论。

(一) 吉非替尼

近来已有多项研究评估吉非替尼(gefitinib)在治疗食管癌方面的疗效,吉非替尼不但可以单药用于食管癌患者的治疗,而且还可以与放化疗联合,但更多的文献支持单药用于食管癌的治疗。Janmaat 等进行了一项Ⅱ期临床试验,吉非替尼单药二线治疗 36 例食管癌(26 例腺癌、9 例鳞状细胞癌、1 例鳞腺癌),口服吉非替尼 500mg/d;虽未见有效患者,但无进展生存期(PFS)为 59 天,中位生存期(OS)为 164 天,高表达 EGFR 患者的疾病控制率为 66.7%、中位疾病进展时间(TTP)为 153 天、中位 OS 为 233 天,不良反应主要为腹泻、皮疹、转氨酶升高及呕吐,研究结果显示吉非替尼对女性、EGFR 高表达的食管癌患者可能具有更高的应答率。Ferry 等进行了一项开放的、两个中心、非对照的Ⅱ期临床试验,对 27 例晚期食管腺癌患者进行吉非替尼二线治疗,口服吉非替尼 500mg/d,结果显示其疾病控制率达到 37%,不良反应较轻。Rodriguez 等采用同步放化疗联合吉非替尼治疗 80 例 T3、N1 或 M1a 的食管癌和胃食管结合部癌,吉非替尼与术前同步放化疗一起给予 4 周,术后再恢复。结果显示吉非替尼不增加治疗毒性,但增加皮疹、腹泻,估计 3 年总生存率为 42%,可能较同步放化疗患者具有生存优势,但术后吉非替尼维持治疗很难进行。上述结果说明吉非替尼二线治疗晚期食管癌具有轻度的活性。另一项二期临床试验对复发或转移性食管癌和胃食管结合部癌 58 例患者进行了研究,给予吉非替尼 250mg/d,持续 8 周,结果显示 7%的患者部分缓解、17%的患者疾病稳定,临床获益者持续时间为 6.1 个月;所有患者的中位总生存期为 5.5 个月,1 年和 2 年的生存率分别为 24.6%和 12.5%,结果表明吉非替尼对复发或转移性食管癌患者的疗效有限,但耐受性可,研究者认为进一步研究需要很好地选择患者。但 Dutton 等开展的一项多中心、双盲、安慰剂对照的随机Ⅲ期临床试验,采用吉非替尼治疗化疗后进展的食管癌患者。224 例患者为吉非替尼组、225 例为安慰剂组,两组之间的总生存时间没有差异。除吉非替尼组可改善吞咽痛外,总体生活质量、进食等,两组均无差异。吉非替尼组的中位无进展生存优于安慰剂组。吉非替尼组的腹泻、皮肤毒性发生率较高。8 周时,吉非替尼组的疾病控制率稍优于安慰剂组。由此得出结论:吉非替尼作为二线方案用于不加选择的食管癌患者的治疗,不能提高总生存时间;然而,对于生命期望值较短、难以治疗的食管癌患者,吉非替尼有缓解症状的作用。

总之,吉非替尼治疗食管癌具有轻微的疗效,可能对食管鳞状细胞癌、女性、EGFR 高表达的食管癌患者的疗效更好,但需要大样本的进一步验证。另外,研究发现吉非替尼除具有抗肿瘤活性外,还能增强 EGFR 阳性肿瘤细胞的放射敏感性,故吉非替尼与放疗联合的研究值得关注。

(二) 厄洛替尼

厄洛替尼(erlotinib)不但单药使用,而且可与化疗药物、放疗或放化疗联合应用于食管癌的治疗。早期开始的研究主要为厄洛替尼联合放化疗。Dobelbower 等进项了一项 I 期临床试验,给予厄洛替尼联合放疗+5-FU+顺铂治疗食管癌,结果表明厄洛替尼 150mg/d 的用量安全、患者耐受性好,不良反应以 1~2 级为主。随后,Li 等报道厄洛替尼联合同步放化疗治疗 24 例局部晚期食管癌的 II 期临床试验结果,化疗药物为紫杉醇和顺铂,结果 2 年的总生存率、局部控制率、无复发生存率分别为 70.1%、87.5%、57.4%,发生的 3~4 级不良反应主要为白细胞减少和血小板减少,分别为 16.7%、8.3%,研究者认为该方案耐受性好,疗效可。

另外,也有厄洛替尼联合放疗治疗晚期食管癌的研究报道,Zhai 等采用同步厄洛替尼与放疗联合,治疗放化疗不能耐受的局部晚期食管鳞状细胞癌 18 例患者,临床分期为 II ~ IV 期。中位总生存时间为 21.1 个月、中位无进展生存时间为 12 个月。2 年的总生存率、无进展生存率、局部无复发生存率分别为 44.4%、38.9%、66.7%。结果表明该方案有效、耐受性好。另一项前瞻性、多中心 II 期临床试验,采用厄洛替尼联合放疗治疗 17 例老年胸部食管癌或胃食管结合部癌患者,患者不适合以铂类为基础的化疗,结果显示中位生存期为 7.3 个月,估计无进展生存期为 4.5 个月,估计 1 年存活率为 29%,5 例患者有 3~4 级治疗相关的毒性;并且发现 EGFR 扩增和从不吸烟的食管癌患者其生存期明显延长。Zhang 等采用厄洛替尼联合放疗治疗 33 例老年食管癌患者(>70 岁),中位生存时间为 16.3 个月,1 年、2 年的总生存率分别为 66.3%、49.7%,大多数毒性为 1~2 级,且可控。结果也提示厄洛替尼联合放疗治疗老年食管癌患者安全、有效。

多项临床试验证实厄洛替尼联合化疗治疗晚期转移性食管腺癌有效。Wainberg 等进行了一项 II 期临床试验,采用厄洛替尼联合改良的 FOLFOX6 方案,治疗转移性或晚期食管腺癌和胃食管结合部癌 33 例,结果显示 2 例完全缓解、15 例部分缓解,客观有效率为 51.5%,中位 PFS 为 5.5 个月,中位 OS 为 11.0 个月。最常见的 3~4 级不良反应为腹泻(24%)、恶心/呕吐(11%)、皮疹(8%)、外周神经毒性(8%)。结果表明该方案有效、毒性可耐受,值得进一步研究。

另外,厄洛替尼单药也可用于食管癌的治疗,Ilson 等报道厄洛替尼单药二线治疗转移性食管癌 30 例,其中 6 例患者 EGFR 表达阴性,24 例 EGFR 高表达,24 例患者中仅 2 例有效,均为 EGFR 高表达患者,鳞状细胞癌与腺癌的疾病进展时间不同,前者 3.3 个月,后者 1.6 个月,厄洛替尼二线治疗转移性食管癌的疗效较差。

总之,虽然已有多项研究显示厄洛替尼治疗食管癌有较好的有效性和安全性,但尚未有明确的令人信服的报道,故仍需要进一步的大样本、多中心、随机的临床研究来证实。

(三) 拉帕替尼

拉帕替尼(lapatinib)是一种口服的小分子表皮生长因子受体(EGFR)酪氨酸激酶抑制剂,具有可逆性,作用于细胞内的 EGFR(erbB1)和 HER2(erbB2)的 ATP 位点,阻止肿瘤细胞磷酸化和激活,阻止 erbB1 和 erbB2 的同质和异质二聚体的形成,进一步阻断下调信号。LOGIC 研究为一项多中心安慰剂对照Ⅲ期临床试验,治疗方案为拉帕替尼+奥沙利铂、卡培他滨,评估一线治疗 HER2 阳性(FISH 法)晚期或转移性胃癌、食管癌或胃食管结合部腺癌的疗效,无论是 OS 还是 PFS,拉帕替尼组与对照组均无显著性差异,为阴性结果。LOGIC 亚组分析显示,亚洲人群和 60 岁以下患者明显获益。另外,增加拉帕替尼,除了腹泻和皮肤毒性加重外,其余毒性并不增加。

虽多项研究显示 EGFR 酪氨酸激酶抑制剂联合化放疗具有较好的有效性和安全性,但仍需要进行大样本、多中心、随机的临床实验去证实。

三、靶向 erbB2 的抗体

HER2 又称 erbB2,是表皮生长因子受体家族的成员之一,该蛋白的胞外区结合不同的配体,启动细胞内的分子信号转导,最终从多个途径影响肿瘤细胞的生物活动。目前,可用于治疗 HER2 阳性肿瘤的靶向药物主要有曲妥珠单抗(trastuzumab,Herceptin),曲妥珠单抗为抗 HER2 的单克隆抗体。ToGA 研究是第一个使用曲妥珠单抗联合化疗治疗不能手术的局部晚期、复发和/或转移性 HER2 胃癌和胃食管结合部癌的国际多中心随机Ⅲ期临床研究。594 例患者随机分组,曲妥珠单抗联合 5-FU/卡培他滨+顺铂或单纯化疗治疗,曲妥珠单抗组和对照组的有效率分别为 47%、35%,总生存时间分别 13.8 个月、11.1 个月,中位无进展生存时间分别为 6.7 个月、5.5 个月,中位疾病进展时间分别为 7.1 个月、5.6 个月,曲妥珠单抗联合化疗较单纯化疗能显著改善各项疗效指标。而且,除心脏毒性、腹泻外,其他不良反应两组之间无显著统计学差异。结果表明曲妥珠单抗可以作为一线药物用于治疗局部晚期、复发和/或转移性 HER2 阳性胃癌或胃食管结合部癌患者。另外,早期,Grávalos 等开展的一项曲妥珠单抗联合顺铂治疗转移性胃癌、胃食管结合部腺癌的Ⅱ期临床研究,治疗 22 例 HER2 阳性的患者,有效率为 32%,疾病控制率为 64%,提示曲妥珠单抗有较好的疗效。

曲妥珠单抗治疗食管鳞状细胞癌的研究报道很少见,而且针对食管腺癌的研究报道也只是小样本。Safran 等开展了曲妥珠单抗联合紫杉醇、顺铂+放疗治疗食管腺癌的Ⅰ期临床研究,具体方案为剂量顺铂每周 25mg/m^2,紫杉醇每周 50mg/m^2,均连续给药 6 周,放疗剂量为 50.4Gy,曲妥珠单抗第 1 周的最大首剂量 4 mg/kg,以后每周 2 mg/kg,连续 5 周。结果表明曲妥珠单抗不增加治疗毒性,可足量给药。随后,Safran 等采用曲妥珠单抗联合紫杉醇、顺铂+放疗治疗 HER2 高表达局部晚期食管腺癌 19 例,中位生存时间为 24 个月,2 年生存率为 50%,结果显示该方案有效,并不增加毒性。目前,有关曲妥珠单抗治疗食管癌的研究报道仍缺乏大样本的实验结果,特别是食管鳞状细胞癌。但若食管癌患者 HER2 阳性高表达,可考虑用曲妥珠单抗。

第二节　靶向血管生长因子受体的治疗

血管内皮生长因子及其受体家族(VEGF/VEGFR),在肿瘤血管新生过程中起到非常重要的作用,可促进血管和淋巴管内皮细胞增殖,并形成新的血管,并促进肿瘤生长和转移。作用于 VEGF/VEGFR 的药物,可抑制血管的形成,从而抑制肿瘤生长和转移。抗肿瘤血管生成治疗的特点:药物容易接近靶细胞;不易产生耐药;特异性较高、不良反应少,可多次、长期用药;对多种肿瘤治疗有效;与其他血管生成抑制剂联合应用具有协同效应;可与其他治疗方法,如化疗、放疗、免疫治疗等联合给药;可能使微小转移灶处于休眠状态,有利于控制肿瘤转移和复发。

VEGF 在食管癌的病理性血管生成的过程中起着关键的调节作用,是食管癌生长和转移的重要原因之一。不论是食管腺癌,还是食管鳞状细胞癌,VEGF 均存在高表达。食管腺癌患者 VEGF 过度表达率为 30% ~ 60%,这与不良预后有关。VEGF 在食管鳞状细胞癌患者中表达率为 24% ~ 74%,与食管鳞状细胞癌的侵袭密切相关。阻断 VEGF/VEGFR 通路可影响血管的形成,主要有两类:一是作用于 VEGF 的单克隆抗体,二是作用于 VEGFR 的小分子酪氨酸激酶抑制剂(VEGFR-TKI)。下面重点介绍作用于 VEGF 的单克隆抗体。

（一）贝伐珠单抗

贝伐珠单抗是一种作用于 VEGF 的重组人源化单克隆抗体,可与 VEGF 特异性地结合,阻碍 VEGF 活性,从而抑制肿瘤血管生成,抑制肿瘤的生长和转移。Shah 等报道的贝伐单抗联合化疗一线治疗胃癌和胃食管结合部腺癌的 II 期临床研究,有效率为 65% ~ 67%,中位疾病进展时间为 8.3 ~ 12 个月,中位生存时间为 12.3 ~ 16.8 个月,贝伐珠单抗不增加化疗的毒性,提示贝伐单抗是安全有效的。Uronis 等开展的一项研究给予贝伐珠单抗联合卡培他滨和奥沙利铂治疗 37 例转移性或无法切除胃食管腺癌患者,结果 35 例有临床疗效,中位 PFS 为 7.2 个月,中位 OS 为 10.8 个月,缓解率为 51.4%,不良反应可耐受,说明该方案安全、有效。

围术期化疗为局部晚期胃食管腺癌的标准治疗手段,Okines 等在化疗的基础上联合贝伐珠单抗,化疗方案为 ECX 方案,围术期治疗 99 例胃食管腺癌患者,87% 完成术前化疗。结果显示,在化疗方案 ECX 的基础上增加贝伐珠单抗,于围术期用于治疗胃食管腺癌,该方案可行,毒性可耐受,对手术结果无负性影响。然而,Idelevich 等开展了一项前瞻性 II 期临床研究,贝伐珠单抗+顺铂+5-FU 作为新辅助治疗方案用于治疗局部晚期可手术切除的食管癌患者,22 例食管腺癌,6 例食管鳞状细胞癌,结果有效率为 39%,R0 切除率为 43%,中位 OS 为 17 个月,也认为该方案有效、耐受性好,但似乎不提高手术切除率和 OS。

在贝伐珠单抗的基础上,联合厄洛替尼用于食管癌的治疗,期望疗效更好,但结果令人失望。Bendell 等进行了一项前瞻性研究,将贝伐珠单抗与厄罗替尼两种靶向治疗药物,并与放化疗联合。化疗药物为紫杉醇、卡铂、5-FU,用于局部晚期食管或胃食管结合部癌的术前新辅助治疗;病理类型为鳞状细胞癌、腺癌或腺鳞状细胞癌。共入组 62 例患者,其中 44 例完成新辅助治疗,29% 患者获得病理学完全缓解,35% 获得部分病理学缓解,不良反应以白细胞减少、中性粒细胞减少、黏膜炎、腹泻、食管炎为主。结果显示:在新辅助放化疗方案中加入贝伐珠单抗和厄洛替尼,并无生存获益;虽然总的不良反应发生率没有增加,但靶向药物特异性毒性很明显,研究者不建议进一步研究。

贝伐珠单抗治疗食管癌的研究,主要以胃食管结合部癌为主,针对食管腺癌的临床研究很少。虽然多项研究结果显示贝伐珠单抗安全有效,但仍缺乏大型的临床试验结果。

(二) ramucirumab

ramucirumab 是一种作用于 VEGFR-2 的单克隆抗体,一项 Ⅲ 期临床试验表明 ramucirumab 单药二线治疗胃癌和胃食管结合部癌,较安慰剂具有生存优势,两者的中位生存时间分别为 5.2 个月、3.7 个月,提示 ramucirumab 可能对食管腺癌有效。

第三节 靶向哺乳动物西罗莫司靶蛋白(mTOR)的治疗

食管腺癌患者的磷酸化哺乳动物西罗莫司靶蛋白(p-mTOR)的高表达率为 20%,与较低的生存率有关,预后差。而 p-mTOR 在食管鳞状细胞癌表达率为 49.7%,预后很差。提示 mTOR 可以作为食管癌治疗的靶点。目前,mTOR 抑制剂依维莫司,已被批准上市。依维莫司在食管癌的治疗,最早由 Okamoto 等报道,他们在进行的一项实体瘤的 Ⅰ 期临床研究中,发现依维莫司每天 10mg,有 1 例食管癌患者表现为显著性的肿瘤退缩。

第四节 其 他

一、重组人血管内皮抑制素

重组人血管内皮抑制素注射液(Endostar,恩度)为血管生成抑制类生物制品,通过抑制形成血管的内皮细胞迁移,抑制肿瘤新生血管的生成,可阻断肿瘤细胞的营养供给,从而抑制肿瘤的增殖与转移。Xu 等采用恩度联合多西他赛+5-FU+奈达铂,序贯立体定向放射治疗,治疗 1 例复发的食管癌患者,患者获得完全缓解,症状完全消失,持续无进展生存>8 个月。

二、索 拉 非 尼

索拉非尼(sorafenib)是一种多激酶抑制剂,作用靶点为 RAF、VEGFR-2、VEGFR-3、PDG-FR-β、KIT 和 FLT-3,通过抑制这些激酶的活性,从而抑制肿瘤细胞生长和肿瘤血管生成。Sun 等报道索拉非尼联合多西他赛+顺铂治疗晚期胃癌和胃食管结合部癌 44 例。治疗方案为索拉非尼 400mg,每日 2 次,d1~21;多西他赛 75mg/m^2 d1;顺铂 75mg/m^2 d1,每 21 天重复。结果显示部分缓解 18 例,中位 OS13.6 个月,中位 PFS 为 5.8 个月,该方案治疗有效,不良反应可以耐受。由于该研究不是针对食管腺癌,考虑食管腺癌的生物学行为与胃食管结合部癌相近,食管腺癌患者可以考虑应用索拉非尼。但索拉非尼在食管癌的临床应用价值仍需进一步探讨。

总之,食管癌的靶向治疗仍需进一步的临床研究,靶向药物如何联合放化疗以能达到最佳疗效是将来研究的重点,有望把食管癌的治疗推向新的阶段,从而延长食管癌患者的生存期和提高其生存质量。多种靶向治疗药物的联合也可能是食管癌患者治疗的重要方向。目前食管癌的靶向治疗主要集中在食管腺癌,其疗效仍不尽人意;对于食管鳞状细胞癌的靶向治疗的疗效也不尽人意。这说明针对单一靶点治疗的药物不足以遏制食管癌的病情进展,未来食管癌的靶向治疗重点将放在多靶点联合应用、靶点药物联合放化疗、寻找更加特异的靶向治疗药物上。

(刘连科)

参 考 文 献

Adelstein DJ, Rodriguez CP, Rybicki LA, et al. 2012. A phase II trial of gefitinib for recurrent or metastatic cancer of the esophagus or gastroesophageal junction. Invest New Drugs, 30: 1684~1689.

Almhanna K, Meredith KL, Hoffe SE, et al. 2013. Targeting the human epidermal growth factor receptor 2 in esophageal cancer. Cancer Control, 20: 111~116.

Bang YJ, Van Cutsem E, Feyereislova A, et al. 2010. Trastuzumab in combination with chemotherapy versus chemotherapy alone for treatment of HER2-positive advanced gastric or gastro-oesophageal junction cancer(ToGA): a phase 3, open-label, randomised controlled trial. Lancet, 376: 687~697.

Bendell JC, Meluch A, Peyton J, et al. 2012. A phase II trial of preoperative concurrent chemotherapy/radiation therapy plus bevacizumab/erlotinib in the treatment of localized esophageal cancer. Clin Adv Hematol Oncol, 10: 430~437.

Chen Y, Wu X, Bu S, et al. 2012. Promising outcomes of definitive chemoradiation and cetuximab for patients with esophageal squamous cell carcinoma. Cancer Sci, 103: 1979~1984.

Crosby T, Hurt CN, Falk S, et al. 2013. Chemoradiotherapy with or without cetuximab in patients with oesophageal cancer (SCOPE1): a multicentre, phase 2/3 randomised trial. Lancet Oncol, 14: 627~637.

De Vita F, Orditura M, Innocente R, et al. 2008. Induction primary CT with Folfox-4 and cetuximab followed by RT and cetuximab in locally advanced esophageal cancer(LAEC): analysis of preliminary data from B152 trial. J Clin Oncol, 26 Abstract: 15524.

Dobelbower MC, Russo SM, Raisch KP, et al. 2006. Epidermal growth factor receptor tyrosine kinase inhibitor, erlotinib, and concurrent 5-fluorouracil, cisplatin and radiotherapy for patients with esophageal cancer: a phase I study. Anticancer Drugs, 17: 95~102.

Dutton SJ, Ferry DR, Blazeby JM, et al. 2014. Gefitinib for oesophageal cancer progressing after chemotherapy(COG): a phase 3, multicentre, double-blind, placebo-controlled randomised trial. Lancet Oncol, 15: 894~904.

Ferry DR, Anderson M, Beddard K, et al. 2007. A phase II study of gefitinib monotherapy in advanced esophageal adenocarcinoma: evidence of gene expression, cellular, and clinical response. Clin Cancer Res, 13: 5869~5875.

Fuchs CS, Tomasek J, Yong CJ, et al. 2014. Ramucirumab monotherapy for previously treated advanced gastric or gastro-oesophageal junction adenocarcinoma (REGARD): an international, randomised, multicentre, placebo-controlled, phase 3 trial. Lancet, 383: 31~39.

Grávalos C, Gómez-Martín C, RiveraF, et al. 2011. Phase II study of trastuzumab and cisplatin as first-line therapy in patients with HER2-positive advanced gastric or gastroesophageal junction cancer. Clin Transl Oncol, 13: 179~184.

Hecht JR, Bang YJ, Qin SK, et al. 2013. Lapatinib in combination with capecitabine plus oxaliplatin(CapeOx) in HER2-positive advanced or metastatic gastric, esophageal, or gastroesophageal adenocarcinoma(AC): the TRIO-013/LOGiC trial. J Clin Oncol, 31(suppl): a4001.

Hirashima K, Baba Y, Watanabe M, et al. 2010. Phosphorylated mTOR expression is associated with poor prognosis for patients with esophageal squamous cell carcinoma. Ann Surg Oncol, 17: 2486~2493.

Idelevich E, Kashtan H, Klein Y, et al. 2012. Prospective phase II study of neoadjuvant therapy with cisplatin, 5-fluorouracil, and bevacizumab for locally advanced resectable esophageal cancer. Onkologie, 35: 427~431.

Ilson DH, Kelsen D, Shah M, et al. 2011. A phase 2 trial of erlotinib in patients with previously treated squamous cell and adenocarcinoma of the esophagus. Cancer, 117: 1409~1414.

Iyer R,Chhatrala R,Shefter T,et al. 2013. Erlotinib and radiation therapy for elderly patients with esophageal cancer-clinical and correlative results from a prospective multicenter phase 2 trial. Oncology,85:53~58.

Janmaat ML,Gallegos-Ruiz MI,Rodriguez JA,et al. 2006. Predictive factors for outcome in a phase Ⅱ study of gefitinib in second-line treatment of advanced esophageal cancer patients. J Clin Oncol,24:1612~1619.

Lee MS,Mamon HJ,Hong TS,et al. 2013. Preoperative cetuximab,irinotecan,cisplatin,and radiation therapy for patients with locally advanced esophageal cancer. Oncologist,18:281~287.

Li G,Hu W,Wang J,et al. 2010. Phase Ⅱ study of concurrent chemoradiation in combination with erlotinib for locally advanced esophageal carcinoma. Int J Radiat Oncol Biol Phys,78:1407~1412.

Liang J,E M,Wu G,et al. 2013. Nimotuzumab combined with radiotherapy for esophageal cancer:preliminary study of a Phase Ⅱ clinical trial. Onco Targets Ther,6:1589~1596.

Lorenzen S,Schuster T,Porschen R,et al. 2009. Cetuximab plus cisplatin-5-fluorouracil versus cisplatin-5-fluorouracil alone in first-line metastatic squamous cell carcinoma of the esophagus:a randomized phase Ⅱ study of the Arbeitsgemeinschaft Internistische Onkologie. Ann Oncol,20:1667~1673.

Ma NY,Cai XW,Fu XL,et al. 2014. Safety and efficacy of nimotuzumab in combination with radiotherapy for patients with squamous cell carcinoma of the esophagus. Int J Clin Oncol,19:297~302.

Meng X,Wang J,Sun X,et al. 2013. Cetuximab in combination with chemoradiotherapy in Chinese patients with non-resectable,locally advanced esophageal squamous cell carcinoma:a prospective,multicenter phase Ⅱ trail. Radiother Oncol,109:275~280.

Nicolay NH,Herfarth K. 2014. Use of cetuximab with definitive chemoradiotherapy for esophageal cancer results in decreased overall survival. Strahlenther Onkol,190:233~234.

Okamoto I,Doi T,Ohtsu A,et al. 2010. Phase I clinical and pharmacokinetic study of RAD001(everolimus)administered daily to Japanese patients with advanced solid tumors. JPN J Clin Oncol,40:17~23.

Okines AF,Langley RE,Thompson LC,et al. 2013. Bevacizumab with peri-operative epirubicin,cisplatin and capecitabine(ECX) in localised gastro-oesophageal adenocarcinoma:a safety report. Ann Oncol,24:702~709.

Prins MJ,Verhage RJ,Ruurda JP,et al. 2013. Over-expression of phosphorylated mammalian target of rapamycin is associated with poor survival in oesophageal adenocarcinoma:a tissue microarray study. J Clin Pathol,66:224~228.

Ramos-Suzarte M,Lorenzo-Luaces P,Lazo NG,et al. 2012. Treatment of malignant,non-resectable,epithelial origin esophageal tumours with the humanized anti-epidermal growth factor antibody nimotuzumab combined with radiation therapy and chemotherapy. Cancer Biol Ther,13:600~605.

Rodriguez CP,Adelstein DJ,Rice TW,et al. 2010. A phase Ⅱ study of perioperative concurrent chemotherapy,gefitinib,and hyperfractionated radiation followed by maintenance gefitinib in locoregionally advanced esophagus and gastroesophageal junction cancer. J Thorac Oncol,5:229~235.

Ruhstaller T,Pless M,Dietrich D,et al. 2011. Cetuximab in combination with chemoradiotherapy before surgery in patients with resectable,locally advanced esophageal carcinoma:a prospective,multicenter phase I B/Ⅱ trial(SAKK 75/06). J Clin Oncol,29:626~631.

Safran H,Dipetrillo T,Akerman P,et al. 2007. Phase Ⅰ/Ⅱ study of trastuzumab,paclitaxel,cisplatin and radiation for locally advanced,HER2 overexpressing,esophageal adenocarcinoma. Int J Radiat Oncol Biol Phys,67:405~409.

Safran H,DiPetrillo T,Nadeem A,et al. 2004. Trastuzumab,paclitaxel,cisplatin,and radiation for adenocarcinoma of the esophagus:a phase I study. Cancer Invest,22:670~677.

Shah MA,Jhawer M,Ilson DH,et al. 2011. Phase Ⅱ study of modified docetaxel,cisplatin,and fluorouracil with bevacizumab in patients with metastatic gastroesophageal adenocarcinoma. J Clin Oncol,29:868~874.

Shah MA,Ramanathan RK,Ilson DH,et al. 2006. Multicenter phase Ⅱ study of irinotecan,cisplatin,and bevacizumab in patients with metastatic gastric or gastroesophageal junction adenocarcinoma. J Clin Oncol,24:5201~5206.

Stephenson JJ,Gregory C,Burris H,et al. 2009. An open-label clinical trial evaluating safety and pharmacokinetics of two dosing schedules of panitumumab in patients with solid tumors. Clin Colorectal Cancer,8:29~37.

Sun W,Powell M,O'Dwyer PJ,et al. 2010. Phase Ⅱ study of sorafenib in combination with docetaxel and cisplatin in the treatment of metastatic or advanced gastric and gastroesophageal junction adenocarcinoma: ECOG 5203. J Clin Oncol, 28: 2947~2951.

Tomblyn MB, Goldman BH, Thomas CR Jr, et al. 2012. Cetuximab plus cisplatin, irinotecan, and thoracic radiotherapy as definitive treatment for locally advanced, unresectable esophageal cancer: a phase-Ⅱ study of the SWOG(S0414). J Thorac Oncol, 7: 906~912.

Uronis HE, Bendell JC, Altomare I, et al. 2013. A phase Ⅱ study of capecitabine, oxaliplatin, and bevacizumab in the treatment of metastatic esophagogastric adenocarcinomas. Oncologist, 18: 271~272.

Waddell T, Chau I, Cunningham D, et al. 2013. Epirubicin, oxaliplatin, and capecitabine with or without panitumumab for patients with previously untreated advanced oesophagogastric cancer(REAL3): a randomised, open-label phase 3 trial. Lancet Oncol, 14: 481~489.

Wainberg ZA, Lin LS, DiCarlo B, et al. 2011. Phase Ⅱ trial of modified FOLFOX6 and erlotinib in patients with metastatic or advanced adenocarcinoma of the oesophagus and gastro-oesophageal junction. Br J Cancer, 105: 760~765.

Xu M, Huang H, Xiong Y, et al. 2014. Combined chemotherapy plus endostar with sequential stereotactic radiotherapy as salvage treatment for recurrent esophageal cancer with severe dyspnea: a case report and review of the literature. Oncol Lett, 8: 291~294.

Zhai Y, Hui Z, Wang J, et al. 2013. Concurrent erlotinib and radiotherapy for chemoradiotherapy-intolerant esophageal squamous cell carcinoma patients: results of a pilot study. Dis Esophagus, 26: 503~509.

Zhang XB, Xie CY, Li WF, et al. 2012. Phase Ⅱ study of radiotherapy plus erlotinib for elder patients with esophageal carcinoma. Zhonghua Yi Xue Za Zhi, 92: 1615~1617.

Zhao KL, Hu XC, Wu XH, et al. 2012. A phase Ⅰ dose escalation study of nimotuzumab in combination with concurrent chemoradiation for patients with locally advanced squamous cell carcinoma of esophagus. Invest New Drugs, 30: 1585~1590.

第十二章 食管癌的放疗

第一节 放疗在食管癌治疗中的地位

肿瘤放射治疗(简称放疗)是利用放射线如放射性核素产生的 α、β、γ 射线和各类 X 射线治疗机或加速器产生的 X 射线、电子线、质子束及其他粒子束等治疗恶性肿瘤的一种方法。

肿瘤放疗就是用放射线治疗癌症。放射治疗已经历了一个多世纪的发展历史。在伦琴发现 X 射线、居里夫人发现镭之后,放射线很快就分别用于临床治疗恶性肿瘤,直到目前放疗仍是恶性肿瘤重要的局部治疗方法。大约 70% 的癌症患者在治疗的过程中需要用放疗,约有 40% 的癌症可以用放疗根治。放疗在肿瘤治疗中的作用和地位日益突出。放疗已成为治疗恶性肿瘤的主要手段之一。

放疗仅有几十年的历史,但发展较快。由于超高压治疗机的使用,辅助工具的改进和经验的积累,治疗效果得到显著提高。中国有 70% 以上的癌症需用放射治疗,美国统计也有 50% 以上的癌症需用放射治疗。放疗几乎可用于所有的癌症治疗,对许多癌症患者而言,放疗是唯一必须用的治疗方法。

成千上万的人单用放疗或并用放疗、手术治疗、化学治疗和生物治疗后,达到了治愈目的。医生在患者手术前,可以用放疗来缩小肿瘤,使之易于切除;手术后,可用放疗来抑制残存癌细胞的生长。

在我国,手术仍是治疗食管癌的主要手段,但局部晚期食管癌患者的预后不尽人意,ⅡA～Ⅲ期食管鳞状细胞癌患者接受单纯手术治疗后的 5 年生存率仅为 20.64%～34%,多数患者在术后 3 年内出现转移或局部复发。中晚期食管癌单纯手术治疗的不良预后促使医生们探索在治疗方案中加入放疗、化疗或放化疗,但目前的证据显示,术后化疗或放疗均未明显改善患者预后,亦无足够的证据证明术前放疗有效。而新辅助治疗,包括术前放化疗和术前化疗,尤其是前者有望提高食管癌患者预后。

具体方案应根据病理形态、病期早晚、病变部位、患者一般情况及有无淋巴结转移等情况来决定。有资料表明,病变长度小于 3cm 者(阳泉会议 0～Ⅰ期)的早期食管癌单纯放疗 5 年生存率在 80% 以上。胸上段及胸中段食管癌放射治疗的生存率不低于手术治疗,而胸下段稍低于手术治疗。所以,对于颈段和胸上段食管癌,应首先选用放疗。胸下段食管癌应以手术治疗为首选,胸中段食管癌应选择放疗和手术综合治疗。单纯药物治疗食管癌疗效仍差,只能做姑息治疗。放射增敏剂及物理增敏方法的研究,提高了放射线和某些化疗药物对食管癌的敏感性,也可以作为综合治疗的手段使用。

食管癌放疗反应少、危险性小,又有肯定的疗效,所以适应证范围宽。一般情况中等,无锁骨上淋巴结转移,无声带麻痹,无远处转移,病变短于 7cm,狭窄不显著,无穿孔前 X 线征象,无显著胸背痛者,均可视为根治性放疗的适应证。为缓解症状、减轻痛苦、改善生存质量可行姑息性放疗。在放疗过程中,由于患者一般状况的改变和病情的变化,治疗方针也要随之而改变。

第二节　放疗前检查

一、血液生化检查

对于食管癌,目前无特异性血液生化检查。食管癌患者血液碱性磷酸酶或血钙升高考虑骨转移的可能,血液碱性磷酸酶、谷草转氨酶、乳酸脱氢酶或胆红素升高考虑肝转移的可能。

二、影像学检查

1. 食管造影检查　是可疑食管癌患者影像学诊断的首选检查,应尽可能采用低张双对比方法。对隐伏型等早期食管癌无明确食管造影阳性征象者应进行食管镜检查,对食管造影提示有外侵可能者应进行胸部 CT 检查,食管造影是食管癌患者定期复查的重要项目。

2. CT 检查　胸部 CT 检查目前主要用于食管癌临床分期、确定治疗方案和治疗后随访,增强扫描有利于提高诊断准确率。CT 能够观察肿瘤外侵范围,T 分期的准确率较高,CT 片以食管壁厚≥0.5cm 为病变存在,可以帮助临床判断肿瘤切除的可能性及制订放疗计划;对有远处转移者,可以避免不必要的探查术。

1981 年 Moss 首先提出食管癌 CT 的 T 分期标准,与临床分期对照,一致性较差。1989 年 Tio 分期:T1,食管壁厚 5 ~ 10mm,无明显纵隔侵犯;T2,食管壁厚>10mm;T3,食管壁厚>15mm;T4,明显侵犯纵隔和邻近结构如主动脉、气管。CT 诊断食管癌 T 分期的敏感性为 25% ~ 87% ,特异性为 60% ~ 94% 。术前 CT 分期与手术标本的 TNM 分期相比,局部晚期病变(T3 ~ T4)的符合率高达 54% ~ 94% ,表浅病变(T1 ~ T2)的准确率低于 33% 。CT 对评估食管旁淋巴结有无转移并无太多意义:①因为淋巴结即使已有转移直径也不太大,部分转移淋巴结直径≤10mm(正常一般 ≤7mm)。②食管旁区域淋巴结转移并不是手术禁忌。CT 预测食管癌患者气管支气管受侵的准确率高达 85% ~ 100% ;CT 对 N 分期与手术标本的病理结果相比:准确率为 40% ~ 86% ,敏感性为 55% ~ 77% ,特异性为 79% ~ 97% 。CT 诊断远处转移:准确率为 63% ~ 90% ,敏感性为 8% ~ 53% ,特异性为 86% ~ 100% ,腹腔淋巴结的准确率为 67% ~ 81% 。

彭俊杰等提出改良 T 分期标准,与术后病理 T 分期有较好的一致性:T1,壁厚 5 ~ 10mm;T2,壁厚 10 ~ 20mm;T3,>10mm,与周围组织间隙消失,溃疡型>5mm;T4,包括任何 T,和周围组织、淋巴结融合。刘明等分析 472 例的 X 线造影和 CT 片,长度 0 ~ 15cm,平均 5.897cm,中位数 6.0cm;浸润深度 0 ~ 7.0cm,平均 2.0551cm,中位数 2.0cm。食管癌病变长度与浸润深度两者关系呈正相关,相关系数 $R=0.459(P<0.001)$ 但不呈直线关系。

3. PET/CT　不作为常规应用,PET 诊断肿瘤的基础是利用肿瘤与正常组织之间生理、代谢和功能结构的差异。肿瘤细胞增殖速度快,葡萄糖酵解和氧化代谢均增加,所以葡萄糖利用率增高,并发现恶性程度越高的肿瘤,糖利用率增高越明显;肿瘤细胞能浓聚[18]FDG 是其表面转运葡萄糖的分子表达增加,且己糖激酶的表达增高,活性增强。由于肿瘤细胞内酶异常导致糖代谢不能继续进行,使肿瘤细胞内被标记的 FDG 聚集而得以显示。PET 预测淋巴结转移:准确率 48%～92%,敏感性 42%～52%,特异性 79%～100%。PET 对 T 的分期:PET 的局限性表现为不能评估 T 分期,原因是 PET 无法显示食管壁的解剖层次。

PET/CT 有助于鉴别放化疗后肿瘤未控制、复发和瘢痕组织。PET 检查还能发现胸部以外更多的远处转移。FDG/PET 检查,有人研究发现,和 CT+EUS 比较,FDG/PET 特异性较高(98%～90%,P=0.025),而敏感性相似(43% 比 46%,NS);最新研究,对探测食管癌原发瘤的敏感性高达 95%,而对探测淋巴结的敏感性只有 33%～46%。有一研究,共纳入 30 例病例,10% 的病例因扫描阳性,照射野要改变,有的要加锁骨上野,有的要加腹腔淋巴引流区照射野,提示了 FDG/PET 在食管癌放疗计划中的潜在作用。FDG/PET 还可以用来判断放化疗后原发瘤和淋巴结对治疗的反应,敏感性分别达 78% 和 75%。现在市场上已经有 PET/CT,二者的图像可以融合,更有助于放疗计划的制订。

4. EUS　即超声内镜检查,正常食管在 EUS 时管壁从内向外显示高低回声 5 层结构,即黏膜、黏膜肌层、黏膜下层、固有肌层、外膜或浆膜层(图 12-1)。

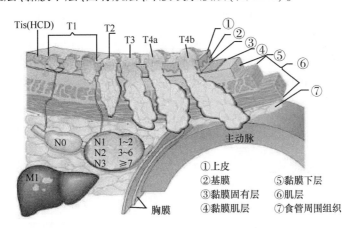

图 12-1　食管在 EUS 时管壁层次显示

EUS 是目前食管癌治疗前临床分期的金标准:T 分期准确率 81%～92%,敏感性 82%～85%,特异性 82%～91%。其中准确率 T1 83%～100%,T2 61%～81%,T3 89%～95%,T4 82%～100%;EUS 诊断早期食管癌(Tis,T1)的准确率高达 97%。EUS 诊断的淋巴结转移与手术标本或活检结果相比,准确率 71%～88%,敏感性 31%～68%,特异性 75%～89%;准确率 N0 64%～75%,N1 68%～97%。EUS 诊断食管癌 T、N 期的关系:Rice 分析了 359 例食管癌治疗结果,黏膜内癌区域淋巴结转移 2.8%,黏膜下癌区域淋巴结转移 20.8%,P=0.033。按浸润深度分为:T1 期,侵及 1、2、3 层,4 层完整无增厚;T2 期,侵及第 4 层,不规则增厚,第 5 层完整光滑;T3 期,第 4 层断裂,第 5 层向外突出,断裂不规则;T4 期,侵及邻近脏器组织,与其分界不清。判断转移淋巴结的标准为:直径大于 1cm,形态呈类圆形或圆形,边界清楚,低回声,内部回声均质。EUS 诊断食管癌 T、N 期的关系:原位癌区域淋巴结转移率为 0,T1 期区域淋巴结转移率为 11%,T2 期淋巴结转移率为 43%,T3 期淋巴结转移率为 77%,T4 期淋巴结转移率为 67%(P=0.001)。EUS 用于诊断食管癌 T 分期存在局限性:①食管癌病变梗阻严重时,超声探头无法通过管腔;②探头频率低,一般为 5.0～7.5MHz,超声图像分辨率低,清晰度差,区别 T1a 与 T1b 病变困难;③裸体探头易受肿瘤组织挤压,形成图像伪影。EUS 诊断食管癌分期(TNM)总的准确率仅达 60% ,其中 Ⅱ 、Ⅲ 、Ⅳ 期的准确率分别为 70% 、95% 、71% ;EUS 准确性与肿瘤大小有关;原发肿瘤大于 5cm 的准确率为 82% ,原发肿瘤小于 5cm 的准确率为 52% ,$P=0.05$;EUS 对 N 的分期:原发肿瘤大于 5cm 的淋巴结准确率为 88% ,原发肿瘤小于 5cm 的淋巴结准确率为 59% ,$P=0.05$;对 M 的分期:分别为 92% 和 56% ,$P=0.001$ 。

5. MRI 正常食管壁的 MRI 表现,尤其是 FSE T_2WI 的观察结果,拟定的食管癌 T 分期判断标准如下:T1~2 期,病灶周边肌层线状低至中等信号影完整;T3 期,病灶周边肌层线状低至中等信号影中断或消失;T4 期,病灶与邻近结构间脂肪间隙消失并伴邻近结构受侵征象;MRI 对癌肿浸润至黏膜层及黏膜下层,即 T1 期和 T2 期的区分尚有一定困难;正常食管壁为 3 层不同信号:T_2WI 上最内层高信号影为黏膜层和黏膜下层,中间层低至中等信号影为肌层,最外层高信号影即外膜。

越顺磁性氧化铁(SPIO)增强 MRI 检查为新型的检查技术,成像原理为利用正常淋巴结内有巨噬细胞,而转移淋巴结内巨噬细胞数量明显减少,吞噬 SPIO 能力减弱,在 T_2 上表现为高信号,其为功能成像。Nishimura 等指出,SPIO 增强 MRI 诊断食管癌淋巴结转移的灵敏度、特异度、准确率分别为 100% 、95.4% 、96.2% ;Will 等综合分析 MRI 增强扫描和 MRI 平扫对各种肿瘤淋巴结转移的诊断准确性指出,SPIO 增强 MRI 检查诊断淋巴结转移的整体灵敏度、特异度为 88% 、96% ,而 MRI 平扫的灵敏度、特异度则为 63% 、93% ;Choi 等用兔子髂淋巴结转移作为研究对象,研究结果表明,SPIO 增强 MRI 对淋巴结转移诊断的灵敏度比 PET/CT 高,对直径<5mm 的淋巴结尤其显著,而二者特异性差别不大,整体准确性则 SPIO 增强 MRI 比 PET/CT 高;但是 SPIO 增强 MRI 也有一定的假阳性,原因可能为造影剂所给的剂量不足及炎性反应淋巴结。由于炎性增大的淋巴结巨噬细胞仍存在于髓窦内,因此其对造影剂的吸收会相对正常大小淋巴结有所减少。

6. 内镜检查 是食管癌诊断中最重要的手段之一,对于食管癌的定性定位诊断和手术方案的选择有重要的作用;是对拟行手术治疗的患者必需的常规检查项目。此外,内镜检查前必须充分准备,建议应用去泡剂和去黏液剂,仔细观察各部位,采集图片,对可疑部位应用碘染色和放大技术进一步观察,进行指示性活检,这是提高早期食管癌检出率的关键。提高食管癌的发现率,是现阶段降低食管癌死亡率的重要手段之一。

7. 超声检查 主要用于发现腹部脏器、腹部及颈部淋巴结有无转移。

第三节 根治性放疗及同步放化疗

根治性放疗的适应证:患者一般情况在中等以上(KPS 评分>70);病变长度以不超过 8cm 为宜;没有穿孔或窦道瘘管形成,没有穿孔前兆或胸背剧痛;可以进半流食或普食;无锁骨上和腹腔淋巴结转移,无声带麻痹,无远处转移;初次治疗(仅指放射治疗);争取有细胞学或病理学诊断依据(特别是表浅癌)。食管癌根治性放疗的照射剂量为 60~70Gy/6~7 周。食管癌后程加速超分割放疗国内外已有许多报道,其方法为放射治疗总剂量开始的 2/3(40Gy 左右)采用常规分割照射,后 1/3 剂量改用加速超分割照射。与常规分割相比,分割次数增加,总疗程缩短,总剂量相同。荟萃分析表明,后程加速超分割放疗比常规分割放疗提高了食管癌的3年生存率。

一、照射野的设计

根据食管钡餐造影和CT检查结果,在模拟定位机上吞钡定位;有条件者采用TPS计划优化照射野;近年来CT模拟定位计划系统的应用,可以使食管癌放疗设野更加精确,对颈段及胸廓入口处食管肿瘤尤为适用。照射野的长度,在模拟机下观察,一般超出病变上下端各3~4cm,宽度根据CT检查结果而定,如无明显外侵一般为5~6cm;如果外侵明显或伴淋巴转移,照射野适当放宽至6~8cm。常规采用三野照射,即前一个垂直野,后两个角度野;患者仰卧位,机架角正负120°~130°,根据二维TPS显示,此种方法剂量分布比较合理,使脊髓和肺的照射量在正常耐受范围内;颈和胸上段食管由于与脊柱距离近,采用常规三野照射时往往脊髓难以避开,此时可以采用两个前野角度照射,机架角正负45°~50°。或用左后右前斜野以避开脊髓为原则;有时上段食管癌患者由于脊柱弯曲,上端几乎靠近脊柱,两后斜野照射时上端脊髓无法避开,如遇这种病例可以采用不规则野,将上端靠脊柱侧用铅块遮挡。若用CT模拟定位、采取三维CRT技术,会取得优化的放疗计划,治疗更理想(图12-2和图12-3)。

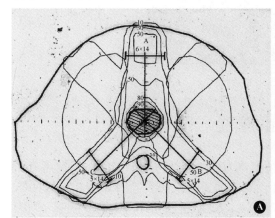
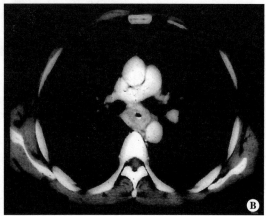
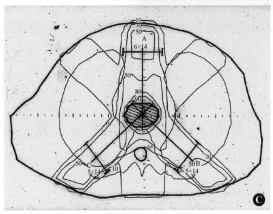

图 12-2　常规放疗计划示意

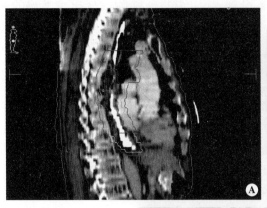
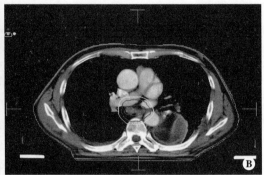
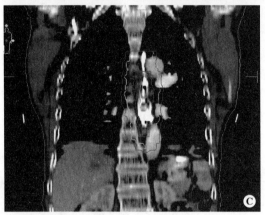

图 12-3　三维适形放疗

二、照射剂量

有关食管癌的根治性放射剂量,根据多年研究认为,适宜剂量为 60～70Gy,研究者分别以 4 个剂量组进行统计发现:41～50Gy 组,5 年生存率为 3.5% ,10 年生存率为 0;51～60Gy 组,5 年生存率为 9.2% ,10 年生存率为 5%～6% ;61～70Gy 组,5 年和 10 年生存率分别为 15.9% 和 6.6% ;大于 70Gy 剂量组,5 年和 10 年生存率各为 4.6% 和 1.1% 。

中国医学科学院肿瘤医院总结经放疗手术切除标本的病理检查结果发现,无癌率在 40Gy 以上为 24% ,50Gy 以上为 33.3% ,60Gy 以上为 31.8% ,70Gy 以上为 33% 。可见食管癌放射治疗局部切除标本的无癌率与剂量增加并不完全成正比。60Gy 以上再增加剂量并未明显提高生存率。

三、较早期食管癌(临床 I ～ II A 期)

1. 适应证

(1)拒绝手术或因心肺疾患等不能手术患者。

(2)CT 显示没有明显肿大/转移淋巴结者。

2. 勾画靶区的标准

GTV：以影像学（如食管造影片）和内镜（食管镜和/或腔内超声）可见的肿瘤长度，CT片（纵隔窗和肺窗）显示原发肿瘤的（左右前后）大小为 GTV。

CTV1：在 GTV 左右前后方向均放 0.5~0.8cm（平面），外放后将解剖屏障，包括做调整。

PTV1：CTV1+0.5cm。

CTV2：包括预防照射的淋巴引流区。

上段：锁骨上淋巴引流区、食管旁、2 区、4 区、5 区、7 区。

中段：食管旁、2 区、4 区、5 区、7 区的淋巴引流区。

下段：食管旁、4 区、5 区、7 区和胃左、贲门周围的淋巴引流区。

病变上下（在 GTV 上下方向）各外放 3~5cm。

PTV2：在 CTV2 基础上各外放 0.5~0.7cm。

3. 放疗剂量　95% PTV 60Gy/30 次（2Gy/次）+选择性腔内放疗，或 95% PTV2 50Gy/25次/5 周+95% PTV1 20Gy/10 次。

四、中晚期食管癌[原发肿瘤较大（≥T3）
和/或 CT 扫描片显示肿大淋巴结（Ⅱb~Ⅳ期）]

1. 勾画靶区的标准

GTV：以影像学（如食管造影片）和内镜（食管镜和/或腔内超声）可见的肿瘤长度。CT片（纵隔窗和肺窗）显示原发肿瘤的（左右前后）大小为 GTV 和 CT 片显示肿大淋巴结（如肿大淋巴结远离原发病灶）和/或触诊可确定的转移淋巴结部位如锁骨上淋巴结，气管旁淋巴结为 GTVnd。

CTV：包括 GTV 和 GTVnd+预防照射的淋巴引流区（各段食管癌 靶区勾画的标准与CTV2 相同）。

PTV：在 CTV 基础上各外放 0.5cm。

2. 单一放疗剂量　95% PTV 60~70Gy/30~35 次（2Gy/次）。

推荐中晚期食管癌进行同步放化疗。建议方案：PDD 25~30mg/m²×3~5 天；

5-FU 450~500mg/m²×5 天（推荐静脉连续输注），28 天为 1 个周期×2 个周期。1~3 个月后巩固化疗 3~4 个周期。

同步放化疗时的放疗剂量：95% PTV 60Gy/30 次（2Gy/次）。

第四节　术后放疗及术后同步放化疗

一、完全切除手术后（根治性手术）Ⅱa（T2~3N0M0-淋巴结阴性组）
患者推荐进行术后预防性放疗

1. 勾画靶区的标准

胸上段（CTV）：上界为环甲膜水平；下界为隆嵴下 3cm，包括吻合口、食管旁、气管旁、下

颈、锁骨上、2 区、4 区、5 区、7 区等相应淋巴引流区。

胸中段(CTV):上界为胸 1 椎体的上缘,包括锁骨头水平气管周围的淋巴结,包括相应纵隔的淋巴引流区(如食管旁、气管旁、下颈、锁骨上、2 区、4 区、5 区、7 区等相应淋巴引流区),下界为瘤床下缘 2 ~3cm。

PTV:在 CTV 基础上均放 0.5cm。

2. 处方剂量 95% PTV 54 ~60Gy/27 ~30 次/5.4 ~6 周。

二、Ⅱb ~ Ⅲ期患者推荐放化疗同时进行(同步放化疗)

1. 上段食管癌患者的照射范围(CTV)与淋巴结阴性组相同

上界:环甲膜水平。

下界:隆嵴下 3 ~4cm。

包括吻合口、食管旁、气管旁、锁骨上、2 区、4 区、5 区、7 区等相应淋巴引流区。

2. 中下段食管癌(CTV)

CTV:原发病变的长度+病变上下各外放 5cm+相应淋巴引流区(按此标准勾画靶区时,中段食管癌患者的上界建议设在 T_1 上缘,便于包括 2 区的淋巴引流区)。

PTV:在 CTV 基础上均放 0.5cm。

3. 处方剂量 95% PTV 54 ~60Gy/27 ~30 次(2Gy/次)。靶体积内的剂量均匀度为95% ~105% 的等剂量线范围内,PTV 93% ~107%。

4. 推荐化疗方案 PDD+5-FU,化疗剂量同单一放疗,28 天为 1 个周期,共 2 个周期。1 ~3 个月后,进行 3 ~4 个周期的巩固化疗。

第五节 术前放疗及新辅助放化疗

一、勾画靶区的标准

GTV:以影像学(如食管造影片)和内镜(食管镜和/或腔内超声)可见的肿瘤长度,CT片(纵隔窗和肺窗)显示原发肿瘤的(左右前后)大小为 GTV。

CTV:在 GTV 左右前后方向均放 0.5 ~0.8cm(平面)。

包括预防照射的淋巴引流区:上段,锁骨上淋巴引流区、食管旁、2 区、4 区、5 区、7 区;中段,食管旁、2 区、4 区、5 区、7 区的淋巴引流区;下段,食管旁、4 区、5 区、7 区和胃左、贲门周围的淋巴引流区。病变上下(在 GTV 上下方向)各外放 3 ~5cm。

PTV:在 CTV 基础上各外放 0.5 ~0.7cm。

二、处 方 剂 量

95% PTV 40Gy/20 次(2Gy/次)。靶体积内的剂量均匀度为 95% ~105% 的等剂量线范围内,PTV 93% ~107%。

　　中国医学科学院肿瘤医院胸外科及放疗科于1977年6月～1989年4月进行了食管癌术前放疗随机分组研究,得出结论:术前放疗+手术减少淋巴结转移率,肿瘤明显缩小,降期显著,降低局部和区域复发,提高手术切除率,提高生存率,不增加手术合并症;其入组条件为:食管癌病变长5～8cm,胸中段,能进半流质以上食物,无手术禁忌证,信封法随机分组,随诊至1996年2月。术前放疗:8MV X线,照射范围为全纵隔及左胃动脉淋巴结,采用前、后野对穿照射,剂量为40Gy(20次/4周),放疗后2～4周手术。418例入组,其中术前放疗+手术组195例,单一手术组223例;结果:切除率在单一手术组为85.8%,术前放疗+手术组为90.3%,$P=0.0857$。手术术式:根治术组为单一手术组66.4%,术前放疗+手术组为73.3%;术后病理分期可见降期;病理淋巴结阳性率:术前放疗+手术组22.2%,单一手术组40.8%,$P<0.0001$,1、3、5年生存率,术前放疗组分别为72.10%、47.6%和42.8%,单一手术组62.4%、40.0%和33.1%($P=0.042$);局部加(或)区域复发,单一手术组为41.4%,术前放疗组为22.7%($P<0.01$);手术并发症,如手术死亡、吻合口瘘两组无明显差异。RTOG 0246试验(2003年9月5日～2006年3月17日)开展的一项多中心前瞻性Ⅱ期试验,采用以紫杉醇为基础的同步放化疗联合选择性手术治疗可以切除的局部晚期食管癌。该研究纳入43例无转移食管癌患者,其中40例可分析,治疗前分期为T3～4N1。结果显示,根治性放化疗联合选择性外科手术挽救治疗局部晚期食管癌是可行的,今后的Ⅲ期研究将随机比较放化疗后选择性手术与必需性手术。美国马里兰医学中心报告了一项同步放化疗后手术的研究结果。术前采用同步放化疗(放疗剂量为50.4 Gy,化疗方案为顺铂+5-FU,放疗中进行2个周期的化疗),中位时间间隔7周后手术。多因素分析显示,T分期、病变长度、组织学及手术时间间隔对OS率没有影响,只有术后病理完全缓解(pCR)是唯一可以提高生存率的因素。而组织学是唯一可以预测术后病理结果的因素,鳞状细胞癌比腺癌有更高的术后pCR率(56%比35%)。腺癌中,淋巴结阴性者和阳性者的pCR率分别为45%和28%($P=0.049$),因此,淋巴结状态也是预测术后病理结果的指标之一。此外,在这组患者中,术后病理残存肿瘤组的3年OS率也达到了36%(RTOG 8501试验的3年OS率为30%)。此外,该中心又进一步对Ⅳ期食管癌进行了分层研究,Ⅳ期包括M1a(有腹腔淋巴结转移)和M1b(有其他部位淋巴结转移,但不包括结外转移)。Ⅳ期(27例)和Ⅲ期的OS相比,无显著差异(25.2个月比27个月)。此外,这组Ⅳ期病例中,61%的受累淋巴结没有在术前通过PET或CT检测出来,因此,术前精确辨别M1a和M1b的淋巴结病变将会进一步指导放疗,提高可手术、无结外转移的Ⅳa和Ⅳb患者的疗效。

　　浙江省肿瘤医院胸部肿瘤外科陈奇勋教授等对新辅助放化疗后手术治疗及手术治疗后辅助放化疗的作用进行了比较研究。研究共纳入42名患者。23名随机分配接受放化疗及之后的手术治疗,19名接受手术治疗及术后辅助放化疗。化疗方案为卡铂(AUC=2)及紫杉醇(50mg/m²)每周一次治疗6周。研究发现,42名患者中,最常见血液系统不良反应为白细胞减少(9.5%)、中性粒细胞减少(11.9%)、血小板减少(14.3%)和贫血(16.6%)。最常见非血液系统不良反应为食欲缺乏(14.3%)、乏力(11.9%)和颈部吻合口瘘(19.1%)。新辅助组100%患者达到肿瘤切缘干净的完全切除(R0),辅助组为90.4%。放化疗后进行切除手术的23名患者8名(34.8%)达到病理完全缓解。两组术后并发症和治疗相关死亡率相当。新辅助组18个月时病情无进展生存率为78.7%,辅助组为63.6%,超出本研究的设计目标。初步研究结果表明,可切除的局部进展期 ESCC 患者中术前新辅助放化疗优于术后辅助放化疗,治疗的不良反应发生率尚可接受。

加拿大 Sunnybrook 医学中心的研究人员对此进行了荟萃分析与系统综述。研究人员通过对 2013 年 6 月份前 Mesline、Embase 和 Cochrane 中心注册的相关试验研究及文献进行系统性的荟萃分析与综述,比较食管癌患者中不同治疗方案的疗效,包括单纯手术、新辅助化疗(N-CT)、新辅助放疗(N-RT)和新辅助放化疗(N-CRT)等方案,纳入的均为随机性对照研究(RCTs)。最终,13 项随机试验纳入研究,共包含 6710 例患者。直接配对荟萃分析提示,N-CRT 较 N-CT 方案或可更好地改善患者 OS,但并没有达到显著的统计学差异,HR 为 0.83,95% 可信区间为 0.59 ~ 1.18。当采用 MTM 方法进一步结合直接和间接证据后,N-CRT 显著优于 N-CT 方案,HR 为 0.84,95% 可信区间为 0.71 ~ 0.97。本次研究得出证据,相对于 N-CT 及 N-RT,N-CRT 方案是治疗局部可切除食管癌的最理想模式,其可显著改善 OS,同时并没有带来术后死亡率的增加。

第六节　超分割照射

分割技术包括超分割(hyperfraction,HF)、加速超分割(accelerated hyperfraction,AF)和低分割(hypofraction)技术,目前已在临床上应用。

以往我们常用常规分割,即每周 5 天,休息 2 天,每天一次,每次剂量约 2Gy,这已用了几十年的方法称为常规分割(convention fraction)。其原理在于 5 天放射,2 天休息,每周共 5 次是较为合适的治疗,它使肿瘤受损达到较高程度,但又使靶区内的正常细胞有可能得到部分修复,利用正常细胞与肿瘤细胞"受量耐受性差"作为治疗根据,但这种常规分割(CF),24h 重复一次,不论剂量调到 3Gy/次也好或更高,但有一定限度,连续 4Gy/d 高剂量则正常组织修复乏力,从临床动物试验结果看到,肿瘤细胞经过照射之后约 4h 即已开始进行修复,因此每天一次照射至第二天再开始则受打击之肿瘤细胞,它通过 4R(修复、再氧化、再分布和再增殖)已经达到了一定水平的恢复。如果在其修复周期 3 ~ 24h,再给予一定的辐射打击,则可以加重其损伤程度和减少修复百分比,使致死性损伤更多,双链断裂(DS)更多,使阻于 G_1 期的细胞减少。基于此近十几年来在国内外开展了超分割(HF)治疗,其基本条件为每天照射 2 次,每次间隔 4 ~ 6h,次剂量在 1.1 ~ 1.4Gy,其余条件为:总剂量、每周 5 次均与 CF 无差别。经过十几年试验和临床观察已看到了局部控制、复发率、生存率比 CF 有显著意义提高,其近期副作用比常规分割明显大,长期损伤和迟发反应、明显后遗症和常规分割无显著性差别。这些结果国内外经过双盲随机、单盲随机、非随机回顾性对比均取得同一临床结果,动物实际结果也得到确认;加速超分割其原理和基本出发点和规定与分割相同,但在每天放射次数、每次剂量则有区别。它每天至少 3 次以上(偶有应用 4 次的报道),间隔 3 ~ 4h,3 次剂量总和达 3Gy 以上(一般在 4.5Gy 以下),自 20 世纪 80 年代至开展 AF 以来,其近期疗效和远期疗效均优于 CF。其近期、远期并发症与 HF 相同,近期反应略大于 HF。但无论是超分割还是加速超分割,都是建立在肿瘤细胞和正常细胞组织间的放射生物学特点差异基础上的,放射治疗剂量的提高,局部控制的好坏完全离不开这些基本条件,因此这种方法仍是有一定限度。在美国 Anderson 医院和一部分地区试用辅助野超分割治疗(hyperfraction boost field),其方法为全程采用每天 2 次,治疗中首次使用较大剂量,间隔 4~6h 后加入辅助小野,抛开该大野中之淋巴预防区,其效果在于增加对原发灶打击,对淋巴区照射则限于常规分割剂量,增加原发灶的损伤。几年来试验结果显示其优点明显,原发灶控制与 HF 和 AF 很接近,但近期反应较轻,很受临床欢迎。

第七节　其他放疗方法

一、腔 内 照 射

近年来由于使用了后装技术、放射源的微型化、微机控制及计算机计算剂量,因而腔内照射又有了较快的发展。腔内照射的特点是放射源的表面剂量高,随着深度增加剂量急剧下降,剂量分布很不均一。其优点是周围组织及器官受量小;缺点是肿瘤深部剂量不足。因而,腔内治疗主要是用于辅助治疗或姑息治疗。中国医学科学院肿瘤医院在河南林县单纯用腔内照射了 203 例食管癌,当时该地不具有体外照射条件,只单纯用腔内放射治疗,1 年生存率为 70/203(34.5%),3 年生存率为 28/203(13.8%),5 年生存率为 17/203(8.4%)。初步看来其结果不低于外照射,但本组早期病例较多,病变长度小于 3cm 占 45 例(22.2%),病变长度 3.1~5cm 占 92 例(45.3%)。

二、体外照射加腔内照射

从放射治疗失败原因来看,88.9% 是局部未控、复发或穿孔,因此通过腔内照射提高局部剂量有可能提高生存率,但这方面工作报道不多,山西省肿瘤医院采用前瞻性随机分组研究发现,单纯外照射,采用 10MV X 线,肿瘤剂量 70Gy/7 周,外照射加腔内照射组,外照射 50Gy/5 周,然后每周做腔内照射一次,为铯-137 源,151.5mCi(5.5×107Bq)照射 3~4 次,剂量为 1962~3616cGy。外照射加腔内照射组优于单纯外照射组,但无统计学意义,值得进一步研究。

三、术 中 放 疗

日本神户大学医学院回顾性研究了 127 例根治性食管切除术加或不加术中放疗(IORT)病例。其中 94% 为鳞状细胞癌/腺癌,49% 为Ⅲ期患者。IORT 组和非 IORT 组患者分别占 64% 和 36%,两组患者除了 IORT 外还接受术前或术后放化疗。IORT 的靶区定义为上腹部淋巴结区,包括左右贲门淋巴结、胃左动脉淋巴结和腹腔动脉淋巴结。单次剂量为 22~25 Gy,能量为 9~12 MeV 电子线。结果显示,IORT 组和非 IORT 组的 5 年 OS 率分别为 45% 和 37%($P=0.34$)。在Ⅲ期患者中,IORT 组和非 IORT 组的 5 年区域淋巴结控制率分别为 88% 和 58%($P=0.01$)。两组的治疗后严重合并症无明显差异,IORT 组没有 2 级以上的晚期或急性反应。因此,IORT 对于Ⅲ期食管癌,特别是在控制腹部淋巴结方面是一种安全有效的方法。

第八节　放疗不良反应及处理

一、全身反应

由于肿瘤组织崩解、毒素被吸收,在照射数小时或 1～2 天后,患者可出现全身反应,表现为虚弱、乏力、头晕、头痛、厌食,个别有恶心、呕吐等,特别是腹部照射和大面积照射时,反应较重。

注意事项:

(1) 照射前不宜进食,以免形成条件反射性厌食。

(2) 照射后完全静卧休息 30min。

(3) 进清淡饮食,多食蔬菜和水果,并鼓励多饮水,促进毒素排出。

(4) 参加集体文娱活动或气功,以转移注意力。此外,每周检查血象一次,当白细胞下降至 $4×10^9$/L 以下时,需给升白细胞药物,如血象明显下降需暂停放疗。

二、皮肤反应

皮肤对射线的耐受量与所用放射源、照射面积和部位有关。钴-60 治疗机和直线加速器产生的 γ 射线和高能 X 线透力强,皮肤受量小,反应轻;X 线治疗机产生的低能 X 线和感应加速器产生的电子束皮肤受量大,反应重。临床上大面积照射时或照射皮肤的皱褶及潮湿处,可出现一定程度的皮肤反应,皮肤反应分为三度:

Ⅰ度反应:红斑、有烧灼和刺痒感,继续照射时皮肤由鲜红渐变为暗红色,以后有脱屑,称干反应。

Ⅱ度反应:高度充血,水肿、水疱形成,有渗出液、糜烂,称湿反应。

Ⅲ度反应:溃疡形成或坏死,侵犯至真皮,造成放射性损伤,难以愈合。

放疗后数日或更长时间,照射部位可出现皮肤萎缩,毛细血管扩张、淋巴引流障碍、水肿及深棕色斑点、色素沉着,称后期反应。

照射野皮肤保护措施:

(1) 内衣宜柔软、宽大,吸湿性强。

(2) 保持乳房下、腋窝、腹股沟及会阴部皮肤清洁干燥,防止干反应发展为湿反应。

(3) 照射野皮肤应用温水和柔软的毛巾轻轻沾洗,忌用肥皂,不可涂酒精、碘酒、红汞、油膏,并避免冷热刺激(如热水袋)。

(4) 照射野不可贴胶布,以免所含氧化锌(重金属)产生二次射线,加重皮肤损伤。

三、放射性食管炎

常于放疗开始后 2 周出现,表现为吞咽困难加重或进食疼痛,主要由于放疗引起的食管黏膜充血、水肿所致。多数患者随水肿和肿瘤的消退上述症状逐渐好转,不需特殊处理,仅注意调节饮食即可。少数患者症状持续时间长,疼痛明显,严重影响进食,医务人员应给患者做细致的解释工作,减轻患者的思想负担,同时给予静脉补液,以加强支持疗法,并辅以口服黏膜表面麻醉剂和黏膜保护剂,如氢氧化铝凝胶等对食管黏膜有保护作用。亦可用普鲁卡因加庆大霉素配以生理盐水口服,以起到黏膜麻醉和消炎的效果。

四、放射性气管损伤

较少见,一般发生于放疗后 3 ~ 4 周,主要症状为干咳,轻者不需处理,咳嗽严重时影响正常休息生活,应给予对症处理。

五、食 管 穿 孔

食管穿孔是食管癌的严重并发症之一。放疗期间出现胸骨后持续疼痛、体温升高、脉搏增快、呼吸困难时,均应考虑食管穿孔。此时应立即通知医生进行必要的检查,以确定诊断。一旦确诊,应立即中断放疗,并积极采用相应的治疗措施,如输液、禁食、大量应用抗生素等,必要时插鼻饲管或行胃造瘘。

六、食管气管瘘

当放疗达到一定剂量时,患者若出现进食时呛咳、体温升高、胸骨后疼痛、憋气、呼吸困难等应高度警惕发生食管气管瘘的可能,一经确认应立即中止放疗、禁食,并行胃造瘘或插鼻饲管,防止其他继发症的发生。

七、出　　血

出血多见于溃疡型食管癌,主要因溃疡形成导致黏膜破坏、血管暴露、肿瘤侵蚀或放疗中肿瘤脱落造成。若发生出血,应中断放疗,让患者绝对卧床休息,保持侧卧位,保持镇静(必要时应用镇静剂),及时清除口腔内血液和分泌物,保持呼吸道通畅,防止误吸造成窒息。尽量使患者免受各种刺激,定时测定血、脉搏等生命体征,及时选用氨甲苯酸、酚磺乙胺、垂体后叶素、巴曲酶等止血药物,补液和输血,并保留静脉通道。

第九节　放疗前准备及随访

一、放疗前准备工作

1. 患者及家属的思想准备　多数患者得知患癌症后有较多的顾虑和恐惧,心情不愉快,思想负担重,要帮助患者解决思想上的问题,争取患者的合作、理解。与患者家属交代病情,放疗中可能出现的问题和不良反应,如有不适,应及时向医师汇报,争取早作处理。

2. 医师的准备　①对诊断进行核实,要有病理和细胞学的诊断,最近的食管 X 线、胸部 CT、B 超声检查,或 CT 检查颈部/锁骨上和腹腔淋巴结以明确分期和治疗性质,食管腔内超声的检查。②做食管的定位 CT:全面了解肿瘤的大小和肿瘤的范围,以明确治疗性质,照射范围的大小,照射野的设计,放疗剂量,放疗次数等。③放疗前的对症治疗:营养状态不良、脱水或有其他并发症者应及时积极处理;X 线片显示有尖刺、胸背痛或白细胞数升高者应积极抗感染治疗。

二、食管癌患者随访

对于新发食管癌患者应建立完整的病案和相关资料档案,治疗后定期随访和进行相应的检查。所有患者应终身随诊。对于无症状的食管癌患者,第 1 年内每 4 个月一次,第 2 ~ 3 年每 6 个月一次,此后每年一次;随诊内容包括病史和体检,根据临床情况决定是否行血液常规、血液生化、内镜和影像学检查;对于接受内镜下黏膜切除(endoscopic mucosal resection,EMR)的患者,第 1 年内每 3 个月一次,此后每年一次;随诊内容包括病史、体检和内镜,其他根据情况决定是否行血液常规、血液生化和影像学检查。

(张　胜)

参 考 文 献

韩春,万均,周道安,等.1997.100 例食管癌后程加速放疗的研究.中华放射肿瘤学杂志,6(1):16 ~ 18.
韩春,扬香然,高献书,等.1999.食管癌后程加速放射治疗前瞻性随机研究.中华放射肿瘤学杂志,9(3):192.
侯栋梁,时高峰,高献书,等.2012.磁共振弥散加权成像在食管癌大体肿瘤靶区勾画中的应用价值.中华放射肿瘤学杂志,21(4):343 ~ 347.
李艾恩,林玉宗,胡燕华,等.2002.后程加速超分割放射治疗食管癌的临床分析.中华放射肿瘤学杂志,3(1):56.
李维贵,张德洲,马俊杰,等.2004.食管癌根治术后放疗临床疗效分析.中华放射肿瘤学杂志,13(4):342 ~ 343.
陆进成,钱普东,查文武,等.2005.食管癌根治术后预防性放射治疗随机研究的 Meta 分析.循证医学,5(3):166 ~ 168.
牛印怀,宋金丽,岳春迪,等.1999.后程加速超分割治疗食管癌技术的临床应用.中华医学会放射肿瘤学会.第四届全国放射肿瘤学学术会议论文摘要汇编,121.
施学辉,吴根娣,刘新伟,等.1997.后程加速超分割放射治疗食管癌的长期疗效.中华放射肿瘤学杂志,6(1):12 ~ 15.
田华,王澜,韩春,等.2012.磁共振弥散加权成像在食管癌精确放疗中的应用价值.中华放射肿瘤学杂志,21(3):223 ~ 226.
汪洋,施学辉,姚伟强,等.2000.连续加速超分割和后程加速超分割治疗食管癌.中华放射肿瘤学杂志,9(3):152 ~ 155.
汪洋,赵快乐,施学辉,等.2003.老年食管癌后程加速超分割放射治疗的疗效分析.中华放射肿瘤学杂志,12(3):82 ~ 85.
王奇峰,王贵齐,张月明,等.2010.食管癌腔内超声检查预测食管癌放射敏感性的临床研究.中华放射肿瘤学杂志,19(1)18 ~ 22.
扬长滨,毛瑛兰.1999.后程加速超分割放射治疗食管癌的疗效观察.见:中华医学会放射肿瘤学会编.第四届全国放射肿瘤学学术会议论文摘要汇编,122.
邹长林,胡美龙.2001.后程加速超分割放射治疗食管癌疗效荟萃分析.中华放射肿瘤学杂志,3(1):18 ~ 20.
Conroy T,Galais MP,Raoul JL,et al.2014.Definitive chemoradiotherapy with FOLFOX versus fluorouracil and cisplatin in patients with oesophageal cancer(PRODIGE5/ACCORD17):final results of a randomised,phase 2/3 trial.Lancet Oncol,15;305 ~ 314.
Cooper JS,Guo MD,Herskovic A,et al.1999.Chemoradiotherapy of locally advanced esophageal cancer:long-term follow-up of a prospective randomized trial(RTOG 85-01).Radiation Therapy Oncology Group.JAMA,281;1623 ~ 1627.

Crosby T, Hurt CN, Falk S, et al. 2013. Chemoradiotherapy with or without cetuximab in patients with oesophageal cancer (SCOPE1):a multicentre,phase 2/3 randomised trial. Lancet Oncol,14:627~637.

Donahue JM, Nichols FC, Li Z, et al. 2009. Complete pathologic response after neoadjuvant chemoradiotherapy for esophageal cancer is associated with enhanced survival. Ann Thorac Surg,87:392~398;discussion 398~399.

Hurt CN, Nixon LS, Griffiths GO, et al. 2011. SCOPE1:a randomised phase Ⅱ/Ⅲ multicentre clinical trial of definitive chemoradiation,with or without cetuximab,in carcinoma of the oesophagus. BMC Cancer,11:466.

Kachnic LA, Winter K, Wasserman T, et al. 2011. Longitudinal quality-of-life analysis of RTOG 94-05(Int 0123):a phase Ⅲ trial of definitive chemoradiotherapy for esophageal cancer. Gastrointest Cancer Res,4:45~52.

Lowe VJ, Booya F, Fletcher JG, et al. 2005. Comparison of positron emission tomography,computed tomography,and endoscopic ultrasound in the initial staging of patients with esophageal cancer. Mol Imaging Biol,7:422~430.

Rice TW, Adelstein DJ, Chidel MA, et al. 2003. Benefit of postoperative adjuvant chemoradiotherapy in locoregionally advanced esophageal carcinoma. J Thorac Cardiovasc Surg,126:1590~1596.

Saglam EK, Kilciksiz S, Ozseker N, et al. 2007. Treatment outcome and prognostic factors in non-metastatic esophageal carcinoma. Saudi Med J,28:1086~1090.

Scheer RV, Fakiris AJ, Johnstone PA. 2011. Quantifying the benefit of a pathologic complete response after neoadjuvant chemoradiotherapy in the treatment of esophageal cancer. Int J Radiat Oncol Biol Phys,80:996~1001.

Swisher SG, Hofstetter W, Komaki R, et al. 2010. Improved long-term outcome with chemoradiotherapy strategies in esophageal cancer. Ann Thorac Surg,90:892~898;discussion 898~899.

Swisher SG, Winter KA, Komaki RU, et al. 2012. A Phase Ⅱ study of a paclitaxel-based chemoradiation regimen with selective surgical salvage for resectable locoregionally advanced esophageal cancer:initial reporting of RTOG 0246. Int J Radiat Oncol Biol Phys,82:1967~1972.

Tachibana M, Yoshimura H, Kinugasa S, et al. 2003. Postoperative chemotherapy vs chemoradiotherapy for thoracic esophageal cancer:a prospective randomized clinical trial. Eur J Surg Oncol,29:580~587.

Westerterp M, van Westreenen HL, Reitsma JB, et al. 2005. Esophageal cancer:CT,endoscopic US,and FDG PET for assessment of response to neoadjuvant therapy—systematic review. Radiology,236:841~851.

Xiao ZF, Yang ZY, Liang J, et al. 2003. Value of radiotherapy after radical surgery for esophageal carcinoma:a report of 495 patients. Ann Thorac Surg,75:331~336.

Xiao ZF, Yang ZY, Miao YJ, et al. 2005. Influence of number of metastatic lymph nodes on survival of curative resected thoracic esophageal cancer patients and value of radiotherapy:report of 549 cases. Int J Radiat Oncol Biol Phys,62:82~90.

第十三章 食管癌的生物治疗

食管癌居我国居民恶性肿瘤发病率的第 5 位、死亡率的第 4 位,每年死亡患者超 22 万人。肿瘤早期发现患者不足 20% ,5 年生存率约为 40% ;中晚期患者约占 80% ,5 年生存率低于 20% 。对于不能手术的中晚期食管癌患者或术后复发转移的患者,放化疗的临床效果仍不十分理想。近些年来,生物疗法尤其是抗肿瘤免疫效应细胞、细胞因子及靶向药物的临床应用显著地改善了食管癌患者的预后。

生物疗法在恶性肿瘤治疗中的尝试最早可追溯至 19 世纪,当时医生利用来自感染性微生物或肿瘤的提取物给肿瘤患者注射,个别患者出现了肿瘤消退。20 世纪 70 年代,人们对以卡介苗(BCG)和自体或异体肿瘤细胞疫苗应用为代表的免疫疗法进行了广泛的临床研究,但未能取得一致性的结论。自 20 世纪 80 年代起,随着生物学研究的快速发展及分子生物学技术和单克隆抗体(monoclonal antibody,McAb)技术的日渐成熟并广泛应用,人们对于肿瘤抗原、T 细胞活化与杀伤机制、细胞信号的转导机制及肿瘤细胞生物遗传学改变的理解与认识不断深化,肿瘤生物治疗开始步入一个快速发展阶段,大批重组细胞因子和 McAb 类生物药、小分子药、基因药物及细胞药物陆续进入临床应用,极大地丰富了肿瘤治疗的模式和内容,明显提高了临床疗效。

肿瘤生物治疗是指通过给予肿瘤患者某些生物反应调节剂(biological response modifier,BRM)来直接杀伤肿瘤细胞或间接抑制、干扰肿瘤细胞生长、转化或转移以取得抗肿瘤效应的一种治疗方法。目前,生物治疗已成为继手术、放疗和化疗之后的第四大肿瘤治疗手段。其中,免疫治疗和靶向治疗是两种最主要的生物治疗模式。本章将对食管癌的免疫治疗进行重点介绍。

第一节 肿 瘤 免 疫

人体具有内在的抗肿瘤免疫机制。诺贝尔生理学/医学奖获得者 Burnet 早在 1950 年就曾预测,“作为人类进化的必然要求,人体内应当存在灭活或清除具有潜在危险的突变细胞的机制,而它很可能就是机体免疫系统的作用”。经过长期的科学研究,免疫系统的抗肿瘤免疫监视功能终获证实。正常情况下,当人体内出现癌细胞时,机体会通过非特异性免疫应答、体液免疫应答和细胞免疫应答等机制调动各种免疫细胞及其分泌的免疫分子及时将癌细胞清除。其中,对免疫原性强的肿瘤,细胞免疫是抗肿瘤免疫的主力,体液免疫通常仅在某些情况下起协同作用;对于免疫原性弱的肿瘤,非特异性免疫应答则更具优势。可是,在某些情况下,如机体存在肿瘤免疫耐受,或者自身免疫功能存在障碍,如患 SCID、AIDS 等免疫缺陷病及长期应用免疫抑制剂时,那么肿瘤细胞就可能突破机体的免疫监视而发生逃逸,发展成肉眼可见的肿瘤,从而威胁人的生命健康。

一、肿瘤抗原

肿瘤抗原是指细胞癌变过程中出现的新抗原及过度表达的抗原物质的总称。肿瘤抗原的筛选与鉴定是肿瘤免疫学研究的主要内容,也是特异性抗肿瘤免疫治疗需首要解决的问题。目前,主要利用基因差异显示技术筛选肿瘤优势表达的抗原,再用肿瘤特异性 CTL (cytotoxic T lymphocyte)克隆或抗体对肿瘤抗原的 T 细胞表位或 B 细胞表位进行鉴定。鉴于 T 细胞介导的免疫应答在肿瘤免疫中占据主导地位,因此,肿瘤抗原 T 细胞表位的筛选与鉴定是肿瘤免疫治疗研究工作的重点。

1. 根据抗原特异性的不同分类

(1)肿瘤特异性抗原(tumor specific antigen,TSA):TSA 是肿瘤细胞特有的或只存在于某种肿瘤细胞而不存在于正常组织细胞的抗原。如肿瘤-睾丸(cancer-testis,CT)抗原,因最初发现主要在人体睾丸和多种肿瘤组织中表达而得名。但随着研究的逐渐深入,发现这类抗原在胚胎期表达,出生后只表达于睾丸、卵巢和胎盘滋养层细胞。由于这类生殖细胞不表达 MHC-Ⅰ类分子,所以不会诱发 CT 抗原特异性的 CTL 反应。迄今已发现 96 种 CT 抗原,分别由 15 个基因家族的 31 种基因编码,如 MAGE、BAGE、GAGE、NY-ESO-1、SCP-1、BRDT 等家族,其中 MAGE 即为黑色素瘤抗原家族。

CT 抗原具有促进细胞增殖、抑制凋亡等生物学功能。从某种意义上讲,CT 抗原属于人体"隐蔽"抗原的范畴,具有刺激机体产生强烈免疫应答的潜力,这在利用 TIL 或 CTL 细胞治疗恶性黑色素瘤所取得的显著临床疗效中已得到充分体现。通过分子生物学技术或免疫组化技术来发现肿瘤异常表达的 CT 抗原,已成为肿瘤疫苗设计研发的重要模式。目前,已有 MAGE-A1/A3、NY-ESO-1 等多种 CT 抗原应用于临床肿瘤免疫治疗试验。

(2)肿瘤相关抗原(tumor associated antigen,TAA):TAA 是在肿瘤细胞和机体正常组织细胞中均有表达但在前者表达水平明显升高的一类抗原,如 CEA、AFP 等胚胎抗原。严格地讲,TAA 属于人体自身抗原,通常免疫原性较弱。

2. 根据肿瘤发生情况的不同分类

(1)化学或物理因素诱发的肿瘤抗原:指由化学致癌剂或放射线诱发的肿瘤所表达的一类抗原,通常特异性高、免疫原性弱、个体差异大。

(2)病毒诱发的肿瘤抗原:指 DNA 或 RNA 病毒感染所诱发的肿瘤表达的由病毒基因编码的一类蛋白质抗原,也称为病毒肿瘤相关抗原,如部分 B 细胞淋巴瘤和鼻咽癌表达的 EBV 相关蛋白、宫颈癌表达的 HPV 相关蛋白及部分人 T 细胞白血病表达的 HTLV-1 相关抗原等。这类抗原的特点是免疫原性强、个体间差异小。

(3)自发性肿瘤抗原:指无明确诱因所发生的肿瘤表达的抗原。绝大多数人类肿瘤属于自发性肿瘤,其中部分肿瘤的抗原特点与化学诱发肿瘤类似,而另一部分肿瘤抗原特点与病毒肿瘤相关抗原类似。

(4)胚胎抗原(fetal antigen,FA):FA 是在胚胎分化发育阶段由胚胎组织细胞产生的正常蛋白质分子,随着胚胎发育成熟逐渐减少,出生后消失,或仅在部分组织中极微量表达,甚或仅在非常局限的组织中表达,当细胞癌变时,该类抗原又重新大量表达,如 CEA、AFP、PSA、gp100、HER2/neu、CT 抗原等。

二、食管癌抗原

迄今所发现的绝大部分肿瘤抗原为 TAA,实质上属于自身抗原的范畴,免疫原性较弱。而 TSA 如 CT 抗原则比较容易刺激人体产生特异性的细胞免疫应答,更具临床应用潜力。近年来已在食管癌细胞中发现多种 CT 抗原的表达。

Foghanifard 等研究发现 CT 抗原 LAGE1、MAGE-A4 和 NY-ESO1 分别在 39%、90.2% 和 41.4% 的食管鳞状细胞癌(esophageal squamous cell carcinoma,ESCC)患者中高表达,其中 97.5% 的患者至少过表达其中一种抗原;MAGE-A4 表达水平与淋巴结转移和肿瘤分期直接相关,LAGE1 和 NY-ESO1 的基因表达水平与 MAGE-A4 的表达密切相关,提示 MAGE-A4 可能属于特异性的 ESCC 生物学标志,并且可能是一种具有致癌作用的 ESCC 增殖相关抗原;LAGE1、MAGE-A4 和 NY-ESO1 有潜力成为 ESCC 免疫治疗的靶点。

Alcakanat 等利用免疫组化技术检测了 213 例食管癌患者的肿瘤标本,结果发现 GAGE、NY-ESO-1 和 MAGE-A 分别在 42 例(20%)、44 例(21%)和 111 例(52%)患者食管癌组织中有表达,而 SSX 在所有病例中的表达均为阴性。在 CT 抗原表达阳性的 126 例(59%)患者中,有 70 例(33%)、41 例(19%)和 15 例(7%)分别表达了 1 种、2 种或 3 种 CT 抗原。MAGE-A 表达与 GAGE、NY-ESO-1 的表达相关,NY-ESO-1 表达与 GAGE 的表达相关。在表达 2 种以上 CT 抗原的标本中,MAGE-A 与 GAGE 共表达比较常见。这些抗原主要表达在癌细胞胞质及胞核中,但在不同的癌细胞之间也存在异质性。同时,他们还发现这三种肿瘤抗原的表达与患者疾病进展情况、TNM 分期及生存时间等没有相关性。

Weinert 等运用实时荧光定量 PCR 对 16 例 ESCC 患者的活检标本中 74 种肿瘤抗原基因(其中 64 种为 CT 基因)的表达情况进行了检测,结果显示 83%(11/16)的活检标本中表达 5 种以上的 CT 抗原,63%(10/16)的标本中表达 10 种以上的 CT 抗原。表达频率最高的基因包括 MAGE-A、MAGE-B、CSAG、IL13Rα2、BRDT、HCA661 等,尤以 MAGE-A3 为甚。同时还发现 DNA 甲基化转移酶抑制剂 5-氮杂-2′-脱氧胞苷(5-aza-CdR)可以增强癌细胞中 CT 抗原的表达。

大量食管癌 CT 抗原的发现为进行特异性抗食管癌免疫治疗创造了有利条件。通过对食管癌患者的手术或活检肿瘤组织标本进行检测和分析,确定 CT 抗原的类型,然后依据患者 HLA 型来选择抗原分子中的 T 细胞表位,设计合成相应的短肽,便可以制备成抗原肽疫苗或 DC(树突细胞)疫苗进行主动免疫治疗;或在体外诱导、活化、扩增抗原特异性的 CTL 细胞,或利用可识别该表位的 TCR 编码基因修饰患者的 CD8$^+$T 细胞,然后将其过继输注入患者体内进行被动免疫治疗。

三、机体对肿瘤的免疫应答

当肿瘤发生后,机体可产生针对肿瘤抗原的特异性免疫应答,包括 B 细胞介导的体液免疫和 T 细胞介导的细胞免疫,同时也会产生由巨噬细胞(Mφ)、NK、NKT 和 γδ-T 等细胞参与的非特异性免疫应答。特异性或非特异性免疫应答之间并非完全隔离,而是在多方面存在着密切的联系。同时,由于肿瘤细胞遗传学或表遗传学改变的复杂性,导致不同病理类型的肿瘤甚至同一类型不同个体的肿瘤之间在免疫原性方面存在较大差别,况且不同个体的遗传背景和免疫功能状态也存在客观差异,所以,不同机体针对肿瘤产生免疫应答的类型和强度存在较大的异质性。

(一) 特异性免疫应答

1. 体液免疫应答　机体 B 细胞识别、结合肿瘤抗原后发生活化,分泌特异性抗体,继而可通过补体依赖性细胞毒(complement-dependent cytotoxicity,CDC)、抗体依赖性细胞毒(antibody-dependent cytotoxicity,ADCC)、抗体介导的调理作用、抗体对肿瘤细胞相关受体或黏附分子的封闭等方式杀伤肿瘤细胞,或抑制肿瘤细胞的生长与转移。

然而也有研究发现,某些特异性抗体与肿瘤细胞上的相应抗原结合后,会遮蔽 MHC-抗原肽的 TCR 结合位点,从而干扰效应性 T 细胞对肿瘤细胞的识别杀伤,这类非但不能杀伤肿瘤细胞却具有促进肿瘤生长作用的抗体被称为增强抗体。

2. 细胞免疫应答　肿瘤抗原特异性的细胞免疫应答主要由 T 细胞介导。CD4$^+$或 CD8$^+$ T 细胞的活化需要双信号刺激:TCR 与抗原提呈细胞(antigen presenting cells,APC)上的 MHC-Ⅰ/Ⅱ分子-抗原肽复合物结合为 T 细胞活化提供第一信号;CD28 分子与 APC 上的共刺激分子 CD80、CD86 结合为 T 细胞的活化提供第二信号。只有同时具备以上 2 个信号,CD4$^+$或 CD8$^+$T 细胞才能充分活化为免疫效应细胞;如缺乏第二信号,将导致 T 细胞无能。

(1) CD4$^+$T 细胞介导的免疫应答:从肿瘤细胞上脱落的肿瘤抗原被 APC 细胞,如 Mφ、树突细胞等摄取、处理、加工成多肽分子,与 MHC-Ⅱ类分子结合后表达在 APC 表面。CD4$^+$Th1 细胞的 TCR 识别并结合 APC 上的 MHC-Ⅱ-抗原肽复合物,同时在共刺激分子提供的协同刺激信号的辅助下,CD4$^+$Th1 细胞发生活化,分泌 IL-2、IFN-γ、TNF-α、GM-CSF 等细胞因子,既可以直接杀伤肿瘤细胞,又可以促进 CD8$^+$T 细胞的活化与增殖,还能诱导、增强 Mφ介导的抗肿瘤炎症反应。

(2) CD8$^+$T 细胞介导的免疫应答:肿瘤抗原在肿瘤细胞或 APC(交叉提呈)内加工成多肽后与 MHC-Ⅰ类分子结合,表达在肿瘤细胞或 APC 细胞表面。CD8$^+$T 细胞一方面通过 TCR 与 MHC-Ⅰ类分子-抗原肽复合物结合,另一方面通过 CD28 分子与肿瘤或 APC 细胞上的 CD80、CD86 分子结合,从而发生活化并增殖分化为 CD8$^+$CTL,当其再次遇到表达相应的 MHC-Ⅰ类分子-抗原肽复合物的肿瘤细胞时,便会通过释放穿孔素、颗粒酶、颗粒溶解素及淋巴毒素等来直接杀伤肿瘤细胞,或通过其高表达的 FasL 与肿瘤细胞上的 Fas 结合来诱导后者凋亡,还可以通过分泌 IFN-γ 来间接杀伤肿瘤细胞。

(二) 非特异性免疫应答

非特异性免疫应答也称为固有免疫应答或天然免疫应答,在机体抗肿瘤免疫中也发挥重要作用,特别是对于那些无或弱免疫原性、MHC 分子低表达的肿瘤而言,其作用尤为重要。参与的细胞主要包括 Mφ、NK、γδ-T、NKT、中性粒细胞、嗜酸粒细胞等。

1. Mφ 细胞　静息的 Mφ 细胞不能杀伤肿瘤细胞,在 T 细胞分泌的 IFN-γ、TNF-α、GM-CSF 等细胞因子的作用下,Mφ 细胞发生活化,表面的调理/非调理性受体表达增加,胞内溶酶体数目、反应性氧/氮中间物和各种溶菌酶浓度显著升高,分泌功能增强。当遇到肿瘤细胞后,活化的 Mφ 通过以下机制发挥抗肿瘤作用:

(1) 通过补体或抗体介导的调理作用吞噬和杀伤肿瘤细胞。

(2) 通过 ADCC 作用杀伤肿瘤细胞。

(3) 将胞内活性氧/氮中间物、酶类等细胞毒性分子释放至胞外,使肿瘤细胞发生损伤和破坏,并通过分泌 TNF-α 诱导肿瘤细胞凋亡。

(4) 摄取、处理、加工肿瘤抗原,以 MHC-Ⅰ/Ⅱ类分子-抗原肽复合物的形式提呈给 CD8$^+$或 CD4$^+$T 细胞;同时,通过自身表达的 CD80、CD86 分子为 T 细胞的活化提供第二信号,启动特异性免疫应答;并且还会通过分泌 IL-1、IL-12 等促进 T 细胞的活化增殖。

2. NK 细胞　NK 细胞即自然杀伤细胞(natural killer cells),来源于人体骨髓淋巴干细胞,其发育成熟依赖于骨髓、胸腺免疫微环境,主要分布于外周血和脾脏,是一个 CD3$^-$CD16$^+$CD56$^+$淋巴样细胞群,是机体天然免疫应答的主要参与者,无须预先致敏即可对肿瘤细胞进行非 MHC 限制性杀伤。

当肿瘤细胞 HLA-Ⅰ类分子表达下降或缺失时,NK 细胞表面 KIR 和 KLR 受体丧失识别"自我"的能力,同时,自然细胞毒受体 NCR 和 NKG2D 等识别肿瘤细胞表达上调的 HLA-Ⅰ类链相关的 A/B 分子(MIC A/B),从而启动对肿瘤细胞的杀伤。NK 细胞还可通过其 FcR 识别肿瘤细胞结合的抗体分子而发挥 ADCC 作用。其主要通过释放穿孔素、颗粒酶而介导对肿瘤细胞的直接杀伤,或通过 FasL/Fas 和 TNF-α/TNFR-Ⅰ等途径诱导肿瘤细胞的凋亡。

3. γδT 细胞　γδT 细胞的 TCR 是由 γ 链和 δ 链构成的异二聚体,识别由 CD1 分子(非多态性 MHC-Ⅰ类分子)提呈的抗原。与 αβT 细胞相比,γδT 细胞的 TCR 具有较低的多样性,识别的抗原类型较为有限。γδT 细胞表达 CD2、CD3、LFA-1、CD16、CD25、CD45 等分化抗原,不表达 CD4 和 CD8,主要分布于人体皮肤和黏膜组织,血液内数量很少,不超过 T 细胞总数的 5%。γδT 细胞主要通过释放穿孔素、颗粒酶等而直接杀伤靶细胞,还可以通过分泌 IFN-γ、TNF-α、GM-CSF 等多种细胞因子而间接发挥抗肿瘤作用。

四、自身免疫耐受机制

自身免疫耐受是机体维持内环境稳定、防止发生自身免疫病的固有机制,它的建立和维持涉及中枢免疫耐受和外周免疫耐受两个环节。大量研究表明,免疫耐受是导致肿瘤发生、发展的重要原因。对于人体自身免疫耐受机制的了解,将有助于我们探讨、分析和发现导致肿瘤免疫耐受发生的原因,提出针对性的治疗措施。

(一) 中枢免疫耐受

淋巴干细胞在胸腺或骨髓中发育、成熟过程中,TCR 和 BCR(B cell receptor)基因发生重排,导致了 T、B 细胞抗原识别的多样性,同时,它们均会经历一个阴性选择的过程,使具有自身抗原反应性的 T、B 细胞克隆被清除。

1. B 细胞的阴性选择 骨髓基质细胞可异位表达外周器官组织普遍存在的各种自身抗原(非组织特异性抗原)。骨髓中的前 B 细胞在发育过程中,众多的 V、D、J 胚系基因片段会进行重排。重排成功的前 B 细胞最先表达 mIgM,如果此时它能与骨髓中的自身抗原结合,那么该前 B 细胞将发生凋亡;只有那些对自身抗原无反应的前 B 细胞才能继续发育成熟,进入外周淋巴组织。

2. T 细胞的阴性选择 淋巴干细胞由骨髓通过血流进入胸腺,在 CD44$^-$CD25$^+$CD3$^-$CD4$^-$CD8$^-$的早期 T 细胞阶段,TCRβ 基因发生重排,当发育至 CD44$^-$CD25$^-$CD3$^+$CD4$^-$CD8$^-$阶段时,发生 TCRα 基因重排;当细胞发育至 CD4$^+$CD8$^+$阶段时,已能表达完整的 TCR 分子。CD4$^+$CD8$^+$T 细胞的 TCR 如能识别并结合胸腺皮质上皮细胞上的 MHC-Ⅰ类或Ⅱ类分子,那么该细胞就会继续发育成为 CD8$^+$或 CD4$^+$的单阳性细胞,如不能识别,则该细胞将发生凋亡(阳性选择)。

在胸腺转录因子 AIRE(autoimmune regulator)的帮助下,胸腺上皮细胞异位表达绝大多数外周器官组织普遍存在的自身抗原(非组织特异性抗原),将其加工处理后与 MHC-Ⅰ/Ⅱ分子结合,提呈在胸腺上皮细胞的表面。如果未成熟的 CD8$^+$或 CD4$^+$的 T 细胞能通过其 TCR 与胸腺上皮细胞上的 MHC-Ⅰ/Ⅱ分子-自身抗原肽复合物高强度结合,那么该细胞将会被诱导凋亡;只有那些对自身抗原低亲和性的或无亲和力的 T 细胞才能继续发育成熟,离开胸腺经血流迁移至外周淋巴器官和组织中。此即清除自身反应性 T 细胞克隆的阴性选择。

(二) 外周免疫耐受

鉴于骨髓基质细胞或胸腺上皮细胞并非异位表达人体全部的自身抗原如组织特异性的分化抗原,导致部分具有自身反应性的 T、B 细胞在中枢免疫器官中缺乏与自身抗原相互作用的机会,结果这些细胞便逃避了阴性选择;同时,那些对自身抗原亲和力较低的 T、B 细胞也会免于被清除。这些清除"豁免"的 T、B 细胞最后也会迁移至外周淋巴器官。它们具有对自身抗原发生免疫反应的潜力,一旦活化将有可能导致自身免疫病的发生,因此,机体需要通过一定的机制来限制其活性。

大量研究表明,不成熟 DC 细胞(iDC)和自身抗原反应性的 CD4$^+$CD25$^+$Tregs(regulatory T cells)及非典型 HLA-Ⅰ类分子在维持机体外周免疫耐受中发挥着关键作用,并推测在胸腺中的阴性选择中,自身抗原反应性的 CD4$^+$CD25$^+$Tregs 应在凋亡豁免之列。

总之,自身免疫耐受的形成一方面是由于人体外周血或淋巴器官中自身抗原反应性 T、B 细胞克隆缺失或极度稀少,另一方面是因为机体外周器官组织中存在对抗自身抗原反应性 T、B 细胞作用的免疫抑制性细胞及其分泌的细胞因子。

迄今已发现的肿瘤相关抗原绝大多数属于自身抗原(如 CEA、AFP 等),患者体内缺乏可对其做出特异性反应的 T、B 细胞克隆,难于在患者体内诱发出强烈的免疫反应,因此不太适合用作肿瘤疫苗。另外,恶变细胞在生长、增殖过程中,往往会大量分泌 IL-10、VEGF、PGE$_2$ 等免疫抑制因子,招募 CD4$^+$CD25$^+$FoxP3$^+$Tregs 浸润至肿瘤组织,不仅会抑制 DC 细胞的活化,还会诱导免疫效应细胞的凋亡;恶变细胞还经常低表达 HLA-Ⅰ类分子,高表达 HLA-G、E、F 等分子,降低肿瘤细胞的免疫原性并抑制机体的免疫应答。肿瘤细胞通过这些机制在其周围建立起一个导致免疫耐受的微环境,这是导致主动或被动免疫治疗难以发挥出理想疗效的重要原因。

利用肿瘤抗原 T 细胞表位特异性的 TCRαβ 编码基因或肿瘤抗原 B 细胞表位特异性的嵌合抗原受体编码基因修饰患者的 CD8⁺T 细胞,能获得大量重定向的具有特异性肿瘤杀伤活性的免疫效应细胞,可以解决因中枢免疫耐受所导致的患者体内缺乏肿瘤抗原特异性 T 细胞克隆的问题。利用化疗药物 CTX 和 FLU 或抗 CD25 McAb 清除患者体内的 CD4⁺CD25⁺ Tregs,或利用 McAb 封闭 T 细胞上的 CTLA-4 分子,可以改善患者全身或局部存在的肿瘤免疫耐受状态,增强患者的抗肿瘤免疫反应,并能为随后进行的主动或被动免疫治疗有效发挥作用创造有利条件。这些免疫治疗策略的有效作用已在众多的临床应用观察中得到初步体现,相信随着进一步的完善和优化,会有更加广阔的应用空间。

五、肿瘤免疫逃逸的机制

人体免疫系统能够对肿瘤产生免疫应答,可是许多肿瘤仍能在机体内生长,甚至威胁宿主的生命。大量研究表明,先天性或获得性免疫缺陷病或长期服用免疫抑制剂的患者罹患肿瘤的概率远高于正常人群,这说明肿瘤逃逸与人体的免疫功能状态有关。但更为重要的是,肿瘤细胞本身会借助多种手段来"规避"机体的免疫攻击。

(一) 肿瘤抗原免疫原性弱和抗原调变

肿瘤细胞表达的抗原与正常蛋白质结构相同或差异很小,机体对其处于天然的免疫耐受状态;或者虽然其免疫原性很强,但随着肿瘤细胞遭受免疫系统的攻击,肿瘤抗原的表达逐渐减少甚至完全丢失(抗原调变),导致这些肿瘤细胞难于被免疫效应细胞杀伤。

在抗肿瘤免疫治疗中,抗原调变现象比较普遍,是导致治疗失败的原因之一。为克服这个问题,人们开始考虑尽量选用那些不易发生调变的抗原作为治疗靶点,如 PP-RP(proliferation potential-related protein)是一种具有促进肿瘤生长的蛋白分子,很少发生调变;况且,如果发生了调变,肿瘤细胞的增殖也就相应地慢下来了,因此,比较适合用作肿瘤免疫治疗的靶抗原。Yoshitake 等对 26 例食管癌患者的肿瘤组织进行检测后发现,癌细胞中 PP-RP mRNA 表达水平是相邻正常食管组织细胞表达水平的 396.2 倍,22 例患者肿瘤细胞的 PP-RP 免疫组化染色结果为阳性,而正常食管上皮细胞为阴性。PP-RP 分子中有 10 个可被 HLA-A24 限制性 CTL 细胞识别的表位,从 HLA-A24⁺食管癌患者体内分离出的 CTL 细胞对 PP-RP⁺HLA-A24⁺肿瘤细胞系具有细胞毒活性,将 PP-RP 特异性 CTL 细胞输注至动物体内,可以抑制人食管癌细胞移植瘤的生长。

(二) 肿瘤细胞 MHC-Ⅰ类分子表达降低或缺失

很多肿瘤低表达或不表达 MHC-Ⅰ类分子,其发生机制是肿瘤细胞中 MHC-Ⅰ类分子和/或 MHC-Ⅰ类 APM(antigen processing machinary)成分的编码基因发生结构改变或表达失调,其中,导致基因表达失调的一个原因是肿瘤细胞内 DNA 甲基化转移酶活性升高,导致上述基因和/或其启动子发生甲基化。APM 成分的失调可发生在表遗传学、基因转录或转录后等不同水平上。MHC-I 类分子的减少或缺失将导致肿瘤抗原不能被有效提呈,肿瘤特异性的 CTL 细胞无法被激活。有研究表明,IFN-γ、5-aza-CdR 等可以促进肿瘤细胞表达 MHC-I 类分子,增强其对抗原特异性 CTL 细胞杀伤的敏感性。

(三)肿瘤细胞 HLA-G 分子表达上调

HLA-G 属于非典型 HLA-I 类分子,正常情况下,其分布具有严格的组织限制性,主要在人体免疫"豁免"器官、正在发育中的器官及造血细胞中表达。HLA-G 含 7 个亚型,其中 4 个为膜结合型(G1~G4),3 个为可溶型(G5~G7),另外,还有 1 个可溶型是 HLA-G1 的蛋白裂解物(sHLA-G1)。HLA-G 分子可与 T、B、NK 及 Mφ 细胞上的抑制性受体如 ILT2、ILT4 或 KIR2DL4 等结合,从而发挥免疫抑制作用;溶解型 HLA-G 分子可诱导 T 细胞下调表达趋化因子受体;HLA-G 还能诱导活化的 CD8$^+$T 细胞和 NK 细胞发生凋亡,并抑制 DC 细胞的成熟、迁徙、抗原提呈及其在 T 细胞和 NK 细胞之间的联络功能。总之,HLA-G 分子降低机体的免疫监视功能并导致机体对肿瘤的免疫耐受。

大量研究已发现,HLA-G 分子在部分实体瘤和造血系统恶性肿瘤中高表达,与疾病进展和预后密切相关。

(四)肿瘤细胞缺乏共刺激分子

绝大多数的肿瘤细胞很少表达 CD80 和 CD86 分子,无法为 T 细胞提供第二活化信号,因而,即使其表达了高免疫原性肿瘤抗原且能被 MHC-I 类分子所提呈,CTL 细胞也不能完全活化,无法发挥对肿瘤细胞的杀伤作用。

(五)肿瘤细胞分泌免疫抑制分子

肿瘤细胞通过分泌 IL-10、VEGF、TGF-β 等分子,在肿瘤局部构建一个免疫抑制性微环境,招募和活化肿瘤抗原反应性 CD4$^+$CD25$^+$Tregs 细胞,抑制 DC 和 T、B 细胞的活化和成熟;同时,肿瘤细胞还会表达 FasL,通过与活化 T 细胞上高表达的 Fas 结合,诱导肿瘤抗原特异性 T 细胞凋亡,从而抑制抗肿瘤免疫应答。

目前,采取措施纠正患者全身或肿瘤组织局部存在的免疫抑制状态已成为临床肿瘤免疫治疗的一个关键策略。

(六)肿瘤细胞的漏逸

漏逸是指肿瘤细胞增殖的速度远大于免疫细胞的动员速度,或肿瘤细胞的数量超出免疫效应的限度,机体不能完全清除大量生长的肿瘤细胞,导致病情持续进展。利用手术和放化疗等手段最大限度地降低患者的肿瘤负荷,然后再实施免疫治疗,将会大大增加肿瘤获得有效控制的机会。

第二节 常见的肿瘤免疫疗法

肿瘤的免疫治疗是通过激发和增强机体的免疫功能,以达到控制和杀灭肿瘤细胞的目的。根据体内抗肿瘤免疫效应机制的不同,肿瘤免疫治疗大体可分为主动免疫治疗和被动免疫治疗两大类。但是,为了增强免疫治疗的效果,在一些临床免疫治疗方案中,主动和被动免疫疗法往往兼而有之,并且有时还会采取一些打破肿瘤免疫耐受、阻断肿瘤逃逸的免疫调节措施。

一、主动免疫疗法

肿瘤的主动免疫治疗(active immunotherapy)是通过注射肿瘤疫苗,使患者体内产生针对肿瘤抗原的特异性免疫应答,从而控制肿瘤的发展或防止肿瘤的复发与转移。其中,有效激发患者机体产生肿瘤抗原特异性的 CTL 反应是主动免疫治疗的主要目标。

(一) 肿瘤抗原的选择

在对肿瘤患者实施主动免疫治疗前,首要的工作是选择用作疫苗的肿瘤抗原。通常来讲,一种理想的肿瘤抗原应同时具备 3 个特征:

1. 在患者肿瘤细胞中高表达 用作肿瘤疫苗的抗原需在患者肿瘤细胞中优势表达,这一方面可避免治疗脱靶,另一方面可保证效应性 T 细胞对肿瘤细胞的杀伤效率和杀伤强度。

2. 在患者正常组织细胞中不表达或局限性低表达 为防止肿瘤主动免疫治疗过程中患者发生严重的自身免疫病或相关不良反应,最理想的情况是靶抗原在患者正常组织细胞中不表达,但实际上这很难做到,比较可行的办法是选用在人体正常组织中低表达或局限性表达的肿瘤抗原,如仅限于在人体生殖器官组织中表达的 CT 抗原等。

3. 免疫原性强 肿瘤抗原的免疫原性是指该抗原刺激患者机体产生免疫应答,诱生肿瘤抗原特异性抗体或致敏淋巴细胞的能力。肿瘤抗原的免疫原性因人而异,最主要的原因是患者的 HLA 遗传背景不同,这一方面会导致患者肿瘤细胞或 DC 细胞对特定肿瘤抗原肽的提呈能力和效率不同,另一方面会导致经过胸腺中的阴性选择后,患者体内存在的肿瘤抗原特异性 T 细胞克隆的种类和数量存在差异,结果是患者对特定肿瘤抗原的刺激产生响应的效率和规模也不同。从这个角度讲,采用个体化的肿瘤抗原组合是十分必要的。

(二) 肿瘤疫苗的类型

1. 蛋白多肽疫苗 蛋白多肽疫苗主要用于皮内或皮下接种,也可用于 DC 细胞负载。常用的免疫佐剂包括非完全福氏佐剂、含胆固醇的疏水性普鲁士蓝,以及含 CpG 寡核苷酸(ODN)、GM-CSF、IL-2、IFN-γ 或抗 TLR(toll-like receptor)抗体的其他佐剂等。

2. T 细胞表位肽疫苗 CD8[+]T 细胞识别的表位肽由 HLA-Ⅰ类分子提呈,含 8～10 个氨基酸残基,如源自 MAGE-A4(230～239)的 HLA＊A2 限制性的表位肽(GVYDGREHTV)和源自 NY-ESO-1/LAGE-2(157～165)的 HLA＊A2 限制性的表位肽(SLLMWITQ/A/I/L/V)等;CD4[+]T 细胞识别的表位肽由 HLA-Ⅱ类分子提呈,通常含 13～17 个氨基酸残基,如源自 MAGE-C2(43～57)的 HLA＊DR15 限制性的表位肽(SSTLYLVFSPSSFST)等。

通过对患者的肿瘤组织进行分子生物学分析或免疫组化检测,发现高表达的肿瘤特异

性抗原或相关性抗原后,可到互联网上的 T 细胞表位数据库 (http://
www. cancerimmunity. org/peptidedatabase/Tcellepitopes. html)检索与患者 HLA 型相匹配的表
位肽序列,然后委托专业技术公司进行化学合成。为了能诱导多克隆 CTL 细胞活化,提高
主动免疫治疗的效果,将多种表位肽进行组合应用是必要的。

3. 蛋白质疫苗　指利用完整的蛋白质抗原作为疫苗,如用于前列腺癌治疗的 PSA
(prostate specific antigen),这类抗原通常是利用基因工程技术生产。与 T 细胞表位肽相比,
蛋白质抗原的优势是具有刺激多克隆 T 细胞活化的潜力,其不足之处在于提呈效率较低。

4. DNA 疫苗　为了使肿瘤疫苗能持续地刺激机体产生免疫应答,可以将肿瘤抗原的
编码基因插入到复制缺陷型病毒(如腺病毒)的基因组中,然后将重组病毒给患者接种,使
病毒感染细胞不断地表达并提呈肿瘤抗原;还可以将肿瘤抗原编码基因插入到表达质粒
中,然后将重组质粒转染患者体细胞(如淋巴细胞),再将转化的细胞回输患者体内。

5. 肿瘤细胞疫苗　肿瘤患者的肿瘤细胞包含自身全套的肿瘤抗原,本应是最理想的肿
瘤疫苗,可是关键的问题在于患者自身肿瘤细胞的免疫原性往往很低,单纯将肿瘤细胞裂
解物或经放射线照射或丝裂霉素处理的肿瘤细胞接种,往往难于激发起有效的免疫应答。
因此,通常要在肿瘤全细胞裂解物中加入细胞因子(如 GM-CSF、IL-1、IL-4)、CpG-ODN 等佐
剂,或利用 HLA-Ⅰ/Ⅱ分子/GM-CSF 的编码基因修饰肿瘤细胞,灭活后再给患者接种,以增
强患者的免疫应答,提高主动免疫治疗的效果。

6. DC 细胞疫苗　DC 是人体功能最强大的抗原提呈细胞,在机体特异性免疫应答中
发挥关键作用。将负载肿瘤抗原的 DC 细胞皮下注射或经静脉回输已成为一种最常见的抗
肿瘤免疫治疗方式。同时,利用负载肿瘤抗原的 DC 体外刺激活化患者的 T 细胞,然后将肿
瘤抗原特异性的 T 细胞克隆筛选出来,大量扩增后回输患者体内,也是目前临床比较常用
的一种过继细胞疗法(adoptive cellular therapy, ACT)。

2010 年,第一个基于 DC 细胞的药物 sipuleucel-T(Provenge)由美国 FDA 批准用于转移
的激素抵抗性前列腺癌(HRPC)的治疗。sipuleucel-T 是将含有 DC 细胞的患者外周血单个
核细胞(PBMC)与 GM-CSF 和 PAP(前列腺酸性磷酸酶)的融合蛋白(PA2024)共同孵育后
而得到的。经静脉回输的 sipuleucel-T 实际上是一种 DC、NK 细胞和 PAP 表位特异性 T 细
胞的混合物。在有 512 例转移性 HRPC 患者参加的随机性、安慰剂对照的多中心Ⅲ期临床
观察试验中,sipuleucel-T 治疗组患者与对照组患者相比,死亡风险降低 22% ,中位生存期延
长 4 个多月。sipuleucel-T 的成功上市,被 *Science* "向癌症进军 40 年"特刊评为里程碑性成
果。以 sipuleucel-T 为代表的细胞药也已被公认为继生物药和小分子药之后人类医药即将
迎来的第三大支柱。

二、被动免疫疗法

肿瘤的被动免疫治疗(passive immunotherapy)是给患者输注肿瘤抗原特异性抗体或抗体
偶联物(与生物毒素、放射性核素、化疗药物等连接)、细胞因子(如 IFN-α、IL-2、IFN-γ 等)和免
疫效应细胞等,由这些外源性的免疫效应物质在患者体内发挥抗肿瘤作用。该疗法对患者自
身的免疫功能状态要求不高,即使患者免疫功能低下,仍能比较快地发挥治疗作用。

三、抗 体 疗 法

目前,人们已经可以利用 McAb 技术持续大量生产肿瘤抗原特异性的高亲和力抗体,或利用基因重组技术生产人鼠嵌合 McAb 甚或完全人源化的 McAb,为抗体疗法在临床上的广泛应用创造了有利条件。其中,人鼠嵌合 McAb 的免疫原性比鼠源 McAb 低,体内应用时具有更长的半衰期,对靶抗原的亲和性又优于人源 McAb,所以,人鼠嵌合 McAb 的应用最为广泛。肿瘤抗体疗法既可以应用未修饰的"裸"抗体,也可以应用结合放射性核素、生物毒素或化疗药物的抗体偶联物或融合蛋白。

(一) McAb 的应用

CD52 是表达于 T、B、Mφ 和单核细胞上的一种分化抗原,T、B 淋巴瘤 CD52 表达阳性率为 68% ~ 76% , 但造血干细胞不表达。临床试验已证明抗 CD52 的人源化 McAb(CAMPATH-IH)治疗小淋巴细胞淋巴瘤或慢性淋巴细胞白血病具有确切疗效。

1997 年,第一个生物靶向药美罗华(Mabthera)由 FDA 批准上市。美罗华是一种 CD20 特异性的人鼠嵌合 McAb,与 B 淋巴瘤细胞上的 CD20 分子结合后,可以改变细胞周期、抑制细胞生长及诱导细胞凋亡,还可以通过介导 ADCC 和 CDC 作用而杀伤淋巴瘤细胞。目前,美罗华联合化疗已成为 B 细胞淋巴瘤治疗的一线方案和标准治疗。

1998 年,FDA 批准针对 HER2 原癌基因产物的人鼠嵌合 McAb(Herceptin)上市。Herceptin 能特异地作用于 HER2 蛋白的细胞外结合部位,抑制 HER2 蛋白与 RTK 超家族其他成员形成杂合二聚体,下调细胞表面的 HER2 蛋白表达,从而减弱肿瘤细胞生长信号的转导;通过 CDC 和 ADCC 作用来杀伤过度表达 HER2 的肿瘤细胞。I 、II 期临床试验表明,Herceptin 用于转移性乳腺癌解救治疗的单药有效率在 15% ~ 18% 。Shak 等研究发现,在转移性乳腺癌的治疗中,单用 ADM+CTX 方案化疗者完全缓解率为 42% ,而与 Herceptin 联用后则升高至 65% ,且 Herceptin 与紫杉醇联用的完全缓解率(57%)也较单用紫杉醇者(25%)为高。另有临床研究显示,标准化疗联合 Herceptin 治疗晚期胃癌可使患者的平均生存期由 11.1 个月延长到 13.8 个月。

目前,已有十余个 McAb 类抗肿瘤药物进入临床应用,极大地丰富了肿瘤靶向治疗的手段,显著改善了部分肿瘤患者的预后。

(二) McAb 偶联物或融合蛋白的应用

将肿瘤特异性 McAb 与放射性核素(如[131]I)、生物毒素(如白喉毒素、蓖麻毒素)或其他抑制细胞生长的药物偶联,或利用基因工程技术制备含 McAb 的抗原结合域和生物毒素的毒性结构域的融合蛋白,这些 McAb 偶联物或融合蛋白具有定向结合到肿瘤细胞而发挥细胞毒作用的功能。相关的多个药物也已进入临床应用观察中。

四、细胞因子疗法

细胞因子疗法是指给患者应用 IL-2、IFN-α、TNF-α 等细胞因子,增强患者的抗肿瘤免疫反应,调节肿瘤细胞的增殖与分化,诱导肿瘤细胞的凋亡,或者利用 G-CSF、TPO、EPO 等集落刺激因子来改善放化疗所导致的骨髓造血抑制,提高患者对放化疗的耐受。

IFN-α 是人体受到病毒感染时,免疫细胞通过抗病毒免疫反应所产生的一组结构类似、功能相近的低分子糖蛋白。根据氨基酸构成的细微差别,IFN-α 可分为 20 多个亚型,如IFN-α1b、α2a、α2b、α2e 等。IFN-α 具有抗病毒、抗肿瘤、抑制造血细胞增殖及免疫调节等功能。1981 年,基因重组人 IFN-α 开始在临床试用,1986 年由美国 FDA 批准用于低度恶性淋巴瘤的治疗,成为第一个进入临床应用的细胞因子药物。IFN-α 对非霍奇金淋巴瘤(NHL)、多毛细胞白血病(HCL)、多发性骨髓瘤(MM)、慢性粒细胞白血病(CML)等恶性血液病具有肯定疗效。IFN-α 可使约 70% 的初治慢性粒细胞白血病(CML)患者取得血液学缓解,其中20% 的患者可获得完全细胞遗传学缓解。目前,IFN-α 已成为一种标准的 CML 初治措施。在晚期结直肠癌、食管癌、肾细胞癌和泌尿系统上皮癌的治疗中,发现 IFN-α 与 5-FU 具有协同作用。

1983 年 Taniguchi 等成功克隆出人 IL-2 cDNA,并在大肠杆菌中得到高水平的表达。1984 年 FDA 批准 IL-2 进行临床试验。1985 年美国国立卫生研究所(NIH)Rosenberg 教授等利用 IL-2 和 LAK 细胞(lymphokine-activated killer cells)治疗 25 例晚期肿瘤,有效率达44%,其中 1 例恶性黑色素瘤患者获得 CR,缓解时间达 10 个月;9 例恶性黑色素瘤、结肠癌或肾细胞癌肝肺转移患者及 1 例肺腺癌患者获 PR。1988 年,Rosenberg 等联合应用 TIL 细胞(tumor infiltrating lymphocytes)、IL-2 和 CTX 治疗转移性恶性黑色素瘤,CR+PR 达 60%,患者最长缓解时间达 13 个月。1992 年 FDA 批准 IL-2 正式进入临床,主要用于恶性黑色素瘤、肾细胞癌、结直肠癌等晚期恶性肿瘤的治疗。目前,IL-2 已成为临床肿瘤免疫治疗最常用的细胞因子药物。

五、过继输注细胞疗法(ACT)

ACT 即在体外活化制备具有肿瘤杀伤作用的免疫效应细胞,然后将其输注至患者体内,以达到清除肿瘤细胞或控制肿瘤发展的目的。

(一) CIK 细胞

CIK 细胞(cytokine-induced killers)是利用 IFN-γ、CD3 McAb 和 IL-2 将 PBMC 进行诱导培养所产生的一种异质性的细胞群,主要效应细胞的表型为 CD3$^+$CD56$^+$,以非 MHC 依赖性的方式杀伤肿瘤细胞。CIK 细胞的特点是扩增速度快、杀瘤谱广、细胞毒活性强。

2005 年,斯坦福大学骨髓移植中心利用 CIK 细胞治疗 9 例自体造血干细胞移植治疗后复发的 B 细胞淋巴瘤患者,PR 2 例、SD 2 例。2008 年,Paola 等利用 CIK 细胞联合低剂量IL-2 治疗 12 例晚期实体瘤患者,其中淋巴瘤 6 例、肾癌 5 例、肝癌 1 例。治疗后,3 例获 CR,2 例获 SD。

我们在一项利用 CIK 和 DC 细胞治疗 27 例胃、结直肠癌术后患者的临床观察中发现,与单独接受常规放化疗的患者相比,放化疗联合 CIK 与 DC 细胞治疗的患者 5 年生存率和无病生存率显著提高,疾病进展风险显著降低。目前,CIK 已成为非特异性 ACT 抗肿瘤治疗中最常用的一种免疫效应细胞。

（二）TIL 细胞

TIL 即肿瘤浸润淋巴细胞，是指存在于肿瘤组织中的淋巴细胞。从患者新鲜切除的肿瘤组织中分离出 TIL 细胞后，利用 IL-2 进行活化扩增可得到一个异质性细胞群，其中部分 CD8$^+$T 细胞可以 MHC 限制性方式特异性地杀伤患者自体肿瘤细胞。如果先将分离出的 TIL 细胞进行克隆化培养，筛选出患者肿瘤细胞反应性的 CTL 细胞克隆，然后再将其扩增，会得到大量具有肿瘤特异性杀伤活性的 TIL 细胞。大量研究表明，过继输注至患者体内的 TIL 细胞具有抗肿瘤作用。其实，迄今 ACT 最令人振奋的抗肿瘤疗效即出现在利用 TIL 细胞对恶性黑色素瘤的治疗中。

在一项利用 TIL 细胞治疗转移性恶性黑色素瘤的长期系列临床观察研究中，Rosenberg 等首先将能够特异性识别患者自身肿瘤细胞的 TIL 扩增至总量 $10^{10} \sim 10^{11}$ 个。给患者序贯应用环磷酰胺（CTX）和氟达拉宾（FLU）进行非清髓性化疗或进行清髓性放化疗（CTX+FLU+TBI）（total bone irradiation, TBI）以进行淋巴清除，然后将 TIL 和预先采集的 CD34$^+$造血干细胞（清髓组）回输患者体内，同时连续静脉滴注 IL-2（720 000IU/kg，每 8h 一次）。非清髓组、2Gy TBI 清髓组、12Gy TBI 清髓组的总有效率（CR+PR）分别为 49%（21/43）、52%（13/25）和 72%（18/25），各组之间没有显著差别（$P=0.08$）；三组患者 CR 率分别为 12%、20% 和 40%，12Gy TBI 组明显优于其他两组（$P=0.007$）。三组 CR 患者的最长缓解时间分别超过 82、68 和 48 个月；患者总 CR 率为 22%（20/93），其中 19 例患者缓解期超过 3 年。CR 和 PR 患者的 3 年生存率、5 年生存率分别为 100% 和 93%、31% 和 21%。在治疗有效的病例中，客观的肿瘤消退几乎发生在所有的转移病灶中，如脑、肺、肝、骨、淋巴结、皮下组织等。这是以往单独利用放化疗所远不能达到的疗效。

长期以来，人们一直认为免疫治疗只能对微小肿瘤病灶起作用，可是该项研究却明确、客观地显示 TIL 细胞可使血管化的巨大肿瘤发生消退。同时，该项研究还提示预先进行淋巴清除可以提高 ACI 抗肿瘤治疗的疗效。正常情况下，机体会通过复杂的机制精确地调控各项免疫活动，使之处于适当的强度和范围，以维持机体内环境的稳定。大量研究表明肿瘤患者体内存在免疫抑制性环境，主要表现为 Th1-Th2 平衡向 Th2 漂移，CD4$^+$CD25$^+$Tregs 数量增多、活性增强，肿瘤组织存在高水平的 IL-10、TGF-β、PGE$_2$ 等免疫抑制因子。这种免疫抑制环境不利于过继输注至患者体内的免疫效应细胞进一步增殖，甚至会诱导其凋亡，缩短其在体内的存活时间，抑制其发挥肿瘤杀伤活性。淋巴清除能显著降低患者体内包括 Tregs 在内的各种免疫抑制细胞的数量，有效改善患者体内的免疫抑制状况，为免疫效应细胞的大量扩增和持续发挥细胞毒作用创造有利条件。

尽管 TIL 细胞具有强大的抗肿瘤能力，可是要推广应用还面临诸多问题。首先，目前还难以从除黑色素瘤外的其他恶性肿瘤组织中分离培养 TIL 细胞；其次，部分患者不具备手术条件，无法从手术切块获得 TIL 细胞；最后，TIL 细胞分离、培养、筛选、扩增过程异常复杂，操作烦琐，质控不易把握。

（三）CTL 细胞

CTL 细胞疗法是在体外诱导培养 DC 细胞，负载肿瘤抗原后刺激患者的淋巴细胞，通过克隆化培养,从中筛选出肿瘤抗原特异性的 CTL 细胞克隆,将其大量扩增后回输患者体内。从理论上讲,利用该疗法进行抗肿瘤治疗潜力巨大,但要成功实施,必须满足 3 个条件:

(1) 抗原肽组合必须个体化,选用的靶抗原必须在患者肿瘤细胞中优势表达,靶抗原表位应与患者的 HLA-Ⅰ类分子相匹配。

(2) 患者肿瘤细胞必须正常表达 HLA-Ⅰ类分子,并且能有效提呈抗原肽,以保证肿瘤细胞上存在可供 CTL 细胞识别的 HLA-Ⅰ类分子-抗原肽复合物。

(3) 患者外周血中必须存在能识别相应抗原表位的 T 细胞克隆,否则,将导致对抗原特异性 CTL 细胞的筛选、扩增失败。

其中,从患者肿瘤细胞高表达的众多抗原中选择几个与自身 HLA-Ⅰ类分子相匹配的 T 细胞表位并没有太大的难度。但要满足其他两个条件则会困难得多,因为肿瘤细胞往往低表达 HLA-Ⅰ类分子,使其所表达的肿瘤抗原得不到有效提呈,导致 CTL 细胞找不到攻击的靶点;同时,迄今人们所发现的绝大部分肿瘤抗原为自身抗原,曾经由胸腺上皮细胞异位表达过,作为阴性选择的结果,能识别结合这些抗原的 T 细胞克隆已被清除,因此,很难再把它们从患者外周血中筛选出来。这些问题的存在导致 CTL 疗法在临床实施中面临较大限制。解决的办法是尽量选用突变抗原或胸腺上皮细胞未曾异位表达过的抗原(如 CT 抗原),并且采取措施诱导患者肿瘤细胞恢复表达 HLA-Ⅰ类分子,如肿瘤局部应用 DNA 甲基化转移酶抑制剂 5-aza-CdR 或全身应用 IFN-γ 等。

(四) 重定向的 CTL 细胞

重定向的 CTL 细胞(redirected T lymphocytes,red-T)是一类基因修饰的可以靶向新的抗原表位的 T 细胞。在肿瘤抗原特异性免疫效应细胞过继输注疗法中,肿瘤抗原表位特异性的 T 细胞的体外大量制备一直是一个困扰大家的难题,其原因已在前文有关 TIL 和 CTL 细胞的介绍中提及。而 red-T 设计理念的出现有望解决这个问题。根据重新靶向的抗原表位类型的不同,可将 red-T 分为两种:一种是利用肿瘤抗原 B 细胞表位特异性的嵌合抗原受体编码基因修饰的 T 细胞,即 CAR-T(chimeric antigen receptor-engineered T lymphocytes);另一种是利用肿瘤抗原 T 细胞表位特异性的 TCR 编码基因修饰的 T 细胞,即 TCR-T(TCR-reconstructed T lymphocytes)。

将上述基因的表达载体转染患者 T 细胞后,成功表达该基因的 T 细胞将被赋予识别新的抗原表位的能力。鉴于患者外周血中 T 细胞含量丰富,所以能比较容易地大量制备肿瘤抗原特异性的效应性 T 细胞以满足临床治疗的需要。尤为重要的是,针对某一肿瘤抗原的 T 细胞修饰基因构建一旦完成,便可以在表达该抗原的不同肿瘤患者的治疗中广泛地加以应用。

1. CAR-T 用于制备 CAR-T 细胞的基因是一种重组基因,其表达产物是一条可识别某种肿瘤抗原 B 细胞表位的跨膜蛋白。该跨膜蛋白的胞外区为抗原识别结合域,N 末端通常是一个单链抗体可变区片段(scFv),由能特异识别该抗原的抗体轻链可变区(V_L)和重链可变区(V_H)经一条短肽首尾相连而成。scFv 通过一个铰链区与跨膜区相连。跨膜区常选用 CD4 或 CD8、CD28 的跨膜序列。胞质区为信号域,通常由 CD28(和/或 4-1BB、OX40、ICOS 等)和 CD3ζ 链(或 FcεRⅠ的 γ 链)的胞内区肽段顺序连接构成。

CAR-T 细胞用于抗肿瘤治疗具有两方面的优势。首先,CAR-T 能直接识别肿瘤抗原 B

细胞表位,因此,它对靶细胞的识别杀伤是 MHC 非限制性的,能够解决因 MHC 分子低表达所导致的肿瘤逃逸问题。其次,与传统的 T 细胞只能识别蛋白质抗原不同,CAR-T 既可以识别蛋白质抗原,也可以识别糖类和糖脂类抗原,能极大地丰富 ACT 治疗中抗原靶点选择的多样性。

James 等利用针对 CD19 抗原的 CAR-T 细胞联合 IL-2(720 000U/kg,每 8h 一次)治疗了 8 例晚期进展性 B 淋巴瘤患者,6 例出现肿瘤消退,其中 CR 1 例,缓解时间超过 15 个月;PR 6 例,最长缓解时间超 18 个月;SD 1 例,病情稳定 6 个月。4 例患者体内多系 CD19$^+$B 细胞长期缺失,最长达 26 周;CAR-T 细胞可在患者体内长期存活,其中 1 例患者在细胞输注 180 天后,PBMC 中的 CAR-T 细胞比例仍可达 1‰;4 例患者血清 IFN-γ 和 TNF 水平显著升高,细胞输注后 8~10 天达高峰;患者不良反应与血清 IFN-γ 和 TNF 水平相关。不良反应除免疫球蛋白缺乏外,还包括低血压、发热、乏力、肾衰及反应迟钝等。该研究表明 CAR-T 具有强大的 CD19$^+$细胞清除能力,能够介导 B 细胞淋巴瘤的消退或清除,但同时也会引起可逆性的细胞因子相关的毒性不良反应。

目前,有数十项利用 CAR-T 治疗实体瘤的方案已进入到临床试验观察阶段。对 CAR-T 细胞疗法应用安全性的担忧集中体现在两个方面:一是抗原靶点非特异性可能导致患者自身免疫病的发生;二是 IFN-γ、TNF 等细胞因子的集中释放可能引起剧烈的毒性反应。但随着治疗策略的逐步优化,相信 CAR-T 细胞疗法有潜力在抗肿瘤免疫治疗中占据主导位置。

2. TCR-T TCR-T 细胞是转导了新的 TCR α 链和 β 链编码基因的 T 细胞,这两个基因克隆于人源或鼠源的肿瘤抗原特异性的 CTL 细胞。将 α、β 链编码基因分别插入到表达载体(如质粒、反转录病毒等)中,然后利用该重组载体转染患者 T 细胞,如果 T 细胞能有效表达新的 TCR α、β 链,那么该 T 细胞便具备了识别相应肿瘤抗原的新属性,可对表达该抗原的肿瘤细胞进行特异性杀伤。

与 TIL 和 CTL 细胞相似,TCR-T 细胞识别的是肿瘤抗原的 T 细胞表位,以 MHC 限制性方式杀伤表达 HLA-I 类分子-抗原肽复合物的肿瘤细胞。体外试验研究表明,TCR-T 细胞具有强大的特异性杀伤肿瘤细胞的活性;动物试验结果显示,TCR-T 细胞过继输注可导致小鼠移植瘤的消退。目前,已有多项 TCR-T 细胞抗肿瘤治疗方案进入到临床试验观察阶段。

与 CAR-T 细胞疗法一样,TCR-T 细胞疗法也存在诱发自身免疫病和细胞因子相关的急性毒性反应的风险。除此之外,还应特别注意 TCR-T 细胞的 TCR 的 α 链和 β 链在形成异二聚体时存在不确定性,即新导入的 TCR 基因编码的 α 链(β 链)有可能与该细胞固有表达的 TCR 的 β 链(α 链)形成异二聚体,从而导致 TCR-T 细胞上会再出现两种新的 TCR,它们存在靶向患者正常组织而引起严重的自身免疫病的风险。因此,在将一种新构建的 TCR-T 细胞应用到临床之前,必须在这方面进行充分评估。

第三节 食管癌的生物治疗

一、IFN-α 的应用

Walder 等利用 5-FU 与 IFN-α2a 治疗 21 例无法手术的局部晚期或有远端转移的食管

癌患者,有效率达25%,其中2例达CR的患者缓解时间超过2年。Ilson等利用IFN-α2a(3×10⁶U/d×d1~28)、5-FU[750mg/(m²·d)×d1~5]和DDP[100mg/(m²·d)×d1]治疗无法手术或已发生转移的食管癌患者,28天为1个疗程,3个疗程后,每隔1个疗程使用DDP1次。27例患者平均每人接受了4个疗程的治疗,可评估疗效患者26例。3种药物联合取得了非常显著的治疗效果,总有效率达50%(13/26),其中CR2例,PR11例,中位缓解时间为29周(11~74周);对鳞状细胞癌治疗有效率达73%(8/11),优于对腺癌的疗效(33%,5/15)。在一项利用IFN-α2b、DDP和5-FU治疗Ⅲ、Ⅳ期食管癌的临床观察研究中,23例患者中有1例获CR,14例获PR,总有效率达65%;中位生存时间为8.6个月,30个月预期生存率达31%。治疗过程中患者的不良反应主要为白细胞和血小板减少、感染和腹泻等,均比较轻微、可耐受。

Posner等研究发现,应用IFN-α、DDP、5-FU联合放疗可增加食管癌患者获得手术的机会。利用该组合方案治疗41例患者,术前有3例死亡,1例出现病情进展;37例患者顺利接受了手术,其中36例患者的肿块被完全切除,术后病理检查结果显示,10例患者无肿瘤残留,23例仅有镜下残留,治疗有效率约为80%(33/41)。全部患者的中位生存期约为27个月,而治疗有效患者的中位生存期达36个月。

二、TNF-α 的应用

肿瘤坏死因子(tumor necrosis factor,TNF)是Garwell等在1975年发现的一种能使肿瘤发生出血性坏死的物质。TNF主要由活化的单核/巨噬细胞、T细胞和NK细胞产生,其中巨噬细胞产生TNF-α,淋巴细胞主要产生TNF-β(又称淋巴毒素,LT),二者氨基酸序列同源性虽仅为36%,但却拥有相同的受体。在机体受到病毒感染等刺激所产生的TNF中,TNF-α的活性占70%~95%。TNF受体(TNFR)广泛存在于人体正常细胞和肿瘤细胞的表面,分为两型,Ⅰ型TNF-R(TNFR1)即CD120a,由439个氨基酸残基构成,几乎表达于所有类型的细胞上,主要介导细胞溶解和凋亡;Ⅱ型TNFR(TNFR2)即CD120b,由426个氨基酸残基构成,仅表达于免疫细胞和内皮细胞上,与信号转导和T细胞增殖有关。TNF-α可通过多种机制发挥抗肿瘤活性,包括诱导肿瘤细胞凋亡、坏死、抑制肿瘤血管形成、免疫调节及直接的细胞毒作用,其中后者是通过在肿瘤细胞内活化磷脂酶A2产生羟自由基而引起DNA断裂来实现的。由于TNF-α的作用对靶细胞没有严格的选择性,全身应用时毒副作用大,所以临床上以局部应用为主。

Kenneth等将TNF-α编码基因与一个辐射诱导型启动子相连接,插入到复制缺陷型腺病毒基因组中,然后将大量制备的重组病毒(TNFerade)在食管癌患者瘤体内注射,接着利用放射线照射肿瘤来活化TNF-α基因,控制TNF-α分子在肿瘤内部的表达,诱导肿瘤细胞的凋亡与坏死。他们利用TNFerade(4×10⁸PU~4×10¹¹PU,1次/周,连续5周)、DDP、5-FU联合放疗治疗24例有手术希望的局部晚期食管癌患者,其中Ⅱ期5例,Ⅲ期19例,腺癌20例,鳞状细胞癌4例。患者的不良反应包括乏力(54%)、发热(38%)、恶心(29%)、呕吐(21%)、食管炎(21%)和寒战(21%)等,均与病毒用量无关。疗后9~15周,22例患者经评估发现具备手术条件,其中1例因术中发现肿瘤不能完全切除而终止手术。患者病理学完全缓解(pCR)率为 29%(6/21),中位生存期为 47.8 个月,中位无病生存期为 26.4 个月;患者 3 年生存率和无病生存率率分别为 54% 和 41%,5 年生存率和无病生存率均为 38%。这是以往单用放化疗所远不能达到的治疗效果。

三、食管癌疫苗的应用

Kageyama 等利用 NY-ESO-1 作为肿瘤疫苗治疗了 25 例晚期食管癌患者,其中 13 例为低剂量组(100μg/次,中位接种次数为 8 次),12 例为高剂量组(200μg/次,中位接种次数为 9.5 次)。在低剂量组中,治疗前血清 NY-ESO-1 抗体阴性的 10 例患者中有 5 例在治疗后抗体转阳,治疗前抗体阳性的 3 例患者中有 2 例在治疗后抗体滴度明显升高;在高剂量组中,治疗前抗体阴性的 5 例患者在治疗后抗体全部转阳,治疗前抗体阳性的 7 例患者在治疗后其抗体滴度均明显升高。与低剂量组患者相比,高剂量组患者的生存期明显延长。

Wada 等以含胆固醇的疏水性普鲁士蓝(cholesterol-bearing hydrophobized pullulan, CHP)作为佐剂,将 NY-ESO-1 重组蛋白疫苗给 8 例晚期食管癌患者进行了皮下接种(NY-ESO-1 100μg + CHP 2mg,1 次/2 周,共 4 次),治疗后分别在 7 例、7 例和 6 例患者中诱导出了特异性的抗体、CD4$^+$T 细胞反应和 CD8$^+$T 细胞反应。在可进行疗效评估的 6 例患者中,1 例 PR,2 例 SD。

TTK 蛋白激酶(TTK)、胰岛素样生长因子-Ⅱ mRNA 结合蛋白-3(LMP-3)和淋巴细胞抗原 6 复合物 K(LY6K)属于在人 ESCC 细胞中高频表达的 CT 抗原。日本 Yamanashi 大学从这 3 种蛋白中各筛选出 1 条 HLA-2402 限制性抗原肽,分别为 TTK-567(SYRNEIAYL)、IMP3-508(KTVNELQNL)和 LY6K-177(RYCNLEGPPI),将 3 种短肽混合后作为肿瘤疫苗给 60 例晚期 ESCC 患者进行了接种。与 HLA-2402$^-$患者(25 例)相比,HLA-2402$^+$阳性患者(35 例)总生存期没有延长,但无进展生存期显著延长。接种肿瘤疫苗后,分别有 63%、60% 和 45% 的 HLA-2402$^+$患者出现了 LY6K、TTK 或 IMP3 特异性的 CTL 反应;出现特异性 CTL 反应的患者生存期明显延长,其中对 2 种以上抗原肽均产生特异性反应的患者生存期延长尤为显著。

四、γδT 细胞的应用

低表达或缺失 MHC-Ⅰ类分子是肿瘤细胞逃避效应性 αβT 细胞免疫攻击的一种常见机制。γδT 细胞可以非 MHC 限制性方式杀伤肿瘤细胞,因此,在对低表达 MHC-分子的食管癌进行治疗时,γδT 细胞可能具有应用价值。

Nagamine 等利用唑来膦酸(zoledronate,ZOL,1 ~ 5mmol/L)和 IL-2(100U/ml)诱导健康供者或肿瘤患者 PBMC 反应 48h,然后单用 IL-2(100U/ml)维持培养 12 天,结果发现 PBMC 细胞数量扩增了 200 ~ 500 倍;而且,如果患者的 PBMC 在开始培养的 48h 内产生了高浓度的 IFN-γ,那么其扩增倍数更高;在相同的培养条件下,去除贴壁细胞的患者 PBMC 更容易扩增。在收获的健康人的 PBMC 扩增产物中,γδT 细胞占 90%;在肿瘤患者的 PBMC 扩增产物中,γδT 细胞占 20%。γδT 细胞对 CD166$^+$人 ESCC 细胞系 TE12 和 TE13 表现出强烈的杀伤活性,但对 CD166⁻ 人胃癌细胞系 MKN45 则没有杀伤作用。该研究为从患者 PBMC 中诱导扩增 γδT 细胞进而利用其进行抗食管癌治疗提供了可行性。

五、LAK 细胞的应用

Yamaguchi 等研究发现,过继输注 LAK 细胞可以改善食管癌患者术后的免疫功能,有助于患者的顺利康复。食管癌经胸切除患者术后通常会经历一个免疫抑制阶段,主要表现为患者体内 IL-4、IL-6 和 IAP(immunosuppressive acidic protein)等免疫抑制性蛋白分泌增多,Th 和 CTL 细胞数量下降,以及 ConA 诱导的免疫抑制细胞活性升高。术后输注 LAK 细胞可以纠正这种免疫抑制状态,提升患者外周血中 Th 和 CTL 细胞的数量,显著减少患者术后发生肺炎或手术部位感染的机会。

Ueda 等利用 LAK 细胞与 MAGE-1 和 MAGE-3 相关多肽冲击的 DC 细胞疫苗治疗了 2 例食管原发恶性黑色素瘤患者。患者均先接受了食管癌根治术及随后的辅助化疗(达卡巴嗪+尼莫司汀+长春新碱+IFN-α),其中 1 例患者术后 21 个月出现腹部淋巴结转移,接受 LAK 和 DC 细胞治疗后,病情稳定达 5 个多月;另 1 例患者在辅助化疗结束后立即接受了免疫治疗,疗后 16 个月未见肿瘤复发,术后 49 个月时仍存活。细胞治疗后,2 例患者外周血淋巴细胞对肿瘤抗原多肽的反应均明显增强,MAGE-3 多肽特异性的皮肤迟发型超敏反应均转阳。

六、CTL 细胞的应用

Toh 等从晚期肿瘤患者的活检标本中分离培养肿瘤细胞,灭活后用于刺激患者外周血淋巴细胞(PBL),并在 IL-2 存在的条件下将刺激后的 PBL 扩增 2 周,以制备自体肿瘤细胞刺激活化的 CTL 细胞(autologous tumor-cell stimulated cytotoxic T lymphocytes,AuTLs)。他们通过内镜的引导在患者瘤体内直接注射或经动脉局部灌注 AuTLs($0.5×10^9$ 个/次,1 次/2 周,共 6 周),共有 35 例患者接受了治疗,其中食管癌 13 例。在 12 例患者的活化 PBL 中检测到了自体肿瘤细胞特异性的 CTL 反应,其中 7 例(58.3%)患者获 PR 或 SD。在其他 23 例患者中,8 例(34.8%)获 SD,活检发现这些患者的肿瘤组织中浸润的效应性 T 细胞显著增多。另外 11 例肿瘤患者作为对照,接受了 LAK/NK 细胞过继输注治疗,其中只有 2 例(18.2%)获 SD。该临床观察结果提示,食管癌患者局部应用肿瘤特异性免疫效应细胞是安全、可行的,并且其临床疗效优于非特异细胞免疫治疗的全身应用。

七、TCR-T 细胞的应用

Shirakura 等对利用 TCR-T 细胞治疗食管癌的可行性进行了初步探讨。他们将 MAGE-A4$_{143～151}$ 特异性 TCR 的 α、β 链编码基因导入多克隆 T 淋巴细胞,然后将 TCR 基因修饰的 T 细胞输注至接种了 MAGE-A4⁺HLA-A＊2402⁺人食管癌 KE4 细胞的免疫缺陷小鼠体内,结果发现基因修饰的 T 细胞成功浸润到了肿瘤组织中,并以抗原特异性的方式抑制了食管癌移植瘤的生长。

对于表达 MAGE-A4 的 HLA-A＊2402⁺食管癌患者来说,过继输注 MAGE-A4 特异性
TCR-T 细胞有可能是一项比较好的治疗策略。

第四节　食管癌生物治疗的实施策略

食管癌已成为我国的一种常见病,大多数患者的预后仍不理想,需要积极探索新的有
效治疗手段。与传统的放化疗相比,生物疗法最突出的优势体现在两个方面:一是特异性
高、毒副作用低,患者更容易耐受;二是更有潜力彻底清除肿瘤微小残留灶或转移灶,降低
肿瘤复发、转移的机会。大量临床研究已证实,在食管癌的治疗中生物疗法疗效肯定,但与
治疗黑色素瘤、淋巴瘤、肾细胞癌等恶性肿瘤时所取得的突出疗效相比,仍有较大的差距。
近30多年来,人们对肿瘤生物疗法进行了大量有益的探索,取得了许多有价值的研究成果,
尤其是随着 DC 细胞疗法和 CAR-T 细胞疗法的逐渐成熟并陆续进入临床应用,肿瘤抗原特
异性的生物疗法正展现出前所未有的活力。同时,人们对于机体免疫平衡调控机制、肿瘤
免疫耐受机制和肿瘤逃逸机制的理解与认识日渐深入,一批以增强患者抗肿瘤潜能为目的
的免疫调节策略应运而生,为进一步提高食管癌生物治疗的疗效开辟了更加广阔的空间。

一、免疫调节策略

大量研究已表明,采取某些措施清除患者体内的免疫抑制细胞或封闭 T 细胞上的活化
抑制性受体,可以打破机体对肿瘤的免疫耐受,增强患者抗肿瘤免疫应答,并能提高过继输
注的特异或非特异免疫效应细胞的抗肿瘤效果。因此,在进行食管癌主动(如多肽疫苗或
DC 细胞疫苗)或被动(如 ACT)免疫治疗之前,对患者预先进行适当的免疫调节应该是有
益的。

(一) 清除 CD4⁺CD25^{high}Tregs

1. CTX+FLU 方案　Dudley 等用 CTX[60mg/(kg·d)×d1~2]、FLU[25mg/(m²·d)×
d3~7]对晚期恶性黑色素瘤患者进行非清髓性化疗,以预清除患者体内的淋巴细胞,然后
再给患者静脉滴注肿瘤抗原特异性的 TIL 细胞和 IL-2[720 000U/(kg·8h)],结果发现总
有效率(CR+PR)达51%,尤其是利用该预处理方案使那些原来对免疫治疗不敏感的患者
也产生了强烈的抗肿瘤免疫反应;研究发现,化疗预处理导致了 CD4⁺CD25^{high}FoxP3⁺Tregs
细胞优先被清除。

同时,亦有大量研究发现,在接种肿瘤疫苗前 1 天,给患者单独应用 CTX(300mg/m²),
也可有效减少患者外周血中的 CD4⁺CD25^{high}Tregs 的数量,显著提高肿瘤抗原特异性体液免
疫应答和细胞免疫应答的水平。

2. IL-2-白喉毒素融合蛋白方案　Dannull 等先将 IL-2 与白喉毒素的融合蛋白
DAB₃₈₉IL-2(18μg/kg)给晚期肾癌患者进行静脉滴注,4 天后开始皮内注射肿瘤 RNA 转染
的 DC 细胞(10⁷ 个/次,1 次/2 周,共 3 次)。研究结果显示,DAB₃₈₉IL-2 选择性清除了患者

体内 CD25$^+$Tregs 细胞,而对 CD25$^{inter-/low}$T 细胞亚群则没有明显影响,该处理措施显著增强了患者体内肾癌抗原特异性的 T 细胞反应,同时患者也没有出现严重的不良反应。

3. 抗 CD25 McAb 方案　Okita 等研究发现,低浓度人鼠嵌合抗人 CD25 单克隆抗体(basiliximab)(≤0.1μg/ml)可选择性去除人 PBMC 中的 CD4$^+$CD25^{high} 细胞,提高 ZOL 联合 IL-2(100U/ml)活化的杀伤细胞(ZOL/IL-2 activated killers,ZAK)分泌 IFN-γ 的水平。在对 7 例结直肠癌和 2 例食管癌患者的临床应用试验中,第 1 天给患者静脉滴注低剂量的 basiliximab(0.01mg/kg),第 8 天输注 ZAK 细胞,14 天为 1 个疗程,共 3 个疗程。患者没有出现明显的不良反应,2 例结直肠癌患者的 CEA 水平明显降低。

(二) 封闭 CTLA-4 分子

2011 年,美国 FDA 批准百时美施贵宝公司的完全人源化的抗 CTLA-4 McAb(ipilimumab)用于转移性黑色素瘤的临床治疗。CTLA-4(CD152)是表达在 T 淋巴细胞和单核细胞上的活化诱导的 I 型跨膜蛋白,是共刺激分子 CD80 和 CD86 的抑制性受体,CTLA-4 与这些共刺激分子的亲和力远高于 CD28 分子。在静息 T 细胞接受双信号刺激而活化后,CTLA-4 表达上调,通过竞争性结合 APC 上的 CD80、CD86 分子,抑制 TCR 介导的活化信号转导、IL-2 分泌及 T 细胞的进一步增殖,从而对 T 细胞的活化发挥负向调节作用。另外,CD4$^+$CD25$^+$Tregs 细胞组成性表达 CTLA-4,一方面可通过与活化 T 细胞上的 B7 分子结合而直接向 T 细胞内传递一个抑制性信号,另一方面也可以通过与 DC 细胞上的 B7 分子相互作用,在 DC 细胞内诱导产生一种色氨酸代谢限速酶 IDO(indolamine 2,3 dioxygenase,吲哚胺-2,3-双氧化酶),使 DC 细胞介导对 T 细胞活化的抑制作用。CTLA-4 对 T 细胞活化的抑制作用是机体保持免疫活动的动态平衡及维持自身免疫耐受的一种内在机制。大量动物试验亦表明,CTLA-4 基因敲除小鼠易患致死性的淋巴细胞增殖性疾病和自身免疫病。同时,有研究表明 CTLA-4 分子的封闭抗体可诱导小鼠对移植瘤的抵抗并产生免疫记忆。Keler 等研究发现,抗 CTLA-4 抗体可以增强食蟹猴对传染病疫苗和全肿瘤细胞疫苗的免疫反应。

在一项利用完全人源化的抗 CTLA-4 McAb(CP-675206)治疗晚期恶性肿瘤的初期临床研究中,Ribas 等以逐渐递增的剂量(0.01～15mg/kg)给 39 例患者(恶性黑色素瘤 34 例,肾细胞癌 4 例,结肠癌 1 例)静脉滴注 CP-675206,发现其在人体内的半衰期约为 22.1 天,高剂量组(15mg/kg)患者出现了剂量限制性的毒性不良反应,主要表现为皮炎和腹泻,绝大多数在开始治疗 2 周内出现,持续 2～3 周后恢复;2 例 CR,2 例 PR,4 例 SD;治疗后 4 周,抗体应用剂量≥6mg/kg 的绝大部分患者外周血中 CP-675206 浓度高于 30μg/ml,表现出明显的临床受益倾向。

在另一项 I/II 期临床研究中,Weber 等以不同的剂量和用药次数给无法手术的 III/IV 期恶性黑色素瘤患者静脉滴注 ipilimumab,结果发现以 20mg/kg 剂量单次用药(A-SD 组)和以 10mg/kg 剂量 4 次用药(分别于第 1、22、43、64 天)(B 组,$n=23$)时,患者均耐受良好;6 例 B 组患者出现剂量限制性毒性反应;在所有患者($n=88$)中,出现 3/4 级或 1/2 级免疫相关不良反应分别占 14% 或 58%;ipilimumab 在体内代谢的半衰期约为 359 小时;B 组有 1 例 CR(23 余月)、1 例 PR(21 余月)、7 例 SD,疾病控制率(CR+PR+SD)约为 39%,其中 2 例 SD 患者体内的肿瘤在 1 年的观察期内逐渐缩小。

通过以上研究可以看出,单用 CTLA-4 封闭抗体即可以在部分肿瘤患者中取得肯定的疗效。如将食管癌疫苗与 CTLA-4 封闭抗体联合应用,有可能会取得比较好的治疗效果。

二、阻断肿瘤逃逸的策略

1. 诱导肿瘤细胞表达 HLA- Ⅰ 类分子 HLA-Ⅰ类分子和/或 HLA-Ⅰ类分子加工相关成分的表达下调或缺失是肿瘤逃逸的一种主要机制。IFN-γ 具有活化 NK 细胞、增强机体抗肿瘤免疫的功能;同时有许多研究发现,IFN-γ 还可诱导肿瘤细胞表达 HLA-Ⅰ类分子。另外,众多研究表明,DNA 甲基化转移酶抑制剂 5-aza-CdR 可以增强肿瘤细胞 HLA-Ⅰ类分子和 CT 抗原的表达。

因此,一个包含了 IFN-γ(全身应用)或 5-aza-CdR(局部应用)的食管癌生物治疗方案将是非常有吸引力的。

2. 降低肿瘤负荷 肿瘤细胞漏逸(sneaking through)也是导致肿瘤逃逸的一个重要因素。先利用放疗和/或化疗尽量降低食管癌患者体内的肿瘤负荷,再施以免疫治疗,可能会减少发生肿瘤细胞漏逸的机会,使患者从免疫治疗中更多获益。

三、食管癌疫苗的应用策略

1. 抗原肽的选择 用于免疫接种的肿瘤抗原肽的正确选择是保证食管癌主动免疫治疗疗效的先决条件,用作食管癌疫苗的抗原肽必须同时满足以下 3 个条件:

(1)在食管癌患者绝大多数的肿瘤细胞中表达。

(2)为组织特异性抗原或 CT 抗原(如 NY-ESO-1、MAGE-A4 等)。

(3)抗原肽的 T 细胞表位与患者的 HLA 型相匹配。

2. T 细胞表位肽的组合应用 在利用 T 细胞表位肽作为食管癌疫苗时,为提高疫苗的效力,增强患者肿瘤特异性免疫应答的强度与效率,应将多种短肽组合应用,并且最好是 HLA-Ⅰ/Ⅱ类分子提呈的 T 细胞表位肽兼而有之。

3. 免疫佐剂的选择 皮下接种的食管癌疫苗要想在人体内激发起特异性的免疫反应,依赖于 DC 细胞对抗原的有效摄取、处理、加工及 DC 细胞的充分成熟和顺利归巢。为保证 DC 细胞对肿瘤抗原肽的有效提呈,需要为其提供一个适宜的局部微环境。已有大量研究表明,采用含 GM-CSF、CpG-ODN 或抗 TLR9 抗体的不完全福氏佐剂可以增强肿瘤抗原的提呈效率。

另外,利用 GM-CSF 和食管癌抗原肽的编码基因修饰的 DC 细胞进行静脉输注也是一个颇具潜力的主动免疫治疗策略。

四、ACT 应用策略

ACT 包括特异性细胞免疫疗法(如 TIL、CTL、CAR-T、TCR-T 等)和非特异性细胞免疫疗法(如 CIK、NK 等),从其作用机制上看,前者在杀伤正常表达 HLA-Ⅰ类分子和高表达肿瘤抗原的癌细胞方面具有优势,而后者对于不表达 HLA-Ⅰ类分子和肿瘤抗原的癌细胞的杀伤则更具特色。

　　鉴于有大量的研究表明,在不同的肿瘤细胞之间及在不同的治疗阶段,食管癌细胞表达肿瘤抗原的类型、强度及表达 HLA-Ⅰ类分子的水平均有所不同,导致它们对特异性或非特异性细胞免疫治疗的敏感性存在客观差异,因此,在利用 ACT 治疗食管癌过程中,将特异性 ACT 或非特异性 ACT(如 TCR-T 细胞疗法和 CIK 细胞疗法)交替进行可能更有利于对肿瘤的控制。当然,在利用 ACT 抗食管癌治疗之前或实施过程中,采取一定的打破肿瘤免疫耐受或阻断肿瘤逃逸的免疫调节措施也是非常必要的。

　　我们有理由相信,随着更多食管癌特异性抗原的发现及治疗策略的不断优化,食管癌生物治疗一定会取得更加突出的疗效。

(解西河)

参 考 文 献

高美华,薛静波,王静,等. 2008. 细胞与分子免疫学. 东营:中国石油大学出版社.

Bukur J,Jasinski S,Seliger B. 2012. The role of classical and non-classical HLA class I antigens in human tumors. Semin Cancer Biol,22:350~358.

Cao TM,Coutre SE. 2003. Management of advanced chronic lymphocytic leukemia. Curr Hematol Rep,2:65~72.

Chambers CA,Kuhns MS,Egen JG,et al. 2001. CTLA-4-mediated inhibition in regulation of T cell responses:mechanisms and manipulation in tumor immunotherapy. Annu Rev Immunol,19:565~594.

Chang KJ,Reid T,Senzer N,et al. 2012. Phase I evaluation of TNFerade biologic plus chemoradiotherapy before esophagectomy for locally advanced resectable esophageal cancer. Gastrointest Endosc,75:1139~1146. e2.

Dannull J,Su Z,Rizzieri D,et al. 2005. Enhancement of vaccine-mediated antitumor immunity in cancer patients after depletion of regulatory T cells. J Clin Invest,115:3623~3633.

Dudley ME,Yang JC,Sherry R,et al. 2008. Adoptive cell therapy for patients with metastatic melanoma:evaluation of intensive myeloablative chemoradiation preparative regimens. Clin Oncol,26:5233~5239.

Forghanifard MM,Gholamin M,Farshchian M,et al. 2011. Cancer-testis gene expression profiling in esophageal squamous cell carcinoma:identification of specific tumor marker and potential targets for immunotherapy. Cancer Biol Ther,12:191~197.

Gao D,Li C,Xie X,et al. 2014. Autologous tumor lysate-pulsed dendritic cell immunotherapy with cytokine-induced killer cells improves survival in gastric and colorectal cancer patients. PLoS One,9:e93886.

Gilham DE,Debets R,Pule M,et al. 2012. CAR-T cells and solid tumors:tuning T cells to challenge an inveterate foe. Trends Mol Med,18:377~384.

Ilson DH,Sirott M,Saltz L,et al. 1995. A phase II trial of interferon alpha-2A,5-fluorouracil,and cisplatin in patients with advanced esophageal carcinoma. Cancer,75:2197~2202.

Kageyama S,Wada H,Muro K,et al. 2013. Dose-dependent effects of NY-ESO-1 protein vaccine complexed with cholesteryl pullulan(CHP-NY-ESO-1)on immune responses and survival benefits of esophageal cancer patients. J Transl Med,11:246.

Keler T,Halk E,Vitale L,et al. 2003. Activity and safety of CTLA-4 blockade combined with vaccines in cynomolgus macaques. J Immunol,171:6251~6259.

Kochenderfer JN,Dudley ME,Feldman SA,et al. 2012. B-cell depletion and remissions of malignancy along with cytokine-associated toxicity in a clinical trial of anti-CD19 chimeric-antigen-receptor-transduced T cells. Blood,119:2709~2720.

Kono K,Iinuma H,Akutsu Y,et al. 2012. Multicenter,phase II clinical trial of cancer vaccination for advanced esophageal cancer with three peptides derived from novel cancer-testis antigens. J Transl Med,10:141.

Leach DR,Krummel MF,Allison JP. 1996. Enhancement of antitumor immunity by CTLA-4 blockade. Science,271:1734~1736.

Leemhuis T,Wells S,Scheffold C,et al. 2005. A phase I trial of autologous cytokine-induced killer cells for the treatment of relapsed Hodgkin disease and non-Hodgkin lymphoma. Biol Blood Marrow Transplant,11:181 ~ 187.

Mays LE,Chen YH. 2007. Maintaining immunological tolerance with Foxp3. Cell Res,17:904 ~ 918.

Nagamine I,Yamaguchi Y,Ohara M,et al. 2009. Induction of gamma delta T cells using zoledronate plus interleukin-2 in patients with metastatic cancer. Hiroshima J Med Sci,58:37 ~ 44.

Oderup C,Cederbom L,Makowska A,et al. 2006. Cytotoxic T lymphocyte antigen-4-dependent down-modulation of costimulatory molecules on dendritic cells in CD4+ CD25+ regulatory T-cell-mediated suppression. Immunology,118:240 ~ 249.

Okita R,Yamaguchi Y,Ohara M,et al. 2009. Targeting of CD4+CD25high cells while preserving CD4$^+$CD25^{low} cells with low-dose chimeric anti-CD25 antibody in adoptive immunotherapy of cancer. Int J Oncol,34:563 ~ 572.

Posner MC,Gooding WE,Landreneau RJ,et al. 1998. Preoperative chemoradiotherapy for carcinoma of the esophagus and gastroesophageal junction. Cancer J Sci Am,4:237 ~ 246.

Ramos CA,Dotti G. 2011. Chimeric antigen receptor(CAR)-engineered lymphocytes for cancer therapy. Expert Opin Biol Ther, 11:855 ~ 873.

Ribas A,Camacho LH,Lopez-Berestein G,et al. 2005. Antitumor activity in melanoma and anti-self responses in a phase I trial with the anti-cytotoxic T lymphocyte-associated antigen 4 monoclonal antibody CP-675,206. J Clin Oncol,23:8968 ~ 8977.

Robbins PF,Dudley ME,Wunderlich J,et al. 2004. Cutting edge:persistence of transferred lymphocyte clonotypes correlates with cancer regression in patients receiving cell transfer therapy. J Immunol,173:7125 ~ 7130.

Rosenberg SA,Yang JC,Sherry RM,et al. 2011. Durable complete responses in heavily pretreated patients with metastatic melanoma using T-cell transfer immunotherapy. Clin Cancer Res,17:4550 ~ 4557.

Shak S. 1999. Overview of the trastuzumab(Herceptin)anti-HER2 monoclonal antibody clinical program in HER2-overexpressing metastatic breast cancer. Herceptin Multinational Investigator Study Group. Semin Oncol,26(4 Suppl 12):71 ~ 77.

Shirakura Y,Mizuno Y,Wang L,et al. 2012. T-cell receptor gene therapy targeting melanoma-associated antigen-A4 inhibits human tumor growth in non-obese diabetic/SCID/γcnull mice. Cancer Sci,103:17 ~ 25.

Tanimoto T,Hori A,Kami M. 2010. Sipuleucel-T immunotherapy for castration-resistant prostate cancer. N Engl J Med,363:1966; author reply 1967 ~ 1968.

Toh U,Yamana H,Kido K,et al. 2003. Autologous tumor specific immunotherapy of refractory cancers with exvivo-generated T cells stimulated by autologous tumor cell. Gan To Kagaku Ryoho,30:1566 ~ 1570.

Ueda Y,Shimizu K,Itoh T,et al. 2007. Induction of peptide-specific immune response in patients with primary malignant melanoma of the esophagus after immunotherapy using dendritic cells pulsed with MAGE peptides. Jpn J Clin Oncol,37:140 ~ 145.

Wada H,Sato E,Uenaka A,et al. 2008. Analysis of peripheral and local anti-tumor immune response in esophageal cancer patients after NY-ESO-1 protein vaccination. Int J Cancer,123:2362 ~ 2369.

Wadler S,Fell S,Haynes H,et al. 1993. Treatment of carcinoma of the esophagus with 5-fluorouracil and recombinant alfa-2a-interferon. Cancer,71:1726 ~ 1730.

Wadler S,Haynes H,Beitler JJ,et al. 1996. Phase Ⅱ clinical trial with 5-fluorouracil,recombinant interferon-alpha-2b,and cisplatin for patients with metastatic or regionally advanced carcinoma of the esophagus. Cancer,78:30 ~ 34.

Weber JS,O'Day S,Urba W,et al. 2008. Phase Ⅰ/Ⅱ study of ipilimumab for patients with metastatic melanoma. J Clin Oncol,26: 5950 ~ 5956.

Weinert BT,Krishnadath KK,Milano F et al. 2009. Real-time PCR analysis of genes encoding tumor antigens in esophageal tumors and a cancer vaccine. Cancer Immun,9:9.

Whitehurst AW. 2014. Cause and consequence of cancer/testis antigen activation in cancer. Annu Rev Pharmacol Toxicol,54:251 ~272.

Yamaguchi Y,Hihara J,Hironaka K,et al. 2006. Postoperative immunosuppression cascade and immunotherapy using lymphokine-activated killer cells for patients with esophageal cancer:possible application for compensatory anti-inflammatory response syndrome. Oncol Rep,15:895 ~ 901.

Yoshitake Y,Nakatsura T,Monji M,et al. 2004. Proliferation potential-related protein,an ideal esophageal cancer antigen for immunotherapy,identified using complementary DNA microarray analysis. Clin Cancer Res,10:6437 ~ 6448.

第十四章　食管癌的中医治疗

第一节　食管癌的中医认识

食管癌属于中医的"噎膈"范畴。噎指噎塞,指吞咽哽噎不顺;膈指饮食不下,或食入即吐,主要是根据症状的轻重来命名的。其中,"膈"是病情严重阶段,属于四大难症"风"、"痨"、"臌"、"膈"之一,预后危重。

一、病因病机

中医认为食管癌的发生与情志因素、饮食不节、素体不足有密切的关系。主要病机为七情所伤,痰气交阻,痰瘀互结;或酒食伤脾,运化失调,湿阻内生,阻碍气机;或年老体弱,脏腑虚衰,津血枯竭,导致食管狭窄,滞涩不畅,噎塞不通,噎膈乃成。正如《诸病源候论》曰:"忧恚则气结,气结则不宣流,使噎,噎者,塞不通也。"

二、辨证论治

辨证论治是中医学治疗食管癌的主要方法,也体现了中医治疗的优势。根据中医学对食管癌病的认识,辨证时首辨虚实标本,次辨整体与局部。

食管癌初起多以标实为主,重在治标,临床多以理气、化痰、活血为主,兼顾扶正培本;晚期肿瘤迁延日久,损伤气血津液,则以本虚为主,治疗以益气养血、滋阴、温阳等,配以祛邪散结之品。食管癌的辨证,还要注意整体与局部的关系。由于患者局部有肿块生长,属实证;而从整体来看,气血津液亏虚,属虚证;从食管与胃的关系上来讲,食管属实,在胃多虚。在治疗时,要明辨虚实标本、整体与局部的关系才能够掌握辨治关键,取得较好的临床效果。

中医药治疗食管癌有一定疗效,能缓解患者的临床症状,改善患者生活质量,减轻放化疗的毒性不良反应,值得临床进一步研究。

第二节　食管癌中医治疗常用方法

中医药治疗食管癌常用的方法包括中药饮片、中成药、单味中药及针灸治疗。中药治疗能够在一定程度上减轻患者症状,提高患者体质,改善生活质量。

一、辨证治疗

中药饮片治疗是中医治疗的主要组成部分,由于随证组方,方证相合,临床治疗效果最佳。根据近年来研究,食管癌的中医分型主要即痰气交阻证、气虚阳微证、津亏热结证、瘀血内结证,其中痰气交阻证最常见。

痰气交阻证:吞咽梗阻,胸膈痞满,甚则疼痛,情志舒畅时症状可减轻,伴嗳气呃逆,呕吐痰涎,口干咽燥,大便艰涩,舌质红,苔薄腻,脉弦滑。治法:开郁化痰,润燥降气。代表方:启膈散加减。

气虚阳微证:水谷不下,泛吐黏液白沫,量多,面浮足肿,面色㿠白,形寒气短,精神疲惫,腹胀,舌淡,苔白腻或白滑,脉细弱。治法:温补脾肾。代表方:补气运脾肠加减。

津亏热结证:饮食难入,入而复出,甚则水饮难进,心烦口干,胃脘灼热,大便干结如羊屎,形体消瘦,皮肤干枯,小便短赤,舌质光红,干裂少津,脉细数。治法:滋阴养血,润燥生津。代表方:沙参麦冬汤加减。

瘀血内结证:饮食难入,或食而复出,甚则呕吐物如赤豆汁,胸膈疼痛,固定不移,肌肤枯燥,形体消瘦,舌质紫暗,脉细涩。治法:滋阴养血,破血行瘀。代表方:通幽汤加减。

二、常用中药处方

常用中药处方分析

1. 启膈散 启膈散出自《医学心悟》,属"通噎膈,开关之剂",方中药物包括沙参、丹参、茯苓、川贝母、郁金、砂仁壳、荷叶蒂、杵头糠等药。程钟龄在《医学心悟》中指出:"噎膈,燥证也,宜润"、"凡噎膈症,不出胃脘干槁四字,槁在上脘者,水饮可行,食物难入。槁在下脘者,食虽可入,久而复出。夫胃既槁矣,而复以燥药以投之,不愈益其燥乎?",因此方中用沙参滋阴润燥兼清肺胃,川贝甘苦微寒,润肺泄热,化痰散结,合为君药;茯苓甘淡补脾和中,渗湿化痰;砂仁壳行气开胃,醒脾消食,郁金芳香宣达,为血中之气药,行气解郁,破瘀凉血,清心解郁;丹参活血祛瘀,合为臣药;荷叶蒂苦平,醒脾和胃,杵头糠甘辛性平,开胃下气,软坚消肿,二药共为佐使。以上诸药共奏润燥解郁,化痰降逆之功。

启膈散是治疗食管癌的常中药方剂,尤其是在早中期患者以痰气交阻为主证时可以选择本方。启膈散使用时有几个症状是必须具备的:吞咽困难,与情绪有关;呕吐痰涎,色白量多;舌淡红,苔白腻,脉弦滑。痰气交阻则导致吞咽困难,情志愉快则气机通畅,而情志抑郁则气机郁滞,因此吞咽困难随情绪波动;而呕吐痰涎,舌淡红,苔白腻,脉弦滑为痰浊蕴结之象。在临床使用启膈散时,掌握这 3 个症状可以帮助正确选择本方。

近年来,许多研究证实启膈散确实能够改善患者症状,具有一定的抗肿瘤作用。司氏研究证实启膈散可抑制 hEGF 刺激的 EC9706 细胞生长,并指出启膈散抑制 PLC-γ1 和 PI3K 介导的生长信号转导是其抑制 EC9706 细胞生长的重要机制。其体内实验也证实启膈散对人食管癌 EC9706 细胞裸鼠移植瘤 Fac-Ⅷ因子相关抗原标记的微血管密度和 VEGF 的表达具有抑制作用,从而抑制肿瘤血管生成,其作用机制与抑制 EGFR、PDGFR、VEGF 及 PLC-γ1 蛋白表达相关。

临床研究也发现,采用化疗+启膈散加减联合治疗的方法,可明显地改善其症状,减轻患者痛苦,具有协同治疗效果,同时可以提高机体免疫功能、降低复发率、减少西药治疗的毒性不良反应。

2. 沙参麦冬汤 沙参麦冬汤出自《温病条辨》,药物包括沙参、玉竹、生甘草、冬桑叶、麦冬、扁豆、花粉。方中沙参、麦冬清养肺胃，玉竹、花粉生津解渴，生扁豆、生甘草益气培中、甘缓和胃，配以桑叶，轻宣燥热，合而成方，有清养肺胃、生津润燥之功。用于燥伤肺胃阴液，津液亏损所致吞咽困难，咽干口渴，干咳痰少而黏，或发热，脉细数，舌红少苔者。因食管属胃所主，而胃阴亏虚可导致食管失于濡润，出现吞咽困难，口干咽燥，舌红苔少，脉细数等症，多用于食管癌手术后或放疗后见上述症状者。近年来，有研究证实沙参麦冬汤能明显抑制食管癌细胞生长、诱导细胞凋亡。但尚无沙参麦冬汤临床研究的报道，值得进一步研究。

3. 通幽汤　通幽汤出自《脾胃论》，是"金元四大家"之一李东垣所创，用于治疗瘀血内结型食管癌，方中药物有桃仁、红花、生地黄、熟地黄、当归、炙甘草、升麻。治幽门不通，上冲，吸门不开，噎塞，气不得上下，"治在幽门闭，大便难，此脾胃初受热中，多有此证，名之曰下脘不通"。方中桃仁、红花活血化瘀，生地、熟地、当归滋阴养血润燥，方中升麻升清降浊。近年来研究证实，通幽汤能够抑制 EGFR 和 PLC-γ 蛋白表达和酪氨酸磷酸化，以及 PKCα、MARCKS、PI3K、AKT-1 和 NF-κB p50 蛋白的表达，抑制 hEGF 刺激的食管癌 EC9706 细胞生长。并且，有研究证实，通幽汤及活血行气、滋阴养血拆方对食管鳞状细胞癌细胞的抑制作用有不同，其促进 p53、cyto-c、Caspase-3、Bax 凋亡蛋白表达，作用强弱依次为全方>活血行气拆方>滋阴养血拆方，这也证实活血行气、滋阴养血类药物的协同作用。虽然实验研究证实通幽汤对食管癌有一定作用，但仍然缺乏可信的临床研究。

三、常用中药

1. 壁虎　又称守宫、爬壁虎、爬墙虎、蝎虎、天龙，壁虎为壁虎科动物无蹼壁虎、多疣壁虎及其他几种壁虎的干燥全体，咸、寒。有小毒。具有攻毒疗疮、散结止疼、活血化瘀之效，常用于中风瘫痪、风湿关节痛、骨髓炎、淋巴结结核、恶性肿瘤等疾病。近年来，大量的临床和基础研究证实，壁虎治疗恶性肿瘤效果显著，尤其是对食管癌、胃癌、肝癌等消化道肿瘤，研究证实示壁虎对食管癌 EC-109 细胞的增殖有不同程度的抑制作用，并呈现浓度和时间依赖性。用法用量：炒研细粉，每服 1 ~ 3g；冲服或入丸、散。

2. 冬凌草　冬凌草，又名冰凌草，系唇形科香茶菜属植物，味甘苦，性微寒。冬凌草为民间常用草药，具有清热解毒、消炎止痛、健胃活血等功效。冬凌草是近年来抗肿瘤研究较多的药物，实验研究和临床研究证实其对多种恶性肿瘤有较好的疗效，其作用机制可能与抑制肿瘤细胞增殖、增加对凋亡细胞的吞噬等有关。周丽用冬凌草治疗 76 例老年晚期食管癌患者，治疗组给予冬凌草糖浆口服，对照组拒绝任何抗肿瘤治疗。结果治疗组 6、12 个月生存率分别为 66.7% 和 31.5%；而对照组分别为 40.9% 和 9.1%，两组比较差异有统计学意义（$P<0.01$）。用法用量：15 ~ 20g，煎服。

3. 仙鹤草　又名龙芽草、脱力草，为蔷薇科植物龙牙草的干燥地上部分，性味苦、涩，平。具有收敛止血、截疟、止痢、解毒的功能。用于咯血吐血、崩漏下血、疟疾、血痢、脱力劳伤、痈肿疮毒等。目前仙鹤草常用于食管癌、胃癌、结肠癌等消化道恶性肿瘤及癌前病变。马丽萍研究证实，仙鹤草水提液体外能诱导 Eca109 细胞凋亡，其机制可能与下调 Bcl-2 蛋白表达及上调 P53 蛋白表达有关。用法用量：15 ~ 30g，煎服。

4. 蟾蜍　为蟾蜍科动物中华大蟾蜍或黑眶蟾蜍的全体。夏、秋捕捉，先采去蟾酥，然后将蟾蜍杀死晒干,称为"干蟾",除去内脏习称"干蟾皮"。性味辛,凉,有毒,入阳明经,具有破癥结、行水湿、化毒、杀虫、定痛的功能,用于治疗疔、发背、阴疽瘰疬、恶疮、癥瘕癖积、鼓胀、水肿、小儿疳积、慢性气管炎。蟾蜍药用价值最早于梁代陶弘景所著《名医别录》就有记载。目前蟾蜍及其各部位,其中蟾酥和蟾皮广泛用于抗肿瘤、镇痛、利水消肿、增强机体免疫力等。研究证明,蟾蜍在体内外对肝癌、肺癌、食管癌、胃癌均有一定的抑制作用。蟾蜍副作用较小,临床资料显示蟾蜍对人无明显的毒性不良反应,患者长期服用未见明显的消化道反应,亦未发现因用此药而出现血常规、肾功能、肝功能及转氨酶异常。研究证实,蟾蜍既可以有效增加 T 淋巴细胞转化率,也可以明显提高荷瘤小鼠 NK 细胞活性,说明蟾蜍可以通过调节不同免疫细胞在不同环节来促进机体抗肿瘤免疫功能的发挥,这可能是其治疗肿瘤有效,而副作用相对较小的原因之一。用法用量:外用,烧存性研末敷或熬膏摊贴;内服,煎汤,1 只;或入丸、散,1~3g。

5. 威灵仙 为毛茛植物威灵仙的根,性味辛咸、温,有小毒,入膀胱经,具有祛风湿、通经络、消痰涎、散癖积之效,用于痛风、顽痹、腰膝冷痛、脚气、疟疾、癥积聚、破伤风、扁桃体炎,治诸骨鲠咽等。威灵仙是治疗食管疾病的经典药物,在食管疾病中,是中医使用率较高的药物之一。近年来有不少报道,威灵仙可以治疗食管骨鲠、食管炎、食管癌,但尚缺乏设计合理的研究,更无理论机制的报道,值得进一步研究。用法用量:6~10g,煎服,或入丸、散。

6. 藤梨根 藤梨根为猕猴桃科植物猕猴桃的根,性味酸、涩、凉,具有清热解毒、祛风除湿、利尿止血之效,用于消化道肿瘤、风湿骨痛及黄疸等症。近年来,实验研究证实藤梨根有较好的抗肿瘤作用。郭宏利等发现,藤梨根对人食管癌 Eca-109 细胞的生长有抑制作用,随着药物浓度的升高和作用时间的延长而增强,其生长抑制率可达 87.2% ,并发现藤梨根可通过下调 Bcl-2 表达,激活 Caspase-9、Caspase-3 诱导 Eca-109 细胞凋亡。用法用量:15~30g,水煎服。

四、临床备要

1. 强调甘润通降 食管与胃相连,属胃气所主,而胃为阳土,喜润恶燥。中医认为,六腑以通降为顺,传化物而不藏。胃只有得到滋润和降,才能够完成受纳腐熟水谷的功能。由于食管癌气滞痰凝血瘀互相博结,阻碍气机,食管窄隘不畅。食管癌患者出现吞咽不顺,心下痞硬,嗳气频,恶心呕吐,胸骨后灼热不适,伴有口干便干,身体消瘦,舌红少苔,脉细数,为邪实正虚之象,胃阴不足,痰气互结。在治疗时注意甘润通降,和胃降逆,而不可过于温燥化痰散瘀,以免损伤人体正气。甘润通降法常用的方剂有沙参麦冬汤、麦门冬汤、益胃汤、旋覆代赭汤、橘皮竹茹汤,临床时可以根据患者的证型适当加减治疗。

2. 注意服药方法 食管癌患者无论有无进行手术治疗、放化疗,其胃气已损,受纳不能正常,必须非常注意服药方法,以免胃气不能受纳,导致患者呕吐而影响治疗疗效。患者服用中药时,一般建议少量频服,以避免呕吐,以无明显不适为度。同时,在药物配伍中,可以适当佐以和胃降逆止呕的药物。

在治疗过程中,应当密切结合现代医学,采取综合治疗,给予必需的手术、放化疗、免疫治疗,尽量根据肿瘤专科医生的建议选择合适的治疗,不能单纯依赖中医中药,更不能迷信中医偏方、秘方。

五、名老中医治疗经验

　　单兆伟教授认为晚期食管癌的发病机制为"素有瘀血、顽痰、逆气,阻隔胃气而成噎膈。其发生以正虚为本,气滞、痰凝、瘀结为标,证属本虚标实,病久由实转虚,由气及血,致气血亏虚,精血内耗,而致食管涩滞"。治宜益气扶正兼以开郁理气润燥。同时强调重视扶正与祛邪的关系,以扶正为主,并不忽视祛邪。肿瘤晚期,患者经过手术及放化疗后,多正气大伤,虚损症状明显,肿瘤迅速增长,形成邪盛正衰之势,主张先扶正,在扶正的同时视患者体质状况佐以祛邪。单教授临证擅用芪竹汤加减之。方中黄芪益气升阳,固护胃气;玉竹、百合滋阴润燥,生津止渴;郁金理气开郁,化瘀除痞;薏苡仁健脾养胃,化湿清热,仙鹤草清热止血,补虚强壮;灵芝补益五脏之气,具扶正固本之效。急性子软坚消结;威灵仙通络止痛,半枝莲、蛇舌草清热解毒,活血散结,诸药合用,共奏益气健脾,扶正补虚之功效。单老曾治一91岁女患者,患者于2007年10月因进行性吞咽困难4个月胃镜检查示食管中下段癌,病理细胞学检查确诊为食管鳞状细胞癌。因患者证属高年体虚,手术风险大,患者家属拒绝院方为其行手术治疗。患者症状:面色无华,形体消瘦,食入梗阻,吞咽困难,每顿仅能进半流饮食少许,夜寐不佳,大便干结,舌偏红,苔薄黄,脉沉细。辨证属气阴两伤,正气大虚。予芪竹汤加减,药用:黄芪10g,玉竹10g,郁金10g,生苡仁15g,仙鹤草15g,灵芝15g,百合15g,急性子15g,威灵仙10g,半枝莲15g,白花蛇舌草15g,夜交藤15g。药服14剂后来诊,食入作阻已有改善。先后出入莱菔子15g,麦冬15g,煅乌贼骨15g,白及10g,木蝴蝶2g,计服8个月余后,患者进食通畅,每天可进软饭6两左右,体重增加5kg。随访时症状明显改善,饮食已如常人,唯面色少华,继续以益气养血健脾中药调理。

　　孙桂芝教授根据临床症状将食管癌分为三期:初期为肝气不舒,痰气胶结,阻滞食管,治疗以疏肝行气、化痰散结为主,常运用逍遥散、柴胡疏肝散等药物治疗;中期为化湿生热,中期注重清热化痰,主要运用小陷胸汤、三仁汤等方药治疗;后期为久病生瘀,正气亏虚,脾肾渐虚,多运用香砂六君子汤、地黄丸类药物治疗。并且十分强调化痰消瘀药物的使用。常用炮山甲、鳖甲通络散结,软坚消瘀;生蒲黄、血余炭、白芷、蜂房顾护胃气;黄芪、何首乌健脾益肾;海浮石、旋覆花化痰散结;进食哽噎者加石见穿、急性子、天龙解毒散结。

　　张士舜主任医师根据食管癌的临床表现,认为食管癌虽病位在食管,但与肾、脾、胃、肝等脏腑有密切关系。治疗本病,应审查病情之轻重、病期之早晚、病性之寒热、正邪之虚实、阴阳之属性,分期论治,运用整体观念,扶正祛邪,标本兼治,还要结合现代检查的病理分型及肿瘤转移部位等进行综合论治,方可提高疗效。张士舜提出治疗从补肾培本、疏肝理气、健脾和胃、活血化瘀、抗癌解毒、标本兼治等方面入手。并创制了冬龙祛噎胶囊,其主要成分冬凌草、守宫、山豆根等组成,具有清热解毒,散瘀消肿,祛风镇惊,解毒散结功效,对食管癌具有良好的作用。自拟三辨消鳞汤,处方:冬凌草、半枝莲、白屈菜、玄参、黄芪、沙参、石斛、半夏、茯苓、山豆根、夏枯草、旋复花、威灵仙、甘草,具有化痰解毒,益气养阴之功效,对于临床有较好的应用价值。

　　刘沈林教授根据食管癌的病因病机及长期的临床实践,提出行气降气、甘凉濡润、化痰祛瘀是治疗晚期食管癌的中医综合治法,认为改善患者的生活质量就是要解决进食梗阻,而进食梗阻的原因不外乎气结津亏及痰瘀,食管津液干涸失濡,导致食管狭窄,饮食不下,则需用甘凉濡润药,补养阴血,使食管得以濡养,黏膜恢复功能,有形之块必痰瘀为患,且痰瘀又会生热,伤阴耗液,更加重津亏气结,故化痰祛瘀,缩小肿块后梗阻症状必会缓解而食管癌之痰瘀为气结而来,气结痰凝,气滞血瘀,食管为胃气所主,以降为和,行气降气可恢复食管向下运送食物的正常功能,在治疗中不可缺少,治疗噎膈的常用代表方有五汁安中饮、启膈散、通幽汤等。刘沈林教授认为行气降气非旋覆代赭汤莫属,此方为足阳明胃药,食管亦为胃气所主,胃气上逆则饮食不下,旋覆花软痞硬,赭石养阴血,止反胃,共奏下气除满之效。刘沈林教授曾经治疗一男性食管中上段中低分化鳞状细胞癌患者,因年龄体质因素及经济原因,而未行手术及放化疗。刘沈林教授认为证属痰瘀交阻,胃失通降,治宜行气化痰,养阴润燥,祛瘀解毒。处方:旋覆花(包煎)10g,赭石(先煎)30g,法半夏10g,制天南星10g,陈皮6g,紫苏梗10g,枳壳10g,南沙参15g,天花粉15g,威灵仙15g,急性子10g,山豆根10g,石打穿30g,半枝莲30g,炙甘草3g,丁香(后下)3g。每日1剂,分2次口服,并用守宫粉、三七粉各1g温水调服,每日2次。前后治疗10月余,患者进食通畅,一般状况良好,期间亦未使用放化疗。

张代钊教授主张在食管癌的各个治疗阶段都配合中药治疗,手术前以益气养血为主,佐宽胸降气改善症状;手术后益气养血、健脾和胃,尽快恢复体力;利用中药配合放疗、化疗可以提高疗效,缓解不良反应,改善生活质量。强调辨证论治,证属痰湿壅盛证者,选用半夏10g,天南星10g,莪术15g,沉香10g;证属肝郁气滞证者,选用逍遥散加急性子15g、威灵仙10g、广木香10g、紫苏梗10g;证属血瘀热毒证者,选用四物汤加莪术15g、山慈菇15g、水红花子10g、露蜂房10g;证属热毒伤阴证者,选用生脉饮加银柴胡10g、鳖甲20g、生地黄20g、天花粉20g、山豆根10g;证属气滞血瘀证者,用理气活血化瘀为法,常用方药:五灵脂90g,没药60g,蒲黄(炭)60g,沉香30g,白芷15g,细辛9g,当归15g,川楝子30g,白芍30g,延胡索30g。共研细末,装入胶囊(每粒0.3g),每次1或2个胶囊,每天3次。如果患者疼痛明显,张代钊教授也用缓急止痛的方法,用于癌性疼痛,减轻患者的痛苦。常用方药:罂粟壳3g,白屈菜30g,延胡索15g,白芍20g,水煎服,每日1剂,分2次服。

花宝金教授治疗食管癌重脾胃,善用经方化裁,运用调肝健脾法治疗食管癌疗效显著。花教授临证治疗肿瘤,善用经方化裁。因食管癌患者以哽噎不顺、胃气上逆为主。《伤寒论》有云:"伤寒发汗,若吐,若下,解后,心下痞硬,噫气不除者,旋复代赭汤主之。"方中以旋覆花为君药,性温,"诸花皆升,旋覆独降",能下气消痰,降逆止噫。代赭石、生姜、半夏为臣药,代赭石质重而沉降,善镇冲逆,但味苦气寒,故用量稍小;生姜于本方用量独重,寓意有三:①和胃降逆以止呕;②宣散水气以祛痰;③制约代赭石的寒凉之性,使其镇降气逆而不伐胃;半夏辛温,化痰散结,降逆和胃。佐使药人参、炙甘草、大枣益脾胃,补气虚,扶助已伤之中气。对于手术后,放疗、化疗后及稳定期的患者,多以健脾益气、祛痰化瘀解毒为治疗原则,方用生黄芪、炒白术、茯苓健脾益气;胆南星、陈皮化痰下气;威灵仙、醋莪术、郁金、白芍、牡丹皮、丹参养血活血;急性子、夏枯草、半枝莲、白花蛇舌草等抗癌解毒;紫苏子、紫苏梗、荷梗、砂仁、藿香理气醒脾,并佐以焦山楂、焦神曲、炒谷芽、炒麦芽消导和中,每方均加用生姜和大枣,取桂枝汤中姜、枣相合之意。一方面顾护胃气,防止寒凉之药的损伤;另一方面则升腾胃气,以达"保胃气、存津液"的目的。

第三节　中成药在食管癌的应用

目前有多种中成药可用于食管癌的治疗或者辅助治疗,中成药可单用,或与放化疗联合治疗。比如康莱特,可增强放化疗的疗效,减轻放化疗的不良反应。但多数用于食管癌患者治疗的中成药,尚缺乏大样本的临床试验结果。常用的食管癌治疗中成药如下:

1. 康莱特注射液　康莱特注射液的有效成分为薏苡仁油。起到益气养阴,消癥散结的作用。抗肿瘤机制为诱导肿瘤细胞凋亡,抑制肿瘤血管形成和肿瘤生长;配合放化疗有一定的增效减毒作用;对骨髓起到保护作用。另外,对中晚期肿瘤患者具有一定的止痛和抗恶病质作用;改善患者生存质量,增强患者免疫能力。用法为缓慢静脉滴注200ml,每日1次,21天为1个周期,间隔3～5天后可进行下一周期。联合放化疗时,可酌减剂量。临床上,康莱特联合化疗或放疗用于治疗食管癌,可提高化疗或放疗的疗效。康莱特联合放疗,除提高疗效外,郑毛根等报道康莱特联合放疗治疗96例75岁及以上、未手术的老年食管癌患者,还可增强患者的机体免疫力,减少放疗对白细胞的影响,有利于增加食欲,有利于提高生活质量。对于不愿意或不适于手术治疗的中老年食管癌患者,康莱特注射液是较好的治疗选择。

2. 消癌平注射液　消癌平注射液的有效成分为通关藤。起到清热解毒、化痰软坚的作用。抗肿瘤机制为既能直接抑制杀伤多种肿瘤细胞,同时又能够增强机体的免疫能力。用法为静脉滴注200 ml/次,用5%或10%葡萄糖注射液稀释后滴注,每次20～100 ml,每日一次或遵医嘱给药。临床上,消癌平注射液联合放疗化疗,对后者起到较好的辅助治疗作用。李凯等采用5-FU+DDP联合消癌平注射液治疗晚期食管癌45例,具体方案:5-FU 500mg/m^2,d1;DDP 30mg/m^2,d1～3;消癌平注射液60 ml,静脉滴注,d1～15,与化疗同步;每3周为1个周期。结果显示消癌平注射液可明显改善临床症状、明显提高生活质量、明显减轻骨髓抑制等化疗不良反应、提高患者对化疗的顺应性,最终表现为化疗疗效的提高。最近,吴敏等报道,在放化疗的基础上联合消癌平注射液,消癌平注射液的用法为60 ml、静脉滴注,d1～21,每4周为1个周期。后者可有效降低放疗的不良反应,提高患者放疗耐受性及近期疗效,明显提高患者的生活质量。

3. 榄香烯注射液　榄香烯注射液的有效成分为β、γ、δ-榄香烯混合液。抗肿瘤机制为降低肿瘤细胞有丝分裂能力,诱发肿瘤细胞凋亡,抑制肿瘤细胞的生长。榄香烯对胸腹腔内肿瘤细胞的DNA、RNA及蛋白质合成均有明显的抑制作用。榄香烯注射液可直接作用于细胞膜,使肿瘤细胞破裂,可以改变和增强肿瘤细胞的免疫原性,诱发和促进机体对肿瘤细胞的免疫反应。榄香烯注射液联合放化疗常规方案可用于食管癌的治疗,也可用于食管癌引起的癌性胸腹腔积液等。榄香烯注射液可以增强疗效,降低放化疗的不良作用。榄香烯注射液可以静脉滴注,也可以胸腹腔内灌注。静脉滴注,每次0.4～0.6g,每日1次,2～3周为1个周期。顾本兴等采用榄香烯乳联合顺铂同步放化疗后PF巩固化疗,治疗34例中晚期食管癌,具体方案:放疗采用三维适形放疗,常规分割,靶区总剂量55.8～66.6 Gy;放疗同时给予顺铂(30mg/m^2,d1～3,21天为1个周期)化疗2个周期。同步放化疗结束后给予不多于 4 个周期 PF 方案(顺铂 $30mg/m^2$,d1~3,5-FU $500mg/m^2$,d1~5)巩固化疗。放疗期间应用榄香烯乳 500mg,每日 1 次,每周 5 次,巩固化疗期间第 1~5 天给予榄香烯乳 500mg。结果表明榄香烯乳联合放疗有助于提高近期疗效,减轻血液学毒性。另外,榄香烯注射液也可用于恶性胸腹水患者的灌注,每次 200~400mg/m^2,每周 1~2 次或遵医嘱。

4. 鸦胆子油乳注射液 鸦胆子油乳注射液的有效成分为精制鸦胆子油,起到抗癌扶正的作用。抗肿瘤机制为对癌细胞 G_0、G_1、G_2、M 期有杀伤抑制,通过抑制拓扑异构酶(ToPo Ⅱ)活性而抑制肿瘤细胞 DNA 合成,可影响膜系统和线粒体,使之变性、坏死。鸦胆子油乳注射液可用于晚期食管癌,食管癌引起的癌性胸水、腹水等。鸦胆子油乳注射液可以静脉滴注,也可以胸腹腔内灌注。静脉滴注,用 250~500ml 0.9% 生理盐水注射液稀释,每次 10~30ml,每日 1 次,1 个月 1 个周期。胸腹腔化疗每次 40~60ml,间隔 10 日 1 次。胸腔引流管内注射,于引流尽后注入 80ml,封闭胸管,连用 7 天为 1 个周期。谢春英等采用鸦胆子油乳注射液联合同步放化疗治疗 40 例老年食管癌患者,鸦胆子油乳 20~30ml 加入生理盐水 250ml 中静脉滴注,每天 1 次,贯穿整个放化疗过程。结果显示鸦胆子油乳注射液可提高食管癌患者局控率及生存率,且不增加毒性不良反应。

5. 艾迪注射液 艾迪注射液的有效成分为斑蝥、人参、黄芪、刺五加,起到清热解毒、消瘀散结的作用。抗肿瘤机制为影响癌细胞 DNA 和 RNA 的生物合成,诱导癌细胞凋亡,影响癌基因表达,抑制癌细胞侵袭及转移。诱导体内产生白介素、干扰素等,诱生肿瘤坏死因子,增强 LAK 细胞、NK 细胞活性等,提高机体的免疫功能。可用于晚期食管癌的治疗,用于食管癌术后的巩固治疗。可与化疗药物配合使用,减少化疗药物用量,提高疗效,减少毒副作用。艾迪注射液以静脉滴注为主,采用 0.9% 氯化钠注射液或 10% 葡萄糖注射液 400~450ml 稀释,每次 50~100ml,每日 1 次;手术前后使用,10 天为 1 个周期;晚期恶病质患者,连用 30 天为 1 个周期。施庆彤等术前给予食管癌患者艾迪注射液,具体为艾迪注射液 1.2ml/kg + 5% 葡萄糖/生理盐水 500ml,静脉滴注,每日次,连用 5 天;结果发现艾迪注射液可抑制食管癌的复发和转移。另外,艾迪注射液联合化疗治疗食管癌,可降低化疗的不良反应,有利于提高患者的生活质量。

6. 华蟾素注射液 华蟾素注射液以中华大蟾蜍为主要原料,起到清热解毒、消肿止痛、活血化瘀、软坚散结的作用。抗肿瘤机制为通过影响 DNA 合成,可抑制癌细胞生长与增殖。与抗肿瘤药物合用有协同作用;促进机体免疫和细胞免疫功能。华蟾素注射液的用法为每日或隔日 1 次,每次 10~20ml,用 5% 葡萄糖注射液 500ml 稀释,缓慢静脉滴注;每 4 周为 1 个周期。肌内注射:每日 2 次,每次 2~4ml;每 4 周为 1 个周期。刘怀民等采用华蟾素联合 NP 方案(长春瑞滨+顺铂)治疗 35 例中晚期食管癌,华蟾素注射液 20ml,每日 1 次,连用 2 周,每 3 周为 1 个周期。结果表明华蟾素注射液有利于提高化疗的疗效,降低不良反应的发生,有利于改善患者的生存质量。

7. 香菇多糖注射液 香菇多糖注射液的有效成分为香菇多糖,对食管癌的治疗起到辅助抗癌作用。其作用机制:对动物多种肿瘤细胞,如肉瘤 S-180、艾氏腹水癌有较好的抑制作用。用法为用 2ml 注射用蒸馏水振摇溶解 1mg,加入 250ml 生理盐水或 5% 葡萄糖注射液中或用 5% 葡萄糖注射液 5~10ml 完全溶解后静脉滴注,每周 2 次。

8. 参麦注射液 参麦注射液的有效成分为红参、麦冬。起到益气固脱、养阴生津、生脉的作用。参麦注射液用于肿瘤治疗,能提高患者的免疫功能(提高 NK、Th/Ts 比值等);与化疗药物合用时,有一定的增效作用,并能减少化疗药物所引起的毒副作用;与放疗合用,有明显的增效作用;对骨骼造血有保护作用;减少术后并发症等。用法为静脉滴注 20～100ml(用 5% 葡萄糖注射液 250～500ml 稀释后应用)或遵医嘱用。参麦注射液可减轻食管癌患者放疗后的不良反应。

　　另外,参一胶囊、复方红豆杉胶囊、云芝糖肽胶囊、贞芪扶正胶囊、槐耳颗粒、苦参碱氯化钠注射液、康艾注射液、参芪扶正、斑蝥酸钠、斑蝥酸钠维生素 B₆ 注射液等均可通过调节机体的免疫系统而影响食管癌的生长,或者直接影响肿瘤细胞的生长;故均可用于食管癌的治疗,但上述药物均缺乏充足的循证医学证据。

(杜　斌　刘连科)

参 考 文 献

冯玉龙,王祥麒. 启膈散加减联合化疗治疗食管癌 40 例. 河南中医,2009,29(6):577～578.

顾本兴,胡建斌,刘海,等. 2013. 榄香烯乳联合顺铂同步放化疗后 PF 巩固化疗治疗中晚期食管癌. 中国肿瘤临床,40(10):600～603.

郭宏莉,李江华,李斌,等. 2011. 藤梨根诱导人食管癌 Eca-109 细胞凋亡的调节机制. 实用癌症杂志,26(2):120～123.

国家中医药管理局中华本草编委会. 2000. 中华本草. 第 9 分册. 上海:上海科学技术出版社,356.

李凯,邹华伟. 2007. 消癌平联合化疗治疗晚期食管癌的临床观察. 中华肿瘤防治杂志,14(16):1272～1273.

李明焕,于金明. 2012. 康莱特注射液联合放疗抗肿瘤研究进展. 中国肿瘤临床,39(16):1148～1150.

梁光裕. 2005. 蟾蜍治疗恶性肿瘤临床研究初探. 中国医学研究与临床,3(4):24.

刘怀民,郑玉玲,刘晓莉,等. 2011. 华蟾素联合化疗治疗中晚期食管癌. 中国实验方剂学杂志,17(5):235～237.

刘艳秋,游松,田代真一,等. 2006. 冬凌草甲素增强 U937 细胞吞噬小体过程中 ERP 途径的调节作用. 中国药理学通报,22(1):110～113.

刘忠昌,贾永森,包巨太. 2011. 通幽汤及其拆方对食管鳞癌细胞的抑制作用及其机制研究. 江苏中医药,43(7):86～88.

马丽萍,赵培荣,王留兴,等. 2007. 仙鹤草水提液对食管癌 Eca109 细胞生长的抑制作用. 郑州大学学报(医学版),42(1)149～150.

缪珠雷,张康,杨鸣泽,等. 2010. 蟾蜍抗肿瘤及增强免疫效应研究. 中国中药研究,35(2):211～214.

施庆彤,吴鸿雁,曹彬. 2014. 艾迪注射液对食管癌 VEGF 表达和 MVD 的影响. 江苏医药,40(13):1545～1547.

司富春,岳静宇. 2012. 食管鳞癌的中医证候聚类分析. 中医杂志,53(22):1944～1947.

司富春. 2008. 启膈散及其拆方对人食管癌 Eca109 细胞裸鼠移植瘤血管生成的抑制作用. 世界华人消化杂志,28(16):3139～3145.

司富春. 2010. 启膈散、沙参麦冬汤、通幽汤和补气运脾汤对 hEGF 刺激的人食管癌 EC9706 细胞生长信号转导的调节. 世界华人消化杂志,28(18):2956～2965.

宋佳玉,王晓兰,王建刚,等. 2011. 壁虎醇提物对人食管癌 EC-109 细胞增殖抑制作用及其机制研究. 中药材,34(7):1020～1023.

吴婕,袁守军,杨德宣,等. 2007. 冬凌草甲素抑制 BGC823 细胞的生长及 MMP-2 MMP-9 的表达. 解放军药学学报,23(5):344～347.

吴敏. 2014. 三维适形放疗联合化疗及消癌平治疗局部晚期食管癌的临床疗效观察. 中国实用医药,15(9):146～147.

谢春英,娄思源,罗晓东. 2011. 鸦胆子油乳注射液结合同步放化疗治疗老年食管癌患者 40 例. 中国老年学杂志,31(9):3408～3409.

郑毛根,赵艾君,陈志全. 2006. 康莱特联合放疗对 75 岁以上未手术的老年食管癌患者安全性与疗效的评价. 中国老年学杂志,26(8):1127～1128.

第十五章　食管癌的介入治疗

　　介入治疗食管癌主要为解决患者的进食困难问题。进食困难可以由食管癌肿瘤生长导致食管狭窄所致,也可以由于治疗原因引起,如放疗导致的放射性食管炎。而通过介入治疗,如食管支架置入术或球囊扩张术,可以改善患者进食困难症状,进而可纠正患者的营养不良症状,以利于患者接受放化疗或改善晚期不能手术患者的生存质量。有荟萃分析认为,对于局灶性的晚期食管癌患者,支架置入能够明显改善进食困难症状并且使患者能够在新辅助放化疗治疗期间经口获得营养。

　　当然,对于完全性的食管梗阻,如导丝也不能通过则可以考虑采用经皮胃造瘘或空肠造瘘术作为姑息性的支持治疗。

第一节　食管支架置入术

一、适　应　证

　　(1)不能手术切除的晚期食管癌患者。
　　(2)食管癌合并食管-气管瘘或食管-纵隔瘘。
　　(3)食管癌治疗后复发所致的食管狭窄。
　　(4)外科手术或行放化疗前需营养支持的患者。
　　(5)虽可手术切除,但拒绝外科治疗的患者。

二、禁　忌　证

　　(1)不能纠正的凝血功能障碍。
　　(2)严重恶病质的重症患者。
　　(3)存在小肠梗阻(例如:腹膜种植转移)。
　　(4)肿瘤侵犯食管上端括约肌。

三、术　前　准　备

　　(1)签订手术同意书,获取患者知情同意权。
　　(2)行食管造影和/或内镜检查,了解病变的部位、长度和狭窄程度。
　　(3)术前禁食、禁饮4h。
　　(4)血常规检查(了解血细胞容积、血小板计数)和凝血功能检查(了解PT和APTT),必要时予以纠正。术前肌内注射地西泮10mg和65~220mg。

四、器 械 准 备

（1）准备的基本材料包括牙托、猎人头导管、导丝、支架释放系统、吸痰器。

（2）必要时需准备球囊导管。

五、操 作 方 法

（1）采用1%的利多卡因以雾化吸入方式进行咽部局麻。

（2）患者取右侧卧位，经口含入约10ml造影剂吞咽后确认狭窄的部位和长度，并透视下在患者体表进行定位。

（3）经口送入0.035in（1in＝2.54cm）的交换导丝通过狭窄部位至食管远端或胃腔内（可采用导管配合）。

（4）经导丝送入标记导管，经导管注入造影剂，测量狭窄段的长度；若不用标记导管，也可依据椎体高度进行长度判断。

（5）固定导丝，退出标记导管。

（6）先将支架释放系统头端涂抹液状石蜡以便于推送；再经导丝送入食管，并跨过狭窄段（如果支架释放系统无法通过狭窄，可先用球囊导管在狭窄处进行预扩张）。

（7）可经释放系统注入造影剂，明确支架和狭窄段的关系，支架长度需超出狭窄两端各1～2cm。

（8）在精确定位后，固定释放系统的内芯，后撤外鞘，释放支架。

（9）撤出支架释放系统和导丝，并即刻行食管造影，评估支架的位置和通畅性及有无并发症。

六、术 后 处 理

（1）患者术后观察4～6h，若无特殊情况可进食流质；食管气管瘘患者术后1天行随访食管造影复查后，方可决定是否进食。

（2）支架置入术后1～3天行食管造影复查，了解支架的扩张程度、位置和通畅性。

（3）若支架已完全扩张且位置良好，则可进食半流质、软食再过渡至普食。

（4）若支架远端跨过食管远端括约肌处，建议患者睡觉时头部抬高30°，睡前避免进食过多，以减少胃内容物的反流和误吸。可用制酸剂预防和改善症状。

（5）为避免食物堵住支架，建议进食时充分咀嚼食物和避免纤维素过多的食物，并在用餐时和用餐后建议饮用碳酸饮料。对于镍钛合金支架，则避免进食过冷的食物，以防支架移位。

（6）部分患者在支架置入后有胸骨后不适或疼痛，可自行消失，一般不需处理；必要时予以止痛药。

七、疗效评价

据报道手术成功率可达 96% ~ 100%。

临床评价指标包括:

1. 主观指标 采用五级评分法:0,正常进食;1,能进食半固体食物;2,能进食软食;3,只能进食流质;4,不能进食。

2. 客观指标 食管造影显示支架通畅性和患者体重有无增加。

文献报道术后进食困难症状迅速改善者达到 96%,且评分均改善 1 ~ 2 分。

有报道采用覆膜支架治疗食管-气管瘘患者,80% 的瘘口被完全封堵住,但是有 35% 的患者瘘口再次出现。

八、并发症及其处理

1. 支架移位 文献报道不同的支架移位发生率在 4% ~ 36%。当支架释放跨过食管胃连接处时,支架发生移位的概率较高,可能是由于支架远端游离于胃腔而不能固定在胃壁。此外,由于放化疗导致肿瘤体积的缩小,也是支架发生移位的原因。总体而言,全覆膜支架的移位率要高于部分覆膜支架和裸支架。支架部分移位可考虑在同轴放置一枚新支架,若完全移位应考虑取出。但是若支架脱落至胃腔或肠道,是否取出存在一定争议,有学者建议可不急于取出支架,因为支架可从肛门排出,且位于胃腔的支架,在较长时间内也不引起症状。但是,也有学者建议通过内镜取出,有报道移位的支架可引起诸如小肠梗阻、溃疡或穿孔等并发症。

2. 肿瘤或非肿瘤组织支架内生长或外生长 采用裸支架组织支架内生长和外生长的发生率在 5% ~ 31%;而采用部分覆膜支架其发生率在 10% ~ 14%。采用全覆膜支架能有效防止肿瘤支架内生长,也能降低外生长的发生率。解决方法为再次放置支架或采用内镜下激光等治疗。

3. 食物嵌顿 由于支架的改进,现发生率较低,在 5% ~ 7%。一般为患者未咀嚼或咀嚼不全食物所致。可用球囊导管或内镜将食物推至胃腔。

4. 胃内容物反流 当支架放置位置跨过食管胃连接处时,由于支架影响了食管下端括约肌的功能,部分患者可能会出现胃内容物反流的症状。鉴于防反流支架技术并不很成熟,目前最好的治疗方法为采用口服较大剂量的质子泵抑制剂;对部分效果不好的患者,可考虑采用防反流支架。

5. 气管压迫和食管穿孔 少见(0 ~ 7%)。主要发生在支架放置在食管上 1/3 段时,可能与食管气管并列走行的解剖结构有关。出现气管压迫的患者,可予以置入气管支架或取出食管支架。对于出现食管穿孔者,可再次置入新的支架。

6. 其他并发症 颈段食管狭窄患者置入支架后可引起喉部异物感。其他如出血、败血症等发生率极低。

九、可回收覆膜支架的取出

食管癌患者行支架置入后需取出的适应证包括单纯的外科术前或放、化疗前需要予以食物营养支持的患者。

支架置入后发生并发症，如支架移位或变形、气管压迫或剧烈疼痛不能耐受。

操作方法：

（1）咽部雾化吸入局部麻醉后，经口将0.035in硬导丝（radifocus guide wire M）通过支架送至食管远端或者胃腔内。

（2）沿导丝将带有扩张管的鞘管输送至支架的近端。

（3）将导丝和扩张器从鞘管内退出后，于鞘管内送入带钩导管，直至其头端金属部分位于支架腔内。

（4）后撤鞘管，拉动带钩导管使金属钩勾住可回收支架上端内缘的尼龙线。当导管至鞘的头端时，从鞘内后退带钩导管，使支架近端收缩。

（5）将鞘管、带钩导管及支架从食管内一并撤出。

（6）支架取出后立即行食管造影复查，注意有无食管穿孔等并发症。

支架取出术后2h，患者可进食流质，再逐步过渡至普食。

放置3~4周可回收覆膜支架联合放疗治疗恶性食管狭窄，与置入永久支架比较，在减少术后并发症和需要再次相关介入治疗方面更有效。

十、支架的选择和研究进展

随着时代的发展，可供食管狭窄置入的支架种类很多。结合支架的发展史和既往的临床应用经验和教训，食管癌引起的狭窄不应用裸支架，应采用全覆膜支架或部分覆膜支架，因为尽管支架移位率有增加，但肿瘤或组织内生长和外生长明显减少，从而减少支架堵塞机会，同时也便于需要时支架取出。

目前食管癌主要的三大治疗方式为外科手术、放疗和化疗。介入治疗的作用主要为姑息性和支持治疗。由于单纯支架置入只能解决进食困难的问题，对肿瘤本身没有治疗作用。因此，有学者已经开始研究带放射性粒子支架和药物洗脱支架来针对肿瘤进行治疗。药物洗脱支架表面覆有5-氟尿嘧啶等药物通过缓慢释放来达到抑制肿瘤生长的目的。我国学者最近发表的Ⅲ期多中心随机临床试验证实采用载有^{125}I粒子支架能够较普通支架延长不能手术切除的食管癌患者生存期，而两组并发症发生率无明显差异。

第二节　食管球囊扩张术

因为肿瘤的生长会导致食管再狭窄，所以球囊扩张通常只能短期改善食管癌引起的食管狭窄，通常不作为治疗的首选。但对于食管胃连接处的食管癌，支架置入后的并发症如支架移位、反流性食管炎等较其他部位常见，且有时支架置入难度大，可考虑行食管球囊扩张术。

一、适 应 证

（1）不能切除的食管胃连接处的食管癌且狭窄长度≤4cm，为放化疗做准备。

（2）不能切除的食管胃连接处的食管癌且狭窄长度≤4cm，放化疗后狭窄复发。

（3）外科手术前需营养支持的食管中度狭窄的食管癌患者。

（4）食管重度狭窄，支架置入术前行球囊预扩张。

二、禁 忌 证

（1）不能纠正的凝血功能障碍。

（2）严重恶病质的重症患者。

（3）有食管-气管瘘或食管-纵隔瘘的患者。

三、术 前 准 备

（1）签订手术同意书，获取患者知情同意权。

（2）行食管造影和/或内镜检查，了解病变的部位、长度和狭窄程度。

（3）术前禁食、禁饮4h。

（4）血常规检查（了解血细胞容积、血小板计数）和凝血功能检查（了解PT和APTT），必要时予以纠正。

（5）术前肌内注射地西泮10mg和654-Ⅱ20mg。

四、器 械 准 备

（1）需准备的基本材料包括牙托、猎人头导管、导丝、球囊导管、吸痰器。

（2）必要时需准备覆膜支架。

五、操 作 方 法

（1）采用1%的利多卡因以雾化吸入方式进行咽部局麻。

（2）患者取右侧卧位，经口含入约10ml造影剂吞咽后确认狭窄的部位和长度，并在透视下在患者体表进行定位。

（3）经口送入0.035in的交换导丝通过狭窄部位至食管远端或胃腔内（可采用导管配合）。

（4）经导丝送入球囊导管，并跨过狭窄段。

（5）经球囊导管缓慢注入稀释的造影剂，充盈球囊直至"球囊"腰征消失或充盈压力达到了10atm（$1atm=1.01 \times 10^{5}Pa$）。若"腰征"的位置位于狭窄段的中间位置，则表明球囊位置良好。球囊完全充盈时间持续 30s 至 1min。

（6）用注射器抽吸出球囊内的造影剂至抽瘪球囊;可根据需要再次充盈球囊扩张 2～3 次。

（7）扩张满意后,抽瘪球囊,撤出球囊导管和导丝。并即刻行食管造影,评估食管狭窄的扩张改善程度和有无并发症如食管穿孔等。

六、术 后 处 理

（1）术后需观察患者 2～4h,需注意观察患者的脉搏、血压和体温。由于球囊扩张术后常规行食管造影,因此食管穿孔通常能够及时发现并处理。但有极少数为迟发性食管穿孔,可表现为疼痛、呼吸困难、发热或心动过速,应进行胸片检查和食管造影,必要时可行胸腹部 CT 检查。

（2）术后可以给予口服抗生素防治感染。

（3）术后 2h,患者可进食,先进食流质、半流质再逐渐过渡至普食。若进食顺畅,鼓励进食固体食物,因为进食也是食管扩张的过程。

七、疗效和安全性评价

文献报道手术成功率 100%,临床评价指标包括:

1. 主观指标　同食管支架置入术所采用的五级评分法。文献报道术后 1 个月内进食改善率达 87%。

2. 客观指标　食管造影显示食管狭窄段内径改善程度和患者体重有无增加。

安全性评价:为便于更好地对食管穿孔进行临床处理,有学者对食管球囊扩张术后发生食管破裂的患者进行分型。包括:

1 型:食管壁内破裂,渗出的造影剂能自然流回食管腔内。

2 型:包裹性的透壁食管破裂,渗出的造影剂位于包裹内既不外渗至纵隔也不回流入食管腔内。

3 型:未包裹的透壁食管破裂,造影剂能渗出弥散至纵隔、胸膜或腹膜腔。

对照该分型食管发生明确穿孔属于 3 型。2 型食管破裂,若包裹破裂,可造成迟发性穿孔。

八、并发症及其处理

食管球囊扩张主要的并发症为食管穿孔、肺部误吸和出血。

1. 食管穿孔　有文献报道,恶性食管狭窄行扩张术后穿孔发生率为 6.4%,致死率为 2.3%;高于良性狭窄球囊扩张术后的穿孔发生率为 1.1%,致死率为 0.5%。当患者有疼痛、呼吸困难、发热或心动过速时,要考虑发生食管穿孔的可能性。一旦发生食管穿孔,需尽早采取治疗。对于小的穿孔且无明显纵隔感染,可考虑保守治疗包括禁食、肠外营养和使用广谱抗生素,必要时可行覆膜支架置入术;对于较大的穿孔和/或有明显纵隔等感染,需要外科手术治疗。

2. 出血 由于球囊扩张后,球囊表面可带有少许血丝,一般不需处理。少数患者可因手术应激反应出现胃黏膜出血,需用止血药和制酸剂。

3. 肺部误吸 若发生感染,应采用抗生素治疗,并进行胸片复查。

九、球囊扩张建议

由于食管癌球囊扩张发生食管穿孔概率要略高于良性食管狭窄,因此扩张时需谨慎,特别是当患者接受过放疗、化疗或激光治疗后,选用球囊的直径一般≤20mm。对于支架置入前需行球囊预扩的患者,只需适度用球囊扩张即可。

第三节 其他介入治疗方法

食管癌导致的食管狭窄基本可以通过支架置入术或球囊扩张术来解决。只有极其少数情况,当食管完全梗阻导丝都不能通过时,可以考虑经皮胃造瘘术或空肠造瘘术来实现营养支持。由于一般情况均采用胃造瘘,因此本节仅仅简单介绍经皮胃造瘘术。

1. 适应证 食管癌导致的食管完全梗阻(透视或内镜下均不能完成球囊扩张或支架置入术)。

2. 禁忌证

(1)无合适的穿刺路径(比如肝脾大、间位结肠)。

(2)不能纠正的凝血功能障碍。

(3)由于门静脉高压导致的胃或腹壁静脉曲张。

(4)大量腹水。为了减少管周渗漏,须术前穿刺放液,并且行胃固定术。

其中(3)、(4)为相对禁忌证。

3. 术前准备

(1)签订手术同意书,获取患者知情同意权。

(2)血常规检查(了解血细胞容积、血小板计数)和凝血功能检查(了解 PT 和 APTT),必要时予以纠正。

(3)CT 或超声检查定位,避开肝左叶或横结肠。

(4)手术前晚禁食,并置入胃管,抽吸胃液,促进胃排空。

4. 操作方法

(1)左侧肋下和上腹部区域进行无菌消毒。

(2)手术前通过胃管注入空气 300~500ml,使胃充胀贴近腹前壁,以便于穿刺。

(3)注气后对上腹部进行正侧位透视,了解穿刺经过胃前壁深度和横结肠的位置。

(4)穿刺点应选择远端胃体,位于胃小弯和大弯中间,以降低穿刺到动脉的风险。

(5)用1%利多卡因做局部麻醉,达腹膜表面,做一3~5mm小切口。

(6)采用22G穿刺针穿刺成功后,置入0.018in微导丝至胃底部。

（7）交换入6F三件套管,退出内两件套管和0.018in导丝。经外套管用0.038in的导丝推送入两枚锚定器至胃腔。

（8）保留导丝,退出6F外套管,用手拉紧锚定器并固定住,采用8F、10F、12F、14F的扩张管经导丝不断扩张通道。

（9）经过导丝放置造瘘管,常用的是14F猪尾巴头胃造瘘管（Wills-Oglesby经皮胃造瘘管）。

（10）经造瘘管注入造影剂,观察造瘘管位置是否合适,缝合固定锚定器于皮肤,并通过缝合或者蝴蝶夹将造瘘管固定于皮肤表面。

5. 术后处理

（1）术后注意观察生命体征和注意腹部查体,及早发现患者胃内容物外渗所致腹膜炎的征象。常规腹部平片上易见气腹征,症状一般在1~3天后缓解。

（2）术后24h内夹闭胃造瘘管,如有需要,可外接引流袋或进行间歇吸引。如果夜间引流量不多,腹部检查阴性,第二天早上可尝试经造瘘管喂饲。

（3）长期护理:胃造瘘管一般不用经常更换。医生、患者和护理人员发现如果有问题,一般在4~6个月后进行更换。

（刘　圣）

参 考 文 献

Adler DG, Fang J, Wong R, et al. 2009. Placement of Polyflex stents in patients with locally advanced esophageal cancer is safe and improves dysphagia during neoadjuvant therapy. Gastrointest Endosc, 70:614~619.

Ajani JA, Barthel JS, Bentrem DJ, et al. 2011. Esophageal and esophagogastric junction cancers. J Natl Compr Canc Netw, 9:830~887.

Allum WH, Blazeby JM, Griffin SM, et al. 2011. Guidelines for the management of oesophageal and gastric cancer. Gut, 60:1449~1472.

Do YS, Choo SW, Suh SW, et al. 2001. Malignant esophagogastric junction obstruction: palliative treatment with an antireflux valve stent. J Vasc Interv Radiol, 12:647~651.

Fan Y, Song HY, Kim JH, et al. 2012. Evaluation of the incidence of esophageal complications associated with balloon dilation and their management in patients with malignant esophageal strictures. AJR Am J Roentgenol, 198:213~218.

Guo Q, Guo S, Wang Z. 2007. A type of esophageal stent coating composed of one 5-fluorouracil-containing EVA layer and one drug-free protective layer: in vitro release, permeation and mechanical properties. J Control Release, 118:318~324.

Harries R, Campbell J, Ghosh S. 2010. Fractured migrated oesophageal stent fragment presenting as small bowel obstruction three years after insertion. Ann R Coll Surg Engl, 92:W14~W15.

Katsanos K, Sabharwal T, Adam A. 2010. Stenting of the upper gastrointestinal tract: current status. Cardiovasc Intervent Radiol, 33:690~705.

Kim JH, Song HY, Park SW, et al. 2008. Early symptomatic strictures after gastric surgery: palliation with balloon dilation and stent placement. J Vasc Interv Radiol, 19:565~570.

Nagaraja V, Cox MR, Eslick GD, et al. 2014. Safety and efficacy of esophageal stents preceding or during neoadjuvant chemotherapy for esophageal cancer: a systematic review and meta-analysis. J Gastrointest Oncol, 5:119~126.

Reddy VM, Sutton CD, Miller AS. 2009. Terminal ileum perforation as a consequence of a migrated and fractured oesophageal stent. Case Rep Gastroenterol, 3:61~66.

Riley SA, Attwood SE. 2004. Guidelines on the use of oesophageal dilatation in clinical practice. Gut, 53 (Suppl 1): i1~i6.

Shin JH, Song HY, Ko GY, et al. 2004. Esophagorespiratory fistula: long-term results of palliative treatment with covered expandable metallic stents in 61 patients. Radiology, 232:252~259.

Song HY, Do YS, Han YM, et al. 1994. Covered, expandable esophageal metallic stent tubes: experiences in 119 patients. Radiology, 193:689 ~ 695.

Song HY, Jung HY, Park SI, et al. 2000. Covered retrievable expandable nitinol stents in patients with benign esophageal strictures: initial experience. Radiology, 217:551 ~ 557.

Song HY, Lee DH, Seo TS, etal. 2002. Retrievable covered nitinol stents: experiences in 108 patients with malignant esophageal strictures. J Vasc Interv Radiol, 13:285 ~ 293.

Song HY, Shin JH, Yoon CJ. 2010. Esophageal stents. In: Krishna Kandarpa LM, eds. Handbook of Interventional Radiologic Procedures. 4th ed. Amsterdam: Wolters Kluwer Health, 510 ~ 515.

Standards of Practice Committee, Egan JV, Baron TH, et al. 2006. Esophageal dilation. Gastrointest Endosc, 63:755 ~ 760.

van Boeckel PG, Repici A, Vleggaar FP, et al. 2010. A new metal stent with a controlled-release system for palliation of malignant dysphagia: a prospective, multicenter study. Gastrointest Endosc, 71:455 ~ 460.

van Boeckel PG, Siersema PD, Sturgess R, et al. 2010. A new partially covered metal stent for palliation of malignant dysphagia: a prospective follow-up study. Gastrointest Endosc, 72:1269 ~ 1273.

Vleggaar FP, Siersema PD. 2011. Expandable stents for malignant esophageal disease. Gastrointest Endosc Clin N Am, 21:377 ~ 388, vii.

Zhu HD, Guo JH, Mao AW, et al. 2014. Conventional stents versus stents loaded with(125)iodine seeds for the treatment of unresectable oesophageal cancer: a multicentre, randomised phase 3 trial. Lancet Oncol, 15:612 ~ 619.

第十六章 食管癌的局部物理治疗

手术、放疗和化疗是目前治疗食管癌的"三驾马车",但很多食管癌患者确诊时已进入中晚期,或者既往治疗后复发,出现进食梗阻、转移灶压迫等症状,常规治疗手段难以迅速缓解症状,特别是进食梗阻往往严重影响患者的营养状况。而一些局部治疗手段在姑息治疗中可以发挥意想不到的效果,热疗、冷冻治疗、食管支架置入及光动力治疗已经成为有效的食管癌局部治疗方式。

第一节 热 疗

热疗(hyperthermia)是使用相关设备在肿瘤组织中积聚能量产生热效应,引起肿瘤细胞损伤甚至死亡的一种治疗方法。由于肿瘤组织结构有别于正常组织,热量更易聚集且发散困难,故在一定温度内,热疗在损伤肿瘤组织时对正常组织影响小。临床应用中,热疗既可以单独应用也可以与放疗和/或化疗结合。

一、机 制

(一) 热与肿瘤细胞

1. 对细胞膜的影响 细胞膜在常温下呈液晶相,细胞膜的能量转换、物质运送、信息传递等功能都与膜的流动性密切相关。热量直接作用于细胞膜,加快细胞膜上脂质分子活动、加大分子间距,使细胞膜液晶相发生改变,从而增加细胞膜的流动性和通透性;另外使附在膜上的细胞内外离子交换和能量代谢的蛋白质,特别是酶系统活性降低、失活或膜蛋白脱落异位,引起细胞内外离子浓度及 pH 改变,抑制膜结构参与能量代谢和物质合成,造成细胞损伤甚至死亡。肿瘤细胞膜胆固醇较正常细胞低,流动性更强,细胞膜上部分酶系统的热稳定性差,使其热敏感性要高于正常细胞。

2. 对其他细胞结构的影响 加热能抑制 DNA、RNA 和蛋白质的合成,特别是 DNA 的合成,使细胞内难以进行大分子合成,无法修复损伤,即使热疗停止后亦可长时间发挥作用。温度升至 43℃ 以上便可导致细胞内的蛋白质变性。在热疗后,肿瘤细胞线粒体膜、溶酶体膜和内质网膜等细胞器均发生破坏,由于溶酶体酸性水解酶释放导致胞膜破裂,细胞质外溢,肿瘤细胞死亡。此外,热疗还可损伤细胞骨架,主要表现为细胞形态、有丝分裂器、细胞内原生质膜等的改变。

3. 对细胞凋亡的影响 热疗的温度往往不能直接引起细胞死亡,但是可以诱导细胞凋亡。Rong 等研究发现,Dunn 骨肉瘤细胞在 43.5℃ 下持续加热 1h 即发现有细胞凋亡现象。目前认为,加热可以增强 bax 表达,降低 bcl-2/bax 值,激活 p53 基因,诱导 TNF-α 和 Hsp70,从而诱导肿瘤细胞凋亡。

（二）热与肿瘤血管

肿瘤组织内毛细血管壁由单层内皮细胞和缺乏弹性基膜的外膜形成,且结构上迂曲、扩张,有较多血窦、盲端和动静脉瘘,因此血流缓慢且容易受组织挤压而闭塞。当温度升高时,正常组织血管床开放、扩张,血流加快,散发热量,而肿瘤组织血管床缺乏正常调节机制,血流淤滞,散热困难。当加热时,肿瘤组织的温度可高于相邻正常组织 5～10℃,这个温度差使热能杀灭癌细胞而又不会损伤正常组织细胞。

肿瘤的生长、侵袭需要肿瘤新生血管供应养分,热量可以抑制肿瘤新生血管的形成,其机制如下:①下调血管内皮生长因子(VEGF)和合成;②抑制肿瘤细胞基质金属蛋白酶(MMPs)的表达、合成;③直接损伤肿瘤血管内皮细胞。

（三）热与机体免疫

在肿瘤组织局部热疗中,存在热疗的异位效应,即肿瘤原发灶热疗后引起原发灶和转移灶均退缩、消失,或转移灶热疗后与原发灶一起退缩、消失。Stawarz 等对 15 例治疗前 $CD4^+/CD8^+$ 比值低下的前列腺癌患者行微波热疗,治疗后 5 例生存期超过 5 年,3 例痊愈,所有患者 $CD4^+/CD8^+$ 比值升高,提示热疗可改善患者机体免疫状况。

二、热疗类型及其临床应用

由于食管癌是位于人体腔道内的肿瘤,腔内热疗能更贴近病灶,可以使肿瘤获得更高的温度,而且周边正常组织中热量衰减较快而受损较少。根据热源产生机制的不同,热疗设备可分为以下几种:

（一）微波热疗

微波热疗机通过交变磁场或者电场,将电能转换为热能。常用微波频率为 915MHz,有效深度为 3cm,常用于表浅肿瘤的局部加热,如乳腺癌局部复发、头颈部肿瘤颈部淋巴结转移;若将辐射的微波进行聚焦,也可治疗深部肿瘤。

（二）射频热疗

射频热疗即射频消融,原理在是在两个电容极板辐射器之间加入射频电场,人体组织的带电离子在这一电磁场内做高频运动,形成射频电流,组织内分子快速运动、摩擦产生热量,从而给自身组织加热。常用频率有 500kHz(组织间加热)、13.6MHz、27.12MHz(深部加热)等,通过调整电容极板的大小,可以治疗不同深度和大小的肿瘤。由于脂肪组织对射频能量吸收较强,故易形成皮下硬结。

多项研究显示,射频消融(RFA)可用于 Barrett 食管的治疗,是一种有效的方法。含有低度不典型增生的 Barrett 食管发生食管腺癌的风险增加,Phoa KN 等开展的一项随机临床试验显示,对含有低度不典型增生的 Barrett 食管的患者行内镜下 RFA 治疗,共 136 例确诊有 Barrett 食管及低度不典型增生的患者,随机分为 RFA 治疗组 68 例和对照组 68 例。结果表明 RFA 治疗后,进展为高度不典型增生或癌症的绝对风险下降了 25%,其中 RFA 治疗组为 1.5%,而对照组为 26.5%($P<0.001$);进展为癌症的绝对风险下降了 7.4%,其中 RFA 治疗组为 1.5%,而对照组为 8.8%($P=0.03$)。RFA 治疗组的患者中,92.6% 的异型增生和 88.2% 的肠上皮化生被彻底根除,而对照组 27.9% 的异型增生和 0% 的肠上皮化生被彻底根除($P<0.001$);RFA 治疗的患者中,19.1% 发生治疗相关的不良反应,显著高于高于对照组($P<0.001$)。最常见的不良事件是狭窄,8 例(11.8%)接受消融治疗的患者发生,均通过内镜扩张而解决。RFA 可以降低含有低度不典型增生的 Barrett 食管进展成癌症的风险,确诊为患有低度异型增生的 Barrett 食管患者可考虑给予 RFA 治疗。

Haidry RJ 等采用 RFA 治疗局限于黏膜层的食管鳞状上皮高级别上皮内瘤变(HGD)及早期食管癌(ESCC),在给予 RFA 之前,所有患者的可见病灶均行 EMR 切除;开始 RFA 治疗后,每 3 个月随访一次;然而结果显示 RFA 在鳞状上皮 HGD/ESCC 的作用仍不清楚。

(三)超声聚焦

超声聚焦是将上百束超声波通过超声通道从不同方向向某一点聚集,将超声能量转化为热能,使聚焦点的温度迅速上升到 70~100℃,造成肿瘤细胞的变性坏死。超声设备创造了点点成线、线线成面、面面成体的累积治疗方式,可瞬间杀灭 3mm×3mm×10mm 的肿瘤组织。传统热疗的温度局限于 41~45℃,超声聚焦的出现大大提升了热疗的效果。超声波在聚集过程中脂肪不过热、测温容易、穿透性好、指向性强,不足之处为不能透过脂肪和骨组织,必须依靠水为介质,治疗部位的体表必须与水接触才能透过超声,因此治疗癌肿受限。

(四)热疗联合放疗

热疗与放疗同时进行可增强放疗对细胞的效应,起到优势互补、协同增敏的作用。其协同作用的机制有三个方面:①射线在体内通过引起细胞 DNA 链断裂发挥其杀伤肿瘤细胞效应,DNA 链断裂后需要 DNA 修复酶的修复,加热使 DNA 修复酶类变性,使肿瘤细胞 DNA 链修复受到抑制;②射线对 G_2 后期和 M 期细胞最敏感,而 S 期肿瘤细胞由于谷胱甘肽合成增加对射线抗拒,对热疗最敏感;③肿瘤组织中的乏氧细胞对放射敏感性差,但对热疗的敏感性不变,加热后肿瘤血流量增加、氧分压升高,改善乏氧,增加放射敏感性。因此,热疗联合放疗可起到明显的协同作用。郭克锋等将 48 例中晚期食管癌随机分成单纯放疗组和综合治疗组(放疗联合热疗),综合治疗组的近期有效率为 95.8%,明显高于单纯放疗组的 70.8%。李征等的 Meta 分析纳入 15 篇随机对照研究共 1279 例患者,放疗联合热疗组的 1~5 年生存率、1 年局部控制率及总有效率均明显高于单纯放疗组,且两组不良反应相当。

第二节　冷冻治疗

1845 年,英国医生 James Arnott 首创使用-24℃ 的冰盐水治疗溃疡性肿瘤,开创了近代冷冻治疗肿瘤的先河,由于冷源技术的限制,随后逐渐被废弃。1961 年,美国神经外科医生 Irving Cooper 和工程师 Arnold Lee 合作,发明了新型探针状液氮冷冻器用来冷冻脑组织。冷冻治疗的真正突破始于 1993 年,美国 Endocare 公司利用美国航空和航天总署(NASA)的数十项火箭和导弹技术专利,首创低温手术系统 Cryocare Surgical System。该系统使用常温的高压氩气作为冷媒,高压氦气作为热媒,实质上属于冷冻-热疗,其优点可概括为:功率强大、使用方便、定位准确、疗效确切。1999 年南方医科大学张积仁教授首次将其引进中国,并形象地命名为氩氦刀。

一、机　　制

一般而言,当冷冻温度低于-20℃时,大多数组织细胞即受到损伤;低于-40℃则对大多数肿瘤细胞造成致命损伤。快速冷冻、缓慢融解、反复冻融可以使冷冻区域获得最大程度的凝固性坏死。

1. 靶区冷冻消融效应　快速冷冻时直接破坏细胞内,尤其是细胞骨架,导致细胞死亡。同时,细胞外冰晶溶化后再次冰晶形成可以使细胞变形、细胞膜损伤和破裂,直接导致细胞死亡。肿瘤细胞膜内外渗透压改变,细胞内液外渗而致细胞渗透性脱水和皱缩,改变细胞内外电解质浓度,离子通道障碍,细胞内外电解质和渗透压失衡。细胞骨架结构中的膜蛋白及骨架蛋白结构低温下稳定性差,蛋白质变性,引起癌细胞死亡。

2. 血管冷冻栓塞效应　冷冻活体组织引起小血管收缩,融化时小血管继发性扩张、渗透性增加,导致血流缓慢、淤滞。毛细血管微血栓形成,微循环障碍导致局部缺血、缺氧,引起细胞死亡。微小血管的冷凝栓塞效应对于靶区外围的亚临床病灶也有明显的治疗作用。

3. 抗肿瘤免疫激活效应　冷冻治疗后肿瘤细胞坏死,促使肿瘤免疫控制因子停止分泌,逆转免疫抑制状态,引起血清肿瘤标志物如 CEA、AFP、PSA 的水平下降。治疗过程可调控肿瘤抗原,促进淋巴细胞增殖,IL-2、IL-6、肿瘤坏死因子和抗肿瘤免疫抗体分泌增加,提高抗肿瘤免疫能力。

二、设备及适应证

目前最常用的冷冻剂是氩气,最低理论温度可以达到-260℃,温度低、安全、来源广、无须回收。此外,液氮、氟利昂、高压氧、固态二氧化碳等亦可用作冷源。根据冷源的不同,临床使用的冷冻设备可分为以下几种:

1. Cryocare 冷冻手术系统(即为氩氦刀)　Cryocare 冷冻手术系统(Cryocare Surgical System)是美国 Endocare 公司专利技术研发的冷冻治疗系统,该系统基于物理学焦耳-汤姆逊原理(Joule-Thomson principle),即当流体通过狭小的孔径从高压力区域进入低压力区域时将被节流,大多数气体,如氩气和氧气遭遇节流后温度将下降,而某些气体,例如氢气和氦气,温度反而上升;如果使气体反复进行节流膨胀,温度不断降低,最后可使气体液化。"氩氦刀"并非技术术语,特指美国 Endocare 公司生产的 Cryocare 冷冻手术系统的中文名称。而"氩氦刀治疗技术"也专指使用美国氩氦刀进行的冷冻治疗。

氩氦刀可控制 4 或 8 把冷刀。冷刀刀杆内部中空,可循环高压常温氩气(冷媒)或高压常温氦气(热媒)。温差电偶直接安装在刀尖,可连续实时监测刀尖肿瘤组织温度。氩气快速制冷技术,可借高压氩气在刀尖内部急速膨胀,在 30s 内冷冻病变组织至-100℃以下。又可借氦气在刀尖内部急速膨胀,快速加热处于结冰状态的病变组织,促使其爆裂和快速升温以再次打击。

2. 液氮冷冻　气体氮的沸点是77K(-196℃),在正常大气压下温度低于-196℃就会形成液氮,如果加压,可以在比较高的温度下得到液氮。液氮是惰性的,无色、无嗅,无腐蚀性,不可燃,温度极低;氮构成了大气的大部分(体积比78.03%,重量比75.5%),来源广泛;氮是不活泼的,不支持燃烧,安全性好;汽化时大量吸热接触造成冻伤。

常用的液氮冷冻机分为灌注式和喷射式,冷冻头温度可达-180℃。美国低温医学科学公司(Cryomedicine Science Inc,CMS)是液氮冷冻设备研制的主要公司,曾设计出可弯曲冷冻探头用来治疗人体深部肿瘤。2002年SMS公司被Endocare公司收购后,液氮设备的研制已经陷于停滞。

三、应　　用

冷冻治疗可广泛应用于肺癌、肝癌等实体肿瘤的局部治疗,在食管癌中多数用作姑息治疗,采用细长冷冻头,经食管镜插至癌区,可致组织坏死,坏死组织脱落后即可达到疏通食管管腔、缓解吞咽困难的目的。杨树森等使用腔内冷冻软管探头治疗40例食管癌、贲门癌术后吻合口狭窄,治疗后的吞咽困难缓解率达到98%。刘树鹏等的一项回顾性研究纳入了140例根治性切除术后的转移性食管癌患者,105例患者接受氩氦刀经皮冷冻消融治疗食管癌转移病灶,35例接受化疗。结果显示,冷冻治疗组患者总生存时间可达到(44±20)个月,中位生存时间为42个月,而化疗组患者的总生存时间为(23±24)个月,冷冻治疗组患者总体生存期显著长于化疗组(P=0.0006);综合冷冻组中,鳞状细胞癌患者的总生存时间可达(45±19)个月,与腺癌患者的总生存时间(33±18)个月相比,两组间差异具有统计学意义(P=0.0435);接受多次冷冻治疗的患者总生存时间可达(50±17)个月,中位生存时间为49个月,与单次冷冻治疗患者的总生存时间为(37±20)个月,中位生存时间为31.5个月。

第三节　食管内支架置入

20世纪60年代,外科医生开始在食管内置入塑料或树胶管解除食管梗阻,1977年Arkinson用圆柱形塑料管治疗不能手术切除的食管肿瘤,但由于塑料管内径小、弹性差,经常发生堵管、移位和穿孔等并发症。80年代出现了镍钛合金网状食管支架,1983年Frimberger首先用螺旋式金属支架治疗食管狭窄。1990年Domschke等首先用Wallstent支架治疗食管癌性狭窄。1991年,韩国Song等首先次报道食管硅酮覆膜支架,继之出现了涤纶、硅、橡胶、聚乙烯等覆膜支架。进入21世纪以来,我国多位学者应用捆绑[125]I放射性粒子的食管支架治疗不能手术的中晚期食管癌患者,亦取得了显著临床疗效。

一、常用食管支架的类型

食管支架按材料可分为聚酯塑料、硅酮、不锈钢合金、可降解生物材料等;按置入时间可为暂时性和永久性支架;按扩张方式可分为扩张式和记忆式支架;按是否覆膜分覆膜支架和裸支架。此外,有一些特殊功能设计的支架,如防反流、可降解、加热、药物缓释支架、放射性粒子捆绑支架等。临床常用的国外生产的支架有 Gianturco-Rosch-Z、Song Choo、Ultraflex、Wallstent、Esophacoi、lNiti-S、Flamingo、EllaPolyflex 等,国内则主要为镍钛形状记忆合金编织支架和 Z 形不锈钢丝支架。下文将简述部分临床上常用的食管支架。

1. 不锈钢金属支架　属于这一类的支架主要有 Wallstent 支架及 Z 形支架等。Wallstent 支架是由不锈钢合金丝构成的网眼管状结构,抗压力强,不易变形,针对食管下段及贲门的特殊结构设计有 Flamingo Wallstent 支架。Z 形支架的不锈钢丝呈 Z 形排列,钢性骨架之间采用软连接,在良好支撑力的基础上使支架质感柔软,具有良好的纵向顺应性,可适应弯曲变形的病变部位。

2. 记忆金属支架　镍钛记忆金属在4℃以下时可任意缩小变形而无弹性,而随着温度的升高支架逐渐恢复弹性,发挥良好的扩张能力。支架与组织生物相容性好,扩张后与病变组织之间保持良好的顺应性,并可维持较好的径向张力。另外,由于支架良好的柔软性,患者的异物感较轻。

3. 聚酯塑料支架　采用聚酯塑料编制网眼,内覆硅酮膜。支架上口开口较大,呈喇叭口状以减少移位,支架中段及远端开口内径相同。钡线置于支架两端及中间以利于 X 线检查定位,为方便内镜下检查对应钡线位置支架采用蓝色标记。此种支架可回收,支架两端息肉形成再狭窄的概率较小,但移位发生率较高。在食管良恶性狭窄、食管气管瘘、术后吻合口瘘等治疗中取得了良好的效果,较之金属支架,支架两端息肉形成再狭窄及胸痛、出血等并发症发生率低。

4. 放射性支架　放射性食管支架是将普通食管支架与腔内近距离照射技术相结合,对食管癌具有治疗功能的支架,目前主要是将食管支架与^{125}I 放射性粒子捆绑。东南大学附属医院介入科滕皋军等课题组通过一项前瞻性、多中心、单盲、随机对照试验证实,^{125}I 食管内照射支架较自膨式金属覆膜支架在治疗无法手术切除的食管癌性梗阻时,可持久而显著改善吞咽困难症状,并可以延长患者生存期,实验组与对照组的生存期分别为 177 天(95% CI 153~201 天)和 147 天(95% CI 124~170 天),两组的主要不良反应率相当,主要为胸痛、食管气管瘘、吸入性肺炎、出血等。

5. 药物缓释支架　药物缓释支架是将抗肿瘤药物被覆在支架表面,起到治疗肿瘤的作用。1998 年,Manifold 等使用含 33% 紫杉醇的金属覆膜支架治疗无法切除的食管癌,结果验证了其安全性,但未验证其优效性。Lei 等研发了一种含 5-氟尿嘧啶的覆膜缓释食管支架膜,生物相容性好、机械性能稳定,药物单向释放最适载药浓度为 20%~60%,支架置入兔食管后血药浓度极低,支架周边食管组织浓度随距离逐渐降低,并受支架载药量调控,具有良好的临床应用前景。

6. 可加热支架　金属有良好的导热性,因此有学者尝试对金属支架加热来治疗食管癌导致的恶性食管狭窄。Akiyama 等将 Ultraflex 支架加热到50°C 并保持 10 min,同时联合放化疗治疗晚期食管癌,总有效率76%,加热治疗 3 次及以上的总有效率89%,热疗联合放化疗的 4 例患者全都达部分缓解,证明联合支架热疗可有效抑制肿瘤生长并提高患者生活质量。

二、支架置入的常见并发症

1. 胸骨后疼痛　这是支架置入后最常见的并发症,严重胸痛发生率可达20%左右,主要原因为支架对食管壁的缓慢扩张撕裂及支架置入后胃食管反流增加,大都可以通过对症治疗缓解。胃食管反流多见于支架放置于食管下段或贲门处病变的患者,应用防反流食管金属支架后胃食管反流的发生得到了有效控制。

2. 支架移位和脱落　多与患者进食不当及支架本身有关。患者在支架置入后1~2周内最好以流质、半流质食物为主,少食多餐。对于镍钛合金支架应忌过冷、过热食物以防其变形脱落,金属支架移位相比塑料支架移位发生率较低,且不同编制方式的金属支架其移位率也有不同。支架移位后多采用内镜下调整或移除支架。

3. 管腔再狭窄　无覆膜或部分覆膜支架再狭窄率高,多因为肿瘤组织长入网眼所致。全覆膜支架的狭窄常发生于支架上下两端,由食管蠕动与上下口之间的剪切力所导致的组织增生形成再狭窄。再狭窄发生后可放置新的支架,也可通过内镜下氩气刀或激光等处理。

4. 其他　如出血、穿孔、食管气管瘘等。出血可予止血药预防,穿孔、瘘则可再次置入覆膜支架或外科治疗。

第四节　光动力疗法

光动力疗法(photodynamic therapy,PDT)问世于20世纪70年代末,近几年来发展迅速,是一种针对增殖性病变的高选择性治疗技术。光动力作用指在光敏剂的介入下,通过光的作用使靶器官或组织发生功能或形态变化,甚至导致细胞损伤和坏死,该作用必须有氧的参与,所以又称光敏化-氧化作用,在化学上称这种作用为光敏化作用,在医学上称之为光动力作用。

一、机　　制

光敏剂具有亲肿瘤的特性且在肿瘤组织中半衰期较长,肿瘤组织中光敏剂的浓度高于周围正常组织,给予吸收了光敏剂的病变组织特定波长的光照后光敏剂获得能量,由基态转化为激发态,在氧分子的参与下通过一系列光化学反应生成具有细胞毒性的活性氧,通过氧化损伤作用破坏靶部位细胞器的结构和功能,引起肿瘤细胞凋亡与坏死。PDT依赖三个要素的共同作用:光敏剂、光源及组织中的氧。

1. 光敏剂　根据来源和结构,可将光敏剂分为血卟啉叶绿素和染料三大类,早期研发的光敏剂多为基于血卟啉衍生物(hematoporphyrin derivative,HpD)的混合卟啉。由美国Roswell Park肿瘤研究所研制的Photofrin(porfimer sodium,卟吩姆钠,也称为光敏素光卟啉等)是HpD精制纯化的产物,DHE等有效成分含量在90%以上。Photofrin于1993年在加拿大获准用于光动力疗法治疗膀胱癌,这也是光敏剂获得的全球第一个批证。小分子药物5-氨基酮戊酸(5-ALA)是第二代光敏剂,其本身是不具有光敏活性的前体药,经过一系列血红素合成酶的作用下生成内源性光敏物质原卟啉IX(PpIX)ALA 及其酯类衍生物可制成多种类型的制剂。5-ALA 安全性好,代谢迅速,然而其穿透力较差,临床更多选择 Photofrin 治疗食管癌。

2. 光源 根据治疗部位的特殊需要可选择相干光源,即激光(波长单一,激发光敏剂的效率和组织的穿透深度均较非相干光源优越)或非相干光源,如发光二极管(LED)等。由于 LED 技术的发展,其价格远低于激光,近年用于体表光动力治疗的国产 LED 光源可与光导纤维耦合传输,通过选用不同的光纤输出端头(如微透镜弥散球状柱状光纤)行表面腔道和组织间照光,光导纤维还可以通过内腔镜将光导入空腔脏器。

3. 氧环境 照光时组织细胞中的氧分子含量和靶组织的微环境等都对疗效有直接影响。激发态氧分子是 PDT 作用的关键,在 PDT 过程中,氧被不停消耗,随着微血管破坏,瘤组织供氧量越发匮乏,而乏氧的肿瘤细胞对光动力治疗的敏感性降低,而高浓度氧能加快PDT 反应速度。

二、应　　用

Barrett 食管是指食管远端黏膜鳞状上皮被柱状上皮替代的病理现象,是食管癌的癌前病变。其中肠上皮化生是 BE 癌变的基础,可进一步发展为轻度不典型增生、重度不典型增生乃至腺癌。一个多中心随机双盲临床试验将 208 例食管重度不典型增生患者随机分为PDT+奥美拉唑组与奥美拉唑组,治疗后 PDT 组重度不典型增生消除率明显高于奥美拉唑组(77% 比 39%);随访 2 年 PDT 组癌变率低于奥美拉唑组(13% 比 28%),随访 5 年结果仍然如此(15% 比 29%)。

食管切除术是早期食管癌治疗的金标准,虽切除率高,但风险较大,并发症多。1993 年Overholt 等报道了 PDT 治疗 14 例早期食管癌,取得 100% 的完全缓解率。2011 年 Tanaka T 等报道使用 PDT 治疗 38 例早期食管鳞状细胞癌患者,其中 31 例为黏膜内癌,7 例为黏膜下癌,治疗后完全缓解率达 87% ,5 年生存率为 76% ,其中有 74% 未见复发,未见严重并发症及治疗相关死亡率。

PDT 不但可以作为早期食管癌(浅表食管癌)的候选方案之一,也可以作为 ESD 的替代治疗方法,而且也可作为补救方案用于局部失败食管癌的治疗。Yano T 等采用光动力治疗(PDT)法作为补救方案用于治疗放化疗后原发肿瘤局部失败的食管鳞状细胞癌(ESCC)患者,经组织学确诊局限于黏膜下层,均无远处转移;共治疗 25 例患者,CR 为 76% ,其中 1 例(4%)在 PDT 治疗后 33 天发生治疗相关性死亡;无 3 级以上的不良反应。随访 48 个月,3 年的 PFS 和 OS 分别为 40% 、38% 。另外,Yano T 等又报道采用 PDT 进行补救性治疗 37 例食管癌患者,结果:CR 为 22 例(59.5%),5 年的 PFS、OS 分别为 20.7% 、36.1% ;证实局部治疗失败的 24 例患者的 5 年的 PFS、OS 分别为 17.6% 、34.6% 。最近,Yi E 等采用PDT 治疗 31 例食管癌患者,其中 11 例为姑息治疗目的、20 例为治疗目的。结果:CR 为 15例(48.4%),PR 为 16 例(51.6%);CR 患者的 OS 为 31.9 个月,PR 患者的 OS 为 28.2;CR患者的无病生存时间为 21.9 个月。

早在 1995 年,FDA 批准了 PDT 应用于食管癌梗阻的姑息性治疗。Litle VR 等用 PDT 治疗 215 例因食管癌发生梗阻患者,治疗后 85% 的患者吞咽困难缓解,PDT 后 1 天即可进流食,2~3 天后进软食。

值得注意的是,淋巴结转移是食管癌预后的重要不良因素,而 PDT 仅为局部消融手段,应仔细筛选无淋巴结转移患者作为适应人群。由于 PDT 本身的抗血管作用,联合使用其他抗血管类药物,如重组抗 VEGF 单克隆抗体贝伐珠单抗(bevacizumab),可能增强其抗肿瘤作用。

(刘静冰 刘连科)

参 考 文 献

郭克锋,柳玉花,李宗民.2011. 三维适形放疗联合射频热疗治疗中晚期食管癌的疗效观察. 实用癌症杂志,26(1):76~77.

李征,米登海,杨克虎.2012. 放疗联合热疗治疗食管癌的 Meta 分析. 中华肿瘤防治杂志,19(9):671~675.

刘树鹏,姚飞,曾健滢,等.2014. 经皮全面冷冻治疗手术失败转移性食管癌回顾性分析. 中华临床医师杂志,8(4):595~599.

王东,王义善.2014. 氩氦冷冻及其在肺癌治疗中的应用近况. 实用医药杂志,31(2):175~176.

徐克成,牛立志.2007. 肿瘤冷冻治疗学. 上海:上海教育出版社,29.

杨瑞森,刘奇,张利民,等.1999. 经内镜冷冻治疗食管贲门癌术后吻合口狭窄. 中华消化内镜杂志,16(4):238.

朱海东,郭金和,滕皋军.2011. 食管支架成形术治疗食管狭窄现状及研究进展. 介入放射学杂志,20(6):494~498.

Akiyama S,Kawasaki S,Kodera Y,et al. 2006. A new method of thermo-chemotherapy using a stent for patients with esophageal cancer. Surg Today,36:19~24.

Arkinson MF. 1977. Fibre-endoscopic palliative intubation of inoperable oesophagogastric neoplasms. Br Med J,1:266~277.

Bhuvaneswari R,Yuen GY,Chee SK,et al. 2007. Hypericin-mediated photodynamic therapy in combination with Avastin(bevacizumab) improves tumor response by downregulating angiogenic proteins. Photochem Photobiol Sci,6:1275~1283.

Deja M,Hildebrandt B,Ahlers O,et al. 2005. Goal-directed therapy of cardiac preload in induced whole-body hyperthermia. Chest,128:580~586.

Dolmans DE,Fukumura D,Jain RK. 2003. Photodynamic therapy for cancer. Nat Rev Cancer,3:380~387.

Domschke W,Foerster EC,Matek W,et al. 1990. Self-expanding mesh stent for esophageal cancer stenosis. Endoscopy,22:134~136.

Dong GC,Hu SX,Zhao GY,et al. 1987. Experimental study on cytotoxic effects of hyperbaric oxygen and photodynamic therapy on mouse transplanted tumor. Chin Med J(Engl),100:697~702.

Frimberger E. 1983. Expanding spiral--a new type of prosthesis for the palliative treatment of malignant esophageal stenoses. Endoscopy,15(Suppl 1):213~214.

Issels RD. 2008. Hyperthermia adds to chemotherapy. Eur J Cancer,44:2546~2554.

Lei L,Liu X,Guo S,et al. 2010. 5-Fluorouracil-loaded multilayered films for drug controlled releasing stent application:drug release,microstructure,and ex vivo permeation behaviors. J Control Release,146:45~53.

Litle VR,Luketich JD,Christie NA,et al. 2003. Photodynamic therapy as palliation for esophageal cancer:experience in 215 patients. Ann Thorac Surg,76:1687~1692.

Maier A,Tomaselli F,Matzi V,et al. 2001. Photosensitization with hematoporphyrin derivative compared to 5-aminolaevulinic acid for photodynamic therapy of esophageal carcinoma. Ann Thorac Surg,72:1136~1140.

Mariucci S,Rovati B,Manzoni M,et al. 2011. Lymphocyte subpopulation and dendritic cell phenotyping during antineoplastic therapy in human solid tumors. Clin Exp Med,11:199~210.

Overholt B,Panjehpour M,Tefftellar E,et al. 1993. Photodynamic therapy for treatment of early adenocarcinoma in Barrett's esophagus. Gastrointest Endosc,39:73~76.

Overholt BF,Wang KK,Burdick JS,et al. 2007. Five-year efficacy and safety of photodynamic therapy with Photofrin in Barrett's high-grade dysplasia. Gastrointest Endosc,66:460 ~ 468.

Rong Y, Mack P. 2000. Apoptosis induced by hyperthermia in Dunn osteosarcoma cell line in vitro. Int J Hyperthermia,16:19 ~ 27.

Sharma A,Moore WH,Lanuti M,et al. 2011. How I do it:radiofrequency ablation and cryoablation of lung tumors. J Thorac Imaging,26:162 ~ 174.

Song HY,Choi KC,Cho BH,et al. 1991. Esophagogastric neoplasms:palliation with a modified gianturco stent. Radiology,180:349 ~ 354.

Stawarz B,Zielinski H,Szmigielski S,et al. 1993. Transrectal hyperthermia as palliative treatment for advanced adenocarcinoma of prostate and studies of cell-mediated immunity. Urology,41:548 ~ 553.

Tanaka T,Matono S,Nagano T,et al. 2011. Photodynamic therapy for large superficial squamous cell carcinoma of the esophagus. Gastrointest Endosc,73:1 ~ 6.

Vaupel P. 2004. Tumor microenvironmental physiology and its implications for radiation oncology. Semin Radiat Oncol,14:198 ~ 206.

Zhang A,Xu LX,Sandison GA,et al. 2006. Morphological study of endothelial cells during freezing. Phys Med Biol,51:6047 ~ 6060.

Zhu HD,Guo JH,Mao AW,et al. 2014. Conventional stents versus stents loaded with(125)iodine seeds for the treatment of unresectable oesophageal cancer:a multicentre,randomised phase 3 trial. Lancet Oncol,15:612 ~ 619.

第十七章 食管癌的营养支持治疗

一、概 述

食管癌患者的症状往往在疾病进展的晚期才显现出来,70%～80%的患者确诊时为中晚期。就生存和生活质量而言,传统上,食管癌被认为是一种长期预后较差的疾病。与其他较常见的恶性肿瘤如乳腺癌或皮肤癌相比,食管癌生存率较低的原因除与疾病本身有关之外,也与食管有自身的独特解剖学结构及靠近心肺系统等特点,容易引起手术治疗及非手术治疗的严重事件有关。另外,营养不良也是食管癌预后差的重要原因之一。

约75%的患者确诊时伴不同程度蛋白质-能量缺乏型营养不良(也称为营养不足),相比肺癌、头颈癌、胃癌、胰脏癌,食管癌的营养不良发生率最高,食管癌死亡患者的营养不良发生率几乎为100%。许多食管癌患者死于营养不良,而不是食管癌疾病本身。食管癌患者出现营养不良易导致生活质量下降、治疗疗效下降、生存率低、预后差等。目前研究显示与某些癌症相关的体重减轻常预示患者预后不良,在某些情况下,体重减轻比肿瘤 TNM 分期更能够作为预后指标。

大多数食管癌患者确诊时无法治愈,因此,对于这类患者的选择常常是在接受营养支持治疗的基础上,再开展其他方式的治疗,营养治疗常是这类患者治疗成功的基石。越来越多的文献支持并且强调单独营养治疗,或营养治疗与手术、药物联合,能够提高患者治疗的耐受性、生活质量和长期预后;营养治疗也可以减轻放化疗的不良反应,从而促进患者的恢复。因此营养支持对食管癌治疗的影响具有积极的意义。

目前晚期食管癌的营养治疗对于患者和临床医生而言,面临着诸多挑战。诸多方面的因素,如吞咽困难、癌症相关恶病质、手术重建技术、不可切除的病灶、食管狭窄、化疗和放疗的副作用,以及手术并发症等,均对伴有营养不良风险的食管癌患者的营养维持有严重的影响,导致多数患者无法做到合理的营养支持治疗,甚至适当的营养维持都很难做到。恶性肿瘤患者姑息治疗的地位越来越重要,营养治疗为姑息治疗的重要部分,故应该加强重视。

二、营养不良病因

食管癌患者营养不良的病因比较复杂,既有食管癌患者的自身因素,又有治疗方法的影响。

1. 自身因素

(1)机械因素:吞咽困难、避免食物和饮食习惯的改变等引起营养不良,严重者可出现恶病质。

(2)肿瘤:引起的代谢并发症导致的营养不良。肿瘤引起的长期隐匿性失血,也会引起营养不良。

（3）心理因素：食管癌患者的心理因素异常，表现为抑郁、焦虑和恐惧，会减少热量的摄入，进一步加重营养不良。手术治疗会给患者很大压力，可引起食欲下降。

2. 治疗因素 治疗方式：可能由于不同的治疗方式导致，可以分为手术相关与非手术治疗（主要是化疗与放疗）相关两大类。手术治疗的患者可能会出现疼痛、乏力、食欲减退、消化功能紊乱、手术并发症等症状，营养不良会增加对伤口愈合、康复、术后适应、感染率、住院时间的负面影响。非手术治疗中，化疗药物对快速增殖细胞影响明显，胃肠道细胞为快速增殖细胞，因而化疗对胃肠道细胞影响较大。化疗药物会影响食物的摄入，会诱发黏膜炎、肠炎、溃疡、消化道出血等，影响食管的消化与吸收，导致或进一步加剧营养不良；化疗会引起白细胞减少和免疫系统抑制等副作用，从而增加患者感染率和增高代谢率，进一步消耗体内的营养与能量，从而加重营养不良。放疗不仅对肿瘤自身产生影响，还会影响周围组织的能力代谢。与化疗联合，放疗会对这些组织产生累积效应。放疗的不良作用包括口腔黏膜炎、食管炎、吞咽疼痛等，这些副作用会导致患者进食困难、入量不足而引起营养不良。放疗联合化疗时会加剧营养不良。

三、营养不良发生机制

营养不良的类型主要为消瘦型营养不良，主要表现为肌肉、脂肪消耗。最常见的营养不良表现是肿瘤恶病质。肿瘤恶病质临床表现为进行性体重下降、厌食、早饱、消瘦、无力、去脂体重减轻、骨骼肌萎缩、贫血、低白蛋白血症、水肿等，统称为厌食恶病质综合征（anorexia-cachexia syndrome，ACS）。肿瘤恶病质与复杂和未知的多种体液和机械因素导致的营养不良有关。

肿瘤患者出现代谢紊乱，糖代谢紊乱表现为糖类转化增加、胰岛素抵抗和乳酸浪费。蛋白质代谢紊乱，包括蛋白分解代谢降低、合成减少、蛋白转化率升高，表现为骨骼肌萎缩、低蛋白血症、内脏蛋白消耗和机体呈现负氮平衡。脂肪代谢紊乱与肿瘤产生脂质动员因子有关，表现为内源性脂肪分解增加、脂肪酸氧化增加、三酰甘油转化率增加、外源性三酰甘油水解减弱，机体脂肪储存下降。肿瘤细胞分泌肿瘤坏死因子（TNF）、脂质动员因子（LMF）和蛋白水解诱导因子（PIF）等导致系统炎症反应。肿瘤细胞还分泌白介素（IL-1、IL-6）、干扰素（IFN）、白血病抑制因子等促进营养不良的发生

四、营养风险筛查与评估

营养风险（nutritional risk）指现存的或潜在的营养和代谢状况对疾病或手术相关的临床结局（感染有关的并发症、费用、住院天数等）发生负面影响的可能，并非发生营养不良（不足）的风险。营养风险筛查（nutritional risk screening）是临床医护人员用来判断肿瘤患者是否需要进一步进行全面营养评定和制订营养治疗计划的一种快速、简便的方法。营养风险筛查是所有肿瘤患者营养状态个体评估的重要组成部分，特别是对于那些高风险的患者，例如确诊为中晚期食管癌的患者。由于食管癌患者营养不良在 Ⅰ～Ⅳ 期均常见，其营

养状况与肿瘤类型、部位、大小、分期等有关。因此,所有食管癌患者均应该给予营养风险筛查,当然也包括食管癌术后、化疗后、放疗后等患者。在临床实践中,一个很重要的问题是如何早期发现营养不良,这就需要我们重视营养不良的风险筛选与评估。目前在临床上常用针对肿瘤患者进行营养不良风险筛查的量表,有多种工具评分系统,包括主观整体评估(subjective globe assessment,SGA)、患者自评主观全面评定量表(patient-generated subjective global assessment,PG-SGA)、营养风险筛查-2002(nutritional risk screening 2002,NRS2002)、营养不良筛检方法(malnutrition universal screening tool,MUST)、营养风险指数(nutrition risk index,NRI)、微型营养评定量表(mini nutritional assessment,MNA)等,其中,SGA、NRS2002为最常用的营养筛查工具,SGA应用最广泛,为美国肠外肠内营养学会所推荐,而NRS2002为欧洲临床营养和代谢学会(原名欧洲肠外肠内营养学会)、中华医学会肠外肠内营养学分会所推荐。SGA着重于体重、皮下脂肪厚度变化、摄食、胃肠道反应,对近期营养状况变化比较敏感;而NRS 2002是欧洲学者于2002年提出的营养风险(nutritional risk)。NRS 2002包括4个方面的内容:①原发疾病对营养状态影响的严重程度;②近3个月体重的变化;③近1周饮食摄入量的变化;④体质指数(BMI)。NRS 2002将年龄作为营养风险的因素之一,70岁以上判定营养风险程度为1分。对肿瘤患者营养不良的筛选与评估,主要是通过医生询问病史、体重变化情况、体力状态、活动能力、进食情况等,从而判断患者是否存在营养不良。其中体重下降是非常重要的一项指标。与营养风险筛查相关的实验室重要指标有血浆白蛋白、食欲下降和体重丢失、BMI,熟悉这些指标对判断患者的营养状态很重要。

营养评估(nutritional assessment):由营养专业人员对患者的营养代谢、机体功能等进行全面检查和评估,用于制订营养治疗计划,考虑适应证和可能的副作用。可采用主观整体评估(SGA)进行营养评价。问卷调查采用国际通用问卷调查表进行,0~1分表示:目前无需营养支持,需要在以后的治疗中继续评估;2~3分表示:依据症状调查及实验室检查结果,营养师、护士或其他医护人员对患者及家属进行药物治疗指导;4~8分表示:根据症状调查表与护士或医师联系,需要营养师进行营养支持;9分及以上表示:迫切需要改善不适症状和/或营养支持治疗。

许多实验室指标可用于营养不良的评估,常用的指标:体质指数(BMI)<18.5kg/m^2,血清白蛋白(ALB)<30g/L,前白蛋白(PA)<200mg/L,血红蛋白(Hb)<110g/L,淋巴细胞计数(LY)<0.80×10^9/L等。另外,血尿素、肌酐、血清C反应蛋白(CRP)及免疫功能等可作为非特异性的参考指标。

根据营养不良评估结果,来制订营养支持计划,同时需要考虑并发疾病、年龄和最近的营养摄入量,这样有利于针对肿瘤患者不同的情况,选取最佳的营养支持方案。在营养支持计划实施的过程中,需要动态、定期地进行营养评估。

五、营养支持治疗方法

临床上,营养支持主要有肠内营养和肠外营养两种途径。

肠内营养(enteral nutrition,EN)是经胃肠道提供代谢需要的营养物质及其他各种营养素的营养支持方式。常采用口服和经导管输入两种,其中后者包括鼻胃管、鼻十二指肠管、鼻空肠管、胃空肠造瘘管。EN 的特点:给药方便、费用低廉、符合生理、营养素直接经肠吸收等。另外,EN 有助于维持肠黏膜结构和屏障功能完整性。

肠外营养(parenteral nutrition,PN)是从静脉内供给营养作为手术前后及危重患者的营养支持,全部营养素经肠外供给称为全胃肠外营养(total parenteral nutrition,TPN)。PN 是将各种营养要素经静脉给予,以满足人体的需要。临床上,PN 可与 EN 结合,来提高患者的营养供给。

1. 肠内营养支持　口服是摄入足够能量的重要因素,基于患者口服摄入和补充的耐受能力,全面的营养支持计划允许发生改变。在实际治疗过程中,患者摄入量的变化是常见的,为便于合理的营养支持,需要对患者的营养状态进行连续的评估。Mariette 等认为如果患者不能耐受 75% 的目标能量,则需要进行营养支持。患者不能耐受少于 50% 的目标能量时,则应考虑管饲和管通道选择的评估。食管切除术后早期应采用口服进行营养支持,但吻合口的近端解剖学特点,连续重建胃肠道会引起延误口服摄入。对于类似患者,若可以利用胃肠道喂养,相对于肠外支持,也应尽早开始,以便减少术后感染并发症和缩短住院时间。

2. 肠外营养支持　肠外营养支持是对肠内营养的补充,对于不适合肠内营养支持的患者,肠外营养支持成为主要的手段。SCCM 和 ASPEN 均指出,肠外营养支持适用于住 ICU 的重症营养不良,以及肠内支持有禁忌证的患者。无论是长期还是短期给予,肠外营养相关的并发症显著增多。Fujita 等研究了 154 例胸椎以下食管癌患者,并对比了术后肠外营养支持和肠内营养支持。与肠内营养组相比,肠外组的威胁生命的并发症显著增加,而且住院时间更长。

六、营养不良与食管癌治疗

(一) 营养不良与手术治疗

肿瘤患者营养不良会对伤口愈合、康复、术后适应、感染率和住院时间产生负面的影响。甚至,患者确诊时的体重明显下降也对手术有明显的影响,可导致营养储备和组织修复能力变差,出现手术耐受性差、术后恢复慢、术后并发症增加等。50% ~ 80% 的食管癌患者确诊时伴有营养不良,营养不良会增加食管癌患者术后并发症的风险,导致术后恢复的延迟和影响生活质量。Marin 等研究了食管癌病情严重程度与术前营养状况、主要的术后并发症、死亡率的关系。研究对象为 1995 ~ 2004 年接受食管切除术 25 例和胃/空肠造口术 75 例患者。结果显示,100 例患者 95% 有吞咽困难、78% 在癌症确诊前有体重减轻。TNM 分期Ⅲ ~ Ⅳ期患者较Ⅰ ~ Ⅱ期患者,具有更高的体质指数、更常见的低蛋白血症。食管梗阻与较低的体质指数相关。食管切除术患者较胃/空肠造口术患者更易发生术后并发症,感染更常见于胃/空肠造口术患者,而胸膜肺炎更常见于食管切除术患者。在胃/空肠造口术组,低体质指数和淋巴细胞计数与早期感染和术后并发症有关。低血浆蛋白水平更常见于胃/空肠造口术组,且与术后并发症和死亡率相关;而低淋巴细胞计数与食管切除术患者的死亡率有关。研究表明疾病严重程度(或晚期诊断)与差的营养状态和姑息性手术相关,营养状态差者引起更加复杂的术后结果和死亡率。因此推荐营养不良的患者应早期诊断和营养干预。Asaka 等调查了 69 例接受食管癌切除术患者,探讨年龄、并发糖尿病、体质指数、血清白蛋白水平、Onodera 预后营养指数、肺活量百分比(% VC),用力呼气量(FEV$_1$)等参数与术后并发症的发病率和术后住院时间的关系。结果证实食管癌患者手术治疗后术后并发症和术后住院时间在很大程度上依赖于患者肺功能、年龄、用于营养筛查指数的体质指数。因此,结合患者年龄、体质指数、肺功能(% VC、FEV$_1$)等参数进行营养筛查,对于避免食管癌术后并发症是可行的。

D'Journo 等随访 205 例食管癌患者,根治术后 1 年时的体重减少对长期预后的影响,1 年体重丢失超过 10% 者定义为有影响的营养不良。结果发现 55% 患者体重减少超 10% 以上,体重减少超 10% 以上为 1 年无病生存患者的 DFS 的不良预后因素,提示要重视食管癌术后的营养支持治疗,同时也提示围术期的营养支持治疗应达到的目标。

(二) 营养不良与化疗

化疗为治疗食管癌的重要手段,但化疗可引起诸多不良反应,如骨髓抑制、白细胞减少、贫血、口腔炎、食欲缺乏、恶心/呕吐、腹泻等,这不但影响化疗的疗效,而且还影响患者的生活质量。减少化疗相关的毒副作用,有助于提高化疗的疗效,提高患者的生活质量。

化疗除可以导致或促进患者发生营养不良,另外,化疗药物还会导致体内一些微量成分失衡,如顺铂可以诱导锌从尿液中排除,从而降低其血清浓度。Akutsu 等对 18 例接受以顺铂为基础的化疗的食管癌患者进行了研究,18 例患者由于食管完全狭窄而不能吞咽食物或水,分为两组,对照组 10 例接受全肠外营养,干预组接受添加微量元素的全肠外营养外。在治疗的第 0、14 和 28 天,均测定血清中锌、铁、铜、锰、三碘甲腺原氨酸(T$_3$)和甲状腺素(T$_4$)的浓度。结果显示,对照组的血清铜浓度从 135.4μg/ml(第 0 天) 显著降低到 122.1μg/ml(第 14 天),最后降至 110.6μg/ml(第 28 天, $P = 0.015$)。锰的浓度也从 1.34μg/ml(第 0 天) 显著下降至 1.17μg/ml(第 14 天),最后到 1.20μg/ml(第 28 天, $P = 0.049$)。锌、铁、T$_3$、T$_4$ 的水平没有显著改变。对于干预组,补充微量元素有效预防了这些微量元素血清浓度的下降。因此,添加微量元素的全肠外营养应优先推荐给行化疗的患者,以便维持患者的营养平衡。

(三) 对食管癌放化疗的影响

对于不能手术的局部食管癌晚期患者,放化疗是主要的治疗方法,放化疗联合可引起胃肠道反应、放射性食管炎、溃疡型食管穿孔等,这些毒副作用导致患者进食减少,加上患者本身因吞咽困难而严重影响机体营养的摄入,致使患者出现营养严重不足,最终影响治疗效果,并增加治疗相关并发症的发生。同样,给予营养支持,可以降低化疗的毒副作用,有利于提高患者的生活质量。因为,营养状况是食管癌患者放化疗预后的重要影响因素,对患者进行营养支持以改善患者的营养状况是十分必要的。Clavier 等于 2003~2006 年,回顾性分析了 143 例食管鳞状细胞癌和食管腺癌的资料,平均随访时间为 20.8 个月,结果显示 3 年、5 年局部无复发生存率分别为 58.3%、50.9%。单因素分析,可通过的食管狭窄是一个预后因子。3 年、5 年局部区域无复发生存率分别为 42.4%、34.9%。多因素分析,可通过的食管狭窄和分期ⅡB期以下作为独立的预后因子,3年、5年无病生存率分别为30.5%、25.9%。多因素分析,营养风险指数(NRI)≥97.5、PS=0为独立的预后因子,中位生存时间为22.1个月,3年、5年总生存率分别为34.4%、19.8%。多因素分析,独立预后因子为NRI≥97.5、PS=0。根据NRI分类,分为无营养不良、中度营养不良、重度营养不良,三者的中位生存时间分别为29.5、19.7、12个月($P=0.0004$)。基线NRI对生存有重要影响。

Zemanova等评价临床参数和营养要素对新辅助放化疗(CRT)后手术的食管癌患者的疾病进展时间(TTP)、总生存(OS)的影响,回顾性分析了107例患者。结果显示,单因素分析,预后不良的因子有低体能状态(PS)、严重吞咽困难、需要鼻胃管插入、治疗前高于平均水平的体重丢失、CRT期间体重丢失>5%、CRT治疗前后的血清白蛋白≤35 g/L。进一步分析发现,与仅获得膳食建议的患者比较,采用口服营养补充(ONS)支持的患者有较高的概率达到全量CRT和根治性切除术。在多变量分析中,血清白蛋白水平、鼻胃管插入、治疗前的体重丢失是OS的独立预后因子。CRT和NG管插入后的血清白蛋白水平是疾病进展时间的预后因子。结果说明对于新辅助CRT后手术治疗的食管癌患者的结局,血清白蛋白水平可作为一个有用的预后因子。这些患者给予适当的营养支持可增加全量CRT和根治性切除的机会。Bollschweiler等探讨食管癌患者的营养状态对放化疗疗效的影响,回顾性地对143例行根治性放化疗治疗的食管癌患者的资料进行了研究,提示营养不良是一个不良的预后因素。

七、对食管癌治疗的营养支持

(一) 手术患者的营养支持治疗

食管癌术后第1年,营养不良就很常见。食管癌术后体重的减轻预示着预后不良,食管癌术后患者给予营养支持不仅是预防诊断,而且长期的营养支持可以减少围术期的发病率和死亡率。目前建议术后早期给予肠内营养,这有利于改善食管癌手术后患者的营养状况。

Ligthart-Melis等探讨了营养师提供强化营养支持(INS)对食管癌术后患者结局的影响,共观察了65例患者。与对照组相比,INS干预组发生严重术后并发症明显减少,且INS组术前体重获得较对照组多。结果说明营养师提供INS可维持食管癌患者的术前体重、降低严重的术后并发症。Fujita等将154例食管切除术患者,随机分为肠内或肠外营养组,比较手术并发症的发生率及临床管理路径完成率。结果表明,两组比较,手术并发症的发生率没有差别,早期肠内营养组发生危及生命的手术并发症较低,而且临床管理路径的完成率也较高,术后住院时间也较短。因此对于胸食管切除术患者,早期肠内营养可降低危及生命的手术并发症的发病率和提高临床路径的完成率。Barlow等开展了一项前瞻性多中心随机对照试验,探讨术后早期营养支持(EEN)对临床结局、缩短住院时间的影响,入组121例胃肠道癌手术切除患者(其中54食管癌、38例胃癌、29例胰腺癌)。结果显示,接受EEN患者的术后并发症(32.8%)明显少于对照组(50.9%,$P=0.044$),术后并发症表现为伤口感染、胸部感染和吻合口瘘;而且接受EEN患者的中位住院时间明显短于对照组。这些发现表明 EEN 能改善临床预后,减少术后并发症,缩短住院时间。

(二) 放化疗患者的营养支持

晚期而不能手术的食管癌患者,放疗或放化疗是综合治疗的重要部分,放疗或放化疗会引起放射性食管炎、溃疡性食管穿孔等,从而导致患者进食减少,进一步引起患者营养严重不足,营养不良可影响治疗疗效,增加并发症的发生率。因此营养状况是食管癌患者放化疗预后的重要影响因素,对患者进行营养支持以改善患者的营养状况是十分必要的。研究发现对接受新辅助放化疗治疗的食管癌患者,通过口服营养补充剂比仅依靠饮食更有助于改善患者预后。研究者认为适当的营养支持有助于放化疗的食管癌患者达到预期效果。研究发现,化疗期间给予营养支持治疗,可以降低化疗的毒副作用,有利于提高患者的生活质量。Miyata 等研究了 91 例接受新辅助化疗(5-氟尿嘧啶、顺铂和多柔比星)的食管癌患者。随机接受肠内营养 EN($n=47$)或肠外营养 PN($n=44$),两组患者在化疗期间总膳食摄入的热量相等。化疗后两组之间的血清白蛋白水平和体重改变没有显著差异,两组的疗效也没有差异,但 EN 组的 3 ~ 4 级白细胞减少、中性粒细胞减少均显著少于 PN 组,两组之间有显著性差异;EN 组的淋巴细胞减少、血小板减少的发生率也低于 PN 组,但没有显著性差异。结果表明,与 PN 组比较,食管癌患者在化疗期间给予肠内营养可以降低化疗相关的血液学毒性的发病率。因此,给予合理的营养支持有助于减少食管癌患者化疗后的不良反应,有利于治疗疗效的提高。

八、营养对免疫功能的影响

食管癌患者无论是放化疗还是手术治疗,都可能会加剧营养不良,从而损害免疫功能,使患者感染率增加和器官功能衰竭,并可能促进肿瘤复发和转移。对食管癌患者治疗同时加强营养支持,能抑制炎症反应,有助于患者恢复机体免疫功能。为探讨在化疗期间肠内营养对免疫状态的影响,Motoori 等将 91 例接受新辅助化疗的食管癌患者随机分为肠内营养组(EN)和肠外营养组(PN)。在化疗第 1 周期的基线和第 14 天均检测相关免疫指标,包括总淋巴细胞计数(TLC)、1 型和 2 型 $CD4^+T$ 细胞比(Th1/Th2)平衡、单核细胞的人类白细胞抗原(HLA)-DR 的表达、自然杀伤细胞活性、植物凝集素刺激淋巴细胞增殖等参数。结果显示 PN 组在第 14 天,3 ~ 4 级中性粒细胞减少较 0 ~ 2 级中性粒细胞减少的患者,表现出显著低的 TLC、HLA-DR 表达、Th1/Th2 均衡。Th1/Th2 均衡是与中性粒细胞减少严重程度显著相关的唯一因子。比较 EN 组与 PN 组之间的免疫参数,第 14 天的 HLA-DR 表达在 EN 组显著性升高。结果提示基线 Th1/Th2 均衡可以预测中性粒细胞减少的严重性,EN 可以显著性地减少接受 NACT 食管癌患者的单核细胞的 HLA-DR 表达下降。

Seike 等研究了营养支持对食管癌大部切除术患者营养状态和免疫功能的影响,30 例患者被随机分配到全肠外营养(TPN)组和肠内营养(EN)组。两组均在术后第 1 天开始营养支持。在术后 1、3、7 天,均测量白蛋白、C 反应蛋白和 Th1/Th2 均衡。结果表明免疫功能、营养状态或炎症反应在 TPN 和 EN 组均没有明显差异。因此,围术期食管癌患者无论用 TPN 或 EN 进行营养支持都是安全的。

九、免疫营养剂与食管癌

免疫营养支持是通过使用一些特异性免疫营养物质如精氨酸、核苷酸和 ω-3 脂肪酸等，增强机体的免疫功能。研究表明免疫营养支持不仅可以改善患者的营养状况、免疫功能和生活质量，而且可以延长患者的生存时间。在选择性的手术患者，可显著性地减少术后感染并发症的发生率，可以减少住院时间。使用免疫营养物质，非但不会促进肿瘤细胞的生长，反而会抑制其生长。这可能是由于免疫营养促进了肿瘤细胞的分裂，致使 S 期细胞增多，从而有利于放化疗的进行。

Long 等探讨肠外营养（PN）中添加 ω-3 多不饱和脂肪酸（PUFAs）是否可减少食管癌患者手术后的炎性反应、增强免疫功能。所有患者在营养风险筛查（NRI）测试中总分大于或等于 3，表明患者存在营养风险，需接受营养支持。60 例患者被随机分为两组，两组均接受等热量、等氮的 PN，其中一组补充 ω-3 PUFAs。在手术时和术后 24、72、144h 测定炎症的主要指标：血清原降钙素（PCT）水平和 CD4$^+$/CD8$^+$ 比率。结果表明补充 ω-3 多不饱和脂肪酸组，PCT 水平明显降低、CD4$^+$/CD8$^+$ 比率明显增高。研究说明食管癌患者术后给予添加 ω-3 多不饱和脂肪酸的肠外营养可以减少炎症，提高免疫功能。对于补充 ω-3 多不饱和脂肪酸能否改善食管癌术后患者的预后仍需进一步实验。

Takeuchi 等进行了胸段食管鳞状细胞癌（ESCC）患者术前和/或术后早期肠内免疫增强配方是否可减少患者术后并发症的一项研究，早期肠内免疫增强配方中添加精氨酸、ω-3 脂肪酸和 RNA。研究显示，含精氨酸、ω-3 脂肪酸和 RNA 的免疫营养剂的实验组的淋巴细胞计数明显增加、切口感染发生率低、全身炎症反应综合征（SIRS）的持续时间短。该研究表明，围术期的免疫增强配方可减少手术伤口感染和术后 SIRS。该研究表明，围术期的免疫增强配方优于术后控制肠内配方，可减少食管癌切除患者的手术切口感染与术后 SIRS，后者可能导致患者术后的严重并发症。

食管癌患者术前免疫营养药物饮食（IMPACT）显著性地减少术后感染并发症，但最佳方案仍不清楚。Nakamura 等评估了 IMPACT 的最佳剂量和基于 IMPACT 剂量的术后并发症发生率。通过此项前瞻性非随机研究，将 20 例食管癌患者随机分为两组，分别在术前给予 500ml/d（IMP500）、1000ml/d（IMP1000）的免疫营养饮食，维持 7 天。结果：IMP500 组和 IMP1000 组的术后死亡和并发症的发病率没有明显差异；在围术期，两组之间的炎症、免疫及营养参数的变化没有明显差异。IMP500 组没有严重不良反应，但 IMP1000 组有 4 例腹泻（40%）、4 例食欲缺乏（40%）。在 IMP1000 组，仅 4 例患者（40%）可以口服 1000ml，其他的患者由于腹泻及不舒服而减少 IMPACT 的量。结果表明，食管癌患者 IMPACTDE 的最佳推荐剂量为 500ml/d。

Mudge 等探讨了免疫营养剂对接受重大的胃肠手术，尤其是食管癌切除患者的应用，为以后的合作研究提供方向。对接受重大手术的胃肠道恶性肿瘤患者，术前使用免疫营养剂可大大降低患者的住院时间及术后并发症的发生率。只有 3 个小型随机对照临床试验评估仅接受食管癌手术患者免疫营养剂的应用，结果无法确定免疫增强配方是否正向影响这组患者的关键临床结果，比如死亡率、住院和 ICU 时间、术后并发症。目前，还没有足够的证据来推荐食管癌手术患者常规使用免疫营养剂。

免疫营养剂未来的研究重点在以下几方面:①免疫营养剂是否影响食管癌患者的关键临床指标;②术前采用免疫营养剂者是否术后(围术期)仍需继续营养支持来降低术后并发症的风险;③免疫营养剂是否可以在食管癌发生脓毒症患者的身上安全地使用。

十、营养不良的药物治疗

在营养治疗中,药物治疗作为一种补充的辅助治疗手段,目的是减轻食管癌的厌食症和恶病质。药物类包括使用止吐类、激素类、合成代谢类固醇、促孕剂、大麻素类及试验性的细胞因子抑制剂类。

(1)止吐类药物:常用的有 5-HT$_3$ 受体拮抗剂、糖皮质激素

(2)激素类药物:包括 3 类。①生长素类似物:Ghrelin 是由 28 个氨基酸组成的肽链,主要由胃底部细胞和胰腺的 ε 细胞分泌产生,可起到刺激饥饿和促生长激素分泌等作用。②雄激素类药物:合成代谢类固醇,具有蛋白同化作用。③孕激素类药物:醋酸甲地孕酮可以促进患者食欲、增加体重。

(3)大麻素类药物:Oxandrolone 被 FDA 批准用于治疗恶病质。Oxandrolone 是一种能产生雄性性征的类固醇内酯,具有促进合成代谢和抑制过度分解代谢的作用。

(4)非甾体抗炎药物:具有抑制系统炎症的作用,COX-2 抑制剂可以降低 TNF-α 的水平,影响体力状态。

(5)抗体类药物:抗 IL-6 抗体可以缓解疲劳,增加血红蛋白和白蛋白,还处在临床试验阶段。抗 IL-6 抗体具有临床应用前景。

虽然有许多药物可用于营养不良的治疗,但是目前没有治疗营养不良的特异性药物。

十一、营养支持团队

手术和化疗药物联合行食管癌治疗时,营养支持可以改善患者治疗的耐受性、生活质量和长期预后。肿瘤患者的营养支持治疗已成为多学科综合治疗的重要组成部分之一,食管癌患者可以从多学科治疗方法中受益。营养治疗由营养支持团队完成,营养支持团队包括医生和营养师,是多学科治疗不可分割的一部分,专业的团队在治疗期间会增加解决问题的可能性。研究表明,医生、营养师、临床专业护理人员和康复专家等积极参与食管癌患者的营养治疗,可以提高生活质量和减少再次住院率。

十二、食管癌患者营养支持治疗建议

参照美国肠外肠内营养学会(ASPEN)发布的肿瘤患者营养支持治疗的指南,结合临床实际,食管癌患者营养支持治疗建议如下:

(1)所有食管癌患者均可能存在营养风险,应该进行营养筛查和评估,诊断出需要营养支持的患者。

（2）无营养不良的食管癌患者，营养支持在手术、化疗、放疗等治疗过程中并不需要常规使用。营养良好的患者，预防性使用营养支持可延长肿瘤患者的生存期，没有证据支持。

（3）针对营养不良的食管癌患者，积极地开展营养支持，可以减少并发症，改善生活质量。甚至，出现营养不良的食管癌患者，为了延长生命，建议给予营养支持。

（4）食管癌患者的消化道功能正常，出现口服摄入不能满足机体的营养需求时，建议给予肠内营养。不能消化及吸收的食管癌患者，建议给予营养支持，以肠外营养为主。

（5）在进行积极的食管癌治疗的患者中，如果存在营养不良（体重下降）或有营养不良的风险时，需要进行营养支持。

（6）食管癌患者化疗、放疗时，出现患者摄食受到严重影响、长期不能进食或营养吸收不够时，摄入热量低于能耗60%已超过10天或预计将达到7天以上，应给予营养支持。

（7）食管癌放化疗患者，在中性粒细胞减少期间，应该接受关于食物的膳食咨询，特别是食物可能具有感染风险、食管安全问题等。

（8）食管癌放化疗患者，出现口服摄入较差、明显的吸收不良时，进行营养支持治疗是恰当的。

（9）对于中度或重度营养不良的手术肿瘤患者，术前进行7～14天的营养支持是有益的，但需要评估营养支持与延迟手术之间的利弊。

（10）肠外营养中添加药用剂量的谷氨酰胺，可能对食管癌患者有益处。

（11）预期生存超过40～60天、功能状态评分（KPS）大于50分、没有严重器官功能障碍的食管癌患者，给予营养支持可能获益。

（12）在姑息治疗终末期的肿瘤患者中，通常很少使用营养支持。给予营养支持，患者获益很小，但可能有利于提高患者的生存质量。

十三、存在的问题

营养支持在恶性肿瘤患者中未得到足够的重视。仍有观点认为，营养支持有促进肿瘤生长和转移的可能，但几十年的实践表明，营养支持促进恶性肿瘤生长的观点不正确，营养支持促进肿瘤生长的证据不充分。晚期食管癌患者普遍存在食欲丧失，给予营养支持，部分患者食欲反而变差，以至于患者不愿接受肠内营养；食管癌患者治疗中通常需要大量静脉液体，影响肠外营养的给予，从而导致有需要营养支持的食管癌患者不能得到足够的营养干预。

一直以来，食管癌生存和生活质量的长期预后较差。多项研究指出营养支持是食管癌患者治疗的基石。免疫营养和激素治疗等研究仍处于初级阶段，但可能未来能够提出更多的治疗途径使得各个阶段中的患者均获益。在既往的研究中，营养治疗一直致力于提供足够的热量以防止患者体重损失和提高对治疗方案的耐受性。研究发现简单的热量供给可能对营养不良患者是不足的，因为这些患者的新陈代谢发生了变化，导致他们体内热量利用不充分，故未来的营养治疗研究重点可能在于改变这种紊乱的代谢变化。

基于营养支持对食管癌的预后影响显著，临床医生需要密切关注食管癌患者的营养问题，需要针对不同期别的患者探索出不同的营养支持方案，以便于更好地为患者服务。其中个体化治疗为以后的发展趋势,目前,食管癌患者营养支持的个体化治疗还处在开始阶段。

(孙 婧 刘连科)

参 考 文 献

黎介寿.2010.临床营养支持的发展趋势.肠外与肠内营养,(1)17:1~4.

李苏宜.2011.营养治疗是食管癌综合治疗重要组成部分.肿瘤学杂志,(6)17:401~403.

Akutsu Y,Kono T,Uesato M,et al. 2012. Are additional trace elements necessary in total parenteral nutrition for patients with e-sophageal cancer receiving cisplatin-based chemotherapy? Biol Trace Elem Res,150:109~115.

Asaka S,Naritaka Y,Sagawa M,et al. 2009. A study of nutrition screening for patients with surgically treated esophageal Canc-er. Gan To Kagaku Ryoho,36:1961~1963.

August DA, Huhmann MB; American Society for Parenteral and Enteral Nutrition (A. S. P. E. N.) Board of Direc-tors. 2009. A. S. P. E. N. clinical guidelines:nutrition support therapy during adult anticancer treatment and in hematopoietic cell transplantation. JPEN J Parenter Enteral Nutr,33:472~500.

Barlow R,Price P,Reid TD,et al. 2011. Prospective multicentre randomised controlled trial of early enteral nutrition for patients undergoing major upper gastrointestinal surgical resection. Clin Nutr,30:560~566.

Bollschweiler E,Herbold T,Plum P, et al. 2013. Prognostic relevance of nutritional status in patients with advanced esophageal cancer. Expert Rev Anticancer Ther,13:275~278.

Clavier JB,Antoni D,Atlani D,et al. 2014. Baseline nutritional status is prognostic factor after definitive radiochemotherapy for e-sophageal cancer. Dis Esophagus,27:560~567.

D'Journo XB,Ouattara M,Loundou A,et al. 2012. Prognostic impact of weight loss in 1-year survivors after transthoracic esophagec-tomy for cancer. Dis Esophagus,25:527~534.

Fietkau R,Lewitzki V,Kuhnt T,et al. 2013. A disease-specific enteral nutrition formula improves nutritional status and functional performance in patients with head and neck and esophageal cancer undergoing chemoradiotherapy:results of a randomized,con-trolled,multicenter trial. Cancer,119:3343~3353.

Fujita T,Daiko H,Nishimura M. 2012. Early enteral nutrition reduces the rate of life-threatening complications after thoracic esoph-agectomy in patients with esophageal cancer. Eur Surg Res,48:79~84.

Kondrup J,Rasmussen HH,Hamberg O,et al. 2003. Nutritional risk screening(NRS 2002):a new method based on an analysis of controlled clinical trials. Clin Nutr,22:321~336.

Ligthart-Melis GC,Weijs PJ,te Boveldt ND,et al. 2013. Dietician-delivered intensive nutritional support is associated with a de-crease in severe postoperative complications after surgery in patients with esophageal cancer. Dis Esophagus,26:587~593.

Long H,Yang H,Lin Y,et al. 2013. Fish oil-supplemented parenteral nutrition in patients following esophageal cancer surgery:effect on inflammation and immune function. Nutr Cancer,65:71~75.

Mabvuure NT,Roman A,Khan OA. 2013. Enteral immunonutrition versus standard enteral nutrition for patients undergoing oesoph-agogastric resection for cancer. Int J Surg,11:122~127.

Mariette C,De Botton ML,Piessen G. 2012. Surgery in esophageal and gastric cancer patients:what is the role for nutrition support in your daily practice? Ann Surg Oncol,19:2128~2134.

Marin FA,Lamônica-Garcia VC,Henry MA,et al. 2010. Grade of esophageal cancer and nutritional status impact on postsurgery outcomes. Arq Gastroenterol,47:348~353.

Miller KR,Bozeman MC. 2012. Nutrition therapy issues in esophageal cancer. Curr Gastroenterol Rep,14:356~366.

Miyata H,Yano M,Yasuda T,et al. 2012. Randomized study of clinical effect of enteral nutrition support during neoadjuvant chem-otherapy on chemotherapy-related toxicity in patients with esophageal cancer. Clin Nutr,31:330~336.

Motoori M,Yano M,Yasuda T,et al. 2012. Relationship between immunological parameters and the severity of neutropenia and effect of enteral nutrition on immune status during neoadjuvant chemotherapy on patients with advanced esophageal cancer. Oncology,83:91 ~ 100.

Mudge L,Isenring E,Jamieson GG. 2011. Immunonutrition in patients undergoing esophageal cancer resection. Dis Esophagus,24:160 ~ 165.

Nakamura M,Iwahashi M,Takifuji K,et al. 2009. Optimal dose of preoperative enteral immunonutrition for patients with esophageal cancer. Surg Today,39:855 ~ 860.

Nieman DR,Peters JH. 2013. Treatment strategies for esophageal cancer. Gastroenterol Clin North Am,42:187 ~ 197.

Seike J,Tangoku A,Yuasa Y,et al. 2011. The effect of nutritional support on the immune function in the acute postoperative period after esophageal cancer surgery:total parenteral nutrition versus enteral nutrition. J Med Invest,58:75 ~ 80.

Sunpaweravong S,Puttawibul P,Ruangsin S,et al. 2014. Randomized study of antiinflammatory and immune-modulatory effects of enteral immunonutrition during concurrent chemoradiotherapy for esophageal cancer. Nutr Cancer,66:1 ~ 5.

Takeuchi H, Ikeuchi S, Kawaguchi Y, et al. 2007. Clinical significance of perioperative immunonutrition for patients with esophageal cancer. World J Surg,31:2160 ~ 2167.

Xiao-Bo Y,Qiang L,Xiong Q,et al. 2014. Efficacy of early postoperative enteral nutrition in supporting patients after esophagectomy. Minerva Chir,69:37 ~ 46.

Zemanova M,Novak F,Vitek P,et al. 2012. Outcomes of patients with oesophageal cancer treated with preoperative chemoradiotherapy,followed by tumor resection:influence of nutritional factors. J BUON,17:310 ~ 316.

第十八章　食管癌的姑息治疗

　　许多食管癌患者在发现时即出现远处转移，丧失根治性手术机会，同时可能会并发梗阻或食管-支气管瘘或食管-纵隔瘘。一些患者行根治性手术也会出现吻合口狭窄，而行根治性放疗的患者不仅会出现局部狭窄，而且会因肿瘤浸润食管全层而引起食管-支气管瘘或食管-纵隔瘘。对于复发或未控制的食管癌更易在局部出现狭窄、出血及食管-支气管瘘或食管-纵隔瘘等局部病症。对于这些不管是手术或放疗引起的或肿瘤本身引起的病症，我们需要使用一些局部处理的办法或手术来缓解症状，改善患者的营养状况，延长生命，提高患者的生活质量。

一、食管癌局部狭窄的治疗

　　食管癌局部狭窄可以发生在根治性手术或根治性放疗后，也可发生在复发或未控制的食管癌中。对于后者，肿瘤可向腔内不停生长，使病灶从不完全梗阻逐渐发展为完全梗阻，严重影响患者的生存质量及生存时间。此时减轻或解除食管狭窄，解决患者的进食问题显得十分重要。

　　在早期，不管是术后放疗后狭窄，还是复发或未控制造成的食管狭窄，主要给予气囊扩张或探条扩张术。我国学者使用 Savary-Gilliard 探条扩张器对术后及吻合口复发所致的食管狭窄进行扩张，有效率均可达到 90% 以上。但此类扩张对良性狭窄疗效显著，而恶性狭窄只有近期疗效，有效持续时间仅 2 ~ 6 个月，后期仍会出现狭窄。其主要并发症是出血和食管-支气管瘘或食管-纵隔瘘。

　　自 1983 年 Frimberger 应用自膨式金属支架治疗食管狭窄以来，随着技术的进步，目前食管癌的局部狭窄主要是通过放置食管支架来解决。食管狭窄段的支架置入术的作用在于重建体内生理性管道，提高患者的生存质量，延长生存期，避免了胃造瘘手术，并为其他治疗（如放疗、化疗）创造了条件。既往的支架置入术主要有 X 线监控下放置和内镜与 X 线结合监控下放置等。其缺点是医护人员及患者均需暴露在 X 线下。目前随着支架应用技术的进步，主要采用经内镜直视下支架的放置术，此术具有操作简单、快捷、医患均免受 X 线辐射等优点。为保证支架置入成功，术前应对狭窄段的长度、形态、狭窄上下缘的定位做具体分析，并在术前做好准确标记，同时选择合适的支架，一般支架应超出病变上下缘至少各 2cm。同时，支架技术也是不断进步的，已从裸支架发展到覆膜金属支架。以往使用的裸支架是网状结构的，肿瘤组织可以沿着网孔向内生长，从而造成食管的再狭窄。而覆膜金属支架是在支架网状结构上覆盖了一层聚乙烯膜的金属支架，与裸支架相比可有效地限制肿瘤组织及增生的黏膜向内生长，从而延缓食管再狭窄的发生时间。有学者比较了裸支架和覆膜支架在食管恶性狭窄中作用的差异，发现裸支架出现食管再狭窄（9/30）的可能性较覆盖组（1/32）高，但支架迁移发生率，覆盖组（4/32）却较裸支架（2/30）高，而两者在解决吞咽困难和生存时间方面却无差异。我国的学者也在早期开展了覆膜金属支架置入改善食管恶性狭窄的工作,同样也取得了较好的改善效果。胸骨后胀痛及食管反流是支架置入术后最常见的并发症,前者发生率几乎 100%。胸痛症状经过止痛处理及一段时间的适应后,可明显减轻或消失。对于食管反流,亦以对症处理为主,可给予质子泵抑制剂、胃黏膜保护剂和胃酸中和药治疗,必要时可选择置入防反流的支架。其他合并症以出血、穿孔为主。出血少于 10 ml 为无出血;多于 10 ml 为有出血。如出血量不多可给予静脉止血治疗;如出血量较大,评估考虑静脉止血可能无效,应尽快给予内镜直视下止血。

如使用覆膜金属支架,其外膜可封闭穿孔所致的食管-支气管瘘或食管-纵隔瘘的瘘口,从根本上避免了食物经瘘口外漏,防止了肺内感染、呼吸衰竭。因为食管前方是气管或支气管,在置入支架时应仔细评估食管肿块与气管或支气管的距离,以防支架置入后出现食管肿块移动,压迫气管或支气管,造成急性呼吸阻塞。必要时可先置入气管或支气管支架,再置入食管支架。食管支架只是改善了病患的临床症状,改善了患者的进食,提高了生存质量,并没有从根本上控制病变的生长,还应配合进行综合治疗。

食管支架的置入可以改善食管梗阻状况,但随着食管肿瘤的生长,会引起食管的再狭窄,此时可以通过再次置入食管支架来缓解食管狭窄。但也有学者研究来通过随支架一起置入放射粒子,通过局部射线照射肿瘤来延缓肿瘤的生长,延缓再狭窄发生的时间。一般使用的放射粒子为^{125}I 粒子,外径 0.8mm,长 4.5mm,粒子间距离在 1.5cm 左右。^{125}I 粒子是一种放射性核素,其半衰期为 59.43 天,通过电子捕获而衰减并放出特征性的光子和电子。主要发射 27.4 keV 和 31.4 keV 的 X 射线和 35.5 keV 的 γ 射线,^{125}I 粒子所产生的能量虽然不大,但能持续的对肿瘤细胞起作用,破坏肿瘤细胞的 DNA 双链,因此能不断地杀伤肿瘤细胞,经过足够的半衰期积累剂量使肿瘤细胞全部丧失增殖能力,达到杀灭肿瘤的效果。放射性^{125}I 粒子组织内近距离放疗是近年来发展起来的一种微创治疗技术,多用于泌尿生殖系统、头颈部等实质性脏器的肿瘤。目前通过在带膜食管支架上捆绑^{125}I 粒子,局部照射食管恶性狭窄部的肿瘤,来延缓肿瘤的生长,延缓再狭窄发生的时间。Zhu HD 等通过在自膨式钛镍合金支架上捆绑^{125}I 粒子来治疗食管的恶性狭窄取得较好的效果。其先根据食管病变长度及放疗计划系统来定层数及每层安装粒子的数量。然后将^{125}I 粒子安装到支架的囊袋中,再进行支架置入。照射组的 OS 为 177 天,对照组为 147 天,两者间有显著差异($P=0.0046$)。主要并发症和治疗的副作用是严重的胸痛、瘘管、吸入性肺炎、出血、复发性吞咽困难,在两组间是相当的。

国外也有学者研究给予单剂量的腔内放疗来改善食管恶性狭窄,发现与支架置入相比,单剂量(12Gy)的腔内放疗,近期疗效较支架置入差,但远期疗效较支架置入好,因此单剂量的腔内放疗不失为解决食管恶性狭窄的一种方案。

对于不能耐受食管支架的患者给予经皮胃镜下胃造瘘术或腹腔镜下空肠造瘘术或内镜下置胃营养管或空肠营养管也可解决病患的营养问题。

目前,物理热灼技术包括单极和双极电凝术、氩离子凝固术和 Nd:YAG 激光治疗术,这些技术可用于治疗食管恶性梗阻。无水乙醇局部注射使组织坏死,也可减轻梗阻。光动力疗法也可用来治疗食管恶性梗阻。

二、食管-气管或支气管瘘和食管-纵隔瘘的治疗

食管癌穿孔并发气管或支气管瘘和纵隔瘘是一种晚期食管癌并发症,国外报告发生率为 4.5% ~ 8.1%。其确诊主要依靠食管造影或胃镜。一旦确诊,应尽早给予治疗,否则大部分患者将死于反复呼吸道污染导致的肺部感染及脓毒血症,中位生存期为 1 ~ 6 周。食管癌患者发生食管瘘的原因主要包括:①肿瘤放疗导致局部组织坏死;②癌肿自然生长侵袭穿通食管、气管壁;③既往置入支架长期压迫局部组织导致坏死,尤其在喇叭口附近;④食管癌术后吻合钉脱落;⑤术后应激性溃疡;⑥食管癌狭窄行扩张治疗或激光、局部注射或光动力等介入治疗。

早期对于食管癌穿孔并发气管或支气管瘘和纵隔瘘的治疗主要采取经口置管术或采取胃或结肠代食管的旁路手术。但这些处理办法患者的预后极差,因为这些治疗方法既不能消除癌肿,又较难控制胸腔内感染源,近期病死率极高。

而自 1991 年韩国 Song 等首先将覆膜支架应用于食管病变治疗以来,金属覆膜支架的工艺及相关技术日臻完善,目前已成为治疗食管-气管或支气管瘘和食管-纵隔瘘的首选方法。该技术不仅能够物理封闭瘘口,还能对狭窄段起到扩张作用,术后患者能很快恢复进食,改善营养,配合相应抗菌药物治疗,能够使肺部及纵隔感染得到有效控制,提高患者生活质量,也为继续进行放化疗从而延长生存期创造了条件。研究表明,使用覆膜支架封闭瘘口的患者中位生存期明显长于瘘口未封闭或初次封闭失败者。我国学者的研究表明置入食管覆膜支架可以很好地封闭食管瘘口,改善患者的营养和肺部感染状况。同时如果置入抗反流支架,患者术后生活质量明显高于普通支架者。术后并发症:①胸骨后疼痛、不适感;②术后出血;③支架滑脱;④胃食管反流;⑤食物嵌顿;⑥再发食管瘘;⑦术后再狭窄。对于食管-气管或支气管瘘,由于气管或支气管是与外界相通的,所以可以直接封闭瘘口,而不会使感染被封闭。但食管纵隔瘘时,纵隔与外界是不相通的,如果单纯地封闭瘘口会造成脓肿引流不畅,感染难以控制,临床症状得不到缓解。国内有学者用蘑菇状覆膜支架治疗食管胃吻合口瘘脓腔引流获得成功。也有学者在封闭瘘口前置入导管来引流脓肿,待脓肿控制后,再置入覆膜支架亦取得较好的效果。

目前对于食管癌穿孔并发气管或支气管瘘和纵隔瘘的治疗很少采用手术治疗,但如果评估可以一期切除病灶和侵犯的支气管,可以选择给予手术治疗。

三、疼痛的处理

晚期食管癌患者可能因癌细胞局部浸润或侵犯邻近血管、神经、淋巴管、软组织或转移到其他内脏或骨组织而出现疼痛,一般可以分为:①肿瘤本身所致的疼痛;②肿瘤压迫所致的疼痛;③肿瘤转移所致的疼痛;④抗肿瘤治疗所致的疼痛。对于疼痛,我们应对其做好初步评估,美国健康医疗政策与研究总署癌症疼痛指导小组总结了一套评估及控制疼痛的临床常规方法,归纳为"ABCDE"法:A,(ask,询问)定期询问及系统评估患者疼痛情况;B,(believe,相信)相信患者及家属对于疼痛及缓解疼痛方法的描述;C,(choose,选择)根据患

者、家庭及其生活背景来选择合适的镇痛方法；D，(deliver，实施)采取及时、科学、合理及协调的方式实施疼痛干预措施；E，(empower，授权)给予患者及家属权利。促使(enable，E)他们尽最大可能来控制病程。在疼痛控制计划开始后，要适时给予再评估。对于疼痛给药，我们可以按照 WHO 的三阶梯止痛原则给予处理。如果出现顽固性疼痛可考虑给予经皮下自控镇痛泵止痛治疗。

四、出血的处理

晚期食管癌随着肿瘤的生长可能引起局部破溃出血，一般按照上消化出血的原则处理，给予禁食、口服肾上腺素、凝血酶等治疗。必要时可在内镜直视下喷撒止血药治疗。如果评估可手术切除病灶的，可选择手术治疗。姑息性放疗也可使肿瘤退缩达到止血效果。

五、最佳营养支持治疗

对于预计生存期超过 3 个月且存在营养不良或营养风险(主要是预计口服摄入小于预计能量消耗的 60% ，且长于 10 天者，或预计不能进食时间长于 7 天者，或已发生体重下降者)的晚期食管癌患者，应给予最佳营养支持治疗，来改善机体的营养状况和免疫功能，提供对肿瘤进行综合治疗的机会，改善生活质量和延长生存期。而对于预计生存期不超过 3 个月的终末期患者，最佳营养支持治疗可以改善生存期，但也有延长患者痛苦的风险，因此临床医师应考虑临床指征，但也应尊重患者的自主选择权利，充分与家属协商，再决定是否给予营养支持治疗。晚期食管癌营养支持途径的使用原则：肠内营养与肠外营养，优选肠内营养；营养支持时间较长应设法应用肠内营养；肠内营养不足时，可以肠外营养加强；营养需要量较高或期望短期内改善营养状况可用肠外营养；胃肠完全不能利用下用肠外营养；周围静脉营养与中心静脉营养优选周围静脉营养。

(王朝霞　陆彬彬)

参 考 文 献

傅剑华，黄植蕃．1996．经口置管术治疗恶性食管呼吸瘘．中华胸心血管外科杂志，12(5)：305.
韩新巍，吴刚，马南，等．2003．蘑菇状覆膜内支架的设计和在食管胃吻合口-胸腔瘘中的应用．介入放射学杂志，12(5)：428～430.
李宁．1998．怎样选择营养支持途径．中国实用外科杂志，18(12)：711～712.
李宁．2000．晚期消化道肿瘤病人的营养支持．中华实用外科杂志，20(10)：585～587.
李宁．2002．重视肿瘤综合治疗中营养支持的作用．中国实用外科杂志，2(11)：641～643.
厉有名，黄怀德，彭清璧．1997．内镜直视下食道狭窄扩张术的临床研究．中国内镜杂志，3(1)：37～38.
刘冰，孟浩，王维奇．2006．应用覆膜支架治疗食管瘘 15 例．微创医学，1(5)：402～403.
刘婉薇，廖山婴．2008．经皮穿刺内镜下胃造瘘术的临床应用及价值．中国消化内镜，2(7)：9～11.
罗健．2007．癌症疼痛与姑息治疗．见：孙燕，石远凯主编．临床肿瘤内科手册．第 5 版．北京：人民卫生出版社，251～287.
彭大为，王美清，周宇，等．2011．放射性粒子植入治疗头颈部恶性肿瘤．中国热带医学，11(3)：348～349.
祁贵德．2004．芬太尼经皮下自控镇痛治疗晚期癌痛的疗效观察．中国肿瘤临床与康复．11(3)：283～284.

施瑞华,于莲珍,肖斌,等.2006. 内镜下置放覆膜合金支架治疗食管瘘的临床应用. 中华消化内镜杂志,23(2):119～121.

谭冠先,郑宝森,罗健.2003. 癌痛治疗手册. 郑州:郑州大学出版社,1～452.

王庆才,刘庆水,李福康.1999. Savary-Gillard 探条扩张器治疗食管术后吻合口狭窄. 中华消化内镜杂志,16(3):140.

徐丽芳,郑铨,吴新萍.1999. 胃镜直视下置放金属支架治疗食管狭窄及食管气管瘘 56 例临床观察. 中国内镜杂志,5(2):60～61.

许洪瑞,杨炳军,林国治,等.2003. 食管癌穿孔并发呼吸道瘘的外科治疗. 中国综合临床,19(7):637～639.

叶晓芬,喻剑峰,靖陕零,等.2002. 经皮内镜胃造瘘术的临床应用. 中华消化内镜杂志,19(2):106～107.

于永征,于中麟.1996. 晚期食管癌内镜下置管术:附 48 例临床分析. 内镜,13(1):13～15.

张集昌,张力建,马建,等.2003. 内镜介入治疗 IV 期食道癌梗阻 105 例分析. 中华肿瘤杂志,25(2):198.

张小田,张联曹,新伟,等.2008. 恶性肿瘤患者的循证支持治疗. 临床外科杂志,16(12):801～803.

张志坚,张捷,吴秋萍,等.2002. 内镜直视下置放记忆合金支架治疗食管狭窄. 中国内镜杂志,8(1):77～78.

郑春英,付少雄,陈烨,等.2013. 小剂量氯胺酮复合舒芬太尼在顽固性癌痛中的临床应用. 临床麻醉学杂志,29(11):1067～1069.

Acunaş B,Rozanes I,Akpinar S,et al. 1996. Palliation of malignant esophageal strictures with self-expanding nitinol stents:drawbacks and complications. Radiology,199:648～652.

Berger RL,Donato AT. 1972. Treatment of esophageal disruption by intubation. A new method of management. Ann Thorac Surg,13:27～35.

Burt M,Diehl W,Martini N,et al. 1991. Malignant esophagorespiratory fistula:management options and survival. Ann Thorac Surg,52:1222～1228;discussion 1228～1229.

Han YM,Song HY,Lee JM,et al. 1996. Esophagorespiratory fistulae due to esophageal carcinoma:palliation with a covered gianturco stent. Radiology,199:65～70.

Kapiteijn E,van De Velde CJ. 2000. European trials with total mesorectal excision. Semin Surg Oncol,19:350～357.

Muto M,Ohtsu A,Miyata Y,et al. 2001. Self-expandable metallic stents for patients with recurrent esophageal carcinoma after failure of primary chemoradiotherapy. Jpn J Clin Oncol,31:270～274.

Postlethwait RW. 1983. Complications and deaths after operations for esophageal carcinoma. J Thorac Cardiovasc Surg,85:827～831.

Shin JH,Song HY,Kim JH,et al. 2005. Comparison of temporary and permanent stent placement with concurrent radiation therapy in patients with esophageal carcinoma. J Vasc Interv Radiol,16:67～74.

Shin JH,Song HY,Ko GY,et al. 2004. Esophagorespiratory fistula:long-term results of palliative treatment with covered expandable metallic stents in 61 patients. Radiology,232:252～259.

Song HY,Choi KC,Cho BH,et al. 1991. Esophagogastric neoplasms:palliation with a modified gianturco stent. Radiology,180:349～354.

Vakil N,Morris AI,Marcon N,et al. 2001. A prospective,randomized,controlled trial of covered expandable metal stents in the palliation of malignant esophageal obstruction at the gastroesophageal junction. Am J Gastroenterol,96:1791～1796.

Watkinson AF,Ellul J,Entwisle K,et al. 1995. Esophageal carcinoma:initial results of palliative treatment with covered self-expanding endoprostheses. Radiology,195:821～827.

Zhu HD,Guo JH,Mao AW,et al. 2014. Conventional stents versus stents loaded with(125)iodine seeds for the treatment of unresectable oesophageal cancer:a multicentre,randomised phase 3 trial. Lancet Oncol,15:612～619.

第十九章　食管癌的多学科治疗与个体化治疗

第一节　食管癌的多学科治疗

一、术前新辅助治疗的临床价值

食管癌是局部区域性病变,更是全身性疾病。多年来的研究旨在为提高食管癌的治疗效果进行治疗模式和方法的探索。目前研究较多并受关注较多的就是术前同步放化疗。

术前同步放化疗在欧洲和日本被认为是标准治疗方式,其目的是希望利用放疗与化疗的互补和协同作用,提高局部控制率,也有助于杀灭靶区以外转移病灶内的肿瘤细胞。同步放化疗主要基于以下理论:

(1) 化疗药物使得肿瘤病灶缩小,改善血供和肿瘤乏氧情况,提高放疗的敏感性。

(2) 许多细胞毒性药物作用于细胞周期的 S 期,使肿瘤细胞同步分化而起放疗增敏作用。

(3) 化疗药物干扰或抑制肿瘤细胞放疗后亚致死性损伤及潜在致死性损伤的修复,与放疗有协同作用。

(4) 化疗有助于消灭亚临床转移灶,降低肿瘤细胞活性,减少术中肿瘤种植转移,降低肿瘤分期,增加局部肿瘤控制率,提高手术切除率。

(5) 可作为肿瘤对化疗药物体内敏感性的评价,为术后化疗方案的制定提供参考。

2012 年 van Hagen 等报道了食管癌新辅助放化疗的Ⅲ期临床研究。该研究入组了 366 例可手术治疗的食管癌及胃食管交界癌患者,随机分组后试验组采用紫杉醇+卡铂化疗 5 周并同步放疗,对照组则单纯进行手术。其中试验组 92% 的病例实现完全切除,而单纯手术组只有 69% ,两组术后并发症相近、院内死亡率均为 4% 。试验组的中位生存期为 49.4 个月,而对照组为 24 个月,结果以实验组显著占优势。该项研究肯定了术前放化疗在局部晚期食管癌综合治疗中的价值。

Sjoquist 等进行的一项 Meta 分析,纳入了 12 项比较术前新辅助放化疗+手术与单独手术的随机对照研究(1854 例患者)和 9 项比较术前新辅助化疗+手术与单独手术的随机对照研究(1981 例患者)。结果显示新辅助放化疗后手术与单纯手术相比,全因死亡率的危险比为 0.78(95% CI 0.70 ~ 0.88;$P<0.0001$),其中鳞状细胞癌为 0.80(95% CI 0.68 ~ 0.93;$P=0.004$),腺癌为 0.75(95% CI 0.59 ~ 0.95;$P=0.02$)。新辅助化疗后手术与单纯手术相比,全因死亡率的危险比为 0.87(95% CI 0.79 ~ 0.96;$P=0.005$),其中鳞状细胞癌为 0.92(95% CI 0.81 ~ 1.04;$P=0.18$),腺癌为 0.83(95% CI 0.71 ~ 0.95;$P=0.01$)。该研究结果再次肯定了术前新辅助放化疗或新辅助化疗后手术治疗相比较单纯手术在降低死亡风险和延长生存期上的意义。

术前同步放化疗较序贯放化疗更能够缩短治疗时间,提高肿瘤的局控率和有效率,并且在提高手术切除率与延长远期生存方面具有优势,同时必须注意的相关毒性不良反应主要包括:肺部并发症、放射性食管炎、放射性气管炎、心脏毒性、恶心呕吐、骨髓抑制、肝肾功能损害等。肺部并发症是食管切除术后最常见的死亡原因。肺毒性主要来源于放疗,其主要机制为:食管癌术前放疗患者病程较长,病变向周围脏器的浸润,在放射治疗中部分肺组织受到一定剂量的射线照射而造成不同程度的放射损伤,导致肺毛细血管的通透性升高,造成肺间质水肿和炎性细胞浸润;而肺泡 II 型上皮细胞的损伤破坏了肺泡表面的稳定性,引起肺泡塌陷,导致缺氧和呼吸困难。食管炎也是术前同步放化疗最常见的不良反应之一,发生率为 63%~80%,其主要机制为放射到达一定剂量时出现食管黏膜的炎症、充血、水肿,继而发生上皮坏死、脱落。同时化疗药物可直接损伤食管黏膜,并可间接通过增敏机制加重放疗对食管黏膜的损伤。心脏毒性是一种急性不良反应,尤其胸中下段食管癌更为明显。其主要机制为放疗早期会诱导中小血管炎症,心肌的毛细血管内皮细胞损伤,此后血栓在毛细血管内腔形成,并产生心肌缺血、坏死和纤维化。

术前放化疗后还会增加后续手术难度和术后并发症的风险。根治性放疗后食管癌的周围组织纤维化,肿瘤与周围组织边界不明显,分离困难易破损,加之肿瘤与气管膜部、胸主动脉浸润,术中易残留而造成污染并增加脓胸的发生率。放疗还可能会增加吻合口瘘和术后急性肺损伤的风险。因此,食管癌放化疗后再手术,患者应充分术前准备、手术时间应尽量缩短,术后采取有效综合措施可减少呼吸衰竭的发生。另外,对术前同步放化疗无效的食管癌患者来说,可能会影响手术切除的时机,甚至导致病情进展。

根据 NCCN 指南并参照中国抗癌协会食管癌专业委员会 2011 编辑出版的《中国食管癌规范化诊治指南》,我们建议治疗前临床分期为 T3N0M0、T1~2 伴淋巴结转移、T3~4 伴或不伴淋巴结转移的可切除的胸段食管癌患者尤其是鳞状细胞癌患者,可采用术前放化疗。术前放化疗方案推荐:铂类(首选顺铂)、5-FU(包括卡培他滨/替吉奥)、紫杉醇/多西他赛、长春瑞滨、伊立替康,建议采用双药联合方案,3 周重复,共 2 个疗程;同期进行放疗,放射剂量:CTV 剂量 40 Gy(36~46 Gy)。

二、围术期化疗

进展期和局部晚期食管癌治疗不再以单纯手术为其标准的治疗,临床上开展了大量围术期治疗的临床研究,相关结果倾向于支持围术期化疗有效的观点。

Morgan 等进行的一项研究,总共 417 例经病理确诊的局部晚期食管癌患者入组,其中 173 例患者接受了根治性放化疗(dCRT),126 例患者单纯手术,另外 118 例患者接受了新辅助化疗+手术切除(CS)。结果显示 dCRT 组和 CS 组 III/IV 度毒性反应的发生率分别为 39.3 个月和 60.2 个月。单独手术组和 CS 组的手术并发症率分别为 42.9% 和 44.4%。dCRT 组、单纯手术组和 CS 组治疗后 30 天内死亡率分别为 0、7.9% 和 0.8%,2 年生存率分别为 44.3%、56.2% 和 42.4%($P=0.422$)。该研究结果显示,新辅助化疗+手术切除与单纯手术相比,并没有增加手术并发症率和手术 30 天内死亡率,但是也没有显著改善 2 年生存率。

Allum 等在 2009 年发表了 OE02 临床试验的长期随访结果,该研究术前化疗组入组 400 人,单纯手术组入组 402 人,术前化疗组采取 2 个周期的 5-FU+顺铂方案化疗,5 年生存率为 23%,显著高于单纯手术组的 17.1%。另外,术前化疗组的无病生存期及总生存期均优于单纯手术组。该研究得出了阳性的结果,倾向于支持术前化疗能够提高远期生存。

2011 年的 FNCLCC 及 FFCD Ⅲ期临床试验入组了 224 例可切除的腺癌患者,围术期化疗组有 2~3 个周期的术前化疗及 3~4 个周期的术后化疗,使用的化疗方案为 5-FU+顺铂。围术期化疗组的 5 年生存率为 38%,显著高于单纯手术组的 24%,而且在无病生存期、肿瘤切除率上均显著占优势。其后发表的由 Sjoquist 等进行的荟萃分析对比了新辅助化疗及新辅助放化疗与单纯手术切除的疗效。共入选了 24 项临床试验,其中 9 项是新辅助化疗与单纯手术切除之间的对比。最终认为新辅助化疗相比较单纯手术,能够提高患者的生存率。

2011 年所发表的两项 Meta 分析进一步明确了新辅助治疗在食管癌多学科综合治疗中的价值。一项 Meta 分析涵盖 1980~2010 年所发表的临床随机对照研究,纳入了 9 项随机研究,共 1981 例患者入组。结果显示新辅助化疗能显著提高食管腺癌患者的生存疗效,但并不能提高鳞状细胞癌患者的疗效。然而,新辅助化放疗则能提高腺癌和鳞状细胞癌患者的生存疗效。另一项 Meta 分析得出了相似的临床结论,该 Meta 分析还补充了新辅助治疗不良反应的信息。与新辅助化疗相比,新辅助放化疗有增加围术期死亡率的倾向性,但新辅助放化疗总体不良反应水平仍被临床所接受。

因此,根据以上临床研究结果,食管腺癌可以从新辅助化疗或化放疗中获益,而食管鳞状细胞癌只能从新辅助放化疗中获得生存率提高的益处。

三、术后辅助放疗与放化疗

手术作为食管癌的初始治疗固然有其优点,尤其是在国内既有条件下更是如此。手术作为初始治疗的优点表现在:①术后病理分期明确;②可以避免因为分期不准造成的过度治疗;③避免手术机会延迟或丧失;④减轻肿瘤负荷,改善患者吞咽状况,可以提高营养状况;⑤肿瘤负荷减轻,可以提高残留灶对治疗的反应性。然而,食管癌单纯手术后局部复发率高达 40%~60%,食管癌患者术后一旦复发再行放疗效果较差。Nemoto 等报道 33 例食管癌术后复发再行放疗,结果中位生存期仅 7 个月,3 年生存率 12%。因此,若能发现术后高复发的高危人群,临床上给以术后辅助放疗,可能提高手术参与的食管癌生存疗效。

来自于中国医学科学院肿瘤医院的随机对照前瞻性研究分析了 549 例入组患者。从全组看术后放疗并未提高患者的生存,但在亚组分析时发现对于临床分期为 Ⅲ期或区域性淋巴结有转移特别是转移淋巴结数目在 3 个及以上的病例,术后放疗能显著提高患者的总生存率。来自于美国 SEER 数据库资料,1998~2005 年接受食管癌切除术,术后病理为 T3~4N0M0,T1~4N1M0 的腺癌或鳞状细胞癌患者入组。1046 例患者符合上述条件,683 例接受了单纯手术,363 例接受了手术+术后放疗。结果显示对于 Ⅲ期无论鳞状细胞癌还是腺癌,术后放疗均能延长生存时间,同时发现术后放疗未能提高 Ⅱ期患者的疗效。

表 19-1 中所列前期所做的具有代表性的术后放疗随机对照研究,总体结果显示:术后放疗提高局部区域性控制率,但在提高总生存方面是微弱的或是不确定的。

表 19-1　具有代表性的术后放疗随机对照研究

试验	入组患者	患者数	放疗技术	局控	生存率
1	0 和 I 期除外	430	两锁骨上+全纵隔	全组局控率提高(N0,1)	N0 提高;N1 提高
2	N0,1,2 分层	221	两锁骨上+全纵隔	全组局控率提高	生存率未提高
3		130		提高局控率	生存率降低不良作用增加
4	胸段鳞状细胞癌 年龄<70 岁 长度>4cm	495 ~ 549	T 形野	全组局控率提高	提高Ⅲ期或 N1 或淋巴结 >3 个转移的生存率

目前,欧美国家对于术前未接受新辅助治疗、伴区域性淋巴结侵犯的局限性食管癌(Ⅱb 期、Ⅲ期)患者,通常建议术后辅助化疗或联合放化疗。根据目前研究结果,我们建议对于食管癌术后分期为Ⅲ期(T3N1,T4N0 ~ 1)或淋巴结转移数目超过 3 个的患者行术后放化疗。

四、靶向药物联合放疗的价值

正如头颈部肿瘤和非小细胞肺癌一样,食管癌的原发病灶 EGFR 表达率也达到 40% ~ 80%,随着 EGFR 抑制剂在头颈肿瘤治疗及非小细胞肺癌治疗中取得明显进展,陆续有研究探讨靶向药物是否可以用于食管癌治疗。

临床前期的研究显示 EGFR 抑制剂有放疗增敏作用,无论是小分子还是单克隆抗体的 EGFR 抑制剂的放射增敏主要作用机制几乎完全一致。增敏机制包括:①对细胞周期动力学的影响,能够阻止细胞进入 S 期,降低 S 期细胞比例,G_2/M 期和 G_0/G_1 期细胞比例增加,使肿瘤作为整体的放射敏感性提高;②抑制放射诱导的 EGFR 磷酸化,减少肿瘤细胞的增殖和再增殖,放射效应增加;③增加放疗后肿瘤细胞的凋亡肿瘤杀灭作用增加;④抑制细胞放疗后损伤的修复,固化放射损伤。

一项临床Ⅱ期研究探讨了小分子 EGFR 抑制机剂易瑞沙参与局部晚期食管癌综合治疗的不良作用和疗效。治疗方法为术前采取化放疗联合易瑞沙,术后补充放疗 30Gy,易瑞沙维持治疗 2 年。结果显示:易瑞沙治疗组中 48% 患者并未能按照计划完成其维持治疗,该组的远处转移率并未明显减少,但该组患者生存疗效有提高的趋势。

单克隆抗体的 EGFR 抑制剂用于与放疗结合的临床研究较早。Tomblyn 等报道Ⅱ期临床研究,21 例(11 例鳞状细胞癌,10 例腺癌)局部不可切除的食管癌患者,用西妥昔单抗(C225)+伊立替康+DDP 方案联合放疗,结果 2 年的总生存率及无疾病生存率分别为 33.3% 和 23.8%,中位生存时间及无疾病生存率分别为 11.2 个月和 6.4 个月,有 2 例患者在治疗中死亡。Chan 等进行的Ⅱ期临床研究,入组 57 例食管癌患者,给予西妥昔单抗联合紫杉醇+卡铂方案化疗,同期放疗 50.4Gy。其中 40 例患者近期疗效评价为 CR(70%),49 例患者进行放疗后手术治疗,病理完全缓解(pCR)为 27%。3、4 级食管炎分别为 12%、3%,23% 患者出现照射野内 3 度皮肤不良反应。

De Vita 等报道多中心Ⅱ期临床研究,用 FOLFOX4 + C225 诱导治疗局部进展期食管癌

（T3～4,N0 或者任何 T,N+）,间隙期 2 周,用 4 个疗程后开始放疗,总剂量 50.4Gy,结果有
40 例可评估患者,6 例患者获得 cCR,13 例患者获得部分缓解。30 例患者再行手术,8 例
(27%)获得 pCR。CR 或 PR 的 3 年生存率分别为 85% 和 52%,稳定或进展的 3 年生存率
分别为 38% 和 33%,同时毒副反应可以耐受。由此可见,C225+FOLFOX+放疗用于食管癌
术前辅助治疗是可行的。

　　Ruhstaller 等进行的前瞻性多中心Ⅰb/Ⅱ期临床研究,用多西他赛+DDP+C225 治疗两
个疗程后开始放疗,DT 45Gy,同步用 DDP + C225 每周方案治疗。共入组 28 例,82% 的患
者有区域淋巴结转移,放化疗后 25 例行手术治疗(均为 R_0 切除),19 例患者(68%)完全或
接近 pCR,同时毒性反应可以耐受。该研究提示术前放化疗+C225 疗效确定,为了进一步研
究病理缓解率及 R_0 切除率,Ⅲ期的临床研究已在进行中。Moehler 等应用 IF 方案联合爱必
妥一线治疗晚期的食管胃肿瘤患者共 48 例,结果显示总反应率(ORR)为 46%,疾病控制率
(DCR)为 79%;中位无进展生存时间(PFS)为 9.0 个月,中位总生存时间(OS)为 16.5 个
月,同时发现 EGFR 表达阳性的患者反应率更高。结果令人振奋,其扩大样本的临床研究最
终结果将在 Expand Ⅲ期临床试验中显现。

　　复旦大学附属肿瘤医院应用尼妥珠单抗开展了多项临床研究。一项是尼妥珠单抗联
合放化疗治疗局部晚期食管癌的剂量递增Ⅰ期临床研究,结果显示:尼妥珠单抗 400mg/周
和放化疗合用可为患者耐受,近期疗效较好。另一项是尼妥珠单抗联合放化疗治疗局部晚
期食管鳞状细胞癌随机对照、多中心Ⅲ期临床研究,目前已经完成入组,等待随访总结。
Ramos-Suzarte 等比较尼妥珠单抗联合顺铂+5-FU 方案同期放化疗的疗效,尼妥珠单抗实验
组 33 例,放化疗控制组 30 例,可评价客观反应的患者 49 例,实验组与控制组客观反应率
(CR+PR)分别为 47.8%、15.4%,尼妥珠单抗组未出现过敏、皮疹等不良反应并且未增加同
步放化疗的不良反应。

　　因此,根据上述临床研究证据,我们认为对于局部晚期食管癌患者,以单克隆抗体(西
妥昔单抗或尼妥珠单抗)为代表的靶向药物可以在与化疗联用的基础上配合放疗以提高疗
效。只是上述建议的循证医学证据的级别尚不够高,我们仍然期待后续更大样本临床研究
结果的支持。

第二节　食管癌的个体化治疗

一、肿瘤化疗敏感基因检测与个体化治疗

　　核苷酸切除修复交叉互补组 1(excision repair cross complement group 1,ERCC1)是核酸
外切修复家族中的重要成员,是由 ERCC1 基因编码的 DNA 切除修复蛋白,参与 DNA 链的
切割和损伤识别。ERCC1 的表达量直接影响 DNA 修复的生理过程。所有肿瘤细胞中都有
ERCC1 表达,而且表达水平差异很大。

　　大量临床研究证实:ERCC1 低表达的食管癌患者更容易从以铂类药物为基础的治疗中
获益。Kim 等研究了食管癌患者 ERCC1 和胸苷酸合成酶(thymidylate synthetase,TYMS)的
表达对放化疗(氟尿嘧啶/顺铂+放疗或卡培他滨/顺铂+放疗)疗效的影响,结果显示

ERCC1 和 TYMS 表达阴性的患者更容易受益($P <0.001$,$P =0.04$);在多因素分析中,ERCC1 可作为独立的预测因子($P <0.001$)。并且,ERCC1 表达阴性的患者具有更长的总生存期(OS,$P =0.10$)及无进展生存期(PFS,$P =0.08$),更容易从术前放化疗中获益。ERCC1 还可以预测食管鳞状细胞癌转移患者接受卡培他滨和顺铂联合化疗后的疗效及患者的预后,ERCC1 水平越高,PFS 和 OS 越短。Warnecke-Eberz 等研究了局部晚期食管癌患者 ERCC1 的表达与放化疗(氟尿嘧啶/顺铂+放疗)疗效的关系,结果显示 ERCC1 mRNA 的表达水平和患者的病理反应之间存在紧密联系($P<0.001$),它可作为放化疗疗效的预测因子,ERCC1 mRNA 高表达的患者疗效较差,建议考虑更换治疗方案,以避免接受昂贵的无效治疗。Fareed 等的研究结果也显示,ERCC1 表达的患者对铂类药物的反应显著较差($P =0.006$),且有较差的无病生存期(DFS)及 OS($P =0.020$,$P =0.040$)。Langer 等认为 ERCC1 可以预测食管 Barrett 腺癌患者对顺铂是否敏感。Brabender 等的研究也得到了相似的结果:对治疗只出现轻微反应的患者,其血液中 ERCC1 的表达水平显著较高。

胸苷酸合成酶(thymidylate synthetase,TYMS)是由 TYMS 基因编码的一种酶蛋白。TS 是体内调节四种核苷酸数量平衡的关键酶,TS 通过甲基化脱氧尿嘧啶核苷酸(dUMP)形成脱氧胸嘧啶核苷酸(dTMP),dTMP 进一步在细胞内代谢为三磷酸胸嘧啶,三磷酸胸嘧啶为 DNA 合成和修复的基本原料,因此,TS 是 dTMP 从头合成的限速酶,在 DNA 合成与修复、细胞增殖与分化中起着非常重要的作用。并且 TS 是叶酸代谢关键酶,叶酸是核苷酸和 DNA 合成及甲基化的重要前体物质。低叶酸水平是引起 DNA 链断裂,导致遗传物质不稳定和癌症风险增加的关键决定因素。

TYMS 基因的表达和多态性均可作为治疗疗效的预测因子。Joshi 等在 99 例食管癌患者中研究了 GSTP1、ERCC1 及 TYMS 的表达对顺铂/5-FU+放疗疗效的影响。结果 Cox 比例风险模型显示,TYMS 的表达与患者的生存期呈负相关($P =0.007$),与患者对药物的敏感性也呈负相关($P<0.001$)。在多因素分析中,TYMS>6.0、ERCC1>3.0 及 GSTP1>3.0 都与患者的生存期下降有关($P =0.007$)。另外,ERCC1 >3.0 或 TYMS>6.0,都意味着患者的癌症复发率大约是其他群体的 2 倍($P =0.086$,$P =0.003$)。同样,Harpole 等在 118 例接受顺铂/5-FU 化疗+放疗的食管癌患者中的研究也显示,TYMS 的表达与生存率呈负相关。

RRM1 基因通过编码合成核糖核苷酸还原酶的亚基 M1。其编码的蛋白 RRM1 是 DNA 合成通路中的限速酶,在 DNA 合成中起到限速、调节作用,RRM1 是核苷酸结合位点之一,它与 RRM2 共同构成核糖核苷酸还原酶(ribonucleotide reductase,RR),RR 是 DNA 合成的限速酶,该酶的作用是使二磷酸核苷酸(ribonucleoside diphosphates,rNDP)转化为二磷酸脱氧核苷酸(deoxyribonucleoside diphosphates,dNDP),dNDP 是 DNA 合成和修复必需原料的前体,因此,RRM1 通过控制 DNA 的合成从而控制细胞的增殖。

吉西他滨是嘧啶类抗代谢药物,吉西他滨进入细胞内后经过核苷激酶的作用转化成具有活性的二磷酸核苷(5-diphosphate,dFdCDP)及三磷酸核苷(5-triphosphate,dFdCTP),通过抑制 DNA 合成而发挥细胞毒作用。首先,dFdCDP 抑制 RR 的活性,使合成 DNA 必需的三磷酸脱氧核苷产生减少,尤其使 dCTP(deoxycytidine 5-triphosphate)产生减少,dCTP 是 DNA 合成的原料,使 DNA 合成减少。其次,dFdCTP 与 dCTP 竞争掺入至 DNA 链中,DNA 聚合酶不能去除掺入的吉西他滨及修复延长的 DNA 链,从而引起 DNA 链断裂最终导致细胞凋亡。

作为 GEM 作用靶点之一的核苷酸还原酶(ribonucleotide reductase,RR)是 DNA 合成通路中的限速酶。RR 包括 2 个亚单位:RRM1 和 RRM2,RRM1 是核苷酸的结合位点,是核苷类似物系的化疗药物的结合位点,同时也控制底物的特异性和整个酶的活性。相关临床研究结果表明,RRM1 低表达的患者,GEM 敏感性高;RRM1 高表达的患者,GEM 耐药。因此,RRM1 表达和 GEM 体外药敏可能作为判断食管癌 GEM 化疗敏感性的指标。

细胞内微管蛋白是细胞骨架的重要组成部分,具有维持细胞形态、参与细胞运动和分裂增殖等功能。而紫杉醇类等抗微管类药物则作用于微管蛋白,通过促进微管蛋白聚合抑制解聚以保持微管蛋白稳定,抑制细胞有丝分裂和增殖。β 微管蛋白分为 7 种亚型,其中 β-微管蛋白Ⅲ(TUBB3)与化疗药物耐药性的研究颇多,TUBB3 高表达可使药物对细胞内微管蛋白的特异性降低,从而产生耐药。在多项临床研究中,都显示低 TUBB3 表达水平的肿瘤患者接受紫杉醇类化疗的疗效较好,中位生存期较长。

冯征等对食管鳞状细胞癌患者根据 ERCC1、RRM1 及 TUBB3 mRNA 在食管鳞状细胞癌组织中的表达水平选择敏感药物进行辅助化疗,评估该个体化辅助治疗方案对食管鳞状细胞癌患者预后的影响。入组患者240 例,病理证实均为食管鳞状细胞癌,分期为Ⅲa-Ⅲc 期。将入组患者随机分为两组:对照组 120 例,采用顺铂(DDP)联合氟尿嘧啶(5-FU)方案进行辅助化疗;研究组 120 例,采用荧光定量聚合酶链反应法(FQ-PCR)对 120 例食管鳞状细胞癌患者肿瘤组织中 ERCC1、RRM1 及 TUBB3 mRN 表达水平进行检测,并根据三种基因 mRNA 表达水平选取 DDP、吉西他滨(GEM)和多西他赛(DOC)等药物进行辅助化疗。结果对照组和研究组分别收集数据 110 例和 114 例。对照组和研究组 mTTP 分别为 7.3 个月和10.5 个月($P<0.001$)。ERCC1、RRM1 及 TUBB3 三种基因 mRNA 均为高表达的患者 1 年内疾病复发率显著高于其他基因型组,三种基因同时高表达为疾病复发的独立危险因素(OR=2.128,P=0.039,95% CI 1.039~4.359)。该研究结果显示根据 ERCC1、RRM1 及 TUBB3检测结果选择敏感化疗药物对食管鳞状细胞癌患者实行个体化治疗可以使患者有较大的获益,以上三种基因同时高表达是Ⅲ期食管癌复发的独立危险因素。

基于上述临床研究证据,我们认为对于有选择的食管癌患者,可以考虑行肿瘤化疗敏感基因检测(建议用病理切片检测),并根据检测结果在临床指南和治疗规范的框架内予以个体化治疗。

二、EGFR 表达与抗 EGFR 靶向治疗

在食管癌和胃癌组织中,通过免疫组化(immunohistochem-istry,IHC)或基因原位杂交(fluorescent in situ hybridization,FISH)分析表明30%~90% 肿瘤过度表达 EGFR 且相应地呈现高侵袭性,分化差和预后差。通常,鳞状细胞癌组织比腺癌组织 EGFR 过度表达更常见。王军等报告的一项 Meta 分析纳入 13 篇文献包括 1150 例食管鳞状细胞癌患者,EGFR 总体阳性率为62.8%,结果显示 EGFR 过表达与食管鳞状细胞癌的 T 分期、血管受侵和 OS 存在相关性,即对上述指标存在预测价值,而与分化程度、组织分级、淋巴结转移、临床分期和淋巴管浸润等无关。EGFR 过表达后更倾向于通过肿瘤细胞浸润深度增加,血管受侵来影响患者预后。因此,针对食管鳞状细胞癌 EGFR 的靶向治疗理论上具有潜在的应用价值。

西妥昔单抗联合化疗一线治疗食管癌的研究较少,并且主要集中在胃食管结合部癌。在西妥昔单抗联合 FOLFIRI(伊立替康+亚叶酸钙+5-氟尿嘧啶)或多西他赛+顺铂/奥沙利铂方案一线治疗胃食管结合部腺癌的研究中,与单纯化疗比较,未见 PFS 和 OS 明显延长,这一结果可能与胃食管腺癌 EGFR 表达率较低有关。在为数不多的食管鳞状细胞癌的研究中发现,32 例应用西妥昔单抗联合顺铂+5-氟尿嘧啶和 30 例应用顺铂+5-氟尿嘧啶一线治疗转移性食管鳞状细胞癌患者的 ORR 分别为 19% 和 13%($P=0.73$),疾病控制率分别为 75% 和 57%($P=0.18$),中位 PFS 分别为 5.9 个月和 3.6 个月($P=0.21$),中位 OS 分别为 9.5 个月和 5.5 个月($P=0.32$)。虽然西妥昔单抗联合顺铂+5-氟尿嘧啶治疗组患者较顺铂+5-氟尿嘧啶治疗组患者的中位 OS 和中位 PFS 均有延长,但两组的 ORR 均<20%。作者认为,可能与入组的病例数有限、交叉用药(顺铂+5-氟尿嘧啶治疗组中 5 例患者出现病情进展,2 例患者再接受西妥昔单抗单药治疗,3 例患者再接受西妥昔单抗联合顺铂+5-氟尿嘧啶治疗)及两组患者性别不均衡(两组患者的男、女性比例分别为 23∶9 和 29∶1)有关。

Schønnemann 等应用西妥昔单抗联合伊立替康二线治疗(西妥昔单抗 500mg/m²,伊立替康 180mg/m²,静脉滴注,1 次/2 周,至疾病进展)对铂类耐药的 63 例胃食管结合部腺癌患者,总有效率(overall response rate,ORR)为 11%,疾病稳定(stable disease,SD)患者占 37%,中位 PFS 为 2.8 个月,中位 OS 为 6.1 个月,其中出现1/2 级皮疹患者(73%)的 OS 延长至 7.1 个月。研究结果显示,西妥昔单抗联合伊立替康二线治疗胃食管腺癌的中位 OS 超过 6 个月,与西妥昔单抗或伊立替康单药比较,有延长胃食管腺癌 OS 的趋势。AGITG ATTAX2 研究应用西妥昔单抗联合多西他赛二线治疗 38 例多西他赛耐药的胃食管结合部腺癌(西妥昔单抗为标准治疗方案;多西他赛 30mg/m²,d1、d8,静脉滴注,每 3 周为 1 个周期,至疾病进展或出现不可耐受的不良反应),6% 的患者达部分缓解(partial response,PR),43% 的患者达 SD,中位 PFS 为 2.1 个月,中位 OS 为 5.4 个月。由此提示,西妥昔单抗与多西他赛联合治疗紫杉醇耐药的胃食管结合部腺癌可能有效。

西妥昔单抗联合化疗药物在已有的研究中都表现出较好的安全性。与西妥昔单抗相关的不良反应主要是痤疮样皮疹,发生率为 70%~80%,颜面部是较常见的发生部位,在接受西妥昔单抗治疗后 1~3 周最为严重,可口服多西环素(非特异性抗炎样作用),合并感染者选择抗生素治疗,减少皮疹发生率。

因此,基于上述临床研究结果,我们认为对于晚期食管癌患者,在二线或者二线以上可以考虑化疗联合西妥昔单抗治疗,尤其是食管鳞状细胞癌。只是上述建议的循证医学证据的级别尚不够高,我们仍然期待后续更大样本临床研究结果的支持。另外就是仍然需要寻找能够预测食管癌应用西妥昔单抗治疗效果的生物标志物。

三、HER2/neu 的表达与抗 HER2 治疗

HER2/neu(erbB2)是 erbB TK 受体家族的成员。在食管癌和胃食管结合部腺癌中,HER2/neu 的过表达已经被证实是有差异的,食管鳞状细胞癌平均 23%,表达范围为 0~52%;胃食管结合部腺癌平均为 22%,范围为 0~43%。曲妥珠单抗(trastuzumab,赫赛汀)

是一种人源化的抗 HER2/neu 受体的 IgG1 单抗。曲妥珠单抗可以通过几种机制发挥它的效应,包括阻止 HER2 受体的二聚化,增加细胞内吞和受体的毁坏,抑制细胞外区域的脱落以及诱导抗体依赖的细胞毒作用。

早先报道的一项应用曲妥珠单抗治疗局部晚期食管腺癌的 I / II 期临床试验,试验方以曲妥珠单抗联合紫杉醇+顺铂及放疗,要求患者免疫组化检测 HER2 为 2+或 3+。在入组的 14 例患者中有 8 例(57%)获得了临床完全缓解,接下来有 6 例进行了外科手术且有 3 例获得了病理完全缓解(pCR),中位 OS 为 24 个月。不良反应与其他术前放化疗试验相似,没有观察到心脏毒性反应。2009 年 ASCO 年会上报道了关于 5-FU 或卡培他滨联合顺铂加或者不加曲妥珠单抗治疗胃和胃食管交界部腺癌远处转移的 ToGA III 期试验结果,该试验中 594 名 HER2/neu 阳性的胃癌或胃食管交界部癌患者随机入组,结果显示化疗基础上加用曲妥珠单抗可以显著提高 ORR、中位 PFS 和中位 OS。该试验中没有出现意外的毒性反应,也没出现继发的心力衰竭。

因此,对于 Her-2/neu 阳性的晚期胃食管交界部腺癌患者,一线可以给予化疗联合曲妥珠单抗治疗。

第三节　食管癌的综合治疗

总体上看,对于食管癌应采取综合治疗的原则。即根据患者的机体状况,肿瘤的病理类型、侵犯范围(病期)和发展趋向,有计划、合理地应用现有的治疗手段,以期最大幅度地根治、控制肿瘤和提高治愈率,改善患者的生活质量。

对于初治的食管癌患者,应行全面检查确定诊断并分期。对于诊断为 I 期的患者,首选手术治疗。如心肺功能差或不愿手术者,可行根治性放疗。完全性切除的 I 期食管癌,术后不行辅助放疗或化疗。内镜下黏膜切除仅限于黏膜癌,而黏膜下癌应该行标准食管癌切除术。对于 II 期患者,首选手术治疗。如心肺功能差或不愿手术者,可行根治性放疗。完全性切除的 T2N0M0,术后不行辅助放疗或化疗。对于完全性切除的 T3N0M0 和 T1 ~ 2N1M0 患者,术后行辅助放疗可能提高 5 年生存率。对于食管鳞状细胞癌,不推荐术后化疗。对于食管腺癌,可以选择术后辅助化疗。对于 III 期中的 T3N1 ~ 3M0 和部分 T4N0 ~ 3M0(侵及心包、膈肌和胸膜)患者,目前仍首选手术治疗,有条件者可以开展新辅助放化疗(含铂方案的化疗联合放射治疗)。对于不能手术的 III 期患者,目前的标准治疗是放射治疗,有条件者可行同步放化疗(含铂方案的化疗联合放射治疗)。对于以上 III 期患者,术后行辅助放疗可能提高 5 年生存率。对于食管腺癌可以选择术后辅助化疗。对于 IV 期患者,以姑息治疗为主要手段。拟行放化疗的患者,应做 Karnofsky 或 ECOG 评分。能直接化疗者首选化疗,治疗目的为延长生命,提高生活质量。姑息治疗主要包括内镜治疗(包括食管扩张、食管支架等治疗)和止痛对症治疗。

另外,营养治疗也应该纳入食管癌综合治疗中。2011 年 ASCO 大会公布一项 III 期临床研究结果显示化疗时患者差体力状态(ECOG≥2)、低白蛋白血清水平(≤3.5g/L)及体重量丢失(3 个月内≥10%)分别与差 PFS 和差 OS 相关。我国约 75% 食管癌患者可见热量-蛋白质缺乏营养不良,其原因包括疾病本身和各种抗肿瘤治疗,例如肿瘤浸润食管壁或压迫喉返神经、侵犯膈神经/压迫气道等均可显著直接干扰进食。食管癌荷瘤机体能耗增加明显,脂肪分解加快,蛋白分解率升高。同时,吻合口瘘或者狭窄、反流等术后并发症和普遍发生的放射性食管炎及化疗导致胃肠道反应,均可能严重干扰热量和营养素摄入。食管癌营养治疗又可以分为三类:一是支持性营养治疗,即降低营养不良患者手术危险性,提高对放疗、化疗的耐受性;二是辅助性营养治疗,目的是改善营养状况,促进瘘口、伤口尽快愈合;三是依赖性营养治疗,目的是维持患者生命并保持良好营养状态。

同时,在综合治疗的总原则下,可以针对每个患者的具体特点和个体化基因检测结果,有针对性地采取个体化的治疗方案,以便更好地控制病情,延长生存时间。个体化治疗与综合治疗及治疗规范并不矛盾,是综合治疗框架内的组成部分,也是治疗规范和临床指南之外的延伸和补充。只是需要注意,个体化治疗的开展应该有具体的依据(如化疗敏感基因、靶向基因等生物标志物检测结果),并在临床指南/治疗规范允许的框架内进行,或者作为循证医学证据建议的一、二线规范治疗方案进展之后的解救治疗。

（金时代　李　俊）

参 考 文 献

傅小龙.2012.放射治疗参与的食管癌多学科综合治疗的进展.世界华人消化杂志,20(35):3476~3481.

王军,于金明,景绍武等.2013.EGFR过表达与食管鳞状细胞癌临床病理特征相关性研究Meta分析.中华肿瘤防治杂志,20(22):1767~1772.

杨弘,傅剑华.2012.以手术为主的食管癌综合治疗的进展.世界华人消化杂志,20(35):3471~3475.

殷咏梅,周越,邵永丰.2012.食管癌分子靶向治疗临床研究的新进展.世界华人消化杂志,20(35):3499~3504.

Kranzfelder M,Schuster T,Geinitz H,et al. Meta-analysis of neoadjuvant treatment modalities and definitive non-surgical therapy for oesophageal squamous cell cancer. Br J Surg,2011,98:768~783.

Morgan MA,Lewis WG,Casbard A,et al. Stage-for-stage comparison of definitive chemoradiotherapy,surgery alone and neoadjuvant chemotherapy for oesophageal carcinoma. Br J Surg,2009,96:1300~1307.

Sjoquist KM,Burmeister BH,Smithers BM,et al. Survival after neoadjuvant chemotherapy or chemoradiotherapy for respectable oesophageal carcinoma:an updated meta-analysis. Lancet Oncol,2011,12:681~692.

第二十章　食管癌的远处转移

恶性肿瘤是一种全身性疾病,随着疾病的发展经常会发生远处转移,食管癌亦不例外。晚期食管癌发生远处转移,常见的转移部位有肺、骨、肝脏、淋巴结。这些在临床上都会遇到,在处理上有其独特的方法。

在诊断上一般结合三方面信息综合判断:①病史及临床表现;②实验室检查;③病理诊断。其中,病理诊断是诊断金标准。在诊断思路上始终要注意结合这三个方面综合考虑。治疗思路上我们考虑分为全身治疗和局部治疗,全身治疗主要是化学治疗、生物治疗、支持治疗;局部治疗主要有手术治疗、放射治疗、消融治疗等。

第一节　食管癌的肺转移

一、诊　　断

(一) 临床表现

转移性肺癌大多为遍布两侧肺的多发性病灶,大小不一,密度均匀,约2/3 患者没有明显的因肺部转移性病灶而引发的症状,约1/3 患者严重时会有以下症状:

1. 咳嗽　咳嗽是最常见的症状,食管癌肺转移所致的咳嗽可能与支气管黏液分泌的改变、阻塞性肺炎、胸膜侵犯、肺不张及其他合并症有关。肿瘤病灶较大时刺激支气管,可产生类似异物刺激引起的咳嗽,典型表现为阵发性刺激性干咳,与原发性肺癌引起的咳嗽不易区分,一般止咳药不易控制。肿瘤病灶较小时,咳嗽多不明显,甚至无咳嗽。

2. 痰中带血　痰中带血或咯血亦是食管癌肺转移的常见症状。由于肿瘤组织血供丰富,质地脆,剧烈咳嗽导致血管破裂而出血,咯血可能是由肿瘤局部坏死或血管受侵犯而引起。咯血的特征为间断性或持续性、反复少量的痰中带血丝,或少量咯血,偶因较大血管破裂或肿瘤破溃入支气管与肺血管而导致难以控制的大咯血。

3. 胸闷、胸痛　约有10% 的患者有胸闷症状,多见于本身患有呼吸系统基础病、特别是肺功能较差的患者。引起胸闷、呼吸困难的原因主要包括:①食管癌发生肺部及其他部位多发转移,如纵隔淋巴结广泛转移,压迫气管、隆嵴或主支气管时,可出现气急,甚至窒息症状。②胸膜、心包转移,大量胸腔积液时压迫肺组织并使纵隔严重移位,或有心包积液时,也可出现胸闷、气急、呼吸困难,抽液后症状可缓解。③呼吸系统本身存在基础病,包括阻塞性肺炎、肺不张、上气道阻塞、自发性气胸及慢性肺疾病如 COPD。

以胸痛为首发症状者约占25% ,常表现为胸部不规则的隐痛或钝痛。病灶侵犯壁层胸膜或胸壁,会引起尖锐而断续的胸膜性疼痛,若继续发展,则转变为固定部位的刺痛。难以定位的轻度胸部不适有时与病灶侵犯纵隔或累及血管、支气管周围神经有关,恶性胸腔积液患者有 25% 诉胸部钝痛。

4. 胸腔积液　积液量少于 0.3L 时症状多不明显;若超过 0.5L,患者可感到胸闷,体格检查时局部叩击呈浊音,呼吸音减低。积液量多时,两层胸膜被积液隔开,不再随呼吸摩擦,胸痛缓解,体格检查示胸膜摩擦感(音)消失,但呼吸困难会逐渐加重。若积液进一步增大,纵隔脏器受压,患者会出现明显的心悸及呼吸困难。

5. 肺部感染　食管癌患者免疫力低下;食管癌肺部转移会导致气道分泌物排出不畅,降低气道内部纤毛运动,或并发肺不张等,易发生肺部感染。表现为呼吸困难、体温变化、咳嗽、痰量增多与痰液性状改变。

(二) 实验室检查

1. X 线　通过 X 线检查可以了解转移性肺部病灶的部位和大小,X 线片上可以表现为单个、数个或数十个肺部结节,结节病灶分布在下肺叶较上肺叶多;部分转移性肺癌病灶表现为粟粒型。可以看到由于支气管阻塞引起的局部肺气肿、肺不张或病灶邻近部位的浸润性病变或肺部炎性改变。

2. CT　胸部 CT 扫描在诊断食管癌中的作用众说不一,但对食管癌的分期、切除可能的判断、预后的估计有明确帮助。单发转移性肺癌胸部 CT 表现为边缘光滑或浅分叶,周边一般没有子病灶,部分转移性肺癌病灶表现为粟粒型。胸部 CT 亦可见胸膜结节及胸腔积液。

3. PET/CT　PET/CT 是利用正电子核素标记葡萄糖等人体代谢物作为显像剂,通过病灶对显像剂的摄取来反映其代谢变化,从而为临床提供疾病的生物代谢信息。代谢显像是早期诊断恶性肿瘤最灵敏的方法之一。如发现肺部单发结节,PET 显示代谢明显活跃,则提示为恶性病变。若无代谢增高表现,提示良性病变可能性大,手术的选择就要慎重。PET/CT 对于判断食管癌全身转移发生的情况,判断病情分期和预后有极大帮助;对判断肺部结节病灶良恶性有极大帮助。

4. 肿瘤标志物　食管癌肺部转移的肿瘤标志物特点更加与食管癌本身接近,并不因为病灶发生在肺部而与呼吸系统特点一致。肿瘤标志物增高的往往是 CEA、CA199、CA724 等。

(三) 病理检查

1. CT 引导下穿刺活检　肺部病灶发生在肺部外带时可以行 CT 引导下穿刺活检。

2. 纤维支气管镜检查　通过支气管镜可直接观察支气管内膜及管腔的病变情况,可采取肿瘤组织供病理检查,或吸取支气管分泌物做细胞学检查,以明确诊断和判定组织学类型。也可行经支气管镜透壁肺活检(transbronchial lung biopsy,TBLB)及经支气管镜针吸活检(transbronchial needlea spiration,TBNA),组织取材部位可以是紧邻气管的气管外病灶或淋巴结。

3. 纵隔镜检查　纵隔镜检查主要用于伴有纵隔淋巴结转移、不适合于外科手术治疗而其他方法又不能获得病理诊断的患者。纵隔镜检查观察气管旁、气管支气管角及隆嵴下等部位的肿大淋巴结,用特制活检钳解剖剥离取得淋巴结组织送病理学检查。

二、治　疗

基于前文提到的晚期恶性肿瘤是全身性疾病,所以在食管癌肺转移时优先选择全身治疗,在全身治疗的基础上,根据具体情况联合局部治疗。

（一）全身治疗

1. 化疗　手术和放疗是食管癌的主要治疗方法,但是在食管癌肺部转移的情况下,化疗占有更加重要的地位。常用的化疗药物有紫杉醇、多西他赛、顺铂、奈达铂、卡铂、草酸铂、5-FU 等,在临床上我们可以选择两药联合的化疗方案。既往经典的药物 BLM、VDS、MTX 等,现在已经较少使用。

2. 靶向治疗　在为数不多的食管鳞状细胞癌的研究中发现,32 例应用西妥昔单抗联合顺铂+5-FU 和 30 例应用顺铂+5-FU 一线治疗转移性食管鳞状细胞癌患者的 ORR 分别为 19% 和 13%（$P=0.73$）,疾病控制率分别为 75% 和 57%（$P=0.18$）,中位 PFS 分别为 5.9 个月和 3.6 个月（$P=0.21$）,中位 OS 分别为 9.5 个月和 5.5 个月（$P=0.32$）。西妥昔单抗联合顺铂+5-FU 治疗组患者较顺铂+5-FU 治疗组患者的中位 OS 和中位 PFS 均有延长,可以尝试靶向治疗与化学治疗联合以提高治疗效果。

3. 支持治疗　食管癌患者因为存在可能的进食障碍,以及肿瘤引起的机体消耗,其营养状态往往很差,所以需要加强营养支持,包括肠道内营养支持和静脉营养支持,注意调整好患者每 24 小时的能量补给和水量补充,注意糖、氨基酸、脂肪乳的配比,维持电解质和微量元素的平衡。

4. 抗感染治疗　积极治疗原发病灶。行痰培养及痰涂片检查,根据痰培养细菌检查结果,应用静脉抗生素。并发呼吸功能不全时按呼吸功能不全处理。

5. 止痛治疗　应用 NRS 法评估患者的疼痛程度,根据三阶梯疼痛治疗原则积极止痛,并需注意动态评估,根据评估结果及时调整止痛方案。

（二）局部治疗

1. 手术　食管癌并发肺部肿块经多种检查和短期诊断性治疗仍未能明确病变性质,恶性病变可能性又不能除外时,应做剖胸探查术,这样既可避免延误病情致,又可以尽早明确诊断,指导下一步治疗。食管癌明确肺部转移,病灶为单个结节者可以选择手术。如原发肿瘤经治疗后已得到控制,无局部复发,身体其他部位经各种检查又未发现另有转移病灶,全身情况可以承受肺切除术者,应考虑手术治疗。但肺切除术的范围应尽量保守,一般仅做楔形或肺段肺叶切除术。有的病例转移病变切除后经过数月或数年肺部又出现新的孤立性转移病灶,只要其他器官组织仍无转移则尚可再次做肺切除术。多个病灶的患者不宜手术。

2. 射频消融治疗　Lencioni 等经皮肺穿刺射频消融（RFA）治疗肺癌的前瞻性多中心临床研究 RAPTURE 结果显示:2001 年 7 月至 2005 年 12 月,来自欧洲、美国和澳大利亚的 7 个临床试验中心对 106 例肺癌患者共 183 个肿瘤进行前瞻性多中心临床试验,其中 33 例为非小细胞肺癌,53 例为直肠癌肺转移,20 例为其他部位转移恶性肺癌,所有患者均不适合外科手术切除和放化疗治疗,故均接受了 CT 引导下经皮 RFA 治疗,99% 的患者均能顺利完成操作,无治疗相关死亡事件,88% 的患者出现完全缓解。非小细胞肺癌 RFA 后 1 年和 2 年生存率分别为 92% 和 73%,其中 I 期非小细胞肺癌 2 年生存率高达 92%。另外,对于肺转移癌,RFA 也取得了非常好的疗效:结直肠癌肺转移 1 年和 2 年生存率分别为 91% 和 68%;其他恶性肿瘤肺转移 1 年和 2 年生存率分别为 93% 和 67%。

3. 放疗　放疗包括两个部分,一是食管癌的原发病灶,二是肺部的转移性病灶。对于一侧肺或双肺单发的转移性肺癌可以给予放疗,多发转移病灶或者弥漫、粟粒样病灶或者胸膜转移者不建议放射治疗。

4. 内镜治疗　气管、支气管支架置入的适应证主要包括三个方面:①中央气道(包括气管和段以上的支气管)器质性狭窄的管腔重建;②气管、支气管软化症软骨薄弱处的支撑;③气管、支气管瘘口或裂口的封堵。中央气道的器质性狭窄的病因包括恶性肿瘤和良性病变两个方面。对于恶性肿瘤导致的气道狭窄,如果已失去手术治疗的时机,可以选择在支气管镜下通过激光、氩气刀、高频电烧灼或冷冻疗法,清除腔内肿瘤组织。如果患者因管壁肿瘤广泛浸润或腔外肿瘤和转移淋巴结压迫导致气道阻塞和呼吸困难,可以选择行气道阻塞部位的临时支架置入。目前认为,恶性气道狭窄是气道内支架置入的适应证。

(仇金荣)

第二节　食管癌的骨转移

一、诊　断

(一) 临床表现

骨骼是继肺脏、肝脏之后晚期恶性肿瘤容易发生远处转移的部位,60% ~ 80% 的恶性肿瘤患者伴有骨转移,随着晚期肿瘤患者的生存期延长,骨转移及骨相关事件(skeletal related events,SREs)的发生率也随之增加。目前医学条件下发生骨转移的恶性肿瘤难以治愈,但现代医学水平的发展使得转移性骨肿瘤患者的生存期得以延长,部分患者(如乳腺癌、肾癌骨转移)生存期可长达 2 ~ 5 年。我国西安地区数据显示,408 例恶性肿瘤骨转移的构成比依次为:肺癌 55.88%,乳腺癌 8.58%,食管癌 4.66%,肾癌 4.41%,原发病灶不明骨转移肿瘤 4.41%。重庆地区数据显示,278 例恶性肿瘤骨转移患者,男性骨转移肿瘤前 5 位依次为:肺癌、前列腺癌、结直肠癌、食管癌、胃癌和来源不明的骨转移癌,女性依次为:肺癌、乳腺癌、食管癌、来源不明的骨转移癌、结直肠癌。可见食管癌骨转移是临床工作经常会遇见的一种病症。

骨转移早期一般无任何症状,约 50% 的骨转移患者会出现临床症状,其主要有以下表现:

1. 骨痛 骨痛为骨转移最主要的临床症状。肿瘤增大导致骨髓腔内压力增高,当骨髓腔内压力>6.67 kPa 时就会出现骨痛,且随病情进展而逐渐加重。肿瘤分泌的前列腺素、IL-2、TNF 等疼痛介质及肿瘤侵犯骨膜、神经、软组织均可导致剧烈疼痛。

2. 病理性骨折 常为骨转移癌的首发症状。

3. 高钙血症 骨转移的致死原因之一。广泛骨转移患者还可出现乏力、消瘦、贫血、低热。

(二) 实验室检查

1. ECT 是恶性肿瘤骨转移的初筛诊断方法,不作为转移性骨肿瘤的诊断依据,假阳性率 33%~40%。

2. X 线 是确诊恶性肿瘤骨转移的主要方法,操作简便、价格低廉,但早期诊断敏感性低,为 44%~50%。

3. CT 是确诊恶性肿瘤骨转移的诊断方法。

4. MR 是目前诊断骨转移敏感性和特异性均较高的诊断方法,敏感性 82%~100%,特异性 73%~100%。

5. PET/CT 能灵敏地显示骨髓微转移,早期诊断骨转移,敏感性 62%~100%,特异性 96%~100%。但价格高昂,不推荐作为常规检查方法。

6. 骨活检 是确诊骨转移的可靠方法。

7. 骨代谢生化指标 如 I 型胶原羧基末端肽(ICTP)、I 型胶原 N 末端肽(NTX)、BALP、ALP。

(三) 病理检查

恶性肿瘤骨转移的诊断标准需要同时具备两项条件:

(1) 经组织病理学或细胞学检查诊断为恶性肿瘤,或骨病灶穿刺活检或细胞学诊断为恶性肿瘤骨转移。

(2) 骨病灶经 X 线片或 MR 扫描或 CT 扫描或 PET/CT 扫描诊断为恶性肿瘤骨转移。

二、治　疗

治疗食管癌骨转移的目标是提高生活质量、延长生存时间、缓解症状及心理痛苦、预防或处理病理性骨折、解除神经压迫等骨相关事件。食管癌出现骨转移时即为全身性疾病,应采取以全身治疗为主的综合治疗方式。

(一) 全身治疗

1. 化学治疗 食管癌骨转移时化学治疗为全身治疗的主要方法。常用的化疗药物有紫杉醇、多西他赛、顺铂、奈达铂、卡铂、草酸铂、5-FU 等,在临床上我们可以选择两药联合的化疗方案。有学者建议可以联合运用分子靶向治疗药物,如 C-225、泰欣生。

2. 止痛治疗 根据患者的机体状况及疼痛的程度、性质和原因,合理应用现有的治疗手段,尽可能缓解癌痛、改善生活质量、进一步延长生存期。

癌痛治疗原则:①综合治疗;②从无创性和低危险性方法开始,然后再考虑有创性和高危险性方法。癌痛综合治疗:药物治疗是缓解食管癌骨转移疼痛的主要方法之一。镇痛治疗应遵循世界卫生组织(WHO)癌症三阶梯止痛治疗指导原则。镇痛药物可与双膦酸盐药物或放疗、手术等方法联合,以最大限度缓解骨转移的疼痛。

3. 双膦酸盐治疗 双膦酸盐是食管癌骨转移的基础用药,双膦酸盐可以预防和延缓SRE的发生,可以和常规抗肿瘤治疗(化疗、靶向治疗、放疗、放射性核素治疗和手术治疗)联合使用。第三代双膦酸盐药物如伊班膦酸钠、唑来膦酸能显著降低恶性肿瘤骨转移的高钙血症,增加骨质密度,减少骨代谢紊乱。

(二)局部治疗

合理的局部治疗可以更好地控制骨转移相关症状,局部治疗方法包括手术和放疗。手术是治疗孤立骨转移灶的积极手段,放疗也是有效的局部治疗手段。

1. 手术 骨转移瘤的治疗需多学科协作,骨科医师、肿瘤内科医师及放疗科医师应分工明确。在最初制定整体治疗策略时应该考虑预期寿命、肿瘤分期、有无内脏转移、Karnofsky状况评分、病理骨折的风险及对治疗敏感程度的预测等因素。

出现以下情形者应该及时手术:有恶性肿瘤病史,影像学及组织学检查提示为单发骨转移者;负重骨出现平片可见的骨破坏;保守治疗后,骨破坏仍继续加重、疼痛仍继续加重的患者;保守治疗后,运动系统功能仍不能恢复者;已经出现病理性骨折的患者;有神经压迫症状者;脊柱溶骨性破坏,出现截瘫危险性大的患者。

2. 放射治疗 放射治疗是骨转移有效的治疗方法之一,能够减轻症状、改善生活质量、延长生存期,还能预防病理性骨折和脊髓压迫的发生及缓解脊髓压迫症状。放射治疗包括体外放射治疗和放射性核素治疗两类。

(1)体外放射治疗(即外照射)是骨转移姑息性放疗的首选方法,对经化疗和双膦酸盐治疗后仍无法缓解的顽固性疼痛、椎体不稳、即将发生病理性骨折和脊髓压迫症的患者(对于已有明显脊髓压迫者可先请神经外科确定有无手术指征),局部放疗可迅速有效地缓解骨破坏和软组织病变导致的疼痛。对于长骨骨折患者,放疗可有效控制疼痛,并有可能促进骨折愈合。体外放射治疗适应证:有疼痛症状的骨转移灶,缓解疼痛及恢复功能;选择性地用于负重部位骨转移的姑息性放疗(如脊柱或股骨转移)。

(2)放射性核素治疗是骨转移的一种有效的治疗手段。放射性核素治疗应严格掌握适应证,不能优先选择。目前骨转移癌放射性核素治疗的常用药物包括:^{89}Sr和^{153}Sm。^{89}Sr:是骨转移内科放射治疗中最常用的核素药物,半衰期50.6天,组织中最大射程6.67mm,发射纯β射线,化学性质类似于钙,聚集在成骨活跃的部位。^{153}Sm:半衰期46.3小时,组织中射程3.4mm,发射β及γ射线。放射性核素治疗适应证为骨转移肿瘤患者伴有明显骨痛;经临床、CT或MRI、全身骨显像和病理确诊多发骨转移肿瘤,且全身骨ECT显像提示病灶处有放射性浓聚;原发性骨肿瘤未能手术切除或残留者,或伴转移者。

(仇金荣)

第三节 食管癌的肝脏转移

一、诊 断

肝脏接受肝动脉和门静脉双重血供,血流量异常丰富,全身各脏器的恶性肿瘤都可能转移至肝脏。以消化道恶性肿瘤发生转移的比例为高,依次为胆囊癌、结直肠癌、胃癌、胰腺癌,其次为胸部肿瘤肺癌和食管癌。

(一)临床表现

一般情况下转移性肝癌的临床表现较轻,病情发展隐蔽。当转移性病灶数目不多、体积不大时,转移性肝癌常以其原发肿瘤所引起的症状为主要表现,比如食管癌的进食困难、进行性哽噎、消瘦等。随着肝脏转移病灶逐渐增大,患者会出现如消瘦、乏力、肝区疼痛、肝区肿块,甚至腹水、黄疸等类似于原发性肝癌的表现。一些恶性程度高的肝外肿瘤,本身可能体积不大、症状不明显,且已经出现肝脏的弥漫性转移,肝脏体积明显肿大,肝区胀满,有时与原发性肝癌难以鉴别。

疾病初诊体检可以无明显阳性体征,当肝脏转移性病灶增多增大时,体检可触及肿大的肝脏、质硬,并有肝区压痛、叩击痛。

(二)实验室检查

1. B超探查 B超是目前普查、随访和筛选转移性肝癌的首选方法,可以检出直径 1 ~ 2cm 的病灶。其 B 超表现为无回声、低回声、高回声、"牛眼征"及"靶征"。

2. 超声造影 超声造影又称声学造影(acoustic contrast),是利用造影剂使后散射回声增强,明显提高超声诊断的分辨率、敏感性和特异性的技术。超声造影在肿瘤的检出和定性诊断中有重要的意义。研究表明,在肝肿瘤数量的诊断方面,声学造影优于常规超声和CT 扫描。在小于 1cm 病灶的检出上,超声造影的诊断能力优于或至少与 CT 扫描具有相同的敏感性。与 CT 和 MRI 相比,声学造影拥有更多的优越性,安全性高,无过敏反应,实时检测,检查费用相对较低。

3. CT CT 是目前诊断转移性肝癌的精确方法,其优点是扫描切面固定,在病灶观察中可以动态对比,客观性强,敏感性高于超声。其缺点是特异性较差,对于小结节、弥漫性、微小癌灶等敏感性欠佳,可能漏诊部分病例。

4. MR MR 诊断转移性肝癌的敏感度为 64% ~ 100%,能分辨小于 1cm 的病灶,且对明确肿瘤和相邻血管的结构更佳,优点是软组织对比度高,没有放射线照射和不需要造影剂,缺点是费用较高,对于起搏器置入和某些金属置入患者不适合。

5. PET/CT 当存在以下情形时:无法判断肝脏肿块的性质,或怀疑其他部位是否存在转移性病灶,或为了寻找导致转移性肝癌的隐蔽的原发恶性肿瘤,可以选择行 PET/CT 全身扫描。

6. 肝脏酶谱 肝脏小转移灶的患者,生化指标可以完全正常。大部分转移性肝癌患者肝功能检查多为正常,部分患者血清胆红素、碱性磷酸酶、乳酸脱氢酶、γ-GT 等可有升高。

7. 其他　凝血异常和白蛋白降低提示广泛性肝转移。当血清胆红素不高或者排除骨转移时,AKP 升高对诊断转移性肝癌具有参考价值。

（三）病理检查

1. 肝脏穿刺活检　B 超或 CT 引导下肝脏结节穿刺活检,明确病理诊断是确诊的绝对标准。

2. 手术　原发病灶与转移性肝脏病灶的同期手术或者分期手术,一方面是治疗的合理选择,另一方面也取得了组织标本进行明确的病理诊断。

二、治　疗

转移性肝癌可能是单个结节,但大多数为多发结节,且病变已转移至肝脏,提示原发肿瘤已发展至晚期,以往的观点认为是不能手术切除的,且没有有效的治疗措施。随着医疗水平的发展,外科技术、化疗药物、支持治疗等方面都有了巨大的进步,医生的治疗理念也有了很大的改变。目前认为少部分转移性肝癌是可以治愈的疾病,食管癌肝转移的治疗效果较前也有很大的改善。

1. 药物治疗　全身化疗是延长不可切除食管癌肝转移患者生存期的主要方法,化疗还可以使肝转移癌缩小、降期,为手术切除创造条件。术前新辅助化疗具有许多的优点:①消除了微小转移灶;②判断癌灶对化疗的敏感度;③缩小肝转移癌灶的体积。常用的化疗药物有紫杉醇、多西他赛、顺铂、奈达铂、卡铂、草酸铂、5-FU、伊立替康等,在临床上我们可以选择两药联合的化疗方案。

ToGA 研究是第一个使用曲妥珠单抗治疗不能手术的局部晚期、复发和/或转移 HER2 阳性胃食管结合部腺癌和胃癌患者的多中心随机Ⅲ期临床研究,基于此项研究结果,曲妥珠单抗成为 NCCN 指南推荐用于晚期胃癌的第一个靶向药物,并且被美国 FDA 和欧盟委员会批准用于初治的 HER2 阳性转移性胃食管结合部腺癌和胃癌患者,在食管鳞状细胞癌中尚不推荐使用。

2. 手术治疗　手术治疗是可切除转移性肝癌可能治愈的有效手段,但食管癌发生肝转移的患者手术治疗的价值目前并无定论。结直肠癌肝转移手术治疗被认为是唯一可能使疾病获得治愈的治疗方式,5 年生存率可达 30.0%~50.0%,但食管癌肝转移常呈跨叶多灶,部分病例甚至弥漫播散,常合并腹膜转移、淋巴结转移及远处脏器转移,因此肝转移灶的手术切除率较低。食管中上段肿瘤与肝转移灶分别位于胸腔、腹腔,同期手术创伤极大,不宜实施。目前关于食管癌肝转移手术治疗适应证以及手术时机成为外科医生研究和争论的热点。

3. 介入治疗　肝动脉化疗栓塞术(transcatheter arterial chemoembolization,TACE)是不可切除肝转移癌的常用方法之一。Vogl 等对 463 例不可切除结直肠癌肝转移患者进行了2441 次化疗栓塞治疗,研究发现肿瘤部分反应者占 14.7%,稳定者 48.2%,出现肿瘤进展者占 37.1%。Arai 等进行的Ⅱ期临床研究显示,对胃癌肝转移灶进行经肝动脉导管 5-FU、多柔比星、丝裂霉素联合化疗,也表现出较高的反应率,反应率为 73.0%(22/30)。对于肝转移灶局部虽然可表现出一定的治疗效果,但是大部分患者存在肝外转移灶,因此患者常因肝外转移灶而死亡,肝动脉导管化疗并没有真正达到改善生存期的目的。NCCN 等多个肿瘤诊疗指南均指出,TACE 可以作为不可切除结直肠肝转移癌的可选治疗方法之一。基于其他部分肿瘤肝转移的 TACE 治疗经验,食管癌患者发生肝转移也可给予 TACE 治疗。

4. 射频消融治疗　射频消融术是转移性肝癌手术治疗的有力补充,射频消融目前已被认为是治疗原发实体肿瘤或转移肿瘤常用的治疗方法之一。早期研究报道,肝转移癌对射频消融的完全反应率不超过 60.0%~70.0%,但是随着射频消融技术的改进,射频消融术对肝转移治疗的成功率也逐渐提高。射频消融术和手术切除肝转移灶的疗效对比是人们的关注点之一。Lee 等认为,RFA 作为肿瘤的微创治疗手段,可重复性强和住院时间短,可作为重要治疗方法的选择项目。故食管癌患者发生肝转移也可考虑行 RFA 治疗。

(仇金荣)

第四节　食管癌的淋巴结转移

淋巴结是哺乳类动物特有的器官,正常人浅表淋巴结很小,直径多在 0.5cm 以内,表面光滑、柔软,与周围组织无粘连,无压痛。肿瘤转移所致淋巴结肿大多质地坚硬,与皮肤可粘连,无疼痛或压痛。淋巴结是食管癌转移的主要部位,其淋巴引流区域涉及颈部、胸部和腹部,范围广泛,表现出复杂性、多样性,对其检测和监测有重要的临床意义。

一、诊　　断

我国河北地区 2011 年数据显示,食管癌淋巴结总转移率为 52.2%,胸上段食管癌的淋巴结转移率为 66.7%,胸中段食管癌的淋巴结转移率为 53.8%,胸下段食管癌的淋巴结转移率为 43.5%,不同胸段食管癌之间淋巴结转移率的差异无统计学意义($P=0.249$)。胸上段食管癌颈部、胸部、腹腔淋巴结转移率分别达到 53.3%、46.7%、0.07%,胸中段各部淋巴结转移率为 0.5%、24.4%、19.3%,胸下段各部淋巴结转移率为 0%、15.2%、28.3%。不同胸段食管癌之间淋巴结转移率显示胸上、中、下段癌淋巴结转移方向的趋势有所不同:胸上段食管癌淋巴结转移以颈部、支气管旁、食管旁淋巴结为主;胸中段食管癌以隆嵴下、食管旁、贲门旁及胃左动脉淋巴结转移为主;胸下段食管癌以隆突下、贲门旁及胃左动脉转移为主。上述为食管癌淋巴结转移的区域性特点。另外,食管癌淋巴结转移还呈现上下双向性、连续性、跳跃性等特点。淋巴结的转移症状包括淋巴结肿大和肿大淋巴结压迫邻近组织、脏器所导致的表现。

(一) 临床表现

1. 颈部淋巴结转移　颈部淋巴结转移癌的原发病灶绝大部分在头颈部,尤以鼻咽癌和甲状腺癌的转移最为多见。下颈部淋巴结肿大时,原发灶往往位于锁骨以下,包括食管恶性肿瘤。临床主要表现为颈侧区或锁骨上窝出现质硬、肿大淋巴结,起病常为单发、无痛,可被推动,逐渐发展为出现多个肿大淋巴结,渐渐融合,并侵及周围组织。早期肿块呈结节状、固定,有局部或放射性疼痛,晚期肿块可发生坏死,以致溃破、感染、出血,外观呈菜花样,分泌物带有恶臭异味。

2. 纵隔淋巴结转移 声嘶一般提示直接的纵隔侵犯或肿大淋巴结侵犯同侧喉返神经而致声带麻痹。气管旁或隆嵴下淋巴结肿大可压迫气道,导致胸闷、气急甚至窒息。肿大淋巴结压迫食管可导致食管外压性的狭窄。

3. 腹腔淋巴结转移 腹腔肿大淋巴结一般无明显临床症状。少数情况下,肿大淋巴结压迫到腹腔干神经丛会导致腰酸、腰部疼痛感。

（二）实验室检查

1. B超 临床发现颈部淋巴结肿大的患者建议常规进行彩超检查,确认病灶部位,判断良、恶性,记录淋巴结大小,治疗后可以前后比较。同步运用二维超声、彩色多普勒血流图(CDFI)、彩色多普勒能量图(CDE)和脉冲多普勒(PWD)检测,分析肿大淋巴结的形态、边界、淋巴结门、内部回声、纵横比等。恶性肿瘤转移性淋巴结呈圆形或不规则,边界不清晰,向周边组织浸润,无淋巴结门结构,皮质回声不均匀,纵横比小于2。彩色多普勒血流图显示血管增粗、杂乱、无规律,可测及动脉血流信号,呈高速低阻,RI小于0.6。

2. CT CT可以清晰观察到纵隔淋巴结的位置与大小,是一种客观性检查,有利于治疗前后的比较,判断病情及疗效。但是纵隔淋巴结大小变异很大,CT对于肿大淋巴结的诊断是形态诊断,不是病理诊断。目前的CT检查诊断中设定正常淋巴结的上限为10mm,大于15mm的淋巴结,70%~80%为转移,20%~30%为良性或肉芽肿性非特异性增生。淋巴结的大小与其所在部位有一定的关系。心膈角内淋巴结的直径不超过6mm,右侧气管、支气管旁、主动脉、肺动脉窗等部位淋巴结的直径最大可达11mm,1%的淋巴结>15mm,5%~10%在10~15mm,这些淋巴结多位于隆突下及气管下部前方。CT、MRI等影像学检查主要是根据淋巴结的大小来判断是否发生淋巴结转移,一般认为纵隔淋巴结直径>10mm者判定为肿大淋巴结,在癌症患者中肿大淋巴结发生转移的可能性大,直径<10mm者则多视为正常。然而在临床实践中可以发现肿大的淋巴结并不一定发生转移,部分可能是由于炎性增生或其他良性疾病的反应性增大;而正常大小的淋巴结也可能是转移灶。

3. PET/CT ^{18}F-FDG PET/CT在食管癌分期、指导治疗方案的制定、评价治疗反应、评估患者预后等方面具有重要的临床意义,对于判断淋巴结是否发生转移,主要依据其是否存在异常高代谢。在进行化疗、放疗前也需要准确地了解淋巴结转移情况,以便制定合适的治疗方案。

（三）病理检查

（1）浅表肿大淋巴结可以行细针穿刺活检,或者肿大淋巴结切除活检,以明确病理诊断。

（2）纤维支气管镜:通过支气管镜可行经支气管镜透壁肺活检(transbronchial lung biopsy,TBLB)及经支气管镜针吸活检(transbronchial needle aspiration,TBNA),组织取材部位可以是紧邻气管的气管外病灶或淋巴结。目前纤维支气管镜配有内镜超声探头,在超声引导下穿刺活检,安全性和准确性都大大增高,检查阳性率也增高。

（3）纵隔镜:纵隔镜检查主要用于伴有纵隔淋巴结转移、不适合于外科手术治疗、而其他方法又不能获得病理诊断的患者。纵隔镜检查观察气管旁、气管支气管角及隆嵴下等部位的肿大淋巴结,用特制活检钳解剖剥离取得淋巴结组织送病理学检查。

二、治　疗

1. 化学治疗　全身化疗是晚期食管癌患者有效的治疗方法,常用的化疗药物有紫杉醇、多西他赛、顺铂、奈达铂、卡铂、草酸铂、5-FU、伊立替康等,在临床上常选择含有铂类/氟尿嘧啶类药物的两药联合化疗方案。HER2 阳性的食管腺癌或胃食管结合部腺癌可考虑化疗联合曲妥珠单抗治疗。

2. 放射治疗　大部分患者就诊时已是临床中晚期,部分患者已经丧失手术时机,针对这些患者,临床上根据放疗与化疗药物分别作用于不同时相肿瘤细胞的特点,将放化疗相结合来提高治疗疗效。有资料提出同步放化疗中联合替吉奥及顺铂治疗其安全性和有效性较高。

食管癌的放疗技术有:

（1）常规放疗。

（2）三维适形放疗(3D-CRT):3D-CRT 始于 20 世纪 90 年代,能在横断面、冠状面及矢状面上准确地将肿瘤组织和正常组织分开,从而使靶区的照射剂量提高,周围正常组织和器官高剂量照射的风险降低。研究显示 3D-CRT 通过精确定位、精确计划及精确治疗使靶区剂量及照射均一性提高,周围正常组织受量降低,正常组织的不良反应减少,治疗疗效及生存率提高。

（3）调强放疗(IMRT):IMRT 是 3D-CRT 的一种特殊形式,能够根据不同靶区三维形状和要害器官与靶区的具体解剖关系对束强度进行调节,提高整个靶区剂量均一性,从而提高治愈率,降低复发率。

（4）图像引导放疗技术(IGRT):IGRT 是将影像装置与放疗设备相结合,能更准确地确定 CTV 到计划靶区(PTV)的外放边界,从而提高靶区放疗准确性的技术,是较 3D-CRT 和 IMRT 更先进的技术,是放疗技术的又一次发展。车少敏等报道应用 kV-CBCT 实施 IGRT 使 CTV-PTV 外放间距更小,摆位更精确。有研究指出 IGRT 可提高靶区剂量分布并降低周围正常组织照射剂量,可提高治疗效果与患者生存率。

3. 上腔静脉综合征　肿瘤直接侵犯或纵隔淋巴结转移压迫上腔静脉,或腔内的栓塞,使其狭窄或闭塞,造成血液回流障碍,出现一系列症状和体征,如头痛、颜面部水肿、颈胸部静脉曲张、压力增高、呼吸困难、咳嗽、胸痛及吞咽困难。上腔静脉阻塞的症状和体征与其部位有关,若一侧无名静脉阻塞,头面、颈部的血流可通过对侧无名静脉回流心脏,临床症状较轻。若上腔静脉阻塞发生在奇静脉入口以下部位,除了上述静脉扩张,尚有腹部静脉怒张,血液以此途径流入下腔静脉。若阻塞发展迅速,可出现脑水肿而有头痛、嗜睡、激惹和意识状态的改变。

目前上腔静脉综合征的治疗方法主要包括：

（1）内科治疗，如抬高头部、抗凝及利尿等，但效果欠佳，不能有效缓解临床症状。

（2）放疗及化疗，对敏感的恶性肿瘤效果较好，治疗时间长，且治疗终止后复发率高。

（3）外科手术能够有效解除上腔静脉闭塞，短时间内缓解临床症状，但对患者的创伤大、风险高，临床应用受限，如患者全身情况差不能耐受手术等，且上腔静脉综合征多由肿瘤引起，一旦发现，多已失去手术切除肿瘤的机会，因此外科手术方法多限于良性的上腔静脉梗阻。

（4）介入治疗是上腔静脉综合征的主要方法。通过血管造影可明确梗阻部位、程度、长度及静脉内血栓形成情况。如果未发现明显的血管腔内充盈缺损，则行支架置入治疗。造影如果发现充盈缺损，则提示血栓形成，可在导丝导引下，将溶栓导管直接插入血栓内进行溶栓。恶性肿瘤所致的上腔静脉综合征，单纯球囊扩张效果不佳。在上腔静脉，选择 Z 形支架，无名静脉及其属支多选择自膨式金属支架，术后常规抗凝、抗血小板凝集治疗，调整 INR 在 2 ~ 3，常规抗凝 3 个月，3 个月后随访患者症状无复发。介入治疗只是作为一种姑息性治疗手段，不能根治原发疾病。所以在上腔静脉梗阻得到缓解的同时应重视原发疾病的治疗，以延长患者的生存期并减少复发。

（仇金荣）

第五节　食管癌的骨髓微转移

微转移可能是食管癌局部复发和远处转移的主要根源，其中骨髓是食管癌发生微转移的重要部位之一。研究发现，食管癌也容易发生骨髓微转移，甚至在其早期阶段已发生微转移。由于食管癌伴有骨髓微转移者具有术后复发早、生存期短、预后差等特点，因此若能早期诊断出食管癌骨髓微转移，这将对食管癌的治疗产生积极的影响。

一、概　　述

微转移一般是指非血液系统的恶性肿瘤在其发展过程中，发生播散后，存活于血液循环、淋巴系统、骨髓、肝、肺等组织器官中的微小肿瘤灶，常<2mm，几乎无任何临床表现。微转移为不同于原发肿瘤的恶性细胞的微小肿瘤种植，具有发展为肉眼可见病灶的能力。微转移也可表现为播散的肿瘤细胞（disseminated tumor cells，DTCs），故在食管癌的发展过程中，若骨髓内检测到 DTCs，也认为是食管癌患者发生骨髓微转移。研究表明，食管癌患者骨髓微转移的发生率为 21% ~ 44%。

食管癌发生骨髓微转移，常无任何临床表现。研究表明骨髓微转移与肿瘤浸润深度、淋巴结转移、临床分期等相关。T3 ~ T4 患者骨髓微转移阳性率显著高于 T1 ~ T2 患者。淋巴结转移阳性的食管癌患者较淋巴结转移阴性者更容易发生骨髓微转移。Ⅳ期食管癌患者骨髓微转移的发生率高于 Ⅱ ~ Ⅲ期。而最近，Chen 等发现骨髓微转移与食管癌的 TNM 分期无相关性，但其样本量较少，仅 61 例食管癌患者中 13 例为骨髓微转移。

食管癌患者出现某些不容易解释的临床现象,需注意骨髓微转移的发生。比如,红系功能障碍导致的无诱因性贫血,可能是食管癌患者骨髓中出现恶性细胞微转移的首要信号,需要临床医生特别注意。骨髓微转移阳性者较阴性者术后复发早、复发风险高,而且复发率也高。目前,食管癌患者发生骨髓微转移后,对患者治疗决策的影响不清楚,临床上缺乏治疗食管癌骨髓微转移患者的资料。

二、诊　　断

食管癌发生骨髓微转移,患者常无特异性的临床表现,临床上很难早期诊断。常规的X线、CT、MRI、放射显影技术,甚至普通病理检查很难诊断出食管癌骨髓微转移。目前,常用的检测食管癌骨髓微转移的方法有免疫组织化学法、流式细胞术、PCR、RT-PCR等。其中,RT-PCR法在敏感性及特异性等方面均优于其他方法,应用最为广泛。检测的重点为与骨髓微转移相关的分子标志物。研究显示,与微转移相关的分子标志物在食管癌骨髓微转移的临床诊断、预后判断及治疗指导方面均具有重要的作用。但是,目前还没有标准的骨髓微转移的实验室检测方案。

三、与骨髓微转移相关的分子标志物

已发现上皮细胞分子(细胞角蛋白、上皮膜抗原)、血管形成相关标志物(血管内皮生长因子、肿瘤内微血管密度、胎盘生长因子、血管内皮生长因子受体-1)、斯钙素-1、趋化因子受体-4、HER-2、活化白细胞黏附分子(activated leukocyte cell adhesion molecule,ALCAM)等与食管癌骨髓微转移密切相关。

(一)上皮细胞分子标志物

正常情况下,骨髓是间叶组织,不表达上皮细胞成分,若在食管癌患者骨髓中检测到上皮成分,提示骨髓有肿瘤细胞播散的可能。常见的上皮细胞分子有细胞角蛋白(CK18、CK19、CAM5.2、AE1/AE3)、泛角蛋白(A45-B/B3)、上皮膜抗原(epithelial membrane antigen,EMA)、CD34等。

上皮细胞分子可以单独应用,也可联合应用。Usnarska-Zubkiewicz等联合检测了32例食管鳞状细胞癌患者骨髓细胞表面的CK18和EMA表达,CK18阳性率为47%,EMA阳性率为62%,两者共表达的阳性率为41%。Ⅱ~Ⅲ期患者骨髓CK18阳性细胞数和EMA阳性细胞数均低于Ⅳ期患者。姚成才等应用RT-PCR法检测食管癌患者骨髓的CK18 mRNA,阳性率为51.7%,Ⅳ期食管癌患者骨髓的CK18 mRNA阳性率高于Ⅰ~Ⅲ期食管癌患者,结果支持食管癌患者早期发生骨髓微转移,骨髓微转移的发生率随着肿瘤进展而逐渐增加,认为骨髓微转移有助于食管癌的分期和预后的判断。

Zhang等检测61例Ⅰ~Ⅲ期食管癌术后患者骨髓中CK19 mRNA的表达,阳性率为21.3%。骨髓CK19 mRNA阳性者较阴性者预后差,复发风险增加10倍,死亡风险增加4倍,阳性患者较阴性者术后更有可能发生远处转移、更容易死于肿瘤复发。骨髓CK19 mRNA 表达阳性是食管癌根治术后预测患者预后的独立因素,对于食管癌根治性切除术患者的预后评估具有指导意义,这有利于对食管癌骨髓转移的筛选、有利于对患者综合治疗的决策。另外,Bagheri 等采用免疫组化法检测食管癌患者骨髓 CK19 蛋白,用于诊断食管癌骨髓微转移,发现肿瘤细胞组织学低分化及纵隔淋巴结转移阳性的患者更多见骨髓CK19 蛋白阳性表达。

泛角蛋白(A45-B/B3)在食管癌患者骨髓的阳性率为 32%~44%,以泛角蛋白(A45-B/B3)来判定骨髓微转移的发生率,结果表明骨髓微转移与肿瘤大小、区域淋巴结转移、远处淋巴结转移均相关。骨髓出现 A45-B/B3 阳性的播散的肿瘤细胞(DTCs)是食管癌患者术后预后预测的强大而独立的因素,DTCs 阳性者肿瘤复发风险增加 4 倍,总体生存期减少的风险增加 3 倍。因此,确定为发生骨髓微转移的食管癌患者,其临床分期可能会发生变化,由于这些患者可能复发风险高、生存期缩短,故可及早给予治疗,以便能更早从治疗中获益。

CAM5.2 是一种低分子量的细胞角蛋白,为单层上皮细胞的广谱标志物,其对腺上皮和各种腺癌均呈强阳性,腺上皮表达远强于鳞状上皮。AE1/AE3 抗体混合物,可与几乎所有的上皮反应,可用于鳞状细胞癌和腺癌等肿瘤的诊断。CAM5.2 和 AE1/AE3 在食管癌患者骨髓的阳性率为 44.9%~56%,以此来判定骨髓微转移的发生率。T3~T4 患者骨髓微转移阳性率显著高于 T1~T2 患者,淋巴管侵犯者骨髓微转移阳性率显著高于淋巴管未侵犯者。

(二)血管形成相关标志物

肿瘤血管形成的相关分子主要有血管内皮生长因子(vascular endothelial growth factor,VEGF)、肿瘤内微血管密度(intratumor microvessel density,IMD)、胎盘生长因子(placental growth factor,PLGF)及血管内皮生长因子受体-1(vascular endothelial growth factor receptor-1,VEGFR-1)等,血管形成与食管癌骨髓微转移有关。

Spence 等认为肿瘤组织中 VEGF 表达水平与骨髓微转移无相关性,而骨髓微转移阳性者血浆中 VEGF 表达水平显著高于骨髓微转移阴性者。骨髓微转移阳性腺癌患者的 IMD显著高于骨髓微转移阴性者,而骨髓微转移与鳞状细胞癌患者的 IMD 无相关性;IMD 在食管腺癌和食管鳞状细胞癌中存在差异。

PLGF 是一种肝素结合酸性蛋白,PLGF 的受体 VEGFR-1 mRNA 表达与食管癌骨髓中DTCs 有关,骨髓 DTCs 阳性者 VEGFR-1 mRNA 的表达水平显著低于 DTCs 阴性者;并且VEGFR-1 mRNA 的表达水平对食管癌骨髓微转移的影响不依赖食管癌的组织学类型,即与食管癌的组织学无相关性。

(三)斯钙素-1

斯钙素-1(stanniocalcin-1,sTC-1)是一种糖蛋白激素,在食管鳞状细胞癌组织中高表达。在食管鳞状细胞癌患者骨髓中检测到 STC-1 mRNA 表达,可用于诊断食管癌骨髓微转移。Song 等检测 85 例食管鳞状细胞癌患者骨髓中 DTCs 的 STC-1 mRNA 的表达,阳性率为21.2%。发生淋巴结转移患者骨髓中 STC-1 mRNA 表达阳性率显著高于淋巴结未发生转移者,Ⅲ/Ⅳ期患者骨髓中 STC-1 mRNA 表达阳性率显著高于Ⅰ/Ⅱ期患者。骨髓中 STC-1 mRNA 表达阳性者的 2 年无进展生存期显著短于阴性者。结果显示骨髓 STC-1 mRNA 表达是一个独立的不良预后因素,可以作为食管癌骨髓微转移一个潜在的具有代表性的生物标志。

(四) 趋化因子受体-4

趋化因子受体-4(chemokine receptor-4,CXCR-4)是趋化因子基质细胞衍生因子-1 的特异性受体,常参与肿瘤的转移。Kaifi 等研究发现食管癌骨髓微转移的原发灶 CXCR-4 表达阳性率高于无骨髓微转移的患者,食管癌原发灶的 CXCR-4 表达与肿瘤细胞播散至骨髓相关,提示检测食管癌原发灶肿瘤组织中的 CXCR-4 有助于食管癌骨髓微转移的诊断。

四、预　　后

食管癌患者发生骨髓微转移者较未发生骨髓微转移者的无病生存期和总体生存期短。一项短期的随访研究显示,骨髓微转移是食管鳞状细胞癌的独立预后因子。最近,一项食管鳞状细胞癌发生骨髓微转移的长期观察显示,骨髓微转移阳性的食管鳞状细胞癌患者的中位生存时间、5 年总生存率、5 年无病生存率、5 年无远处疾病生存率分别为 13.0 个月、15.4%、7.7%、34.2%,而骨髓微转移阴性患者分别 66.0 个月、59.7%、49.1%、60.6%,两组有显著性差异($P < 0.05$)。多因素分析显示,在预测总生存时间、无病生存、无远处疾病生存上,骨髓微转移均为独立的预后因素。但一项食管癌患者术后 10 年随访结果显示,在生存期、5 年生存率、10 年生存率等方面,骨髓微转移阳性者与阴性者均无明显差异;并且骨髓微转移患者术后是否接受辅助化疗、姑息性化疗、姑息性放疗均与患者预后无关。研究者认为食管癌骨髓微转移是肿瘤侵袭性的特征,而不影响患者术后长期生存率,可能对预后判断价值不大,但是在该研究中,42 例食管癌患者中食管腺癌 33 例,占 78.6%。另外,在一项食管鳞状细胞癌与食管腺癌比例相等的研究中,结果显示骨髓 DTCs 为独立的预后因素。因此,食管癌患者发生的骨髓微转移,在食管鳞状细胞癌患者的预后价值肯定,而在食管腺癌的预后价值有待于进一步研究。

过去,一直认为骨髓中的上皮细胞似乎表明是肿瘤疾病状态的一种过渡,这可能是原发肿瘤的一个普遍传播的形式,但不一定是一种转移。也就是说,骨髓在食管癌细胞向其他靶器官转移的过程中起到中继站的作用。骨髓中播散的肿瘤细胞,特别是微转移灶,很可能是以后的远处转移和/或局部复发的根源之一。故重视检测骨髓微转移灶,对肿瘤的诊断、分期、综合治疗的选择、复发和预后的判断具有重要的指导意义。

(马　兰　刘连科)

参 考 文 献

车少敏,惠蓓娜,张晓智,等. 2013. IGRT 在颈段、胸上段食管癌放疗中的应用. 现代肿瘤医学,21(1):96~100.

李辉. 2006. 食管癌骨髓微转移分子检测的研究现状. 中华外科杂志,44(14):995~996.

刘凯,秦永辉,王多明,等. 2013. 胸段食管癌图像调强放疗的摆位误差和近期疗效评价. 新疆医科大学学报,36(1):
　21~25.

刘青,于世英,席青松,等.2012.恶性肿瘤骨转移住院患者生活质量及其影响因素现况调查.中华物理医学与康复杂志,34(3):220~224.

马兰,刘连科.2013.分子标志物在食管癌骨髓微转移中的研究进展.国际肿瘤学杂志,40(11):839~843.

全柳霞,张菊,万年亮.2014.转移性骨肿瘤患者的临床特点研究.实用癌症杂志,29(7):876~878.

吴生红,叶明.2014.西妥昔单抗靶向治疗局部晚期食管癌的研究进展.肿瘤,34(5):470~476.

姚成才,张义,柯胜奎,等.2012.检测细胞角蛋白在食管癌外周血和骨髓微转移中的意义.现代肿瘤医学,20(9):1863~1866.

叶矗飞,王斌,代丽,等.2013.408例恶性肿瘤骨转移临床特征分析.中国肿瘤临床,40(4):217~220.

于世英.2012.恶性肿瘤骨转移的诊断与治疗.北京:中国协和医科大学出版社.

张光斌,郑安平,赵福军.2012.三维适形放射治疗食管癌66例.临床医学,32(10):64~66.

Bagheri R,Maddah G,Saedi HS,et al.2011. Bone marrow involvement in esophageal cancer patients who underwent surgical resection. Eur J Cardiothorac Surg,40:343~346.

Bang YJ,Van Cutsem E,Feyereislova A,et al.2010. Trastuzumab in combination with chemotherapy versus chemotherapy alone for treatment of HER2-positive advanced gastric or gastro-oesophageal junction cancer(ToGA):a phase 3,open-label,randomised controlled trial. Lancet,376:687~697.

Chen SB,Su XD,Ma GW,et al.2014. Prognostic value of bone marrow micrometastasis in patients with operable esophageal squamous cell carcinoma:a long-term follow-up study. J Thorac Oncol,9:1207~1213.

Cuaron J,Dunphy M,Rimner A.2013. Role of FDG-PET scans in staging,response assessment,and follow-up care for non-small cell lung cancer. Front Oncol,2:208.

Den RB,Doemer A,Kubicek G,et al.2010. Daily image guidance with cone-beam computed tomography for head-and-neck cancer intensity-modulated radiotherapy:a prospective study. Int J Radiat Oncol Biol Phys,76:1353~1359.

Ford EC,Herman J,Yorke E,et al.2009. 18F-FDG PET/CT for image-guided and intensity-modulated radiotherapy. J Nucl Med,50:1655~1665.

Gray RT,O'Donnell ME,Verghis RM,et al.2012. Bone marrow micrometastases in esophageal carcinoma:a 10-year follow-up study. Dis Esophagus,25:709~715.

Gros SJ,Graeff H,Drenckhan A,et al.2012. CXCR4/SDF-1α-mediated chemotaxis in an in vivo model of metastatic esophageal carcinoma. In Vivo,26:711~718.

Iwase H,Shimada M,Tsuzuki T,et al.2013. Concurrent chemoradiotherapy with a novel fluoropyrimidine,S-1,and cisplatin for locally advanced esophageal cancer:long-term results of a phase II trial. Oncology,84:342~349.

Kaifi JT,Yekebas EF,Schurr P,et al.2005. Tumor-cell homing to lymph nodes and bone marrow and CXCR4 expression in esophageal cancer. J Natl Cancer Inst,97:1840~1847.

Kutup A,Yekebas EF,Izbicki JR.2010. Current diagnosis and future impact of micrometastases for therapeutic strategies in adenocarcinoma of the esophagus,gastric cardia,and upper gastric third. Recent Results Cancer Res,182:115~125.

Lanciego C,Pangua C,Chacón JI,et al.2009. Endovascular stenting as the first step in the overall management of malignant superior vena cava syndrome. AJR Am J Roentgenol,193:549~558.

Lee KH,Kim HO,Yoo CH,et al.2012. Comparison of radiofrequency ablation and resection for hepatic metastasis from colorectal cancer. Korean J Gastroenterol,59:218~223.

Lencioni R,Crocetti L,Cioni R,et al.2008. Response to radiofrequency ablation of pulmonary tumours:a prospective,intention-to-treat,multicentre clinical trial(the RAPTURE study). Lancet Oncol,9:621~628.

Lorenzen S,Schuster T,Porschen R,et al.2009. Cetuximab plus cisplatin-5-fluorouracil versus cisplatin-5-fluorouracil alone in first-line metastatic squamous cell carcinoma of the esophagus:a randomized phase II study of the Arbeitsgemeinschaft Internistische Onkologie. Ann Oncol,20:1667~1673.

Lutz S,Berk L,Chang E,et al.2011. Palliative radiotherapy for bone metastases:an ASTRO evidence-based guideline. Int J Radiat Oncol Biol Phys,79:965~976.

Makino T,Yamasaki M,Takeno A,et al.2009. Cytokeratins 18 and 8 are poor prognostic markers in patients with squamous cell carcinoma of the oesophagus. Br J Cancer, 101 : 1298 ~ 1306.

Nguyen NP, Borok TL, Welsh J, et al. 2009. Safety and effectiveness of vascular endoprosthesis for malignant superior vena cava syndrome. Thorax, 64 : 174 ~ 178.

Ose N, Sawabata N, Minami M, et al. 2012. Lymph node metastasis diagnosis using positron emission tomography with 2-[^{18}F] fluoro-2-deoxy-D-glucose as a tracer and computed tomography in surgical cases of non-small cell lung cancer. Eur J Cardiothorac Surg, 42 : 89 ~ 92.

Pentheroudakis G, Golfinopoulos V, Pavlidis N. 2007. Switching benchmarks in cancer of unknown primary : from autopsy to microarray. Eur J Cancer, 43 : 2026 ~ 2036.

Schneider G, Voltz R, Gaertner J. 2012. Cancer pain management and bone metastases : an update for the clinician. Breast Care(Basel) , 7 : 113 ~ 120.

Schultze A, Ben Batalla I, Riethdorf S, et al. 2012. VEGFR-1 expression levels predict occurrence of disseminated tumor cells in the bone marrow of patients with esophageal carcinoma. Clin Exp Metastasis, 29 : 879 ~ 887.

Shirakawa M, Fujiwara Y, Sugita Y, et al. 2012. Assessment of stanniocalcin-1 as a prognostic marker in human esophageal squamous cell carcinoma. Oncol Rep, 27 : 940 ~ 946.

Song H, Xu B, Yi J. 2012. Clinical significance of stanniocalcin-1 detected in peripheral blood and bone marrow of esophageal squamous cell carcinoma patients. J Exp Clin Cancer Res, 31 : 35.

Spence GM, Graham AN, Mulholland K, et al. 2004. Bone marrow micrometastases and markers of angiogenesis in esophageal cancer. Ann Thorac Surg, 78 : 1944 ~ 1949 ; discussion 1950.

Tachezy M, Effenberger K, Zander H, et al. 2012. ALCAM(CD166) expression and serum levels are markers for poor survival of esophageal cancer patients. Int J Cancer, 131 : 396 ~ 405.

Usnarska-Zubkiewicz L, Strutynska-Karpinska M, Podolak-Dawidziak M, et al. 2009. Epithelial bone marrow cells in patients with advanced esophageal squamous cell carcinoma. Neoplasma, 56 : 245 ~ 251.

Van de Veire S, Stalmans I, Heindryckx F, et al. 2010. Further pharmacological and genetic evidence for the efficacy of PlGF inhibition in cancer and eye disease. Cell, 141 : 178 ~ 190.

Vashist YK, Effenberger KE, Vettorazzi E, et al. 2012. Disseminated tumor cells in bone marrow and the natural course of resected esophageal cancer. Ann Surg, 255 : 1105 ~ 1112.

Vogl TJ, Gruber T, Balzer JO, et al. 2009. Repeated transarterial chemoembolization in the treatment of liver metastases of colorectal cancer : prospective study. Radiology, 250 : 281 ~ 289.

Yuasa T, Urakami S, Yamamoto S, et al. 2011. Treatment outcome and prognostic factors in renal cell cancer patients with bone metastasis. Clin Exp Metastasis, 28 : 405 ~ 411.

Zhang QB, Gao YP, He JT, et al. 2011. Establishment of a novel human esophageal squamous cell carcinoma cell line(ESC-410) and its partial biological characterization. Dis Esophagus, 24 : 120 ~ 126.

Zhang X, Chen SB, Chen JX, et al. 2010. CK19 mRNA expression in the bone marrow of patients with esophageal squamous cell carcinoma and its clinical significance. Dis Esophagus, 23 : 437 ~ 443.

第二十一章　女性食管癌

一、发病率特点

　　性别差异是食管癌流行病学的显著特征之一,其以男性占主导地位,女性发病率明显低于男性,食管癌是男女发病比例存在明显差异的十大肿瘤之一,男性食管癌的发病率为女性的 3~8 倍。在中国,食管癌在男性恶性肿瘤发病率中居第 4 位,女性则居第 6 位。性别已经成为食管癌发病的独立危险因素。但是男性的这种主导地位随着年龄的增加而减弱,特别是在 70 岁之后。

　　过去的几十年里特别是在欧美等西方国家食管腺癌的发病率显著上升,而这种上升受影响的也主要是男性。在北美、欧洲和澳大利亚食管腺癌的发生都是男性多于女性,最高比例发生在法国为 10∶1,近年的多项 Meta 分析结果显示了相似的食管腺癌男女比例,男性分别占 68%、62% 和 64%。但是将食管鳞状细胞癌和腺癌这两大病理类型进行性别比较,结果并无明显差别,说明不论鳞状细胞癌或腺癌女性的发病率均明显低于男性。

二、发病率性别差异原因

　　关于造成食管癌发病率性别差异的原因,首先是生活饮食习惯。吸烟、饮酒是食管癌的首要两大危险因素,特别是对于食管鳞状细胞癌,而较多地摄入蔬菜和水果可以降低食管癌的发病风险。通常情况下女性吸烟、饮酒要明显少于男性,而对蔬菜、水果的摄入多于男性。在澳大利亚,男性由于吸烟、酗酒对食管鳞状细胞癌的贡献要明显高于女性,大于 75% 的男性食管鳞状细胞癌的发生由于吸烟和大量饮酒所致。在我国,吸烟、饮酒、低摄入蔬菜和水果是导致 46% 食管癌患者发病和死亡的原因,其中男性 51%,而女性仅为 33%。

　　食管癌性别比例差异的另外一个重要原因是性激素的表达水平差异,性激素可通过内分泌、旁分泌、自分泌机制影响肿瘤的生长、增殖和转移,在食管癌的发生发展过程中雄激素及其受体在一定程度上可促进肿瘤的进展,而雌激素及其受体可能抑制此作用。其中对雌激素的研究越来越受到关注,雌激素可以减少不论是食管鳞状细胞癌还是腺癌的肿瘤细胞生长,并促进其凋亡,被认为可能是食管癌发生的重要保护因素之一。雌激素的保护性作用也正好解释了绝经后女性食管癌的发病率随着年龄的增加与男性越来越接近这一现象。

　　在食管腺癌中,目前我们已经知道食管腺癌与胃食管反流、Barrett 食管有着重要的关系,而男性更加容易由食管胃反流症发展为 Barrett 食管和食管腺癌。Barrett 食管患者发展为食管腺癌的高风险人群主要包括慢性胃食管反流病、年龄大于 50 岁、男性、白种人和并发食管裂孔疝者,对于女性,特别是年轻的女性没有需要检测 Barrett 食管的证据。维生素 D 受体(VDR)在不同性别之间的表达差异也可用于解释食管腺癌发病率的性别差异,研究发现 VDR 通过胆汁酸反流对食管腺癌的早期发展起到重要作用,而女性食管腺癌较男性 VDR 高表达明显减少。同时母乳喂养也有利于减少女性食管腺癌的发生,具有保护作用。

三、临床病理特征

发病年龄、病变位置、病变长度、浸润深度、淋巴结转移及 TNM 分期是食管癌的重要临床病理特征,目前较多研究支持在不同性别之间这些临床病理特征也有着不同的表现。Mayne 等的研究中食管癌的发病年龄平均为 60~65 岁,其中女性患病多在 50 岁以后,而 50 岁之前患病男性多见。刘巍等对 4329 例食管癌患者的手术后病理资料进行研究,发现不同部位男女构成比有显著差异,各部位均是男性患者占多数;女性在上段癌占 33.16%,中段占 35.06%,下段癌中所占比例最少,为 26%,其下段女性所占比例明显低于男性。在董芳莉等的研究中包括了 204 例食管癌根治性手术患者的病理资料,发现男性的淋巴结转移率为 54.3%,女性为 29.5%,男性较女性更易发生淋巴结转移。侯志超等对 14 132 例食管癌患者进行分析,发现男性患者淋巴结转移阳性率明显高于女性,男性 N1 级患者明显低于女性,而 N2 和 N3 级患者则高于女性,女性食管癌患者淋巴结转移阳性率显著低于男性,2 个以上淋巴结转移的患者所占比例明显低于男性,结论认为性别是影响食管癌淋巴结转移的独立因素。邵明雯等对女性食管癌的临床病理特点进行了系统的分析,结果为 1058 例食管癌患者手术病理资料中,女性临床病理特点为发病年龄小于 60 岁占 32.2%,病变位置中胸中下段占 83.1%,病变长度小于 5cm 占 90.8%,浸润深度 pT1~2 占 49.8%,TNM 分期 Ⅰ 及 Ⅱ 期占 74.7%,淋巴结转移率 30.6%,相比较男性分别为 47.1%、86.8%、81.1%、41.0%、64.6%、38.7%,各组均有显著性差异。综合上述资料,女性食管癌患者相比男性而言,发病年龄较晚,病变位置偏上,病变长度较短,浸润深度较浅,淋巴结转移率低,TNM 分期早。这些特点也可能预示着女性食管癌的生物学恶性程度要低于男性。

四、预后特点

食管癌的生存预后是否存在性别差异目前还没有确定的结论,但有较多的文献支持女性食管癌患者预后要好于男性。在 Bus 等报道中食管癌患者中淋巴结转移阴性、进行手术治疗和新辅助化疗及女性患者都具有更高的生存率。Chen 等对台湾地区从 1998 年到 2007 年的全民健康保险资料库数据进行回顾性分析,共有 12482 例食管癌患者,预后分析显示:男性、没有治愈性治疗(手术和/或放疗)、高龄、低经济地位与较短的生存率显著相关。Gavin 等对 1995~1999 欧洲 24 个国家的 66 个地区进行分析,结果发现女性比男性的死亡风险低,男性、大龄和分期晚患者的 1 年和 5 年生存率较差。Bohanes 等研究也认为性别是独立的预后因素,并且进一步分层分析发现,相比男性,女性大于 55 岁的早期食管鳞状细胞癌和小于 55 岁的晚期食管鳞状细胞癌有更高的生存率。但是 Zhang 等对 Bohanes 等的结论提出质疑,认为性别是食管鳞状细胞癌独立的预后因素,没有考虑到种族差异,他们对 2002 年 1 月 1 日至 2006 年 12 月 31 日的 1718 例中国食管鳞状细胞癌患者及 1624 例白种人食管鳞状细胞癌患者进行分析,结果发现无论在中国还是白种人食管鳞状细胞癌患者中性别都不是独立的预后因素。Delpisheh 等对 134 例食管癌患者的研究也提示性别与生存无显著性相关($P=0.480$)。然而邵明雯等对 1058 例中国食管癌术后患者进行随访,生存分析结果显示,261 例女性食管癌患者的 1、2 和 3 年生存率分别为 89.3%、74.0% 和 66.7%,797 例男性患者分别为 86.5%、65.8% 和 51.3%,生存明显好于男性($P=0.015$),且性别为独立预后因素。对于食管癌性别之间可能存在的生存差异原因尚没有分子生物学方面的定论,较多的研究认为与雌激素及雌激素受体对女性食管癌患者的保护作用有关。

总之,女性食管癌相比男性食管癌有着发病率低、发病年龄较晚、病变位置偏上、病变长度较短、浸润深度较浅、淋巴结转移率低、TNM 分期早、预后可能更好等特点。基于上述特点,女性食管癌与男性食管癌明显不同,应作为独立的群体而进行进一步研究与探讨。

（邵明雯　刘连科）

参 考 文 献

陈万青,张思维,郑荣寿,等. 2013. 中国 2009 年恶性肿瘤发病和死亡分析. 中国肿瘤,22(1):2~12.

董芳莉,王瑾,郭美,等. 2003. 食管癌淋巴结转移的临床病理因素. 中国肿瘤临床与康复,10(4):316~318.

侯志超,王伟鹏,黄佳,等. 2014. 高、低发区食管癌患者淋巴结转移及其影响因素与生存期的关系. 肿瘤防治研究,41(3):221~226.

刘巍,郝希山,晋颖,等. 2008. 4329 例手术后食管癌临床病理资料分析. 中国肿瘤临床,35(5):241~244.

邵明雯,孙婧,马兰,等. 2013. 女性食管癌的临床病理特点及生存分析. 临床肿瘤学杂志,18(7):608~613.

Bodelon C,Anderson GL,Rossing MA,et al. 2011. Hormonal factors and risks of esophageal squamous cell carcinoma and adenocarcinoma in postmenopausal women. Cancer Prev Res(Phila),4:840~850.

Bohanes P,Yang D,Chhibar RS,et al. 2012. Influence of sex on the survival of patients with esophageal cancer. Journal of Clinical Oncology,30:2265~2272.

Bus P,Lemmens VE,van Oijen MG,et al. 2014. Prognostic factors for medium-and long-term survival of esophageal cancer patients in the Netherlands. J Surg Oncol,109:465~471.

Chen MF,Yang YH,Lai CH,et al. 2013. Outcome of patients with esophageal cancer:a nationwide analysis. Ann Surg Oncol,20:3023~3030.

Chen W,Zheng R,Zhang S,et al. 2010. Annual report on status of cancer in China. Chin J Cancer Res,26:48~58.

ChenW,He Y,Zheng R,et al. 2013. Esophageal cancer incidence and mortality in China. 2009. J Thorac Dis,5:19~26.

Cook MB,Dawsey SM,Freedman ND,et al. 2009. Sex disparities in cancer incidence by period and age. Cancer Epidemiology Biomarkers & Prevention,18:1174~1182.

Delpisheh A,Veisani Y,Sayehmiri K,et al. 2014. Esophageal carcinoma:long-term survival in consecutive series of patients through a retrospective cohort study. Gastroenterol Hepatol Bed Bench,7:101~107.

Dunbar KB,Spechler SJ. 2014. Controversies in Barrett esophagus. Mayo Clin Proc,89:973~984.

Gavin AT,Francisci S,Foschi R,et al. 2012. Oesophageal cancer survival in Europe:a EUROCARE-4 study. Cancer Epidemiol,36:505~512.

Henry MA,Lerco MM,Ribeiro PW,et al. 2014. Epidemiological features of esophageal cancer. Squamous cell carcinoma versus adenocarcinoma. Acta Cir Bras,29:389~393.

Jemal A,Bray F,Center MM,et al. 2011. Global cancer statistics. CA Cancer Journal for Clinicians,61:69~90.

Jeurnink SM,Büchner FL,Bueno-de-Mesquita HB,et al. 2012. Variety in vegetable and fruit consumption and the risk of gastric and esophageal cancer in the European prospective investigation into cancer and nutrition. International Journal of Cancer,131:E963~E973.

Lepage C, Drouillard A, Jouve JL, et al. 2013. Epidemiology and risk factors for oesophageal adenocarcinoma. Dig Liver Dis, 45:625 ~ 629.

Lundell LR. 2010. Etiology and risk factors for esophageal carcinoma. Digestive Diseases,28:641 ~ 644.

Martin R, Pernilla L, Helena N, et al. 2011. Oesophageal adenocarcinoma: the new epidemic in men? Maturitas,69:244 ~ 248.

Mathieu LN, Kanarek NF, Tsai HL, et al. 2014. Age and sex differences in the incidence of esophageal adenocarcinoma: results from the Surveillance, Epidemiology, and End Results(SEER) Registry(1973 ~ 2008). Dis Esophagus,27:757 ~ 763.

Mayne ST, Risch HA, Dubrow R, et al. 2001. Nutrient intake and risk of subtypes of esophageal and gastric cance. Cancer Epidemiol Biomarkers Prev,10:1055 ~ 1062.

Michael BC, Sanford MD, Neal DF, et al. 2009. Sex disparities in cancer incidence by time period and age. Cancer Epidemiol Biomarkers Prev,18:1174 ~ 1182.

Morita M, Otsu H, Kawano H, et al. 2014. Gender differences in prognosis after esophagectomy for esophageal cancer. Surg Today, 44:505 ~ 512.

Pandeya N, Olsen CM, Whiteman DC. 2013. Sex differences in the proportion of esophageal squamous cell carcinoma cases attributable to tobacco smoking and alcohol consumption. Cancer Epidemiol,37:579 ~ 584.

Pohl H, Wrobel K, Bojarski C, et al. 2013. Risk factors in the development of esophageal adenocarcinoma. Am J Gastroenterol,108: 200 ~ 207.

Rutegård M, Nordensted H, Lu Y, et al. 2010. Sex-specific exposure prevalence of established risk factors for oesophageal adenocarcinoma. British Journal of Cancer,103:735 ~ 740.

Rutegård M, Shore R, Lu Y, et al. 2010. Sex differences in the incidence of gastrointestinal adenocarcinoma in Sweden. Eur J Cancer,46:1093 ~ 1100.

Sikkema M, de Jonge PJ, Steyerberg EW, et al. 2010. Risk of esophageal adenocarcinoma and mortality in patients with Barrett's esophagus: a systematic review and meta-analysis. Clin Gastroenterol Hepatol,8:235 ~ 244.

Sukocheva OA, Wee C, Ansar A, et al. 2013. Effect of estrogen on growth and apoptosis in esophageal adenocarcinoma cells. Dis Esophagus,26:628 ~ 635.

Thomas T, Abrams KR, De Caestecker JS, et al. 2007. Meta analysis: cancer risk in Barrett's oesophagus. Aliment Pharmacol Ther, 26:1465 ~ 1477.

Vizcaino AP, Moreno V, Lambert R, et al. 2002. Time trends incidence of both major histologic types of esophageal carcinomas in selected countries. Int J Cancer,99:860 ~ 868.

Wang JB, Fan JH, Hao L, et al. 2012. Attributable causes of esophageal cancer incidence and mortality in China. PLoS ONE, 7:e42281.

Wang QM, Qi YJ, Jiang Q, et al. 2011. Relevance of serum estradiol and estrogen receptor beta expression from a high-incidence area for esophagealsquamous cell carcinoma in China. Med Oncol,28:188 ~ 193.

Yang H, Sukocheva OA, Hussey DJ, et al. 2012. Estrogen, male dominance and esophageal adenocarcinoma: is there a link? World J Gastroenterol,18:393 ~ 400.

Yousef F, Cardwell C, Cantwell MM, et al. 2010. The incidence of esophageal cancer and highgrad esophageal adenocarcinoma and mortality in patients with Barrett's esophagus: a systematic review and meta-analysis. Clin Gastroenterol Hepatol,8:235 ~ 244.

Zhang J, Garfield D, Jiang Y, et al. 2013. Does sex affect survival of patients with squamous cell esophageal cancer? J Clin Oncol, 31:815 ~ 816.

Zhou Z, Xia Y, Bandla S, et al. 2014. Vitamin D receptor is highly expressed in precancerous lesions and esophageal adenocarcinoma with significantsex difference. Hum Pathol,45:1744 ~ 1751.

第二十二章 食管神经内分泌肿瘤

第一节 食管神经内分泌肿瘤

神经内分泌肿瘤(NEN)是起源于神经外胚层的摄取胺前体和脱羧(APUD)细胞系统的恶性肿瘤,能够将胺的前体摄取,通过脱羧作用合成和分泌胺及多肽激素,是一种相对罕见却分布极广的肿瘤,占所有恶性肿瘤的 1% ~ 2% 。NEN 可发生于消化道、肺、胰腺、喉、下咽部、唾液腺、鼻腔和鼻旁窦、胸腺、子宫颈、子宫内膜、乳腺、前列腺、膀胱和皮肤等部位,但最多见于消化道,其中发生于食管的神经内分泌肿瘤称为食管神经内分泌肿瘤。

一、流行病学及临床特点

食管神经内分泌肿瘤较为罕见,其发病率很低,约占食管恶性肿瘤的 1.26% ,占消化道神经内分泌肿瘤的1% 。随着诊断手段的提高和普及,近年发病率的统计数据在逐年上升。食管神经内分泌肿瘤的发病年龄以中老年为主,男性发病率远高于女性,病变多位于食管的中段及下段,病变通常较长,有半数以上大于 4cm。食管神经内分泌肿瘤很少分泌激素,其临床表现与其他类型的食管癌相似,如吞咽困难、进食后梗阻感、严重的体重减轻、胃食管反流、胸痛等症状,较少有便血或呕血等,因此从临床表现上很难将 NEN 与其他食管癌相区别。但有较少数病例可出现激素相关的综合征表现,如抗利尿激素分泌失调综合征等。

二、诊 断

1. 分类、分级、分期诊断 根据 2010 年 WHO 消化道神经内分泌肿瘤的分类标准,神经内分泌肿瘤(NEN)分为神经内分泌瘤(NET)、神经内分泌癌(NEC)及混合性腺神经内分泌癌(MANEC)。NEN 根据 Ki-67 指数及核分裂象计数分为 G1、G2、G3 三个级别(Ki-67 阳性指数 G1 < 2% 、G2 2% ~ 20% 、G3 > 20% ,核分裂象计数 G1 < 2HPF、G2 2 ~ 20HPF、G3 > 20HPF)。G1、G2 为 NET,G3 为 NEC,NEC 继续根据肿瘤细胞形态再分为大细胞性和小细胞性两类。肿瘤细胞中同时具有腺癌细胞和神经内分泌细胞,两种细胞均至少占肿瘤细胞的 30% 以上诊断为混合性腺神经内分泌癌。食管神经内分泌肿瘤的分类、分级亦是参照上述标准,但食管癌中鳞状细胞癌为主要病理类型,因此混合性食管神经内分泌癌中除了混合性腺神经内分泌癌外,还包括混合性鳞神经内分泌癌。

食管神经内分泌肿瘤的 TNM 分期可以参照 AJCC 分期系统中食管癌的分期。也可以参照小细胞肺癌,将小细胞食管癌分为局限期(LD)和广泛期(ED)。在 LD 中,肿瘤局限于食管与邻近器官,存在或不存在区域淋巴结,而 ED 则是肿瘤超出以上区域。

2. 影像学及内镜诊断 原发性食管内分泌肿瘤影像学表现与常见的食管鳞状细胞癌、

腺癌相似。食管造影检查能比较准确地显示病变的范围及长度,主要表现为黏膜皱襞中断、破坏,或出现不规则充盈缺损、肿块影、龛影等,可伴有病变上段食管扩张或管腔狭窄。CT 和增强 CT 对于食管神经内分泌肿瘤的位置、密度、增强图像、与邻近器官的关系及转移情况可以提供有用信息,并能排除原发性小细胞肺癌。PET-CT 可用于分期和复发的检测,但是由于 PET-CT 价格高昂,对于治疗后运用 PET-CT 取代传统增强 CT 用于评估疗效的收益与支出比例,有待更多的研究结果明确。常规胃镜下食管神经内分泌肿瘤与常见食管癌的表现类似,多为隆起性病变、溃疡性病变。超声内镜(EUS)因其超声和内镜结合的优势,是准确判断食管肿瘤的起源层次、大小及边界的最佳方法,EUS 对消化道神经内分泌瘤病灶大小的判断与病理结果相近。联合使用 CT、超声内镜及 PET-CT 可以为食管神经内分泌肿瘤进行正确的临床分期。

3. 病理 HE 染色诊断　食管 NET(G1,G2)为高分化的神经内分泌肿瘤,组织学上 G1 多表现为:肿瘤细胞大小、形态一致,有少量胞质,细胞核呈圆形,染色质丰富呈粗颗粒状,无明显异型性及核分裂象,呈线管样、菊团样、条索状或实心团块状排列。G2 形态特征与 G1 级相似,但是细胞异型增大,核分裂象和增殖活性增加,可伴有坏死灶。食管小细胞 NEC 是由 HE 染色下的细胞形态决定的,主要由少浆的小细胞组成,细颗粒状的染色质胞核,核仁缺失或不明显,细胞为圆形、椭圆形和梭形,坏死明显,核分裂数高。相比之下,大细胞 NEC 则癌细胞直径大于淋巴细胞直径的 3 倍,呈多角形,核质比较小,细颗粒状嗜酸性胞质,核染色质粗大,核仁易见,呈巢状、小梁状、菊形团样或栅栏状排列。

4. 免疫组化诊断　虽然对于神经内分泌肿瘤的诊断免疫组化不是一定必需的,但单纯的 HE 染色很难从低分化癌如低分化鳞状细胞癌、低分化腺癌、未分化癌、恶性黑色素瘤、淋巴瘤和继发性肿瘤中区分出神经内分泌癌,且神经内分泌癌的分级诊断需要 Ki-67 指数,因此免疫组化在食管神经内分泌肿瘤的诊断中至关重要。临床上常见的神经内分泌标志物主要包括 Syn、CgA、NSE 和 CD56,其中 Syn 和 CD56 的阳性率最高,可达 95% ~ 100%。另外,蛋白基因产物(PGP9.5)、甲状腺转录因子(TTF-1)及促泌素(SCGN)等也可用于食管神经内分泌肿瘤的辅助诊断及鉴别诊断。

第二节　食管小细胞神经内分泌癌

在食管神经内分泌肿瘤的分类中,以食管小细胞神经内分泌癌(NEC)的发病比例最高,占所有食管 NEN 的 78% 以上,且食管小细胞 NEC 恶性程度高,易远处转移,预后差,因此目前对食管神经内分泌肿瘤治疗的研究主要集中在对食管小细胞 NEC 的研究中。

一、手 术 治 疗

食管小细胞 NEC 的治疗目前尚无指南可循,手术是唯一能治愈的方法,通常根治性手术适用于患者一般情况好,肿瘤局限在原发灶或仅伴有区域淋巴结的转移。手术治疗对于没有远处转移的患者是至关重要的,特别是局限期的食管小细胞 NEC 为了获得更长的生存时间也主张手术治疗。同其他胃肠道恶性肿瘤一样,肝脏是食管小细胞 NEN 最容易出现远处转移的部位,如果肝脏病灶单发孤立,能将原发灶和肝脏转移灶同期或分期切除,远期的治疗效果是令人满意的,而且患者可获得较好的生活质量。

二、化　　疗

对于食管 NEC 患者单纯手术治疗,甚至是完整切除的手术仍有较高的复发和转移概率,因此术前或术后化疗很有必要,可能是提高生存率的关键。局限期小细胞食管癌患者推荐根治性手术和术后化疗联合的治疗方案,化疗多选择以铂类为主的两药联合方案。广泛期食管神经内分泌癌的治疗以全身化疗为主,小细胞食管 NEC 和小细胞肺癌有着类似的生物学特性,因此有肿瘤学家建议两种肿瘤可采取同样的化疗方案,推荐方案为 EP(顺铂联合 VP-16)和 IP(顺铂+伊立替康)方案。食管小细胞 NEC 的生物学特性为侵袭性,其恶性程度高,在一线治疗后易再次进展,需要二线治疗。氨柔比星单药、伊立替康联合顺铂/卡铂在二线治疗有效。

三、放　　疗

食管小细胞 NEC 的放疗指征及方案亦无统一规定,一般建议根据食管癌放疗原则,对肿瘤周围浸润明显、区域淋巴结受累的患者,选择合适的放疗剂量及靶区。但是与肺小细胞癌不同的是食管小细胞 NEC 因发生脑转移的概率很低,不需要预防性全颅照射。

四、内镜下治疗

食管小细胞 NEC 因其恶性程度高,即使病变仅局限于黏膜层,也无法排除是否有淋巴结转移,ESD 手术无法行淋巴结清扫,可能存在术后局部复发和转移的风险。

五、靶向治疗

神经内分泌肿瘤的靶向药物研究较多的为依维莫司和舒尼替尼,该两种靶向药物在晚期胰腺神经内分泌肿瘤的治疗中表现出显著的临床益处。然而未见相关食管神经内分泌肿瘤的生物治疗及靶向药物治疗报道,因此有待更多的药物临床试验。

因此,手术治疗是局限期食管小细胞 NEC 治疗的关键,但联合化疗、放疗的综合治疗可明显提高生存时间。

第三节　食管癌伴神经内分泌分化

在许多非神经内分泌器官肿瘤中存在神经内分泌分化(neuroendocrine differentiation,NED)现象,由于神经内分泌细胞在肿瘤组织细胞中不足30%,且以单个细胞或细胞巢的形式分散存在,属于癌组织的一种伴随成分,因此被称为癌伴 NED。在食管中称为食管癌伴神经内分泌分化,其在光镜下并不表现典型的神经内分泌形态学特征,但可通过免疫组化证实有神经内分泌分化的存在,常用的免疫组化神经内分泌标志物主要包括 Syn、CgA、NSE 和 CD56,需要有两种或两种以上的标志物阳性方能诊断。

食管癌伴 NED 的发生原因目前尚不明晰,在食管鳞状细胞癌中神经内分泌分化细胞并不是在干细胞就起源于神经内分泌细胞,而是外界刺激如细胞因子、细胞外肽类物质等在肿瘤微环境中调节肿瘤细胞向神经内分泌细胞分化。而在食管腺癌中神经内分泌分化则常常与 Barrett 食管有关。

肿瘤具有 NED 的患者预后比缺乏 NED 特征的患者是更好还是更差,以及它们对化疗的反应是更好还是更差等问题尚存在较大争议。在胰腺癌,NED 被认为是好的预后标志;在胃癌,NED 却是预后不良的标志;在结肠癌,NED 不能作为独立的预后标志;而在肺癌、乳腺癌,有学者认为预后不佳,但有学者认为对预后无影响。对于食管癌中 NED 的预后意义目前报道较少,杜芸等认为神经内分泌分化与早期食管鳞状细胞癌的预后无明显相关性,不能作为估计预后的指标。Wang 等报道肿瘤细胞伴神经内分泌分化的食管腺癌和食管胃交界处腺癌的患者对新辅助放化疗有更多的抵抗性,且预后较差,但其研究对象主要为食管腺癌。因此,食管癌中伴随的神经内分泌分化成分对食管癌患者的治疗及预后影响需要更进一步的研究。

(邵明雯 刘连科)

参 考 文 献

杜芸,王永军,杨会钗,等.2006.食管早期鳞状细胞癌的神经内分泌分化及其意义.癌变·畸变·突变,18(6):459~461.

胡祥鹏,吴明,朱启槐,等.2008.上消化道类癌的内镜诊断及病理分析.中国境内杂志,14(3):305~309.

李自强,李杰.2012.肝脏原发神经内分泌癌一例报告.中华肿瘤防治杂志,19(5):388~389.

林万润,刘雯,马金龙,等.2009.Secretagogin 在神经内分泌肿瘤组织的表达.中国现代普通外科进展,12(6):481~483.

汪慧访,武爱文,袁鹏,等.2011.具有神经内分泌特征胃癌的诊治及预后分析.中华胃肠外科杂志,14(2):96~99.

邵明雯,孙婧,马兰,等.2014.具有神经内分泌性质食管癌的临床病理特点及生存分析.中华肿瘤防治杂志,21(24):1980~1985.

依荷芭丽·迟,姜文昌,杜丰,等.2013.神经内分泌瘤 252 例临床分析.中华肿瘤杂志,35(1):67~70.

于红梅,刘晓文,龙子雯,等.2013.胃癌伴神经内分泌分化的临床病理及预后分析.中国癌症杂志,23(1):42~46.

张军,郑锴,郭燕,等.2010.非小细胞肺癌神经内分泌分化与其生物学特性及预后关系的研究.中国肺癌杂志,13(9):873~876.

中国胃肠胰神经内分泌肿瘤病理专家组.2011.中国胃肠胰神经内分泌肿瘤病理学诊断共识.中华病理学杂志,40(4):257~262.

Ando T,Hosokawa A,Yamawaki H,et al.2011. Esophageal small-cell carcinoma with syndrome of inappropriate secretion of antidiuretic hormone. Intern Med,50:1099~1103.

Bosman FT,Carneiro F,Hruban RH,et al.2010. WHO classification of tumours of the digestive system. Lyon:IARC Press.

Chen SB,Yang JS,Yang WP et al.2011. Treatment and prognosis of limited disease primary small cell carcinoma of esophagus. Dis Esophagus,24:114~119.

Cho YB,Yang SS,Lee WY,et al.2010. The clinical significance of neuroendocrine differentiation in T3-T4 node-negative colorectal cancer. Int J Surg Pathol,18:201~206.

Ding J,Ji J,Zhu W,et al.2013. A retrospective study of different treatments of limited-stage small-cell esophageal carcinoma and associated prognostic factor analysis. Dis Esophagus,26:696 ~ 702.

Edge SB,Byrd DR,Compton CC,et al. 2010. AJCC Cancer Staging Manual. 7th ed. New York:Springer,103 ~ 111.

Fraenkel M,Kim MK,Faggiano A,et al. 2012. Epidemiology of gastroenteropancreatic neuroendocrine tumours. Best Pract Res Clin Gastroenterol,26:691 ~ 703.

Funakoshi S,Hashiguchi A,Teramoto K,et al. 2013. Second-line chemotherapy for refractory small cell neuroendocrine carcinoma of the esophagus that relapsed after complete remission with irinotecan plus cisplatin therapy:case report and review of the literature. Oncol Lett,5:117 ~ 122.

Gottschling S,Jensen K,Herth FJ,et al. 2013. Lack of prognostic significance of neuroendocrine differentiation and stem cell antigen co-expression in resected early-stage non-small cell lung cancer. Anticancer Res,33:981 ~ 990.

Huang Q,Wu H,Nie L,et al. 2013. Primary high-grade neuroendocrine carcinoma of the esophagus:a clinicopathologic and immunohistochemical study of 42 resection cases. Am J Surg Pathol,37:467 ~ 483.

Kawamura N,Ogasawara N,Utsumi K,et al. 2011. Long-term survival and improved quality of life after chemoradiotherapy to treat esophageal small cell carcinoma:a report of two cases. Hepatogastroenterology,58:1588 ~ 1594.

Kulke M,Lenzy N,Mempol J,et al. 2008. Activity of sunitinib in patients with advanced neuroendoerine tumors. J Clin Oncol,26:3403 ~ 3410.

Li AF,Li AC,Hsu CY,et al. 2010. Small cell carcinomas in gastrointestinal tract:immunohistochemical and clinicopathological features. J Clin Pathol,63:620 ~ 625.

Li QL,Zhang YQ,Chen WF,et al. 2012. Endoscopic submucosal dissection for foregut neuroendocrine tumors:an initial study. World J Gastroenterol,18:799 ~ 806.

Lu XJ,Luo JD,Ling Y,et al. 2013. Management of small cell carcinoma of esophagus in China. J Gastrointest Surg,17:1181 ~ 1187.

Meng MB,Zaorsky NG,Jiang C,et al. 2013. Radiotherapy and chemotherapy are associated with improved outcomes over surgery and chemotherapy in the management of limited-stage small cell esophageal. Radiother Oncol,106:317 ~ 322.

Muguruma K,Ohira M,Tanaka H,et al. 2013. Long-term survival of advanced small cell carcinoma of the esophagus after resection:a case report. Anticancer Res,33:595 ~ 600.

Musunuru S,Chen H,Rajpal S,et al. 2006. Metastatic neuroendocrine hepatic tumours:resection improves survival. Arch Surg,141:1000 ~ 1004.

Nevárez A,Saftoiu A,Bhutan MS. 2011. Primary small cell carcinoma of the esophagus:clinico-pathological features and therapeutic options. Curr Health Sci J,37:1-6.

Reidy DL,Tang LH,Saltz LB. 2009. Treatment of advanced disease in patients with well-differentiated neuroendocrine tumors. Nat Clin Pract Oncol,6:143 ~ 152.

Sawaki M,Yokoi K,Nagasaka T,et al. 2010. Prognostic importance of neuroendocrine differentiation in Japanese breast cancer patients. Surg Today,40:831 ~ 835.

Shia J,Tang LH,Weiser MR,et al. 2008. Is nonsmall cell type high-grade neuroendocrine carcinoma of the tubular gastrointestinal tract a distinct disease entity? Am J Surg Pathol,32:719 ~ 731.

Smith J,Reidy-Lagunes D. 2013. The management of extrapulmonary poorly differentiated (high-grade) neuroendocrine carcinomas. Semin Oncol,40:100 ~ 108.

Strosberg J,Nasir A,Coppola D,et al. 2009. Correlation between grade and prognosis in metastatic gastroenteropancreatic neuroendocrine tumors. Hum Pathol,40:1262 ~ 1268.

Strosberg JR,Coppola D,Klimstra DS,et al. 2010. The NANETS consensus guidelines for the diagnosis and management of poorly differentiated(high-grade)extrapulmonary neuroendocrine carcinomas. Pancreas,39:799 ~ 800.

Tian Z,Wei B,Tang F,et al. 2011. Prognostic significance of tumor grading and staging in mammary carcinomas with neuroendocrine differentiation. Hum Pathol,42:1169 ~ 1177.

Turaga KK, Kvols LK. 2011. Recent progress in the understanding, diagnosis, and treatment of gastroenteropancreatic neuroendocrine tumors. CA Cancer J Clin,61:113 ~ 132.

Usami S, Motoyama S, Maruyama K, et al. 2010. Small cell carcinoma of the esophagus treated with esophagectomy and following chemotherapy: case report with review of the literature. Eur Surg Res, 45:41 ~ 44.

Wang KL, Yang Q, Cleary KR, et al. 2006. The significance of neuroendocrine differentiation in adenocarcinoma of the esophagus and esophagogastric junction after preoperative chemoradiation. Cancer, 107:1467 ~ 1474.

Yao JC, Shah MH, Ito T, et al. 2011. RAD001 in Advanced Neuroendocrine Tumors, Third Trial (RADIANT-3) Study Group: everolimus for advanced pancreatic neuroendocrine tumors. N Engl J Med, 364:514 ~ 523.

Yuan A, Liu J, Liu Y, et al. 2007. Chromogranin A—positive tumor cells in human esophageal squamous cell carcinomas. Pathol Oncol Res, 13:321 ~ 325.

第二十三章　食　管　腺　癌

一、概　　述

食管腺癌(EAC)是食管癌的两种最常见的类型之一,系食管腺上皮的异常增生所形成的恶性病变,其发展一般经过上皮不典型增生、原位癌、浸润癌等阶段。食管腺癌大部分来自贲门,少数来自食管黏膜下腺体。食管腺癌男性多于女性,发病年龄多在 50 岁以上,食管腺癌以食管远端为主,与胃食管连接处腺癌临床特点相似。临床上,食管远端腺癌与胃食管结合部腺癌具有临床表现隐匿、传播早和侵袭性的临床特点。吞咽固体食物困难这一最常见的症状直到肿瘤晚期才表现,临床上典型的表现为进行性吞咽困难,开始是固体食物,继而是半流质食物,最后是水和唾液。

食管腺癌与食管鳞状细胞癌在病因、流行病学和预后上存在明显的不同。目前在临床上,给予重视的程度远不如食管鳞状细胞癌。为了早期发现食管腺癌,目前提倡对高风险人群使用内镜活检的方法进行监测。然而,这种方法很容易产生采样误差和观察者之间的差异。虽然相关的基因组和细胞周期诊断的组织生物标志物已经显示出可喜的成果,但以目前的技术,这些测试很难于高风险人群实施早期筛查。因此,对食管腺癌需要更加深入的认识。

二、流　行　病　学

在 20 世纪 70 年代,食管腺癌的发病率占总食管癌的比例小于 5% ,大多数食管癌病例确诊为食管鳞状细胞癌(ESCC)。近 30 年来,食管腺癌的发病率不断增加,尤其是在美国和其他大多数西方国家的白种人中甚至增加至原来的 5 ~ 6 倍,增长率可达 500% ~ 600% ,而原来最常见的食管鳞状细胞癌发病率在 1998 ~ 2002 年期间每年下降约 3.6% ,在西方一些国家,腺癌已取代鳞状细胞癌成为食管癌主要的病理类型。近些年来,食管腺癌的发病率仍继续增长,目前几乎一半的食管恶性病例被诊断为食管腺癌。在未来的几年,西方一些国家食管腺癌的发病率仍有可能继续增加。然而,食管腺癌,特别是食管下段腺癌在中国人群的发生率仍然很低,近 30 年变化并不明显。

食管腺癌与食管鳞状细胞癌在地理分布上存在差异。食管腺癌在发达国家中更为常见,比如英国(8/100 000)、澳大利亚和美国。在欧洲,南欧具有最高的食管腺癌发生率。不同的是,食管鳞状细胞癌是发展中的亚洲国家最常见的食管癌类型。中国是世界上食管癌的高发国家,也是世界上食管癌高死亡率的国家之一,年平均死亡率为(1.3 ~ 90.9)/10 万,世界人口标化死亡率为(2.7 ~ 110.6)/10 万。两种类型的食管癌发生率也存在种族差异。食管鳞状细胞癌在黑种人中较为普遍,而食管腺癌在白种人中的发生率至少是其他种群的2 倍。一旦确诊,黑种人比白种人总生存期差。

总之,与地理分布和种族有关的遗传和环境因素在食管癌两种类型的发病率上发挥着重要的作用。还有研究表明,社会经济地位和食管癌不同的癌症表型发病率之间可能存在某些联系。

三、病因与危险因素

食管腺癌的病因很复杂,目前仍不清楚,有许多因素参与。较明确的危险因素有饮食习惯、环境因素、遗传因素及社会经济模式等。其他重要的因素包括 Barrett 食管、胃食管反流、吸烟、肥胖、腹部脂肪蓄积、男性、高体质指数(BMI)、高摄入膳食脂肪和胆固醇、水果和蔬菜摄入量低、存在食管裂孔疝、缺乏幽门螺杆菌感染等。上述因素中,吸烟为中度危险因素,而肥胖、GRED 和 Barrett 食管为主要危险因素。

1. 饮食习惯   食管腺癌与其他的恶性肿瘤一样,虽然有基因的变化背景,涉及多因素、多阶段、多基因变异积累及相互作用的复杂过程,在分子水平上涉及众多原癌基因、抑癌基因及蛋白质的改变,但长期不良的生活或饮食习惯可能是导致食管腺癌发生的主要原因。比如,长期食用过硬及粗糙的易损伤食管黏膜的食物,进食含亚硝胺类较多的食物(如喜欢腌制酸菜)或霉变食品,长期喜进烫食(如潮汕地区食管癌发病率高的原因可能与长期喝功夫茶有关)、长时间的不良嗜好(如饮大量烈性酒或酗酒)等。另外,长期吸烟也是腺癌发生的危险因素,而且这种风险可持续至戒烟后数年。

2. 胃食管反流病(GRED)与 Barrett 食管   Barrett 食管(BE)是最重要的、可识别的食管腺癌的癌前病变,其病理表现为食管下段黏膜复层鳞状上皮被单层柱状上皮所替代,BE是长期胃食管反流导致正常食管鳞状上皮细胞被化生的柱状上皮所取代的病理现象,主要是对慢性胃食管反流的一种适应。长期患有胃食管反流病和 BE 者,发展为食管腺癌的风险增加 30 ~ 125 倍,每年有 0.12% ~ 0.5% 甚至 1% 的 BE 患者可能发展为食管腺癌。BE 的长度对食管腺癌的发生也有明显的影响,超过 3cm 的长节段 BE 较短节段 BE 患者具有更高的癌变风险。BE 发生食管腺癌可能与 DNA 的异常损伤及应激反应有关,后者导致 BE 上皮发生癌变。

3. 膳食   低膳食抗氧化剂摄入量、低摄入某些矿物质可能促进食管癌的发生,其中微量元素铁、钼、锌等的缺少与食管腺癌的发生有关。膳食中缺乏维生素、蛋白质及必需脂肪酸,可以使食管黏膜增生、间变,进一步可引起癌变。目前没有证据表明饮酒会增加食管腺癌或 BE 的风险,事实上,近来的研究表明饮用葡萄酒反而可能降低食管腺癌的发生率。肉类和鱼类对食管腺癌的影响不清楚,迄今为止的证据表明,热的饮料及没有碳酸的软饮料与食管腺癌也不是一贯的相关风险因素。

4. 肥胖与糖尿病   大量流行病学证据证明肥胖与 40% 以上的食管腺癌有关,近年来不少 Meta 分析表明,无论男性还是女性,体质指数($BMI,kg/m^2$)的增加与食管腺癌呈正相关,这种相关性比其他任何一种与肥胖相关的肿瘤都要强得多。BMI>30 的个体比 BMI<25 的个体患食管腺癌的风险明显升高。Hoyo C 等对 2000 例食管腺癌患者及 12 000 例正常人进行系统分析结果显示:相比 BMI 低于 25 的人,BMI 大于 40 腺癌的相对危险度 OR 为 4.8;其中,腹型肥胖者尤为腺癌的高危人群。肥胖增加食管腺癌的发生可能与肥胖(主要是中央

和腹内肥胖)增加腹内压而引起胃食管反流病,激活 Barrett 食管相关通路及发生代谢综合征有关。胰岛素样生长因子-1 可能参与了肥胖影响食管腺癌的发生。糖尿病也可能也是食管癌的潜在危险因素,男性糖尿病患者发生食管腺癌的风险是正常人的 2 倍。

5. 性别与年龄　患食管腺癌的男女性别比例为(5 ~ 10)∶1,以年轻男女比的差异最大,随着年龄增大,比例差异减小。这可能与男性的腹型肥胖和男女体内激素水平有关。研究发现慢性胃食管反流和肥胖对男性的危害比对女性大得多,而且性激素和生殖因素也可能参与致癌过程。即雌激素可能对癌变具有抑制作用,在一项前列腺癌的研究中发现,应用抗雄激素治疗后再发食管腺癌的风险下降了 30%。而应用选择性雌激素受体的配体治疗食管腺癌后,癌细胞生长减少而发生凋亡。母乳喂养已被发现是腺癌发展的保护因子,而月经、妊娠史、口服避孕药及激素替代治疗均与食管腺癌的发生无关。食管腺癌的发生与年龄也相关,其发生率随着年龄增加而升高,确诊平均年龄约为 60 岁。

6. 遗传因素　食管腺癌具有比较显著的家庭聚集现象,高发地区连续三代或三代以上出现此病的家庭屡见不鲜,主要与炎症和促进肿瘤生长相关通路的核苷酸多态性因素有关。最近的一项研究发现,高达 13% 的食管腺癌病例具有遗传倾向,涉及的基因可影响巨噬细胞的功能和炎症相关通路。在基质金属单核苷酸多态性蛋白酶基因家族中,编码胰岛素样生长因子(IGF)、表皮生长因子(EGF)和血管内皮细胞生长因子(VEGF)的基因可能是食管腺癌的风险标志物。此外,IL-18 相关通路的基因也可能与食管腺癌的易感性有关。

7. 感染因素　幽门螺杆菌促进胃癌的发生,而研究发现感染幽门螺杆菌可以降低近50% 的食管腺癌发病率,这种负相关现象的可能生物机制是,机体感染幽门螺杆菌后胃黏膜萎缩,产生的胃液酸度和容量均降低,因此在一定程度上缓解了胃食管反流,说明幽门螺杆菌的感染可能起到保护性作用。获得性免疫缺陷病可能也是食管癌的潜在危险因素,男性患者均较正常人发生食管腺癌的概率高 2 倍。

虽然对与食管腺癌发生的相关危险因素了解的很多,但由于每个个体的危险因素是共同的,一直很难确定进展为癌症的高危人群,这也是比较困惑的、需要解决的问题。

四、诊　　断

(一) 临床表现

食管腺癌的临床表现与食管鳞状细胞癌相似,食管腺癌起病隐匿,早期可无症状。部分患者有食管内异物感,或自食物通过时缓慢或有哽噎感。也可表现为吞咽时胸骨后烧灼、针刺样或牵拉样痛。进展期则常因咽下困难就诊,吞咽困难呈进行性发展,甚至完全不能进食。常伴有呕吐、上腹痛、体重减轻等症状。病变晚期因长期摄食不足可伴有明显的营养不良、消瘦、恶病质,并可出现癌转移、压迫等并发症。如肿瘤压迫喉返神经引起的声嘶、骨转移引起的疼痛、肝转移引起的黄疸等症状。肿瘤侵犯邻近器官并发穿孔时,还可引起纵隔脓肿、肺炎等。部分患者在上腹部偶可触摸到质硬的包块,或触摸到锁骨上肿大的淋巴结。

值得注意的是,食管腺癌与食管鳞状细胞癌的发病部位,在食管上、中、下各段所占的比例明显不同。腺癌绝大多数发生于食管下段,少数发生于中段,而鳞状细胞癌半数以上发生于食管中下段。腺癌的特征性分布可能与食管腺的分布或致癌因子对下段食管的作用较多有关。而且,腺癌的吞咽不畅感和进食时胸骨后疼痛的发生率低于鳞状细胞癌。根据临床症状和手术切除的病理标本对照,提示腺癌和鳞状细胞癌在发生过程中生长方式不同,腺癌向管壁浸润生长及表面溃疡形成的机会少于鳞状细胞癌,即腺癌肿块型多见而肿块浸润型较少,以向腔内生长可能性大。食管腺癌与食管鳞状细胞癌不同的六大突出特点:①快速增长的发病率;②明显的男性居多;③缺乏预防措施;④有较好的早期筛查机会;⑤非常严格的(手术)治疗;⑥比大多数其他类型的肿瘤预后更差。

(二) 组织病理

食管腺癌的平均长度短于食管鳞状细胞癌,食管腺癌淋巴结转移率高于食管鳞状细胞癌。通常,食管腺癌的组织来源有三种:食管黏膜腺体、胃黏膜异位及 Barrett 食管。根据分化程度可分为三级:Ⅰ级为高分化,癌组织排列成腺管状或乳头状;Ⅱ级为中分化,癌组织排列成条索状;Ⅲ级为低分化,癌组织排列成片状。

1987 年 Siewert 等提出新的食管胃结合部癌(adenocarcinoma of esophagogastric cancer, AEG)分类方法,将食管胃交界近侧和远侧各5cm 内的腺癌均称为 AEG,其中 AEG Ⅰ型为食管远端腺癌,AEG Ⅱ型为贲门腺癌。Siewert 等将肿瘤中心或超过66% 的肿块位于解剖学上齿状线 1cm 以上的腺癌,归为下段食管癌,即 AEG Ⅰ型。2000 年 WHO 将肿块完全位于食管胃交界上方且局限在其上方的腺癌归为食管腺癌,AEG 在国内也称为食管胃交界腺癌。参照上述定义,部分食管下段腺癌可归为 AEG Ⅰ型。在亚洲,食管下段腺癌与 AEG Ⅱ型贲门腺癌具有相似的预后,3 年生存率分别为 44.8% 、53.0% ,5 年生存率分别为27.9% 、30.2% 。

(三) 诊断

食管腺癌的诊断方法同食管鳞状细胞癌(见前述)。食管腺癌的 TNM 分期为 2009 年AJCC 分期(见前述)。

五、治疗与预后

(一) 治疗原则

根据 2009 年 AJCC 第7 版 TNM 肿瘤分期系统,不同期别的食管腺癌选择不同的治疗方案。治疗基本原则,食管腺癌0 ~ Ⅰ期,单纯手术治疗有很高的治愈率。Ⅱ期以手术治疗为首选,术后需要配合放化疗或化疗。Ⅲ期食管癌,建议术前化疗或放化疗后,再行手术治疗。Ⅳ期食管腺癌,以化疗为主的综合治疗。上段食管癌靠近咽喉部,做手术较困难,可以放疗为主,效果与手术切除也差不多。中下段食管癌则首选手术切除治疗,配合化疗、放疗及其他对症支持治疗。

根据日本食管疾病学会将 T1 按病变深度分成 6 个层次,分别为 m1(限于黏膜层)、m2(侵及黏膜固有层)、m3(侵及黏膜肌层)、sm1(侵及黏膜下层上 1/3)、sm2(侵及黏膜下层中1/3)及 sm3(侵及黏膜下层下 1/3),参见 Tougeron D 等文献及 2014 年 NCCN 指南,具体

如下:

1. TisN0M0 内镜下黏膜切除;射频消融;内镜下黏膜切除+射频消融(优先推荐);食管切除术。

2. T1～2N0M0 T1 m1～m3:行内镜下黏膜切除,若术后病理检查发现为 sm2、sm3,给予辅助手术治疗。T1 m1～m2 也可给予内镜下黏膜切除+射频消融(优先推荐)或食管切除术。

T1 sm1～sm3 或 T2:手术治疗,若术后病理检查发现有淋巴结转移,给予辅助化疗。T1 sm1 也可给予内镜下黏膜切除+射频消融(优先推荐)或食管切除术。

3. T3～T4 和/或 N+和/或 M0～M1a 分为可手术治疗、不可手术治疗者两种情况。可手术治疗者,其中 T1～2N1 或 T3N0,给予术前放化疗或化疗后手术。T3～4N1 或 T4N0,有两种情况:①给予术前放化疗后手术;②若存在手术高风险,则行单纯放化疗;对于放化疗没有反应者,给予挽救性手术。不可手术治疗者,给予放化疗。低风险病变、<2cm、分化良好的病变,可行食管切除术。

4. TxNxM1b 若吞咽困难,给予姑息性化疗±姑息性放射治疗(若 WHO 3 或 4 级,给予最佳支持治疗;若有吞咽困难,给予支架)。

(二) 内镜下治疗

内镜下治疗伴有高度异型增生的 Barrett 食管和黏膜内食管腺癌的疗效肯定,已成为外科的重要替代治疗手段。内镜下治疗不适用于较大肿瘤的切除和伴有转移的情况,但对改善患者的生活质量优于标准手术治疗。对于食管重度不典型增生,目前国际上建议进行内镜治疗,而不是仅行食管或内镜的监测。美国胃肠病协会(AGA)建议具有高度不典型增生的患者行内镜根除治疗。从美国国立癌症研究所的流行病学和最终结果数据库监测得到的数据分析,早期食管癌患者于内镜治疗组($n=99$)和手术切除组($n=643$)两组之间死亡率没有统计学差异。

内镜方式治疗早期食管癌,包括内镜下切除术和内镜消融术,内镜下切除术分为内镜黏膜下剥离术和内镜下黏膜切除术,前者较后者切除消化道肿瘤显示出更高的整块和根治性切除率。内镜消融术包括射频消融、光动力治疗和冷冻。研究表明内镜切除技术和内镜消融技术两者结合可以获得更好的治疗效果。除治疗外,内镜筛查和监测在食管癌的临床应用价值已得到肯定。

浅表肿瘤病变内镜下分类常采用巴黎分类法(表23-1),可以帮助预测消化道黏膜下浸润,其中 0-Ⅰ、0-Ⅱc、0-Ⅲ型存在黏膜下浸润高风险。

除普通内镜外,为进一步提高早期病变的检出率,可采用色素内镜检查、放大内镜、内镜窄带成像技术(NBI)、超声内镜等。

(三) 手术治疗

手术仍为食管腺癌唯一的治愈手段,推荐于 T1～2N0M0 期患者。食管腺癌的手术切除方式主要

表 23-1　浅表肿瘤病变的巴黎分类法

类型	病变
0-Ⅰ	隆起型/息肉型
0-Ip	带蒂型
0-Is	无蒂型
0-Ⅱ	平坦型
0-Ⅱa	浅表隆起型
0-Ⅱb	浅表平坦型
0-Ⅱc	浅表凹陷型
0-Ⅲ	溃疡型

有经胸食管切除术和经膈食管切除术两种术式。经胸食管切除术式可以更好地清除本地和区域淋巴结,而经膈食管切除术避免了开胸。虽然关于选择哪种手术方式的数据较少,但一项大型的临床随机对照试验表明经胸食管切除术式具有更好的 5 年生存率,而经膈食管切除术式的肺部并发症较少。现有的证据无法提供哪种手术方式更好,所以如何选择手术方式以实施个体化治疗策略,应综合考虑肿瘤的位置、切除的长度、淋巴结的清扫、患者的耐受程度和手术团队的经验等。与此同时,手术方式的改良也尤为重要,以减少手术对相关生活质量的负面影响。比如手术时的精细操作和发展微创技术(包括机器人手术)。最近的研究表明,相比开放式手术、微创手术可以有效降低术后肺部并发症的风险,而总生存期没有差别。

食管癌术后的患者应根据肿瘤分期行随访或放化疗。另外,术后的定期随诊住院及手术并发症的及时处理也可提高肿瘤患者的长期存活率。

(四) 化疗和放疗

食管腺癌的化疗、放疗、同步放化疗,根据作用不同,可用于食管癌患者的术前、术后及晚期食管癌患者的姑息性治疗。

1. 化疗　化疗或放化疗用于局部晚期食管癌术后治疗、局部晚期食管癌的术前治疗、无法手术切除和/或不能耐受手术的食管癌晚期患者的姑息性治疗。放化疗是不适合手术的食管腺癌患者的一种替代治疗手段。目前,术前化疗或放化疗已经成为大多数晚期、可手术切除食管腺癌的标准治疗。术前的化疗或放化疗相比单纯手术治疗具有明显的生存获益、更长的 OS 及 DFS、更高的 R0 切除率,死亡率显著降低,也可明显降低肿瘤术后病理分期、局部区域复发及腹膜转移性肿瘤;然而,围术期的并发症并不降低。

术前放化疗可提高局部晚期食管腺癌和胃食管结合部腺癌患者的局部控制,但远处转移发生率仍很高,为降低远处转移,McNamara MJ 等采用术前诱导化疗联合术后辅助放化疗,治疗 cT3 ~ 4 或 N1 或 M1a 患者,诱导化疗方案为表柔比星 $50mg/m^2$,d1 + 奥沙利铂 $130mg/m^2$,d1 + 5-FU $200mg/m^2$,CIV 24h,d1 ~ 21,每 3 周重复,化疗 3 个周期后手术,术后给予辅助放化疗,后者放疗剂量为 50 ~ 55 Gy,同步 2 个周期化疗,顺铂 $20mg/m^2$、5-FU $1000mg/m^2$,于放疗的第 1、第 4 周期给药。60 例患者入组,手术 54 例,后 48 例给予辅助放化疗。中位随访 43 个月,预计 3 年局部控制率为 88%,远处转移控制率为 47%,无复发生存率为 41%,总生存率为 47%。化疗有反应、手术残留病灶较少者,与疗效提高明显相关。

用于食管癌腺癌的化疗药物除顺铂和 5-FU 外,其他可选择的药物及方案有表柔比星、卡培他滨、奥沙利铂、伊立替康、紫杉醇、多西他赛、S-1、雷替曲塞等。

2. 放疗　单独的放疗用于食管腺癌的术前治疗相对较少,更多的是放疗与化疗的联合。临床上,食管癌患者放疗的适应证较宽,除了食管穿孔形成食管瘘、远处转移、明显恶病质,以及严重的心、肺、肝等疾病外,均可行放射治疗,通常照射肿瘤量为 60 ~ 70Gy/6 ~ 7 周。包括根治性放疗和姑息放疗。对中晚期患者主张同步放化疗,药物以顺铂、5-FU 为主。此外,姑息性化疗通常结合了 5-FU 与铂类等药物。

(五) 靶向治疗

目前食管癌的靶向治疗多处在临床研究阶段,主要涉及表面生长因子受体家族

（EGFR）、血管内皮生长因子（VEGF）和 HER2 等。EGFR 单克隆抗体和酪胺酸激酶抑制剂已用于人类实体肿瘤的治疗。研究发现食管癌存在 EGFR 过表达,过表达率为 18%～90%。EGFR 表达水平与患者临床分期和预后密切相关。西妥昔单抗识别 EGFR 细胞外结构域,可以用于食管癌的辅助治疗。西妥昔单抗单药治疗用于食管癌疗效甚微,但是与细胞毒化疗药物联合应用,可以较大幅度增加细胞毒药物的化疗疗效。贝伐珠单抗是血管内皮生长因子（VEGF）抗体,已经应用于许多肿瘤的治疗。食管癌组织 VEGF 高表达,且 VEGF 表达水平与患者淋巴结转移、TNM 分期和预后密切相关。一项大规模临床试验研究表明:贝伐单抗和化疗联合应用,患者的总体反应率比单纯化疗显著提高（38% 比 29.5%,$P = 0.0121$）,无进展生存期显著延长（6.7 个月比 5.3 个月,$P = 0.0037$）。HER2 靶向疗法（曲妥珠单抗）已被 FDA 批准用于治疗 HER2 阳性转移性食管腺癌患者。

（六）生物治疗

主要是启动机体免疫系统,重建和提高机体免疫功能,利用人体自身的免疫细胞持久地全面识别、搜索、杀伤肿瘤细胞,彻底清除体内残余肿瘤细胞和微小转移病灶,有效防止肿瘤的复发和转移,且毒副作用低。

（七）其他治疗

健康相关生活质量（HRQL）关注的问题之一是减轻吞咽困难,为此,自膨胀金属支架置入及腔内近距离放疗（局部放疗）似乎可以很好地缓解症状。在接受姑息治疗的患者中,支架治疗比近距离放射治疗、外照射放疗和联合化疗具有更好的缓解效果。支架置入术和近距离放疗相结合可以进一步改善 HRQL 和吞咽困难。单纯化疗也可缓解吞咽困难。另外,中草药也可以治疗食管癌引起的噎食倒食、黏痰不断、入食即吐、反流食、吞咽困难、消瘦、声音嘶哑、胸闷、乏力、病灶反射性疼痛等症状,具有良好的效果。

（八）预后

与食管鳞状细胞癌相比,食管腺癌肿瘤平均长度短,患者生存时间短。虽然原发性食管腺癌与鳞状细胞癌临床特征相似,但腺癌淋巴结转移率高。影响食管腺癌临床预后的因素有:肿瘤的分期、肿瘤的位置、Berrett 食管、受累淋巴结的位置、并发症、体重减轻、吞咽困难的表现及外科手术方法。HRQL 评估可能是一个临床上预测手术后食管腺癌患者生存期有意义而易于使用的方法。HRQL 术前的评估及术后 6 个月的随访评估均是生存期的预测指标。在一些国家,HRQL 的评估似乎已经影响了治疗方式的建议。

食管腺癌的局部复发和远处转移较常见,发生率分别为 20%～40%、20%～50%。在大多数情况下,食管腺癌在确诊时已到晚期,如果仅仅依靠手术治疗,预后很差。食管腺癌患者的治愈率手术约为 25%、放化疗约为 20%、单独放疗为 15%,而单独化疗仅为 5%。不考虑分期,食管腺癌总的 5 年生存率低于 15%。T1～2N0M0 患者手术后 5 年的生存率为 50%～64%,其中,T1N0M0 的 5 年生存率可达 80%。对于 T3、T4 或 N1 患者,单纯手术的 3 年生存率为 10%～25%,若先行新辅助化疗或放化疗再手术,则可以适当提高疗效。行食管癌根治术的患者,术后腺癌较鳞状细胞癌有更好的长期预后。预后与治疗方式明显相关,早期发现、诊断并规范手术及综合治疗是改善预后的主要手段。

(九) 预防

高摄入水果和蔬菜、应用非甾体类抗炎药(NSAIDs)、感染幽门螺杆菌已显示可以显著降低食管腺癌的风险。研究发现某些化学药物可以预防食管腺癌的发生,热门的药物还有质子泵抑制剂、他汀类药物等。NSAIDs 可降低环氧合酶-2 的水平,抑制细胞增殖和促进细胞凋亡,而且环氧合酶-2 的表达增加已被证明与食管的不典型增生到腺癌的发展进程有关。质子泵抑制剂具有抗氧化性质和免疫调节作用,以及防止黏附分子结合在肿瘤细胞上,一项涉及 540 例 Barrett 食管患者随访 5.2 年的研究发现使用质子泵抑制剂可以显著降低食管腺癌的发生风险。他汀类药物具有抗致癌作用,在美国的一项 11 823 例 Barrett 食管患者,116 例食管腺癌患者和 696 名正常对照者的比较研究中,他汀类药物被发现与食管腺癌发病风险降低 45% 有关。因此,下一步的化学预防措施包括对慢性胃食管反流和肥胖的治疗,以及应用非甾体类抗炎药和他汀类药物进行化学预防。

与其他恶性肿瘤一样,除了一级预防,早期诊断和早期治疗(二级预防)也尤为重要。

(顾艳宏　李　倩　刘连科)

参 考 文 献

Adelstein DJ, Rice TW, Rybicki LA, et al. 2009. Mature results from a phase Ⅱ trial of postoperative concurrent chemoradiotherapy for poor prognosis cancer of the esophagus and gastroesophageal junction. J Thorac Oncol,4:1264～1269.

Almond LM, Old O, Barr H. 2014. Strategies for the prevention of oesophageal adenocarcinoma. Int J Surg,12:931～935.

Babar M, Ryan AW, Anderson LA, et al. 2012. Genes of the interleukin-18 pathway are associated with susceptibility to Barrett's esophagus and esophageal adenocarcinoma. Am J Gastroenterol,107:1331～1341.

Bang YJ. 2012. Advances in the management of HER2-positive advanced gastric and gastroesophageal junction cancer. J Clin Gastroenterol,46:637～648.

Baquet CR, Commiskey P, Mack K, et al. 2005. Esophageal cancer epidemiology in blacks and whites: racial and gender disparities in incidence, mortality, survival rates and histology. J Natl Med Assoc,97:1471～1478.

Bazuro GE, Torino F, Gasparini G, et al. 2008. Chemoprevention in gastrointestinal adenocarcinoma: for few but not for all? Minerva Gastroenterol Dietol,54:429～444.

Bennett C, Vakil N, Bergman J, et al. 2012. Consensus statements for management of Barrett's dysplasia and early-stage esophageal adenocarcinoma, based on a Delphi process. Gastroenterology,143:336～346.

Bird-Lieberman EL, Fitzgerald RC. 2009. Early diagnosis of oesophageal cancer. Br J Cancer,101:1～6.

Bollschweiler E, Wolfgarten E, Gutschow C, et al. 2001. Demographic variations in the rising incidence of esophageal adenocarcinoma in white males. Cancer,92:549～555.

Chandanos E, Lagergren J. 2009. The mystery of male dominance in oesophageal cancer and the potential protective role of oestrogen. Eur J Cancer,45:3149～3155.

Cook MB, Chow WH, Devesa SS. 2009. Oesophageal cancer incidence in the United States by race, sex, and histologic type,1977-2005. Br J Cancer,101:855～859.

Cooper SC, Croft S, Day R, et al. 2009. Patients with prostate cancer are less likely to develop oesophageal adenocarcinoma: could androgens have a role in the aetiology of oesophageal adenocarcinoma? Cancer Causes Control,20:1363～1368.

Cronin-Fenton DP, Murray LJ, Whiteman DC, et al. 2010. Reproductive and sex hormonal factors and oesophageal and gastric junction adenocarcinoma:a pooled analysis. Eur J Cancer,46:2067～2076.

Cunningham D,Allum WH,Stenning SP,et al. 2006. Perioperative chemotherapy versus surgery alone for resectable gastroesopha-geal cancer. N Engl J Med,355:11～20.

Dantoc M,Cox MR,Eslick GD,et al. 2012. Evidence to support the use of minimally invasive esophagectomy for esophageal canc-er:a meta-analysis. Arch Surg,147:768～776.

Doyle SL,Donohoe CL,Finn SP,et al. 2012. IGF-1 and its receptor in esophageal cancer:association with adenocarcinoma and vis-ceral obesity. Am J Gastroenterol,107:196～204.

Galvani CA, Gorodner MV, Moser F, et al. 2008. Robotically assisted laparoscopic transhiatal esophagectomy. Surg Endosc, 22:188～195.

Hammoud GM,Hammad H,Ibdah JA. 2014. Endoscopic assessment and management of early esophageal adenocarcinoma. World J Gastrointest Oncol,6:275～288.

Hongo M,Nagasaki Y,Shoji T. 2009. Epidemiology of esophageal cancer:orient to occident. Effects of chronology,geography and ethnicity. J Gastroenterol Hepatol,24:729～735.

Hoyo C,Cook MB,Kamangar F,et al. 2012. Body mass index in relation to oesophageal and oesophagogastric junction adenocarci-nomas:a pooled analysis from the International BEACON Consortium. Int J Epidemiol,41:1706～1718.

Huang W, Ren H, Ben Q, et al. 2012. Risk of esophageal cancer in diabetes mellitus:a meta-analysis of observational stud-ies. Cancer Causes Control,23:263～272.

Islami F,Sheikhattari P,Ren JS,et al. 2011. Gastric atrophy and risk of oesophageal cancer and gastric cardia adenocarcinoma—a systematic review and meta-analysis. Ann Oncol,22:754～760.

Jacobson BC,Somers SC,Fuchs CS, et al. 2006. Body-mass index and symptoms of gastroesophageal reflux in women. N Engl J Med,354:2340～2348.

Jemal A,Bray F,Center MM,et al. 2011. Global cancer statistics. CA Cancer J Clin,61:69～90.

Kastelein F,Spaander MC,Steyerberg EW,et al. 2013. Proton pump inhibitors reduce the risk of neoplastic progression in patients with Barrett's esophagus. Clin Gastroenterol Hepatol,11:382～388.

Kelsen DP,Ginsberg R,Pajak TF,et al. 1998. Chemotherapy followed by surgery compared with surgery alone for localized esopha-geal cancer. N Engl J Med,339:1979～1984.

Kubo A,Corley DA. 2006. Body mass index and adenocarcinomas of the esophagus or gastric cardia:a systematic review and meta-analysis. Cancer Epidemiol Biomarkers Prev,15:872～878.

Lagarde SM,Vrouenraets BC,Stassen LP,et al. 2010. Evidence-based surgical treatment of esophageal cancer:overview of high-quality studies. Ann Thorac Surg,89:1319～1326.

Lagergren J,Lagergren P. 2013. Recent developments in esophageal adenocarcinoma. CA Cancer J Clin,63:232～248.

Macdonald JS, Smalley SR, Benedetti J, etal. 2001. Chemoradiotherapy after surgery compared with surgery alone for adenocarcinoma of the stomach or gastroesophageal junction. N Engl J Med,345:725～730.

Mayne ST,Risch HA,Dubrow R,et al. 2001. Nutrient intake and risk of subtypes of esophageal and gastric cancer. Cancer Epide-miol Biomarkers Prev,10:1055～1062.

McNamara MJ,Adelstein DJ,Bodmann JW,et al. 2014. A phase Ⅱ trial of induction epirubicin,oxaliplatin,and fluorouracil,fol-lowed by surgery and postoperative concurrent cisplatin and fluorouracil chemoradiotherapy in patients with locoregionally ad-vanced adenocarcinoma of the esophagus and gastroesophageal junction. J Thorac Oncol,9:1561～1567.

Menke V,Pot RG,Moons LM,et al. 2012. Functional single-nucleotide polymorphism of epidermal growth factor is associated with the development of Barrett's esophagus and esophageal adenocarcinoma. J Hum Genet,57:26～32.

Miyashita T,Shah FA,Harmon JW,et al. 2013. Do proton pump inhibitors protect against cancer progression in GERD? Surg To-day,43:831～837.

Nafteux P,Moons J,Coosemans W,et al. 2011. Minimally invasive oesophagectomy:a valuable alternative to open oesophagectomy for the treatment of early oesophageal and gastro-oesophageal junction carcinoma. Eur J Cardiothorac Surg,40:1455～1463.

Nguyen DM,Richardson P,El-Serag HB. 2010. Medications(NSAIDs,statins,proton pump inhibitors) and the risk of esophageal adenocarcinoma in patients with Barrett's esophagus. Gastroenterology, 138:2260 ~ 2266.

Omloo JM, Lagarde SM, Hulscher JB, et al. 2007. Extended transthoracic resection compared with limited transhiatal resection for adenocarcinoma of the mid/distal esophagus: five-year survival of a randomized clinical trial. Ann Surg, 246:992 ~ 1000.

Oppedijk V, van der Gaast A, van Lanschot JJ, et al. 2014. Patterns of recurrence after surgery alone versus preoperative chemoradiotherapy and surgery in the CROSS trials. J Clin Oncol, 32:385 ~ 391.

Orloff M, Peterson C, He X, et al. 2011. Germline mutations in MSR1, ASCC1, and CTHRC1 in patients with Barrett esophagus and esophageal adenocarcinoma. JAMA, 306:410 ~ 419.

O'Doherty MG, Freedman ND, Hollenbeck AR, et al. 2012. A prospective cohort study of obesity and risk of oesophageal and gastric adenocarcinoma in the NIH-AARP Diet and Health Study. Gut, 61:1261 ~ 1268.

Persson EC, Shiels MS, Dawsey SM, et al. 2012. Increased risk of stomach and esophageal malignancies in people with AIDS. Gastroenterology, 143:943 ~ 950. e2.

Pickens A, Orringer MB. 2003. Geographical distribution and racial disparity in esophageal cancer. Ann Thorac Surg, 76: S1367 ~ S1369.

Rajendra S, Sharma P. 2014. Barrett's esophagus. Curr Treat Options Gastroenterol, 12:169 ~ 182.

Revels SL, Morris AM, Reddy RM, et al. 2013. Racial disparities in esophageal cancer outcomes. Ann Surg Oncol, 20:1136 ~ 1141.

Ronellenfitsch U, Schwarzbach M, Hofheinz R, et al. 2013. Preoperative chemo(radio)therapy versus primary surgery for gastroesophageal adenocarcinoma: systematic review with meta-analysis combining individual patient and aggregate data. Eur J Cancer, 49:3149 ~ 3158.

Rutegård M, Lagergren P, Nordenstedt H, etal. 2011. Oesophageal adenocarcinoma: the new epidemic in men? Maturitas, 69:244 ~ 248.

Rutegård M, Shore R, Lu Y, et al. 2010. Sex differences in the incidence of gastrointestinal adenocarcinoma in Sweden 1970-2006. Eur J Cancer, 46:1093 ~ 1100.

Ryan AM, Duong M, Healy L, et al. 2011. Obesity, metabolic syndrome and esophageal adenocarcinoma: epidemiology, etiology and new targets. Cancer Epidemiol, 35:309 ~ 319.

Shah AK, Saunders NA, Barbour AP, et al. 2013. Early diagnostic biomarkers for esophageal adenocarcinoma—the current state of play. Cancer Epidemiol Biomarkers Prev, 22:1185 ~ 1209.

Siegel R, Ma J, Zou Z, et al. 2014. Cancer statistics, 2014. CA Cancer J Clin, 64:9 ~ 29.

Singh S, Garg SK, Singh PP, et al. 2014. Acid-suppressive medications and risk of oesophageal adenocarcinoma in patients with Barrett's oesophagus: a systematic review and meta-analysis. Gut, 63:1229 ~ 1237.

Singh S, Sharma P. 2009. How effective is endoscopic therapy in the treatment of patients with early esophageal cancer? Nat Clin Pract Gastroenterol Hepatol, 6:70 ~ 71.

Sjoquist KM, Burmeister BH, Smithers BM, et al. 2011. Survival after neoadjuvant chemotherapy or chemoradiotherapy for resectable oesophageal carcinoma: an updated meta-analysis. Lancet Oncol, 12:681 ~ 692.

Sonnenberg A. 2011. Effects of environment and lifestyle on gastroesophageal reflux disease. Dig Dis, 29:229 ~ 234.

Sukocheva OA, Wee C, Ansar A, et al. 2013. Effect of estrogen on growth and apoptosis in esophageal adenocarcinoma cells. Dis Esophagus, 26:628 ~ 635.

Thrift AP, Pandeya N, Whiteman DC. 2012. Current status and future perspectives on the etiology of esophageal adenocarcinoma. Front Oncol, 2:11.

Tischoff I, Tannapfel A. 2008. Barrett's esophagus: can biomarkers predict progression to malignancy? Expert Rev Gastroenterol Hepatol, 2:653 ~ 663.

Tougeron D, Richer JP, Silvain C. 2011. Management of esophageal adenocarcinoma. J Visc Surg, 148:e161 ~ e170.

Urba SG, Orringer MB, Turrisi A, et al. 2001. Randomized trial of preoperative chemoradiation versus surgery alone in patients with locoregional esophageal carcinoma. J Clin Oncol, 19:305 ~ 313.

Vakil N, van Zanten SV, Kahrilas P, et al. 2006. The Montreal definition and classification of gastroesophageal reflux disease: a global evidence-based consensus. Am J Gastroenterol, 101:1900 ~ 1920.

van Hagen P, Hulshof MC, van Lanschot JJ, et al. 2012. Preoperative chemoradiotherapy for esophageal or junctional cancer. N Engl J Med, 366:2074 ~ 2084.

Vizcaino AP, Moreno V, Lambert R, et al. 2002. Time trends incidence of both major histologic types of esophageal carcinomas in selected countries, 1973-1995. Int J Cancer, 99:860 ~ 868.

Walsh TN, Noonan N, Hollywood D, et al. 1996. A comparison of multimodal therapy and surgery for esophageal adenocarcinoma. N Engl J Med, 335:462 ~ 467.

Whiteman DC, Parmar P, Fahey P, et al. 2010. Association of Helicobacter pylori infection with reduced risk for esophageal cancer is independent of environmental and genetic modifiers. Gastroenterology, 139:73 ~ 83; quiz e11-e12.

Wu AH, Wan P, Bernstein L, et al. 2001. A multiethnic population-based study of smoking, alcohol and body size and risk of adenocarcinomas of the stomach and esophagus(United States). Cancer Causes Control, 12:721 ~ 732.

Ychou M, Boige V, Pignon JP, et al. 2011. Perioperative chemotherapy compared with surgery alone for resectable gastroesophageal adenocarcinoma: an FNCLCC and FFCD multicenter phase Ⅲ trial. J Clin Oncol, 29:1715 ~ 1721.

Zheng B, Zheng W, Zhu Y, et al. 2012. An Asian population-based survival analysis of patients with distal esophageal and gastric cardia adenocarcinomas. Chin Med J(Engl), 125:3981 ~ 3984.

第二十四章　食管肿瘤其他少见类型

第一节　食管重复癌

重复癌也称为多原发性恶性肿瘤（multiple primary cancer, MPC），临床上少见，其发生率在 0.3%~4.3%。重复癌主要是指发生在不同器官的原发恶性肿瘤，但重复癌也可发生在同一个器官的不同部位。发生在食管不同部位的原发癌，称为食管多原发癌；食管癌合并其他器官恶性肿瘤，称为食管重复癌。两种或两种以上恶性肿瘤发生时间间隔在 6 个月及 6 个月以内者，为同时性重复癌；6 个月以外者，称为异时性重复癌，该定义同样适用于食管重复癌。严格而言，食管多原发癌，也可归为食管重复癌。为便于认识和了解，食管多原发癌不在此介绍。

一、流行病学与病因

食管重复癌的发生率，国内较大样本报道为 2.7%。然而，我们回顾性分析 2582 例食管癌，食管重复癌 154 例，约占 6.0%；其中，50 例为同时性食管重复癌，发生率约为 1.9%。50 例同时性食管重复癌患者中，男性 44 例、女性 6 例，男：女为 7.3：1，以男性为主；中位年龄为 64 岁（49~75 岁）。

重复癌的发生目前认为系多中心性起源，发生原因目前仍不清楚，主要考虑第一原发癌与其重复癌可能存在相似的致病因素，与个体易感性、免疫功能低下、环境、人均寿命的延长等因素相关。另外，诊断手段的提高也有利于重复癌的发现。同样，食管重复癌的发生原因不清楚，也可能与上述因素有关。近来，Steevens 等报道吸烟增加食管鳞状细胞癌、胃贲门腺癌的发生率，饮酒增加了食管鳞状细胞癌的发生率，研究显示同时性食管重复癌可能受到共同致病因素的影响。

二、临床表现

同时性食管重复癌多以食管癌的症状为主，即进食后哽噎感、胸骨后疼痛、进食后梗阻、吞咽困难、上腹部不适等，而其他器官原发肿瘤的症状却不明显。少数患者表现为非消化道症状。另外，有少部分患者，通过体检而发现食管癌，随后确诊为同时性食管重复癌。食管重复癌中食管原发癌以胸下段为主。

食管重复癌合并的其他恶性肿瘤以胃癌、贲门癌、胃间质瘤、肺癌为主，其中胃、贲门两个部位的恶性肿瘤（含胃间质瘤）占食管重复癌的比例最高。我们的观察发现同时性食管重复癌还可并发肝脏腺癌、肾脏嫌色细胞癌、侵袭性 NK 细胞白血病。异时性食管重复癌，由于食管癌与并发肿瘤的发生时间间隔较长，分别具有不同部位的原发肿瘤的临床表现。

三、诊　　断

由于食管重复癌的发生率较低,目前没有统一的标准,参照 Warren 标准:两种或两种以上的肿瘤发生在不同的部位或器官;每一种肿瘤必须经组织学/细胞学诊断为恶性,每一种肿瘤均有其独特的病理形态;每一种肿瘤均排除转移癌、复发癌;每一种肿瘤之间均有一定距离间隔的正常组织。同时将多原发性食管癌定义为病灶同时位于食管,在时间上可同时或先后发生,组织病理学可以相同或不同,而且确诊多原发性食管癌必须行系列病理切片检查,各癌灶之间不连续。确诊食管重复癌,必要时行免疫组化进行鉴别诊断。

同时性食管重复癌主要以食管癌的症状为主,多通过手术病理而确诊。同时性食管重发癌容易发生并发肿瘤的漏诊,胃镜普及之后,并发肿瘤的漏诊率较前下降,我们在临床实际工作中的观察结果显示以胃间质瘤漏诊为主一致。发生胃间质瘤漏诊的主要原因与胃间质瘤肿瘤体积较小、未能采用超声内镜检查、临床医生重视程度不够等因素有关。另外,若术前不进行常规的胸部 CT 检查,容易出现合并发生的肺癌的术前漏诊。并发肺癌患者的肺部病灶均为单个,与食管癌发生肺转移者不同,后者出现单个肺转移灶却少见,故若食管癌并发肺部的单个病灶,应考虑双原发癌的可能,即肺部也为原发癌。

四、治疗与预后

同时性食管重复癌的治疗,以根治性手术治疗为主,大多数行同步两种肿瘤根治术,根治性手术治疗是同时性食管重复癌的主要治疗手段。我们观察 50 例患者中有 48 例行根治性手术。

影响同时性食管重复癌的预后因素,主要与食管原发肿瘤的分期、治疗方式的关系密切。多数同时性食管重复癌确诊时,食管原发癌及并发的其他器官恶性肿瘤的 TNM 分期较早,以 I~II 期为主,且多数患者行根治性手术治疗,故预后较好,我们观察的结果显示同时性食管重复癌 1 年、2 年、3 年的累积生存率分别为 83.4% 、68.7% 、58.0% 。而异时性食管重复癌的预后与确诊肿瘤的分期早晚相关,即与食管癌或其他部位的肿瘤分期早晚相关。

食管重复癌均为原发癌,与食管癌发生转移明显不同,二者治疗方式差别很大。前者若为早期,治疗以手术为主,以治愈为目的;而后者为晚期患者,多失去手术机会,以提高患者生存质量、延长患者的生存期为目的姑息性治疗为主。故需要我们加强对此方面的认识,在临床工作中应仔细询问病史、症状,进行全面体检、详细的辅助检查(特别是内镜检查),在诊断食管癌的同时,密切关注同时性食管重复癌的可能,减少漏诊。

(刘连科)

第二节　食管多原发癌

多原发癌(multiple primary carcinoma,MPC)是指同时或异时发生两个或两个以上、彼此没有关系的癌灶,可发生在同一器官的不同部位,也可发生在不同器官。将发生在不同器官的两种或多种肿瘤定义为重复癌;发生在同一器官、不同部位的两种或多种肿瘤定义为多原发癌。严格而言,食管多原发癌,也可归为食管重复癌。食管多原发癌是指在食管的不同部位同时或先后发生的两个或两个以上原发癌灶,又称食管多发癌。食管多原发癌分为同时性食管多原发癌、异时性食管多原发癌。下文将重点介绍同时性食管多原发癌。

一、流行病学与病因

食管多原发癌较单发食管癌少见,临床上以同时性食管多原发癌为主。近年来,同时性和异时性食管多原发癌均有增多的趋势。食管多原发癌的发生率一般为 0.5% ~ 6.4%。国外报道食管鳞状细胞癌多原发癌的发生率为 8% ~ 31%。一组报道显示,所有食管癌患者均行内镜检查,同时性食管多原发癌的发生率约为 6.5%。同时性食管重复癌多以男性为主,发病高峰年龄为 40 ~ 60 岁。对于食管多原发癌的发生率,可能存在区域差别,也可能与检测技术相关。

食管多原发癌的病因尚不明确,可能与免疫因素和遗传因素有关,机体的免疫功能下降,遗传因素可促使多原发癌的发生。食管多原发癌可能为多点起源,在临床组织病理或内镜下活检发现在一片黏膜上呈现连续或间断分布有慢性炎性病灶、异型增生病灶及原位癌病灶等,这种表现与同时或异时发生多个原发病灶相一致。食管癌多点起源可能是"区域癌化"的结果,食管存在有缺陷的细胞分布在不同的部位,且处于肿瘤化的不同阶段,当多种致病因素不断累积到一定程度时,不同部位的食管会先后出现一个或多个癌灶。其他因素如环境因素、烟酒、不良饮食习惯、人类寿命的延长等也可能起到重要的作用。

二、病 理 学

同时性食管重复癌,可以表现为两个部位原发癌、三个原发癌,甚至四个原发癌,其中以两个部位原发癌为主,占 60% ~ 80%。发病部位以食管下段为主,其次为中段,上段最少。多原发癌各个癌灶间的距离长短不等,两癌灶相距最短为 1cm,最长可达 13cm,平均约为 4cm。

同时性食管重复癌内镜下表现以溃疡型、蕈伞型为主,少见斑块型、局限糜烂充血型、粗糙不平型等。组织病理学类型以鳞状细胞癌为主,少见腺癌。内镜下以进展期食管癌为主,早期癌为次。

三、临 床 表 现

食管多原发癌临床表现为一般食管癌的症状,以进行性吞咽困难、咽下梗阻伴疼痛为主;还可表现为咽喉部不适、胸骨后闷胀、胸骨后紧缩感、胸骨后烧灼感、食物反流、声音嘶哑、上腹部隐痛等。

四、诊　断

食管多原发癌的诊断参照 Warren 标准、刘复生提出的多原发癌的诊断标准及 Kuwona 提出的标准,并加以修改:①不同部位的肿瘤均为恶性,均经组织病理学证实;②不同部位的肿瘤之间不连续,食管黏膜正常;③每个部位的肿瘤均具有独特的形态特点或独特的病理学形态;④必须除外转移或复发;⑤每个部位的肿瘤一般有其特有的转移途径;⑥病灶最大、浸润最深者为主癌灶,其余的为次癌灶,次癌灶也伴有上皮内癌区域。同时或在 6 个月以内发生的肿瘤称为同时性食管多原发癌,间隔半年以上发生的肿瘤称为异时性食管多原发癌。

同时性食管多原发癌,影像学检查(X 线、CT)可有典型的双部位癌或多部位癌的征象,两个病变部位间常有正常的黏膜。同一患者的不同病灶在食管钡餐造影检查中所显示的影像学表现有的非常相似,有的差别较大。X 线钡餐检查能清楚显示病变范围和狭窄程度。CT 检查能清楚显示肿瘤病变、肿瘤与周围组织器官的关系及肿大的淋巴结影。X 线检查原发灶的征象:显示病变部位边缘不规则、病变长度长短不等、不同程度的向心性或偏心性狭窄、狭窄程度不等、黏膜破坏中断、管壁可显示僵硬、部分患者可见龛影征象、癌灶间有长短不一的正常食管 X 线表现。CT 检查显示管壁厚薄不均、管腔变窄、有无侵犯邻近器官组织、淋巴结是否转移,当 X 线消化道造影检查造影剂无法通过病变部位时,CT 检查优势更加明显。另外,MRI、PET/CT 也可选用。PET/CT 对发现多发病灶尤其是较小病灶优于钡餐、胃镜、CT。

值得注意的是,目前同时性食管多原发癌仍存在较高的漏诊率,可能与以下因素有关:①内镜医生对同时性食管多原发癌的认识不足、内镜医生的技术水平偏低;②内镜医生在检查过程中,忽视食管的全面检查,特别是满足于发现的第一病灶;③早期食管癌临床表现无特异性,主要病灶的症状常常掩盖了其他癌灶的表现;④病变引起管腔明显狭窄,内镜无法通过,或 X 线造影剂难以通过,导致狭窄部位以下病灶的漏诊;⑤对于内镜下不确定的早期病变,未进行进一步检查,比如内镜下染色,导致多部位多点活检不足;⑥其他,如第二肿块较小、局限糜烂型、小溃疡、类似食管炎症、X 线的敏感性较差等,也容易漏诊。影像学及内镜等检测手段的结合,有利于提高确诊率。

五、治　疗

食管多原发癌的治疗以手术为首选,但对于手术方式的选择存在争议,广泛食管切除术式应用较多。术后应对每一个病灶进行 TNM 分期及临床分期,决定是否选择化疗和/或放疗。对于分期较晚的食管多原发癌患者,综合治疗对改善预后有利,建议行综合治疗。术后辅助化疗和/或放疗可以延长患者的无病生存期。对于非手术患者,可选择联合放化疗。目前,没有食管多原发癌的治疗规范及共识,因此,对食管多原发癌的患者进行 MDT 讨论,这对治疗决策很有帮助。

六、预后与随访

食管多原发癌确诊时多偏晚期,治疗效果较差,预后较差。肿瘤长度、病理分期是影响食管同时性多原发癌患者预后的独立因素。治疗方式对预后也存在明显的影响。李梅等报道52例患者的中位生存期为15个月(2~90个月),1、3、5年生存率分别为65.4%、17.3%、7.7%。12例手术患者的中位生存期为19.5个月(5~90个月),1、3、5年生存率分别为75.0%、33.3%、16.7%。40例非手术患者的中位生存期为14.5个月(2~73个月),1、3、5年生存率分别为62.5%、10.0%、5.0%。由于多部位食管癌可以异时性发生,因此对食管癌患者根治术后的长期随访观察过程中,需要对患者定期行内镜检查、相关肿瘤标记物检测,以便于早期发现再发肿瘤。

(刘连科)

第三节　食管软组织肉瘤

食管软组织肉瘤较罕见,占消化道肉瘤的8%,约占食管恶性肿瘤的0.5%。组织学来源于间叶组织,有平滑肌肉瘤、纤维肉瘤、横纹肌肉瘤等。病理分型多为息肉型,浸润型少见。息肉型瘤体较大,带蒂,呈息肉状圆形、卵圆形或结节状,平滑肌肉瘤一般质地坚实,纤维肉瘤、横纹肌肉瘤质地稍柔软,表面可有假包膜,肿瘤自黏膜下层发生,向管腔内生长,发展和转移较慢。浸润型多呈弥漫浸润型,生长较快,可形成溃疡,局部易出血、坏死和穿孔。

临床症状与食管癌一样,主要为吞咽困难。上消化道造影所见同食管癌腔内型。胃镜检查咬取活检部分病例可获得病理诊断,早期的黏膜下肌层肉瘤,表层未受侵时,胃镜难以诊断,往往手术后才能确诊。

治疗方法主要为手术。息肉型切除率高,远期生存率高。对于不宜手术的患者,放射治疗也有一定的效果。

(李　娟)

第四节　食管癌肉瘤

食管癌肉瘤较为少见,1904年由Hanseman首次报道以来,国外文献报道占食管恶性肿瘤发病率的0.26%~1.46%。食管癌肉瘤均多发于45岁以上的中老年人,80%以上患者为男性。北京协和医院对1967年1月至2008年12月的32例患者进行了回顾性分析,其中男性28例,女性4例,平均年龄58岁。日本的Takemoto K报道4例患者均为男性,平均年龄61岁。解放军第155中心医院病理科报道13例患者,男性8例,女性5例,年龄42~74岁。高计林等报道14例患者中男性10例,女性4例,平均年龄59岁,占同期食管癌患者的0.47%。

食管癌肉瘤的特点是具有癌和梭形肉瘤样细胞两种成分双向分化的组织学改变。各个文献报道对其形态描述不完全一致,对其组织发生也有不同意见。主要有以下几种学说:①肉瘤成分为原发,邻近黏膜受刺激继发癌变;②肉瘤由鳞状细胞癌化生而来;③癌和肉瘤来源于同一多潜能原始干细胞。肿瘤在食管的中下段多见,肉眼形态多为息肉样,突入管腔内生长,瘤体大小不一。显微镜下可见双向性癌和肉瘤样细胞成分,癌的成分通常为程度不一的鳞状细胞癌,也可为其他类型的癌,如腺癌,肉瘤样成分多具有多形性肉瘤的表现,多排成束状或交织而似纤维肉瘤样,仔细观察,可发现癌巢与肉瘤样成分存在着过渡和移行。免疫组化研究发现癌肉瘤的肉瘤样区可同时表达 Keratin、EMA 和 Vimentin,有上皮和间叶的双向表达,其不是单纯的间叶成分,还有上皮成分存在。

食管癌肉瘤具有独特的影像学特征,内镜下活检及免疫组化是术前确诊的主要手段,CT 检查有助于食管肉瘤样癌的术前分期。治疗以手术为主。主要手术方式为食管切除加淋巴结清扫术,也有报道行内镜下切除术。不能手术者,可予以放化疗。

食管癌肉瘤的预后较普通的鳞状细胞癌好,病理分期是唯一的预后因素。协和医院的32 例患者中,31.3% 的病例有淋巴结转移,15 例为 Ⅰ 期,13 例为 Ⅱ 期,4 例为 Ⅲ 期。所有患者的 1 年、3 年、5 年生存率分别为90%、72.1%、57%。中山大学血液肿瘤中心报道的 33例患者的中位生存时间为43.5 个月,1 年、3 年、5 年生存率分别为74%、57%、48%;中位无复发生存时间为 23.9 个月。

(李　娟)

第五节　食管原发恶性淋巴瘤

一、简　　介

消化道是淋巴瘤累及的常见部位,占所有结外淋巴瘤的 30%~40%,其中最常见的累及部位是胃,其次是小肠,这可能与胃和小肠远端的淋巴组织丰富有关,食管淋巴瘤极为少见。原发于食管的淋巴瘤严格意义上是指局限在食管的淋巴瘤,不累及淋巴结、骨髓、脾脏和其他淋巴组织。但是目前没有统一和广泛认可的定义,所以国内外有些报道的食管淋巴瘤常常包含了胃、肠道和其他部位累及的淋巴瘤。

二、发病机制和病理类型

原发食管淋巴瘤的发病机制目前尚不明确,根据近年来的报道,可见部分患者既往有胃食管反流的病史,还有食管既往损伤的病史,另外 *Hp* 感染可能也是诱发因素之一。食管原发性的淋巴瘤极为罕见,食管的继发性淋巴瘤则比较多见。据文献报道,淋巴瘤患者的尸检资料中有 7% 累及食管,多数为纵隔淋巴结受累所致,食管黏膜受侵的病例不多。对这些病例做内镜检查以确定原发或继发性恶性淋巴瘤存在很大困难。原发食管淋巴瘤的病理类型主要以非霍奇金淋巴瘤为主,Camovale 等报道经组织学检查确诊的食管淋巴瘤共 8

例,其中食管霍奇金淋巴瘤只有 1 例。组织类型以 B 细胞来源为主,常见黏膜相关淋巴瘤,其次是弥漫大 B 细胞淋巴瘤、滤泡淋巴瘤。对于全身性淋巴瘤食管浸润的报道也很多,Makoto Saito 等报道了 3 例套细胞淋巴瘤在食管镜下发现有食管的浸润;Ko Hung Shen 报道了 1 例多发性的食管息肉经病理活检诊断为套细胞淋巴瘤食管的浸润;同时也有报道 T 细胞类型的淋巴瘤累及食管,例如间变大细胞淋巴瘤。Mitsuaki Ishida 报道了一例 CD8$^+$的蕈样真菌病累及食管的病例,原发的 T 细胞来源的食管淋巴瘤未见报道。

食管原发性恶性淋巴瘤的大体病理根据其形态特征分为下列 4 种基本类型。

1. 隆起型 肿瘤位于食管壁内,呈结节状或息肉状向食管腔内隆起,有的呈扁平肿块,表面食管黏膜多属正常。肿瘤较大时,其表面黏膜可有糜烂或表浅溃疡形成。

2. 溃疡型 隆起型病变和浸润型病变的中央有单发的较大溃疡形成者称之为溃疡型;有的呈多发的、比较表浅的溃疡。大的溃疡底部较平、边缘锐利,表面食管黏膜皱襞中断,呈围堤状隆起。溃疡型可并发出血甚至食管穿孔,导致纵隔感染乃至纵隔脓肿形成。

3. 浸润型 病变部位的食管黏膜呈局限性或弥漫性浸润性改变。①局限性浸润:表现为食管局部黏膜隆起、增厚或折叠状;②弥漫性浸润:瘤细胞在食管黏膜下广泛浸润,使食管壁增厚、僵硬并失去弹性,可以造成食管腔狭窄,患者可有吞咽困难症状,可高达89%。

4. 结节型 食管黏膜表面有多发的或弥漫性的结节状隆起及结节形成,可有比较表浅的黏膜糜烂。

大体病理呈单一型的食管原发性恶性淋巴瘤往往少见,瘤细胞在食管黏膜下浸润几乎可见于每一例患者。此外,肿瘤的分化程度也影响大体病理形态。

三、临床表现

原发食管淋巴瘤初期通常无症状,之后部分患者可有非特异的消化道症状,与一般的消化道疾病很难区别,部分患者有食管异物感、进食有哽噎等症状,系食管黏膜下肿块堵塞食管腔而引起;另外有的患者有消瘦、声音嘶哑、烧心、咳嗽及发热等症状;也有报道患者以吞咽困难为首发症状;还有部分患者是胃部不适行胃镜检查时偶尔发现食管有异常的凸起,经活检证实为食管淋巴瘤。合并有其他部位的侵犯和受累,也有相应的表现,最常见的是有胃和肠道受累的患者表现为消化不良、腹痛、腹泻等症状,另外有的患者有腹胀、肝脾大、腹腔深部淋巴结或浅表淋巴结肿大。

四、诊断、鉴别诊断和治疗

原发食管淋巴瘤主要依靠内镜检查和病理学确诊,如果结合超声内镜检查可以精确地观察到食管壁的浸润范围,或者有助于发现黏膜表面正常,但是病变存在于黏膜下层的食管淋巴瘤。

由于原发食管的淋巴瘤极为少见,临床表现、实验室检查和内镜检查没有特异性的表现,所以易与一些常见的食管疾病混淆,须与糜烂性食管炎、贲门失弛缓症、多发性食管平滑肌瘤、Barret 食管、食管癌、食管转移性肿瘤,甚至由于食管异物刺激引起的局部黏膜增生相鉴别。内镜检查结合活检组织的病理检查有助于食管淋巴瘤的鉴别。

针对食管淋巴瘤的治疗包括手术、化疗和放疗，以及上述几种治疗的联合应用。食管原发性淋巴瘤常表现为食管黏膜下肿瘤，如果内镜活检诊断明确，全身其他部位无转移灶，应该首选外科手术切除病变食管，术后密切随访，患者可获得长期生存。但有的作者则主张放疗，理由是通过放疗，患者同样可以达到长期生存的目的。

对于经检查有扩散或多处病变的食管淋巴瘤首选化疗，方案的选择主要根据病理类型和 Ann Arbor 分期并结合其他危险因素。食管非霍奇金淋巴瘤常用的方案有 CHOP 方案，B 细胞来源的并且免疫组化 CD20 阳性的淋巴瘤可以加用抗 CD20 单抗（美罗华），可以提高部分疗效。食管霍奇金淋巴瘤首选 ABVD 方案化疗。对于病变巨大、侵犯食管全层的患者在化疗时应高度警惕是否有食管瘘的发生，注意流质饮食，防止剧烈呕吐，做好预防工作。

对于食管 T 细胞淋巴瘤的治疗主要是根据病理类型不同选择不同的方案，例如惰性 T 细胞淋巴瘤，早期治疗并不能改善生存，Anamarija M 报道了 10 例累及消化道的惰性 T 细胞淋巴瘤，并没有进行治疗，中位随访 38 个月后有 9 例患者存活，1 例患者疾病自发缓解，避免了不必要的治疗和过度治疗。但是对于侵袭性的食管 T 细胞淋巴瘤总体预后很差，应该选用积极的治疗方案，必要时联合自体或异基因造血干细胞移植。

食管淋巴瘤是一种少见的疾病，多由胃肠道淋巴瘤累及食管，或者全身性淋巴瘤在食管的侵犯，常易于误诊，原发食管淋巴瘤的发病率更低。最常见的病理类型是黏膜相关淋巴瘤，但是也有各类少见的淋巴瘤。治疗上首先根据病理类型和 Ann Arbor 分期结合其他危险因素选择相应的治疗方案。

（许　载）

参 考 文 献

高计林,李新英,史尚义.2008. 食管肉瘤样癌 14 例临床分析. 河北医药,30(5):622.

刘连科,孙婧,邵明雯,等.2014. 食管癌合并胃间质瘤患者的临床病理分析(附 14 例报告).南京医科大学学报(自然科学版),(5)34:699~671.

江定.2009. 食管癌肉瘤影像学表现与病理对照分析. 肿瘤基础与临床,22(5):426~427.

栗安刚.2011.13 例食管肉瘤样癌临床病理分析. 肿瘤基础与临床,24(3):244.

朱玉春,周伟,王建良等.2010. 食管癌肉瘤1例. 中国临床医学影像杂志,21(2):148~149.

Ishida M,Mochizuki Y,Saito Y,et al. 2013. CD8(+)mycosis fungoides with esophageal involvement:a case report. Oncol Lett,5: 73~75.

Ji F,Xu YM,Xu CF. 2009. Endoscopic polypectomy:a promising therapeutic choice for esophageal carcinosarcoma. World J Gastroenterol,15:3448~3450.

Leventaki V,Manning JT Jr,Luthra R,et al. 2014. Indolent peripheral T-cell lymphoma involving the gastrointestinal tract. Hum Pathol,45:421~426.

Malik AO,Baig Z,Ahmed A,et al. 2013. Extremely rare case of primary esophageal mucous associated lymphoid tissue lymphoma. World J Gastrointest Endosc,5:446~449.

Perry AM,Warnke RA,Hu Q,et al. 2013. Indolent T-cell lymphoproliferative disease of the gastrointestinal tract. Blood, 122:3599~3606.

Saito M,Mori A,Irie T,et al. 2010. Endoscopic follow-up of 3 cases with gastrointestinal tract involvement of mantle cell lymphoma. Intern Med,49:231~235.

Santra G. 2010. Oesophageal involvement in mantle cell lymphoma. Singapore Med J,51:e201 ~ e203.

Shen KH, Chen CJ, Yen HH. 2012. Multiple polyposis of the esophagus: mantle cell lymphoma. Clin Gastroenterol Hepatol, 10:e65.

Takemoto K, Shiozaki A, Fujiwara H, et al. 2013. Esophageal carcinosarcoma treated with surgery and chemoradiotherapy-a report of 4 cases. Gan To Kagaku Ryoho,40:2106 ~ 2108.

Tsujii Y, Nishida T, Kato M, et al. 2013. Mucosa-associated lymphoid tissue(MALT) lymphoma of the esophagus. Dis Esophagus, 26:349 ~ 350.

Wang L, Lin Y, Long H, et al. 2013. Esophageal carcinosarcoma: a unique entity with better prognosis. Ann Surg Oncol,20: 997 ~ 1004.

Zhang BH, Yang WJ, Wang YG, et al. 2012. Clinical manifestation and prognosis of the surgical treatment of esophageal carcinosarcoma. Zhonghua Wai Ke Za Zhi,50:256 ~ 259.

第二十五章　食管良性肿瘤

食管良性肿瘤是临床上少见的疾病,占食管所有肿瘤的不到10%。食管良性肿瘤发病年龄较低,病程和症状持续时间较长。

第一节　分　　类

Nemir 根据其组织发生来源分为三类:

1. 食管黏膜上皮性肿瘤

(1) 鳞状上皮来源:乳头状瘤、囊肿。

(2) 腺上皮来源:腺瘤、息肉。

2. 非上皮性肿瘤

(1) 肌瘤:平滑肌瘤、纤维肌瘤、脂肪肌瘤、纤维瘤。

(2) 血管来源:毛细血管瘤、淋巴管瘤。

(3) 中胚叶及其他肿瘤:网织内皮瘤、脂肪瘤、黏液纤维瘤、巨细胞瘤、神经纤维瘤、骨软骨瘤。

3. 异位组织　来源于先天性异位组织的肿瘤,如胃黏膜、皮脂腺、黑色素母细胞、胰腺、甲状腺结节、粒性成肌细胞瘤等。

根据肿瘤所在部位可分为两型:

(1) 黏膜内型:此类肿瘤发生于食管黏膜或黏膜下层组织,向食管腔内生长,部分有蒂。包括食管息肉、腺瘤、乳头状瘤等。

(2) 黏膜外型:肿瘤发生于黏膜外,向食管外围发展,常见的为平滑肌瘤、囊肿。

胸外科实践中最常见的食管良性肿瘤和囊肿,依发生率多少排列为食管平滑肌瘤、食管息肉、食管囊肿、食管乳头状瘤、食管纤维瘤。其他较少见的为食管腺瘤、食管血管瘤、脂肪瘤和神经纤维瘤等。北京协和医院胸外科近40年手术治疗食管良性肿瘤和囊肿约50例,其中85%以上为食管平滑肌瘤,其次为食管息肉、食管囊肿。

第二节　食管平滑肌瘤

(一) 定义

来源于食管平滑肌的肿瘤称为食管平滑肌瘤。一般认为,食管平滑肌瘤起源于食管的黏膜肌层、固有肌层或血管壁的肌肉层及胚胎肌肉组织变异。

(二) 发病情况

食管平滑肌瘤是最常见的食管良性肿瘤,占食管良性肿瘤的70%～80%。可见于任何年龄,大多数发生于中年,以 20~60 岁多见。2/3 的食管平滑肌瘤发生于女性。病变可发生于食管各段,绝大多数发生于主动脉弓水平以下的食管中段和下段,上段少见。

(三) 病理

食管平滑肌瘤多为单发,多发者仅占 2%~3% ,肿瘤直径为 1~17cm,通常为 5~10cm。生长缓慢,为黏膜外壁内形,呈膨胀性生长,多在食管的一侧壁,呈圆形或椭圆形、结节状、分叶状,也有为腊肠形,环绕食管生长,不规则,呈马蹄形、螺旋形、生姜状,有完整的包膜,表面光滑,质地硬韧。息肉形罕见,个别肿瘤凸向纵隔。肿瘤切面呈灰白色,血管稀少,个别可见灶性出血、液化坏死,罕见有钙化。镜下可见分化良好的平滑肌细胞,呈长梭形,胞核也呈梭形,无间变,无核分裂象。瘤细胞呈束状交织,呈旋涡状、栅栏状排列,束间可有纤维组织和毛细血管网。

关于平滑肌瘤的来源目前尚无明确结论,大多基于理论上的假设。从发生部位看,来源应是食管固有肌层。

(四) 症状

食管平滑肌瘤生长缓慢,病程长,可无症状或症状轻微,偶尔在检查时意外发现,其症状与肿瘤大小、形态和部位相关。主要临床表现有:吞咽困难或不适,轻重不一,多数是轻度、间断性发生,能正常进食。如肿瘤向腔内生长环绕食管使管腔狭窄,则进食梗阻明显。临床上患者最常见的主诉为疼痛,表现为各种各样的胸骨后、剑突下或上腹部钝性隐痛不适、饱胀感和压迫感,疼痛可牵涉到后背部和肩部,与饮食无关。1/3 的患者有消化功能紊乱,包括食欲缺乏、反胃、嗳气、恶心和呕吐等。偶尔巨大肿瘤压迫气管或支气管,可有咳嗽、呼吸不畅或哮喘等呼吸道症状。

(五) 诊断

临床症状仅能提示食管存在病变,主要依据上消化道造影和纤维胃镜检查,可以明确诊断。

1. 上消化道吞钡造影检查 食管平滑肌瘤由于大小、形态、生长方式不同,可有多种 X 线表现,常见的典型表现有:

(1) 管腔圆形或椭圆形充盈缺损,边缘锐利,肿瘤与正常食管壁的夹角,无论在近侧或远侧均成锐角,这是它特有的征象。正位时由于钡剂沿肿瘤两侧分流,而呈分叉状表现,如在黏膜像或双重对比造影时,钡剂可以勾画出肿瘤的上下轮廓,呈"环形征"。当肿瘤为不规则环绕食管生长时,可表现为相对两侧壁的双弧形充盈缺损。肿瘤附近及对侧管壁柔软,缩张自如,可与食管癌鉴别。

(2) 黏膜改变:由于肿瘤突向腔内,黏膜皱襞被展平,管腔变扁增宽,钡剂通过病变部位较四周浅薄,形成"涂抹征"或"瀑布征",不规则的肿瘤可使黏膜呈轻度螺旋状扭曲,黏膜皱襞粗细不均,但黏膜无破坏。

(3) 纵隔软组织肿块:较大的肿瘤尤其是凸向管壁外的,可见与食管腔内充盈缺损相一致的肿块阴影。

在检查中还应注意有无并存疾病,这对治疗有重要意义。

2. 纤维胃镜检查　在镜下直接观察肿瘤情况,进一步确定肿瘤的部位、大小、形态和是否为多发,并可与恶性肿瘤相鉴别。典型的食管平滑肌瘤表现为食管腔内有半圆形、椭圆形或结节状不规则肿物,表面黏膜完整光滑,正常黏膜皱襞消失,黏膜内血管清晰可见。当患者吞咽和呼吸时,肿块可以上下轻度移动,用镜尖端触动肿物有滑动感。一般禁忌咬取活检,因为活检常常不能获得平滑肌瘤的病理诊断,而且活检处黏膜愈合后与黏膜下层和肌层粘连,不利于手术剥除。

应注意食管平滑肌瘤与其他食管疾患及外在压迫性疾病相鉴别,如食管癌和其他良性肿瘤、纵隔肿瘤、食管附近肿大淋巴结及迷走右锁骨下动脉压迹等。

结合免疫组化及分子生物学方法,可区分出食管平滑肌瘤和间质瘤及少见的神经源性肿瘤。区分出食管平滑肌瘤和间质瘤的意义在于间质瘤有潜在恶性,鉴别主要依靠间质瘤CD34 和 CD117 呈阳性表达而平滑肌瘤不表达,平滑肌瘤表达波形蛋白和肌动蛋白。

(六) 治疗

对于食管平滑肌瘤,大多数的观点是手术切除,即使尚无明显临床症状,肿瘤生长缓慢的患者,也要进行手术切除。因为食管平滑肌瘤可以持续生长,迟早产生症状,巨大的瘤体可导致食管严重梗阻,或压迫气管、支气管产生呼吸道症状,因此,较大的食管平滑肌瘤多数需要手术切除,同时可以排除恶性肿瘤的可能。少数瘤体巨大者,还需做食管部分切除、食管胃吻合术。也有人认为较小的无临床症状的食管平滑肌瘤,可暂不行手术处理,临床随诊观察即可。一般认为食管平滑肌瘤的手术适应证有:①食管平滑肌瘤诊断明确,有临床症状;②较大食管平滑肌瘤,造成食管梗阻或有呼吸道症状;③不能与食管间质瘤相鉴别的平滑肌瘤。

手术方法主要取决于肿瘤所在部位、大小、黏膜是否粘连固定及是否累及贲门。临床上最常做的是肿瘤剜除术,一般仅暴露肿瘤所在部位的食管,覆盖食管肿瘤的肌纤维伸展变薄,切开肌层进入正确的解剖层面,钝性和锐性解剖,肿瘤很容易被剜除,一般不会损伤食管黏膜破入食管腔内。肿瘤切除后间断缝合疏松对合肌层并用纵隔胸膜缝合加固,术后不会发生管腔狭窄或进食困难。肿瘤摘除后,术野注水,经胃管注气,检查黏膜是否有漏隙,如有食管黏膜小裂隙,应严密缝合。位于食管下端的巨大平滑肌瘤,可能累及贲门,肿瘤表面的黏膜可发生溃疡粘连,肿瘤又多呈环状生长,单纯剜除肿瘤极为困难或不可能,对此应进行食管下端贲门切除、食管胃端侧吻合术。目前应用电视辅助胸腔镜外科(VATS)手术,在纤维内镜指引下,可以完整摘除食管平滑肌瘤。手术创伤小,术后恢复快,结果与开胸手术相似。

(七) 预后

食管平滑肌瘤手术结果良好,一般没有重大手术合并症和死亡。

(李　娟)

参 考 文 献

白人驹,张雪林. 2010. 医学影像诊断学. 北京:人民卫生出版社,343.

陈妙辉,许国强,虞卫华等. 2010. 内镜超声检查对食管平滑肌瘤的诊治价值. 中华消化杂志,30(5):305~308.

骆国才,张天辉,张庆. 2014. 内镜下黏膜切除术治疗食管平滑肌瘤54例的临床观察. 临床医学工程,21(4):417~418.

王军,胡铬,樊丽琳等. 2011. 胃镜黏膜下剥离术治疗40例食管平滑肌瘤. 重庆医学,40(14):1393~1394.

许庆华,刘鹏飞,项斌等. 2011. 内镜黏膜下剥离术治疗食管平滑肌瘤的疗效分析. 实用临床医药杂志,15(24):70~
71,74.

张志庸. 2010. 协和胸外科学. 北京:科学出版社,633.

Luh SP,Hou SM,Fang CC,et al. 2012. Video-thoracoscopic enucleation of esophageal leiomyoma. World J Surg Oncol,10:52.

Nemir P Jr,Wallace HW,Fallahnejad M. 1976. Diagnosis and surgical management of benign diseases of the esophagus. Curr Probl
Surg,13:1~74.

Pinheiro FA,Campos AB,Matos JR,et al. 2013. Videoendoscopic surgery for the treatment of esophagus' leiomyoma. Arq Bras Cir
Dig,26:234~237.

Wang L,Ren W,Zhang Z,et al. 2013. Retrospective study of endoscopic submucosal tunnel dissection(ESTD)for surgical resection
of esophageal leiomyoma. Surg Endosc,27:4259~4266.

Xu GQ,Qian JJ,Chen MH,et al. 2012. Endoscopic ultrasonography for the diagnosis and selecting treatment of esophageal leiomyo-
ma. J Gastroenterol Hepatol,27:521~525.

Zhang C,Wang Q,Jiang W,et al. 2013. Clinical analysis of 83 cases undergoing esophageal leiomyoma enucleation by video-assis-
ted thoracoscopy. Zhonghua Wei Chang Wai Ke Za Zhi,16:857~859.

第二十六章　食管癌急症

食管癌急症包括晚期食管癌侵犯周围组织如气管、主动脉、纵隔、心包等,引发相应组织的感染或出血,还包括食管癌术后急症如食管癌吻合口瘘、乳糜胸、食管癌术后主动脉瘘等。本章将介绍相对常见的急症。

第一节　食管癌食管-支气管瘘

一、概　　述

食管癌食管-支气管瘘是食管癌中晚期并发症之一,临床上并不常见,但是近年来随着放疗患者的增加,该并发症发生率明显上升。瘘最常见的发生部位为食管中段与左主支气管之间,常发生于放射治疗后或肿瘤复发的患者。该类患者常因饥饿、吸入性肺炎、窒息而在短期内死亡,治疗极为困难。正确评估治疗风险,选择合理的治疗方案,对于挽救患者生命和提高患者生存质量具有非常重要的意义。

二、临 床 表 现

反复呛咳和进食困难,饮水或进食后更加明显,以呼吸道感染为主要特征;听诊可闻及呼吸音粗糙及干、湿啰音。

三、辅 助 检 查

口服钡剂或泛影葡胺造影检查。食管钡剂造影不仅可以明确食管本身病变的范围,还可显示瘘口及瘘道的影像,从而明确诊断。对食管钡剂造影未见瘘口,但又高度怀疑食管气管瘘的患者,可通过内镜检查,见到局部表现为瘘口形态不规则,表面粗糙,黏膜破坏,有结节样和菜花样改变,并伴有坏死组织附着。

四、治　　疗

(1) 传统的治疗方法主要为支持疗法,如食管旷置、转流手术、胃造瘘等。近来随着介入、内镜等技术的发展,支架置入、氰丙烯酸丁酯胶补片、封堵器置入等应用于临床。这些方法适合于肿瘤晚期无法手术切除的患者,或者患者体质弱不能耐受手术切除。

(2) 对于可完整手术切除的患者,介入、支架等方法未能彻底切除肿瘤病灶,又难以控制胸腔内感染灶,虽取得了一定的疗效,但并发症较多,患者生活质量未能明显提高,远期生存率低。依据患者病情,选择合理的手术方式,既切除肿瘤病灶,清除感染源,又重建消化道和呼吸道,是治疗食管癌食管-支气管瘘的首要方法。据术前支气管镜和食管镜检查结果,仔细寻找瘘口位置,游离瘘管,必要时行术中支气管镜、食管镜检查及亚甲蓝试验,确定瘘口和瘘管位置。细心游离食管,切除病变及以下段食管。结合术中探查情况及术前检查结果行食管胃吻合术或结肠代食管术。

第二节　食管癌食管-纵隔瘘

一、概　　述

食管-纵隔瘘是食管癌晚期和食管癌放疗后常见的并发症,癌组织浸润食管全层,当癌组织坏死破溃时,病程中即可形成食管-纵隔瘘,放疗后的食管壁的纤维化或部分食管壁肿瘤组织的残存或肿瘤组织急性坏死,正常组织修复障碍时亦可形成瘘。由于瘘的存在,食管分泌物和食物进入纵隔引起纵隔炎、纵隔脓肿等。常于放疗开始后 30 ~ 100 天出现。

二、临床表现

食管-纵隔瘘患者绝大多数出现胸背部或上腹部难以忍受的疼痛,吞咽时症状加重,呼吸困难,白细胞数升高等。

三、辅助检查

口服钡剂或泛影葡胺透视检查。常规 X 线钡餐或泛影葡胺透视检查能查出食管-纵隔瘘口的位置,在透视下可动态观察造影剂从瘘口向纵隔内分流并可见气液平,根据造影剂流入的量和速度间接判断瘘口的大小。若仍不能明确可使用食管镜检查。

四、治疗方法

覆膜内支架置入术能解除狭窄、封闭瘘口,明显改善患者生存质量,是一种行之有效的方法。随着介入放射学的发展,食管内支架的临床应用越来越广泛,支架能支撑食管,解除狭窄,封堵瘘口,防止食物及食管分泌物继续进入纵隔脓腔,恢复正常进食,从而提高患者生活质量。Kiernan 等认为早期诊断和治疗可以使食管-纵隔瘘的死亡率显著下降。所以当食管癌患者放疗中或放疗后发现可疑穿孔症状时,应仔细分析,有针对性地检查,明确诊断。确诊后应积极抗感染,应用促进蛋白合成的药物治疗,并可采取鼻饲或胃造瘘、放置食管内支架等手术治疗措施,以缓解症状,延长生存期。

第三节　食管癌术后吻合口瘘

一、概　　述

胃食管吻合口瘘是食管癌切除术后最严重的并发症之一,文献报道其发生率为1.8%～44.9%,病死率高达0.9%～44.9%,占全部手术死亡率的23.5%～38.5%,是食管癌手术最主要的死因。

二、病　　因

食管癌术后发生吻合口瘘的原因非常复杂,手术操作时可能损伤胃的血管、食管游离太长,导致吻合口供血不良;漏缝黏膜或全层,黏膜回缩脱开,黏膜外翻,或切除组织多,强行吻合,术中胃扭转,导致吻合口张力过大;结扎过松或过紧,针距过疏或过密,术野暴露不佳,吻合器操作不熟练,导致食管撕裂,缝合钉脱落,术后减压引流不畅,患者营养不良,贫血,低蛋白血症,术前曾行放、化疗,局部组织水肿或感染,术后食管抗反流机制的破坏等。除此之外,对颈部吻合而言,颈胸通道狭窄,胃上提至颈部后,胃营养血管受压,血液循环障碍,切缘肿瘤残留等亦是导致吻合口瘘发生的因素。

三、临 床 表 现

大多数患者表现为进食后体温突然升高、发热,胸痛加重,严重者会出现感染性休克表现。

四、辅 助 检 查

泛影葡胺透视检查可发现瘘口的位置和大小;或者口服亚甲蓝后发现胸管内有蓝色物质流出,代表出现吻合口瘘。

五、预 防 方 法

吻合口瘘的发生在很大程度上是可以预防的。从术前准备,到术中操作,再到术后的管理等各个环节都应加以注意。①食管癌患者往往营养状况不佳,在术前有针对性地提高患者的全身营养条件,纠正低蛋白血症和水、电解质紊乱,可以减少术后吻合口瘘的发生。②术中操作要轻柔,游离胃和食管时注意保护以免造成吻合口的血供不良。因为食管的动脉血供是节段性的,所以在术中广泛游离食管会造成术后食管的供血不足,甚至缺血性坏死,从而增加吻合口瘘和穿孔的风险。③在用吻合器吻合时不要太紧,也不要太松,既要保证吻合口的严密,也要保证吻合口有充分的血供。④胸胃安置到位后用纵隔胸膜和大网膜包埋覆盖吻合口,既能有助于建立局部的侧支循环,又能控制感染。⑤在关闭食管裂孔时,注意适当上提胸胃,使胃体在胸腔内保持较松弛的状态,确保吻合口无张力,再固定胃壁与膈肌。

六、治 疗 方 法

吻合口瘘的治疗有保守治疗和手术治疗两种。

治疗手段的选择应根据发生瘘的时间、部位、局部感染的程度及患者的全身状态而定。大部分患者术后体质较弱,营养情况较差,局部有严重的感染,再次手术修补吻合口的成功率并不理想,患者也并不都能耐受,故临床上多以保守治疗为主。不管是颈部还是胸内的吻合口瘘,其治疗的关键在于:①保证引流通畅;②加强营养支持;③积极抗感染。一旦发现有吻合口瘘,立即禁食,胃肠减压,保证吻合口部位的干燥,同时可以吸出酸性的胃液,减少胃食管反流。邵令方等认为,解决胃液反流是治疗吻合口瘘最重要的方法之一,可以避免胃酸对吻合口的过度刺激,减轻胃的潴留,降低吻合口的张力。患者长期卧床,体质较弱,胃肠减压还可以减少患者吸入性肺炎的发生率。要保证有通畅的胸腔引流,必要时可以用较低的负压吸引:一方面可以吸出瘘液,避免加剧胸腔内的感染;另一方面,还可以促进肺的复张,亦有助于吻合口瘘的局限。对于颈部吻合口瘘确诊后,立即拆除部分缝线,开放部分伤口,敞开引流。不要堵塞伤口,避免消化液漏入胸腔或纵隔。及时用碘伏+生理盐水冲洗,保持伤口的清洁和干燥。要保证患者的营养支持,维持水、电解质及酸碱平衡,纠正贫血和低蛋白血症。吻合口瘘的患者需要长期禁食,近来研究发现,长期应用肠外营养支持后肠黏膜有萎缩,肠道形态和功能有异常现象,可损伤免疫系统,故尽可能用肠内营养。如有条件,可以行空肠造瘘术,但造瘘的位置要稍微远些,以免食物反流至胃,并从吻合口溢出。对早期瘘的患者,如果全身情况可,胸内感染较轻,瘘口较大估计难以自愈,则可以二次手术,行瘘口修补或瘘口切除,食管残胃再行吻合。必要时切除残胃,行食管空肠或结肠的吻合。

第四节　食管癌术后乳糜胸

一、概　　述

乳糜胸是指胸腔内含有大量的乳糜液,乳糜液是指富含脂肪及其被肠上皮吸收的消化产物的淋巴液。胸导管收集和运输乳糜液到循环中,胸导管术中损伤且未及时发现导致乳糜液漏向胸腔。乳糜胸是食管癌术后较少见但较严重的并发症,国内报道其发生率为0.4%~2.6%。由于乳糜液的大量丢失,可致患者大量营养物质丢失,血容量降低,水、电解质平衡失调,早期乳糜液无细菌感染,以后可形成脓胸。一旦发生乳糜胸,应及时治疗,处理不当可危及生命。

二、临 床 表 现

乳糜胸大多发生在术后3~6天,从胸管引流出大量胸腔积液,早期可呈淡黄色、清亮,进食后尤其是含脂类饮食后可引出乳白色或稻草色液体,呈典型乳白色,每日量在500～2000ml。患者未进食时每日胸腔引流量平均在400～600ml。乳糜胸早期也可为血性。

已拔出胸管者出现胸水压迫症状,穿刺抽出乳糜,可考虑为乳糜胸。如果乳糜渗漏严重或持续时间长,会出现营养不良、低钠血症、酸中毒、低血容量等现象,同时由于蛋白质、免疫球蛋白、T淋巴细胞大量泄漏到胸腔内将导致免疫抑制,可引起条件致病菌感染,不及时处理死亡率很高。

三、辅助检查

胸水乳糜定性实验为阳性。最终确诊的方法仍然是胸液中找到乳糜微粒,苏丹Ⅲ染色的乳糜微粒及细胞学分析,染色可以确定为乳糜微粒。

四、乳糜胸产生的原因及预防

①食管癌外侵明显,尤其是向脊柱侧浸润者,游离时可能误伤胸导管;清扫淋巴结所致手术创面大也可能误伤胸导管。②主动脉弓后及主动脉弓上方的胸导管与食管关系最密切,食管中段癌切除时如切口过小、过低,术野显露不清,切开主动脉弓上方纵隔胸膜,游离主动脉弓后及主动脉弓上方食管时极易损伤胸导管,或将食管从主动脉弓后方上提到主动脉弓上方或颈部时,也有可能损伤胸导管。故应争取最充分地显露和靠近食管游离或沿食管外疏松的结缔组织间隙游离。③如肿瘤位于主动脉弓后或弓上,应经右侧开胸,切断奇静脉,直视下游离。胸导管壁薄,缝合胃壁和纵隔胸膜包埋吻合口时,也有可能损伤胸导管。如影响手术操作,应用粗丝线双重结扎。④全部吻合完毕后,应仔细观察食管胃吻合口包埋周围,确有怀疑胸导管损伤时应低位结扎胸导管。⑤亦可能在分离时误伤胸导管或结扎时使用的结扎线较细、结扎过紧而切割胸导管,也可能结扎太松,结扎线滑脱,因而造成预防结扎失败,发生乳糜胸。故胸导管结扎时应用粗丝线双重结扎或缝扎。⑥术前放疗,局部组织水肿、质脆,容易损伤;胸导管变异引起的结扎不完全。⑦全部手术完毕后,冲洗胸腔前,应仔细观察食管床,如有淡黄色液体流出而非血性液体,则考虑有无胸导管损伤。确有怀疑时应低位双重结扎或缝扎胸导管。

五、乳糜胸的治疗

胸腔引流量是决定乳糜胸治疗手段的重要因素。根据乳糜胸的量而有区别,保守治疗方法包括禁食、充分有效的胸腔闭式引流、静脉高营养支持治疗。一般而言,胸腔引流500ml/d以下者为轻度乳糜胸,500～1000ml/d为中度乳糜胸,引流量大于1000ml为重度乳糜胸。

胸腔引流500ml/d以下者,经禁食、静脉营养、充分胸腔引流,或者胸腔内注射粘连剂促使纵隔及胸腔粘连,导致局部粘连可封闭损伤的胸导管。常用的粘连剂为重组人血白介素-2、滑石粉、高聚金葡素等。通常500ml以下轻度乳糜胸能很快愈合。

胸腔引流量平均在500ml/d以上者,乳糜胸愈合时间较长,保守治疗一般难以封闭损伤的胸导管。此种情况下保守治疗1周内胸腔引流量无明显减少者,应及早手术治疗。关于手术进路,早期病例由于胸腔粘连尚未形成,可经原切口进胸;如发生乳糜胸后拖延时间较长,纵隔粘连、胸腔粘连均已形成,经原切口进胸较为困难,可以考虑由健侧进胸。右侧开胸手术者,术后乳糜胸多在同侧,可从右侧开胸;左侧胸腔手术者瘘口在弓上者,乳糜液容易流入左侧胸腔;瘘口在弓下者,乳糜液可流入左侧或右侧胸腔,以左侧较为多见,可从左侧进胸寻找胸导管。由于胸导管解剖结构的特殊性,手术中肉眼确定胸导管有一定难度,在奇静脉和降主动脉之间、脊柱前方一定要小心谨慎,术前经胃管注入含脂肪营养液,乳糜液呈乳白色,有助于术中寻找胸导管及其破口,在瘘口上下方各用粗丝线反复缝扎,缝扎后,可用邻近的胸膜组织覆盖,以免造成组织粘连,防止再发生瘘。也可术前2小时口服或鼻饲牛奶200ml,便于术中寻找瘘口进行缝扎。

如胸导管破口无法找到,低位胸导管多为单支,可于膈肌主动脉裂孔上方5cm处,在胸椎和胸主动脉之间缝扎胸导管总干,同样可达到治疗效果。当找到管状结构后,在其上下用粗线双重结扎缝扎,观察纵隔瘘口创面,无淡黄色透明液或乳白色液体流出,可初步认为胸导管已被结扎。也可切除一小段结扎线中间部分的导管,送病理检查,经冰冻切片确诊为胸导管后,可认为胸导管已可靠结扎。结扎完毕检查术野无明显渗液,且结扎下方胸导管明显肿胀说明结扎可靠。

近几年来,胸腔镜手术应用于乳糜胸的治疗,已取得了良好的临床效果。随着胸腔镜技术和胸腔镜设备的不断进步,胸腔镜手术将以其创伤小、并发症及死亡率低的优越性,更广泛地应用于乳糜胸的治疗。

第五节　食管癌术后胸主动脉瘘

1. 概述　食管癌术后发生的食管胸主动脉瘘非常凶险,抢救成功率低,往往短期内即造成患者死亡。食管癌术后吻合口瘘为导致食管癌术后胸主动脉瘘最常见的原因。国内文献报道的发生率为0.14%~0.58%。以往胃和食管残端多采用人工缝合,受缝合技术影响,缝针过密导致术后黏膜缺血坏死,吻合口愈合不良,缝针过疏直接导致术后出现吻合口瘘。吻合口瘘发生后,消化液直接腐蚀胸主动脉及结扎动脉的残端,使得主动脉外膜中的滋养血管发生血管内膜炎和血管周围炎,管腔堵塞而导致主动脉中膜缺血缺氧,中膜内弹力纤维变脆断裂,引起血管壁的局灶性坏死而穿孔。但随着吻合器在胸外科的应用和普及,目前食管癌根治术中,胃代食管胸腔内吻合几乎都采用了吻合器进行吻合。虽然吻合器钉距规格统一,操作简便,降低了因缝合技术问题导致的吻合口瘘的发生,但如果吻合器使用不当、荷包缝合位置不佳、吻合口内有其他组织夹入,仍有可能造成术后发生吻合口瘘。在食管癌手术过程中分离食管时破坏了胸主动脉表面的纵隔胸膜,故吻合、闭合完成后,吻合口或闭合口与胸主动脉表面比较接近或直接相邻,且管状胃的上提径路多选择食管床径路,也造成了金属钉与胸主动脉毗邻,造成食管癌术后主动脉瘘的发生。

2. 临床表现　主要表现为呕出大量鲜血、胸痛和低血容量表现,大部分患者来不及抢救而死亡。

3. 辅助检查　CT 和血管造影可明确诊断,但往往患者无法等到此时机,所以临床判断最为重要。

4. 治疗方法　大部分患者因来不及抢救而死亡。存活患者可急诊行主动脉内支架隔离瘘口,或者急诊行手术治疗,切除瘘口,行主动脉修补或置换,消化道再次重建手术。

（赵　胜）

参 考 文 献

陈大朝,林焕斌,陈华燕.2007.食管癌放疗后并发食管-纵隔瘘的多层螺旋 CT 诊断.CT 理论与应用研究,16(1):85~88.

程波,汪天虎,张力平,等.2006.食管癌术后并发乳糜胸的原因及治疗.重庆医科大学学报,31(2):277~279.

高雪梅,韩新巍,吴刚,等.2005.食管癌性重度狭窄并食管-气道瘘的内支架介入治疗.介入放射学杂志,14(2):153~155.

雷杰,张娜,骆晴,等.2012.食管癌食管支气管瘘的外科治疗.中国胸心血管外科临床杂志,19(1):36~38.

林之枫,黄海龙,居潮强,等.2011.食管癌术后胃食管吻合口瘘的诊治体会.海南医学,22(24):68~70.

王彤,田巍.2012.食管癌吻合口瘘伴呼吸衰竭的诊断及治疗策略.医学研究杂志,41(1):126~128.

熊辉,张学华,晏大学.2013.食管癌术后乳糜胸的治疗.中国胸心血管外科临床杂志,20(1):121~122.

徐恩五,曾伟生,张卓华,等.2010.食管癌术后导致胸主动脉瘘的原因分析.广东医药,31(23):3093~3094.

张书波.2003.国产覆膜内支架治疗食管纵隔瘘.实用放射学杂志,19(7):658~660.

第二十七章 食管癌的筛查

20世纪早期,临床上发现手术切除癌前期病变可挽救生命。随着受教育程度提高,经济富裕及科学技术发展,人们对于健康的需求已不再单单停留在等到症状明显后才求医,而是要求通过筛查来早期发现无症状的肿瘤,因此肿瘤筛查越来越重要。WHO定义筛查为:通过快速的筛查试验和其他检查措施,在健康人群中去发现那些未被识别的患者和有缺陷的人。疾病可被筛查需具备以下两个条件:①存在可被检查的癌前病变及可发展成癌的临床相关危险因素;②存在可被干预阻止其进展为癌的癌前状态。

一、食管癌具备的筛查条件

不同病理类型的食管癌癌前病变不同,食管鳞状细胞癌的癌前病变是食管异型增生(包括轻度、中度、重度),食管腺癌的癌前病变是 Barrett 食管,它可进一步发展成食管异型增生,最终癌变。几十年的研究发现,多种危险因素与食管癌的发生密切相关,比如吸烟、酗酒、饮食习惯不健康、肥胖及相关疾病等因素。已有研究表明,干扰上述因素后,可阻止癌前病变的发生。食管疾病具有疾病筛查的条件,再者,食管癌的发病率在某些地区居高不下,因此需进行食管疾病筛查,但是目前国内外缺乏食管癌的有效筛查指南。

二、高发地区及高危目标人群

进行食管癌的筛查首先需要认识食管癌高发地区及高危人群。我国食管癌高发区有华北三省(河南、河北、山西)交界地区;四川北部地区,鄂、豫、皖交界的大别山区,闽南和广东东北部,苏北地区和新疆哈萨克族聚居地区。其中,最明显的高发地区集中在河南、河北、山西三省交界的太行山南段。

不同病理类型食管癌筛查的目标高危人群不同,食管鳞状细胞癌筛查的目标人群包括:家族性胼胝症患者及其家族成员;吸烟、酗酒者;有头颈部及口腔癌症病史患者。食管腺癌筛查的高危目标人群:参照美国胃肠病学会指南,具有胃食管反流病史5年以上,白种人,男性,年龄大于50岁,有 Barrett 食管和或食管癌家族史患者。此外,肥胖也是食管腺癌的危险因素,男性腰/臀比例大于0.9者,女性腰/臀比例大于0.8者,均为筛查的目标人群。

结合我国实际情况,具备如下条件之一均为高危筛查人群:有食管癌、胃癌家族史;大量吸烟、酗酒,喜热烫食者;缺乏维生素 A、B、C、E,以及核黄素、胡萝卜素和微量元素硒、钼、钴、锰、铁等;长期大量食用发酵霉变等亚硝酸盐、黄曲霉菌含量高食物的人群;食管慢性刺激导致的慢性损伤和炎症及不典型增生者;有消化道症状、大便隐血阳性者。

三、筛 查 方 法

食管癌的筛检方法:①消化内镜(内镜)筛查技术是诊断食管癌及癌前病变的金标准,用于筛查食管异型增生的内镜有色素内镜的复方碘染色技术、胶囊内镜,Barrett 食管的筛检技术有白光内镜、超薄内镜,多部位随机取材可提高标本阳性率。②非内镜技术筛查方法,用于食管癌筛查的食管拉网法现已被淘汰。目前标本的生物标志物检测是一项有前途的筛查手段,在将来,血中生物标志物筛查很可能成为最重要的手段之一。

1. 食管拉网细胞学检查 为食管癌高发区大面积普查首选方法,准确率>90%,缺点是细胞学筛查方法漏诊率高达 40%~50%。郭会芹等在拉网细胞学中引入了液基制片和 TBS 诊断系统,有助于提高细胞学技术力量薄弱地区食管癌诊断敏感性。其缺点是只能获得细胞学结果,并仍需内镜检查、病理组织学确诊;检查痛苦较大,接受率越来越低,这限制了其进一步的推广应用。脱落细胞采集器无法通过重度狭窄和梗阻的食管,难以对食管癌细胞进行准确分级,仍需行纤维食管镜检查进一步定性和定位。禁忌证为食管静脉曲张、疑为食管穿孔、严重心肺疾病者。目前该方法基本不用。

2. 食管内镜下食管黏膜染色及活检检查 我国学者对国人的食管病变研究表明,不用碘染色的普通内镜诊断的不典型增生病变、中度不典型增生、重度不典型增生、癌的发生率分别为 28%、21.9%、6.3%、0~9.5%。说明我国食管病变的发生率较高。内镜检查术是诊断食管癌及食管癌前病变的金标准。研究表明普通内镜检查对于可见重度不典型增生病灶和癌病灶的敏感性和特异性分别为 62%、79%;若病变不用碘染色,特异性降低为 63%,敏感性提升至 96%。内镜筛查的优点是镜下直接观察肿瘤生长部位、形态和范围,可行多部位活检和脱落细胞检查获得病理诊断。早期食管癌内镜下食管黏膜改变可归纳为 3 种类型:①黏膜颜色改变,分红区和白区;②黏膜增厚和血管结构改变;③黏膜形态改变,如糜烂、斑块、粗糙和结节。

食管鳞状上皮不典型增生在标准普通内镜检查上,常无异常表现,再者,食管鳞状上皮不典型增生表现为片状性质,故随机活检常不可能检测出病变。另外,部分早期食管癌行内镜检查时也常无明显征象,为进一步提高检出率,在普通内镜的基础上,开发了许多色素内镜技术,临床上已证明不典型增生增强色素内镜检查技术是可行的,其中,Lugol 碘染色是最简单、最有效的,也是临床上应用最为广泛的。碘染色的原理是食管黏膜鳞状上皮细胞中的糖原与碘接触后呈棕黄色,癌变细胞和不典型增生细胞中糖原含量消失或明显减少,碘染后呈碘的原色或不同程度的淡染,可在不着色区进行活检,碘染后形成的不同图像与活检组织学诊断密切相关。

Barrett 食管发生在食管癌之前,可经过发育不良的阶段,进展为食管癌。Barrett 食管在有胃食管反流人群中的发生率为 2.3%~6.7%,无症状个体的发生率为 1.2%。与食管鳞状上皮非典型增生不同,白光内镜可以很容易地检测出 Barrett 食管,表现为自胃食管交界处延伸而来的橙红色病变。Barrett 食管中的不典型增生病灶一般表现为平坦且很难与周围的上皮化生区分,常很难检测出,故筛查方案中建议多点随机活检(每 1~2cm 行四象限检测)。除碘染色外,亚甲蓝染色也可用于 Barrett 食管的检查。除白光内镜外,超薄内镜、可视胶囊内镜、内镜窄带成像技术等也用于食管癌的检查,但目前不适合食管癌的筛查。

与常规胃镜检查相比较,内镜下食管黏膜碘染色检查可帮助识别早期食管癌和癌前病变,可明显地减少食管黏膜活检差错,可明显地提高早期食管癌的诊断率,减少了早期微小病灶的漏诊,故其敏感性高,漏诊率低,缺点是不能很好地区分不同类型的黏膜损伤,食管黏膜碘染色不着色或淡染,不仅表现在早期食管癌,在食管黏膜的炎症中更多见,故良、恶性食管疾病的鉴别最终依靠病理学检查。另外,内镜检查的群体顺应性较好,在食管高危人群的早期病变筛查与诊断中具有较高的应用价值。

内镜检查一定要注意其禁忌证,其禁忌证为严重的急性呼吸道和上消化道感染、严重心肺疾病、胸主动脉瘤、脑卒中。对于食管静脉曲张、深溃疡、巨大憩室、高度脊柱弯曲、严重出血倾向及衰弱者,食管镜检查应特别谨慎。

3. 上消化道 X 线造影检查 早期食管癌 X 线检查常无明显征象,采用上消化道 X 线造影检查很难诊断出。而中晚期食管癌相对容易诊断。中晚期食管癌数字化 X 线上消化道造影的典型表现为:食管黏膜紊乱、断裂,局部管腔狭窄或充盈缺损,食管管壁僵直、蠕动消失,或见软组织阴影,溃疡或瘘管形成、食管轴向异常等诊断及分型较容易,而早期食管癌诊断有一定难度,需要精心细致及熟练的检查操作技术,并结合毛刷拉网及内镜检查明确诊断。上消化道造影的优点是可观察食管黏膜改变和食管动力学改变,对早期食管癌的诊断优于 CT 和 MRI,阳性率为 70% 左右。缺点是无法观察食管癌黏膜下浸润情况和外侵深度、范围及肿瘤与邻近结构的关系,仍需细胞学或组织病理学进一步确诊。上消化道 X 造影检查不是食管癌筛查的有效手段。

4. 肿瘤标志物检查 用于食管癌诊断的血清标志物有癌胚抗原(CEA)、糖类抗原 199(CA199)、糖类抗原 724(CA724)、鳞状上皮细胞癌相关抗原(SCC)、细胞角蛋白片段 19(CYFRA21-1)、血清胃蛋白酶原、p53 等。这些肿瘤标志物在疗效评价、预后判断和追踪复发和转移方面具有一定的临床应用价值。

内镜检查由于具有侵入性、价格比较昂贵,人们不太容易接受,很有必要寻找一种非内镜筛查方法,而上述的非内镜检查方法还远不能满足人们的需要。目前,食管癌的筛查还处于研究阶段,甚至没有一项严格的大型随机对照临床试验来比较筛查人群与不进行筛查人群的预后差异,因此食管癌筛查需要做的工作很多。

(刘连科　刘静冰　倪　芳)

参 考 文 献

郭会芹,魏文强,吕宁,等. 2009. 食管癌液基细胞学筛查方法研究. 癌症,28(12):1243~1247.

荆晓娟,龙晓奇,杨彬,等. 2013. 碘染色诊断早期食管癌及癌前病变的临床研究. 现代医药卫生,29(6):828~829.

李运立,闫凤全. 2013. 食管癌在数字化 X 线上消化道造影上的表现. 中国医学创新,10(7):84~86.

刘树青,黄根牙,马兴刚. 2005. 216 例内镜下碘染色诊断早期食管癌的临床对照研究. 医学理论与实践,18(9):1010~1012.

刘文洁,许海生,韩金利. 2010. 血清 CA199、CA724、CEA、CYFRA21-1 联合检测在食管癌诊断及恶性程度判断中的应用. 山东医药,50(10):68~69.

卢绪菁,侯浚,陈志峰,等. 2003. 食管癌高发区的内镜普查研究. 肿瘤防治杂志,10(9):900~903.

聂道鸿,朱阳春,崔桂平,等. 2014. 内镜碘染色在早期食管病变中的诊断价值. 现代消化及介入诊疗,19(4):266~267.

王国清,刘韵源,郝长青,等.2004.食管黏膜碘染色图像和浅表食管癌及癌前病变组织学的关系.中华肿瘤杂志,26 (6):25~27.

魏文强,乔友林,邵壮,等.2001.食管癌高危人群的预防与控制研究进展.实用肿瘤杂志,16(6):371~373.

杨观瑞.2010.食管癌筛查和早诊早治研究进展.中国肿瘤,19(1):18~23.

Hardikar S,Onstad L,Blount PL,et al. 2013. The role of tobacco,alcohol,and obesity in neoplastic progression to esophageal adenocarcinoma:a prospective study of Barrett's esophagus. PLoS One,8:e52192.

Lao-Sirieix P,Fitzgerald RC. 2012. Screening for oesophageal cancer. Nat Rev Clin Oncol,9:278~287.

Roshandel G,Nourouzi A,Pourshams A, et al. 2013. Endoscopic screening for esophageal squamous cell carcinoma. Arch Iran Med,16:351~357.

Roshandel G, Semnani S, Malekzadeh R. 2012. None-endoscopic screening for esophageal squamous cell carcinoma-A review. Middle East J Dig Dis,4:111~124.

Yang S,Wu S,Huang Y,et al. 2012. Screening for oesophageal cancer. Cochrane Database Syst Rev,12:CD007883.

第二十八章　食管癌的预防

食管癌是常见的消化道恶性肿瘤,在全世界范围内,其发病率及死亡率分别为第八位和第六位。由于食管癌患者确诊时,50%以上失去手术机会,很难治愈。因此,食管癌的预防变得极其重要。食管癌的预防,类似于其他恶性肿瘤,包含一级预防、二级预防、三级预防和化学预防。一级预防及二级预防为降低食管癌患者死亡率的两种主要手段。

一、一 级 预 防

主要是针对病因的预防,也称为初级预防,其目的是避免已知的风险因素引起发生食管鳞状上皮不典型增生(ESD)。食管癌主要有两个病理类型,分别为鳞状细胞癌和腺癌。在东方国家,病理类型主要为鳞状细胞癌,一些西方国家主要为腺癌。不同病理类型食管致病因素不同,鳞状细胞癌的危险因素主要为不良的生活方式,包括吸烟、咀嚼烟草、营养差、喜食烫的食物及腌制食物等。腺癌的危险因素主要包括胃食管反流病、Barrett食管、肥胖及吸烟。预防的措施主要包括戒烟、戒酒、饮食习惯健康、减肥及相关疾病治疗等。

在上述所有的因素中,戒烟、戒酒对预防食管鳞状细胞癌(ESCC)的发生很重要。近来发现,这些暴露的危险因素引起ESCC的患病率在男性和女性之间明显不同。近来这些年,人群吸烟率下降,而人均酒精消费在两性之间仍然稳定。这些影响因素引起的食管癌的负担的量化,对执行潜在的预防策略是必要的。Pandeya N等评估了因于吸烟和酗酒而引起的ESCC的人口归因分数(PAF),人群为基础的病例对照研究(ESCC 305例、1554例对照),发现吸烟引起的PAF为49%,酗酒引起的PAF为32%;男性超过75%的ESCC负担归功于吸烟且伴酗酒者;最重的负担是≥30年·包的吸烟者,这些人也是大量饮酒者(>17饮/周);在男性(PAF 36%)与女性(PAF 5%)之间有显著性差别。在女性患者,水果和蔬菜低摄入约占食管癌负担的9%。研究结果显示食管癌负担归因于吸烟合并重度饮酒,在男性非常高。在女性,ESCC负担归因于这些因素较低,营养不良也可能发挥作用。

我国食管癌的发生原因,虽不清楚,但研究发现避免水源污染、减少水中亚硝胺及有害物质、防霉去毒等可明显减少食管癌的发生;另外,改变生活习惯也可能起到很好的预防作用,比如调整饮食习惯(不进食粗糙过硬食物、不吃过热食物等)、少喝高度烈性酒、不酗酒、不抽烟等。

二、二 级 预 防

食管癌的二级预防主要为早期发现、早期诊断、早期治疗。在疾病早期可治愈阶段检测出食管癌,阻止其进展至晚期阶段,十分有利于提高患者的长期生存。早期诊断主要依赖于食管癌的筛查(具体见食管癌的筛查章节)。目前通过内镜技术,施行的食管黏膜切除术及食管黏膜消融术,可阻止癌前病变进展为食管癌。在食管癌的发生原因未彻底研究清楚之前,二级预防极其重要。

三、三 级 预 防

食管癌的三级预防,尽可能提高患者的治愈率、生存率。广义的三级预防还包括提高患者的生存质量,促进患者的康复,注重患者的姑息治疗(止痛治疗),以及对患者进行生理、心理、营养和康复方面的指导。

四、药 物 预 防

Barrett 食管可增加食管腺癌(EAC)的风险,Barrett 食管是众所周知的食管腺癌发生的风险因子。有限的证据表明,质子泵抑制剂(PPI)、非甾体类抗炎药(NSAID)/阿司匹林,或他汀类药物可能与食管肿瘤的低风险相关。非甾体类抗炎药物通过抑制环氧化酶-2(COX-2)及调节前列腺素代谢来控制细胞增殖、增加细胞凋亡、调节生长因子和血管生成因子的表达。他汀类药物通过异戊烯化及随后的调控细胞信号通路,可以达到同等效果。目前,存在流行病学研究的样本量小、可信度低等不足,故这些资料不能证明任何一个药物可以作为化学预防药物。其中 NSAID 药物中,COX-2 抑制剂研究的较多。另外,这些药物在食管鳞状细胞癌(ESCC)的预防中也给予了重视。

1. 质子泵抑制剂(PPI)　Singh S 等的 Meta 分析显示 PPI 可以减少 Barrett 食管(BE)患者的食管腺癌(EAC)和/或高级别肉瘤变(HGD)发生风险的 71%,具有剂量-反应关系,PPI 应用>2~3 年可以预防 EAC 或 HGB 的发生。结果表明 PPIs 可以降低 BO 的 EAC 发生风险,另外,在本研究中发现组胺受体拮抗剂(H2RAs)却无预防作用。然而,Hvid-Jensen F 等研究长期应用 PPI 对 Barrett 食管患者无保护作用,不能预防肿瘤的发生。

2. 非甾体类抗炎药(NSAID)　阿司匹林是一种应用最为广泛的非甾体抗炎药(NSAID),作为一种化疗预防药物,能否预防食管鳞状细胞癌(ESCC)的发生,从基础到临床得到足够的重视。临床发现阿司匹林可以显著减少 ESCC 的发病率及死亡率。研究发现阿司匹林通过影响细胞增殖、凋亡,或迄今未证明的生长调节过程,进而阻止 ESCC 发生。虽然,Zhang S 等进行了一项 Meta 分析显示低剂量阿司匹林也可减少食管腺癌(EAC)/高级别肉瘤变(HGD)的风险,同非阿司匹林 COX 抑制剂一致,但是阿司匹林预防食管癌发生的机制仍有待于进一步探讨。

环氧化酶(COX)抑制剂应用于 BE 患者发生恶性肿瘤的风险仍不十分清楚。Zhang S 等进行了一项 Meta 分析,9 项观察、共 5446 例参与者,605 例患者患有 EAC 或高级别肉瘤变,结果表明 BE 患者应用 COX 抑制剂可以减少 EAC/HGD 发生的风险,化学预防作用似乎是持续有效时间的独立因素。COX 抑制剂减少 EAC/HGD 发生,仍需要设计良好的随机对照试验来增加对 COX 抑制剂的化疗预防作用的理解。

Tsibouris P 等发现基于人口的研究表明患食管腺癌的概率减少了 43%,患者服用非阿司匹林的非甾体类抗炎药(COX 抑制剂)降低了 25%,而服用阿司匹林减少了 50%。其观察性研究已经表明非甾体类抗炎药可以减少 BE 患者腺癌发生率的 41% 。

3. 他汀类 他汀类药物具有抗致癌作用,可能具有化疗保护作用。但他汀类药物预防食管癌发生的研究结果不一。Tsibouris P 等研究表明,当服用他汀类药物,食管癌发病率减少了 19% 。观察性研究显示他汀类可以减少 43% 。Alexandre L 等开展了一项巢式病例对照研究,探讨使用他汀类药物与食管癌的组织学亚型的风险降低的相关性。共纳入 581 例 EAC、213 例胃食管结合部腺癌、332 例 ESCC 患者,分别匹配的对照为 2167、783、1242 例。有规律地使用他汀类药物与 EAC 和胃食管结合部腺癌发生风险降低显著相关,EAC 与他汀类药物剂量、持续有效时间相关,而胃食管结合部腺癌仅与大剂量应用相关。使用他汀类药物 1~4 年,与 ESCC 呈负相关。

然而,Chan TF 等在台湾进行以人口为基础的病例对照研究,共 197 例食管癌患者和 788 例对照患者。结果表明:对于任何他汀类处方的未调整的 OR 值为 0.86,调整后的 OR 值为 0.96。与不用他汀类药物比较,服用他汀类药物,其累积限定日剂量(DDD)低于 115 组,其调整后的 OR 值为 0.77,而累积使用他汀类药物≥115 DDDs 组,OR 值为 1.16。对于服用他汀类药物与食管癌风险之间的利弊关系,本研究不能提供证据支持或反对。

4. 多药联合 上述几种药物的联合作用如何,引起了人们的关注。Tsibouris P 等研究表明联合口服非甾体类抗炎药和他汀类药物,癌症预防作用可以减少 74% 。Nguyen DM 等进行了一项 BE 患者队列的巢式病例对照研究,首诊为 BE 的 11 823 例患者队列中,探讨了 116 例 EAC 及匹配的 696 例对照,绝大多数病例及对照有至少一次足量的 PPI 处方。在这个几乎普遍使用 PPI 的背景下,足量的 NSAID/阿司匹林处方与 EAC 的风险降低相关。足量的他汀类也与 EAC 的风险降低相关,并且他汀类药物应用的时间越长,风险降低得越明显。结果显示 BE 患者应用 PPI、NSAID/阿司匹林、他汀类药物均可减少 EAC 的发生。Beales IL 等进行了一项病例对照研究,观察 EAC 患者的阿司匹林和他汀类药物的应用,共纳入 112 例 EAC 患者和 448 例对照。结果表明,使用他汀类药物与 EAC 的低发生率显著相关,阿司匹林也显示出明显的作用,二者联合的作用更加明显。他汀类药物使用的时间越长、剂量越高,EAC 的风险越低。另外,该研究者进行的 Meta 分析也得到了类似的结果。很明显,非甾体类抗炎药有大量的潜在毒性,而他汀类药物相对安全。总之,非甾体类抗炎药和他汀类药物均是有前途的化学预防剂,但是这些药物仅仅被证明用在心血管疾病患者身上。

5. 微量元素与维生素 流行病学发现,食管癌高发区常缺乏铁、钼、锌、锰、硒等微量元素以及维生素 A、B_2、C 等维生素,可对高危人群补充相应的微量元素和/或维生素来预防食管癌的发生。但是也有不少学者提出相反的意见,认为补充微量元素和/或维生素可能不能预防食管癌的发生。Xiao Q 等对 492 293 位参与者进行了自己报告叶酸摄入、蛋氨酸、维生素 B_6、维生素 B_{12} 与胃癌和食管癌之间的相关性的研究,发现低叶酸摄入者的 ESCC 发生风险增加,但与高叶酸摄入者无关联。叶酸摄入与食管腺癌、胃贲门腺癌、非贲门胃腺癌均无关联。而蛋氨酸、维生素 B_6、维生素 B_{12} 的摄入与食管癌和胃癌均无关,低叶酸摄入与 ESCC 的风险增加相关。结果表明似乎叶酸具有预防食管癌发生的作用。然而,Myung SK 等进行的研究显示,10 项试验的固定效应的 Meta 分析,维生素和抗氧化剂补充对预防食管癌均无效。亚组 Meta 分析显示,高风险及无高风险组,维生素和抗氧化剂补充均无预防作用。亚组分析,任何种类的维生素和抗氧化剂补充均无预防作用。该 Meta 分析的结果,与观察性流行病学研究不一样,后者认为维生素和抗氧化剂补充对预防食管癌有效。同样,Zhao P 等报道叶酸不能预防食管癌的发生,高剂量也不能预防食管癌的发生。因此,对于微量元素与维生素在食管癌预防中的作用还存在很大的争议。

五、运动在食管癌预防中的作用

不论采用何种方式、何种方法预防食管癌的发生,体育运动的作用千万不可忽略。近来,Behrens G 等进行的综述及 Meta 分析显示,纳入 24 项研究、共 15 745 例患者。比较高体育活动水平与低体育活动水平,依据解剖位置和组织学类型,对于食管腺癌、胃贲门腺癌、胃非贲门腺癌进行总结,风险减少是很明显的。在排除了一个有影响力的研究之后,食管鳞状细胞癌的风险减少也很显著。结果显示体育活动,特别是锻炼的频率,与胃食管癌的风险呈显著的负相关。上述研究说明运动在食管癌预防中有重要作用,需要临床医生重点关注。

(倪　芳　刘连科　马　兰)

参 考 文 献

Akiyama J, Alexandre L, Baruah A, et al. 2014. Strategy for prevention of cancers of the esophagus. Ann N Y Acad Sci, 1325:108 ~ 126.

Alexandre L, Clark AB, Bhutta HY, et al. 2014. Statin use is associated with reduced risk of histologic subtypes of esophageal cancer:a nested case-control analysis. Gastroenterology,146:661 ~ 668.

Beales IL, Hensley A, Loke Y. 2013. Reduced esophageal cancer incidence in statin users, particularly with cyclo-oxygenase inhibition. World J Gastrointest Pharmacol Ther,4:69 ~ 79.

Beales IL, Vardi I, Dearman L, et al. 2013. Statin use is associated with a reduction in the incidence of esophageal adenocarcinoma: a case control study. Dis Esophagus,26:838 ~ 846.

Behrens G, Jochem C, Keimling M, et al. 2014. The association between physical activity and gastroesophageal cancer:systematic review and meta-analysis. Eur J Epidemiol,29:151 ~ 170.

Chan TF, Chiu HF, Wu CH, et al. 2013. Statin use and the risk of esophageal cancer:a population-based case-control study. Expert Opin Drug Saf,12:293 ~ 298.

Hvid-Jensen F, Pedersen L, Funch-Jensen P, et al. 2014. Proton pump inhibitor use may not prevent high-grade dysplasia and oesophageal adenocarcinoma in Barrett's oesophagus:a nationwide study of 9883 patients. Aliment Pharmacol Ther,39:984 ~ 991.

Li P, Cheng R, Zhang S. 2014. Aspirin and esophageal squamous cell carcinoma:bedside to bench. Chin Med J(Engl), 127:1365 ~ 1369.

Myung SK, Yang HJ. 2013. Efficacy of vitamin and antioxidant supplements in prevention of esophageal cancer:meta-analysis of randomized controlled trials. J Cancer Prev,18:135 ~ 143.

Nguyen DM, Richardson P, El-Serag HB. 2010. Medications(NSAIDs, statins, proton pump inhibitors) and the risk of esophageal adenocarcinoma in patients with Barrett's esophagus. Gastroenterology,138:2260 ~ 2266.

Pandeya N, Olsen CM, WhitemanDC. 2013. Sex differences in the proportion of esophageal squamous cell carcinoma cases attributable to tobacco smoking and alcohol consumption. Cancer Epidemiol,37:579 ~ 584.

Singh S, Garg SK, Singh PP, et al. 2014. Acid-suppressive medications and risk of oesophageal adenocarcinoma in patients with Barrett's oesophagus:a systematic review and meta-analysis. Gut,63:1229 ~ 1237.

Tsibouris P, Vlachou E, Isaacs PE. 2014. Role of chemoprophylaxis with either NSAIDs or statins in patients with Barrett's esophagus. World J Gastrointest Pharmacol Ther, 5:27 ~ 39.

Xiao Q, Freedman ND, Ren J, et al. 2014. Intakes of folate, methionine, vitamin B6, and vitamin B12 with risk of esophageal and gastric cancer in a large cohort study. Br J Cancer, 110:1328 ~ 1333.

Zhang HZ, Jin GF, Shen HB. 2012. Epidemiologic differences in esophageal cancer between Asian and Western populations. Chin J Cancer, 31:281 ~ 286.

Zhang S, Zhang XQ, Ding XW, et al. 2014. Cyclooxygenase inhibitors use is associated with reduced risk of esophageal adenocarcinoma in patients with Barrett's esophagus: a meta-analysis. Br J Cancer, 110:2378 ~ 2388.

Zhao P, Lin F, Li Z, et al. 2011. Folate intake, methylenetetrahydrofolate reductase polymorphisms, and risk of esophageal cancer. Asian Pac J Cancer Prev, 12:2019 ~ 2023.

第二十九章　食管癌的随访

一、概　　述

所有食管癌患者均应终身随访。食管癌患者确诊后,应常规建立完整的病案档案和其他相关资料档案,以便于以后的随访,所有的食管癌患者均应进行有规律的随访,以便于医生了解患者的病情变化及疾病状态。食管癌患者治疗结束后,也均应进行规律的随访,以便于医生了解患者的治疗不良反应、康复情况及营养状态。随访过程中,不但有利于有症状患者的及时确诊和治疗,而且对无症状的患者或者有慢性轻微症状的食管癌患者,有利于及时发现病情的快速变化,以便于给予诊断和治疗。

虽然规律的随访在改善食管癌患者的临床结局上存在争议,但在减轻多数患者的治疗相关并发症、社会心理状态支持,以及患者的营养支持指导等方面,均有很重要的作用。但目前缺乏食管癌标准随访方案的指南。英国胃肠病学会(British Society of Gastroenterology,BSG)指南建议食管癌患者的随访应由患者、外科医生、肿瘤科医生、放疗科医生、肿瘤专科护士、营养师及心理咨询师组成的多学科(康复)小组协调来管理,该指南认为肿瘤专科护士随访一般状况良好的患者,从而便于临床医生可有更多的时间关注需要进一步检查评估的患者。

二、食管癌的随访时间及建议

2014年食管和食管胃结合部癌NCCN指南推荐:所有的患者都应进行有规律的随访。不论食管鳞状细胞癌,还是腺癌,对于无症状的患者,完整的病史及体格检查应在随访开始后1~2年内每3~6个月1次,然后3~5年内每6~12个月1次,5年以后每年随访1次。并建议根据临床需要,行血常规、血清生化、影像学检查(胸腹部CT)、上消化道内镜及活检,随访内容也包含营养评估与咨询等。国内食管癌患者的随访过程中,对于无症状的患者,医生常规建议患者进行血常规、生化、影像学检查等检查,若治疗前发现肿瘤标志物升高,则进行肿瘤标志物检测。对于诊断困难的患者,有条件者行PET/CT检测。国内食管癌患者的检查较为频繁。

不同阶段的食管癌患者,随访具有不同的特点。

1. 根治术后或治疗后获得完全缓解患者的随访　食管癌根治术后患者仍存在较高的复发率,故需要积极随访。Abate E等进行一项590例食管腺癌术后患者的随访观察研究,174例患者复发,其中70%为全身性复发、30%为局部/淋巴结复发,10%为全身性及局部/淋巴结复发。首次怀疑复发,具体为17%为症状/体格检查,60%为CT发现,18%为PET发现,而CEA升高仅见5%。90%患者在食管癌根治术后3年内复发,新辅助化疗后2年内复发,而在这一时间段后,每年仅有2%~3%的患者被发现复发,复发后及时治疗可显著改善患者的生存。说明食管腺癌术后患者早期进行频繁随访是合适的,也进一步证实了随访的重要。Moyes LH 等综合多项研究结果表明肿瘤浸润深度及淋巴结转移数目与食管癌根治术后疾病复发相关性较大,推荐了食管癌根治手术患者的术后随访方案(表 29-1)。经过综合治疗后获得完全缓解的食管癌患者的随访也可参照食管癌根治术后患者的随访方案。另外。值得注意的是,在规律随访过程中,一旦出现可疑症状及体征,应尽早行进一步的检查评估,不必等到下次随访时间。

表 29-1 食管癌患者术后随访推荐建议

随访次数	术后随访时间	目的
1	4 周	检查手术切口情况、评估营养状态、病理结果讨论、转为进一步治疗
2	3 个月	营养评估;确定良性并发症
3	6 个月	同上
4	9 个月	同上
5	12 个月	同上
6	18 个月	同上
7	24 个月	总体健康最后评估;如果一般情况很好,普通随访;如果有新相关症状出现,进入外科医生或肿瘤科医生团队评估
8	36 个月	医院门诊随访
9	48 个月	医院门诊随访
10	60 个月	医院门诊随访
	任何时候	发现新症状,要求病情评估;检查:首先行胸部/腹部/盆腔 CT 检查及内镜检查,进一步根据临床表现选择 PET/CT、骨扫描及超声等检查;姑息治疗及临终关怀

摘自:Moyes LH,et al. World J Surg Oncol. 2010;8;75。

治疗后获得 CR 或无症状的食管癌患者,第 1 年随访每 4 个月 1 次,第 2~3 年随访每 6 个月 1 次,第 4 年开始每年 1 次随访;随访内容为病史询问、体格检查、内镜检查,其他根据临床情况决定是否行血常规、血液生化、肿瘤标志物和影像学检查。

行内镜下黏膜切除(endoscopic mucosal resection,EMR)的患者,每 3 个月 1 次随访 1 年,以后每年 1 次;随访内容为病史询问、体格检查、内镜检查,其他根据临床情况决定是否行血常规、血液生化、肿瘤标志物和影像学检查。

介入治疗后的患者,每 3~6 周应进行随访,疗效判定可采用通用的 RECIST 评价标准。两次治疗间隔通常为 1~1.5 个月,也可根据病情需要而调整。

2. 转移性食管癌及治疗后有病灶患者的随访 转移性食管癌患者的随访较根治术后患者的随访更频繁,对于需要给予积极治疗的患者,随访建议参见表 29-2。食管癌治疗后未获得完全缓解的患者,随访频率也需要增强,若患者需要进一步治疗,随访建议也可参见表 29-2。接受治疗的患者,特别是接受根治性化疗、放化疗的患者,更需要密切随访。

表29-2　转移性食管癌患者的随访推荐建议

	新的治疗开始前基线	化疗	与疾病进展相关的再分期
症状评估	是	每周期化疗前	是
体格检查	是	每周期化疗前	是
一般状况	是	每周期化疗前	是
体重、营养状况	是	每周期化疗前	是
肝功能检查、血常规	是	每周期化疗前	是
CT扫面(胸、腹部)	是	每2~3个周期	是
PET/CT	可选	不推荐	可选
肿瘤标记物	可选	可选	可选

三、食管癌随访的具体内容

1. 询问病史　关注食管癌患者临床表现,常见的有食欲下降、体重下降、声音嘶哑、胸痛、咳嗽、颈部肿块等。结合患者的症状及主诉,认真询问病史,便于早期发现。

2. 体格检查　重点是颈部浅表淋巴结的触诊、腹部的触诊、胸部的听诊等。

3. 实验室检查　血常规;大便常规+隐血;生化(肝肾功能、电解质);肿瘤标志物(CEA、SCCA等)。

4. 影像学检查　常规行X线胸片、腹部B超检查,有条件者建议常规行胸腹部增强CT检查。根据患者需要,行颈部B超或CT检查。

5. 内镜　对于食管癌根治术后及放化疗后获取完全缓解(CR)的患者,建议每年进行1次内镜检查。对于行内镜下切除术的Tis或T1a患者,应在术后1年内每3个月进行1次内镜监测,1年以后每年1次。

6. 靶点检测　虽然我国食管腺癌患者所占的比例很低,诊断为转移性食管腺癌的患者,建议行HER2检测。在随访中,食管腺癌患者复发出现新的病灶,既往无法行原发灶HER2检测的患者,建议对转移灶行HER2等检测。随着食管癌治疗靶点的确立,以后越来越多的食管癌患者需要对新病灶进行靶点检测。

7. 骨ECT　怀疑骨转移时,建议行骨ECT检查。必要时行MRI检查。

8. PET/CT　一般不建议用于随访,但很难确诊时,应积极考虑行PET/CT检查。

9. 营养状态评估和监测　在食管癌的随访过程中,需要高度重视食管癌的患者营养状态评估和监测。患者的营养状态评估包括体重、体质指数、皮下脂肪、血清学检查(血清白蛋白、前白蛋白、视黄醇结合蛋白)等检查。

10. 生活质量　食管癌患者的生活质量常在随访中得不到足够的重视,甚至被忽略。

(刘连科　倪　芳　马　兰)

参 考 文 献

Abate E,DeMeester SR,Zehetner J,et al. 2010. Recurrence after esophagectomy for adenocarcinoma:defining optimal follow-up intervals and testing. J Am Coll Surg,210:428~435.

Allum WH,Blazeby JM,Griffin SM,et al. 2011. Guidelines for the management of oesophageal and gastric cancer. Gut,60:1449~1472.

Moyes LH,Anderson JE,Forshaw MJ. 2010. Proposed follow up programme after curative resection for lower third oesophageal cancer. World J Surg Oncol,8:75.

Sudo K,Xiao L,Wadhwa R,et al. 2014. Importance of surveillance and success of salvage strategies after definitive chemoradiation in patients with esophageal cancer. J Clin Oncol,32:3400~3405.

第三十章　食管癌的预后

　　早期的食管癌可以仅通过手术而治愈,若发生黏膜下侵犯,则复发的风险大大增加;在早期阶段确诊的患者预后要好于在晚期阶段确诊的患者,食管癌患者的 5 年生存率为 15% ~25% 。目前,国内食管癌的死亡率处于癌症死因的第 4 位,由于确诊时 50% 以上的患者为局部晚期和晚期,预后很差,其中,不能手术的食管癌患者的 5 年生存率不足 5% 。我国食管癌的病理类型以食管鳞状细胞癌(ESCC)为主,Chen SB 等报道食管鳞状细胞癌(ESCC)术后的 1、3、5 年生存率分别为 83.5%、57.4%、47.4%,参照 2009 年第 7 版 AJCC TNM 分期,影响 ESCC 的预后因素有性别、年龄、肿瘤长径、组织学分级、R 分类、pT 分期、pN 分期、pM 分期、pTNM 分期、淋巴结转移程度、体力状况评分等均为独立预后因子。

一、临 床 分 期

　　TNM 分期能够全面反映肿瘤的浸润范围和淋巴结转移情况,有资料显示食管癌术后 Ⅰ、Ⅱ、Ⅲ、Ⅳ期的 5 年生存率分别为 90%、50%、35.8% 和 16.9% 。有报道有淋巴管浸润的 2、5 年生存率为 28.5% 和 11%,无淋巴管浸润的 2、5 年生存率为 63.4% 和 46.6% 。Chen WH 等评价食管鳞状细胞癌(ESCC)患者新辅助放化疗后的淋巴管浸润(LVI)的预后价值,231 例患者中 85 例患者有 LVI(36.8%),有 LVI 患者的 5 年生存率显著短于无 LVI 的食管癌患者(10% 比 31%,$P<0.001$),LVI 为独立的不利预后因子。结合有无淋巴结转移,分为 4 组即 LVI(-)LNM(-)、LVI(+)LNM(-)、LVI(-)LNM(+)、LVI(+)LNM(+)患者,5 年生存率分别为 35%、21%、20% 和 5% 。

二、淋巴结转移

　　虽然 TNM 分期可以反映淋巴结转移情况,详细了解淋巴结转移对预后的影响仍很重要。临床上,常用淋巴结转移率、淋巴结转移数目来反映淋巴结转移的情况。Feng JF 等将淋巴结转移率(MLNR)定义为转移性淋巴结与总淋巴结的比值,将 MLNR 分为四组,即 ML-NR0、MLNR1、MLNR2、MLNR3,分别定义为 0、>0,≤0.1、>0.1,≤0.3、>0.3。研究显示,按照 2010 年 AICC 食管癌 N 分期,N0、N1、N2、N3 期的疾病特异性生存率分别为 65.5%、42.9%、22.2%、0。MLNR0、MLNR1、MLNR2、MLNR3 患者的疾病特异性生存率分别为 65.5%、45.0%、21.1%、0。2010 AJCC N 分期的 AUC = 0.731,而 MLNR 分期的 AUC = 0.737。研究表明 MLNR 是老年食管癌患者的独立预后因子,可以作为 N 分期的替代指标。

　　Chen SB 等报道,参照 2010 年 AJCC TNM 分期,pN2 与 pN3 分期的食管鳞状细胞癌(ESCC)术后生存时间无显著性差异;参照 pN 为 0、1、2 ~3、≥4 阳性淋巴结,分为 4 组,为

R-pN0、R-pN1、R-pN2、R-pN3,这4组之间的生存时间存在显著性差异。Yang HX等也按照术后淋巴结个数分为 R-pN0、R-pN1、R-pN2、R-pN3,其中 T2 期 4 组的 5 年生存率分别为62.0%、50.50%、27.5%、19.6%,T3 期 4 组的 5 年生存率分别为 54.0%、30.9%、17.9%、9.3%。阴性淋巴结数目越多的食管癌患者的预后优于阴性淋巴结数目越少的患者,有报道阴性淋巴结数目≥19 的食管癌患者与阴性淋巴结数目较少者的 5 年生存率分别为33.4%、26.4%。也有报道较多阴性淋巴结数目(≥15)的食管癌患者的预后好于阴性淋巴结数目较少的患者,而且患者的死亡率也低。

三、病理类型和组织分化

腺癌的预后较鳞状细胞癌差,而低分化小细胞癌预后最差。髓质型和溃疡型患者的预后也差。Yendamuri S 等对食管腺癌中的印戒细胞癌组织学类型进行了研究,单因素分析显示食管印戒细胞癌患者较食管腺癌的预后差,印戒细胞癌和腺癌的中位生存时间分别为 9个月、12 个月;多因素分析显示,食管印戒细胞癌患者的预后也很差。Enlow JM 等根据是否含有印戒细胞成分,将食管腺癌分为不含印戒细胞成分的食管腺癌组(non-SRC 组)和含有印戒细胞成分(SRC 组),两组对诱导治疗的反应不同,两组诱导治疗后降期率分别为13.3%、67.1%,SRC 组显著性地低于 non-SRC 组患者;SRC 组的 3 年生存率显著低于 non-SRC 组,分别为 34.8%、65.6%;病理学分期为 II/III 期的 SRC 患者的 3 年生存率为 27.3%,而 non-SRC 患者为 57.4%;多因素分析显示,印戒细胞成分为预后差的独立预后因子,显著性地影响食管腺癌的预后,可导致 OS 降低。肿瘤的分化程度不同,其生存率有较大的差别,有研究显示高、中、低分化 10 年生存率分别为 38.8%、17.86%、8.96%。

四、肿 瘤 长 径

肿瘤长径是许多肿瘤的重要预后因子,肿瘤长径与食管癌患者预后的关系,虽未在AJCC 第 7 版 TNM 分期中提及,但多个研究显示病变的长度也与预后相关。Griffiths EA 等对 309 例食管癌(其中腺癌 225 例、鳞状细胞癌 72 例、其他类型 12 例)切除术患者进行研究,平均肿瘤长径 3.5cm(0.5~14cm),单因素和多因素分析均显示肿瘤长度肿瘤长径均为食管癌预后不良的因素,肿瘤长度≤3.5cm 患者的中位生存时间明显长于肿瘤长度>3.5cm患者(30 个月 比 14 个月),肿瘤长径与 T 分期、N 分期、TNM 分期及纵向切缘均相关。Wang BY 等探讨了纵向肿瘤长径对生存的影响,582 例行食管切除的鳞状细胞癌,中位生存时间为 22 个月,1、3、5 年的生存率分别为 70.4%、37.8%、37.8%;肿瘤长径与生存呈负相关,1、2、3cm 及 3cm 以上的 5 年生存率分别为 77.3%、48.1%、38.5%、23.3%;多因素分析肿瘤长径为独立的预后因子,肿瘤长度≤3cm 患者的中位生存时间明显长于肿瘤长度>3cm患者(54 个月 比 17 个月);肿瘤长径与 T1~2、T3~4、N0 相关,而与 N1~3 不相关。肿瘤长径显著地影响可切除的食管鳞状细胞癌的生存,特别是淋巴结阴性的患者。Zeybek A 等报道肿瘤长径显著影响手术切除的食管癌的生存时间和无病生存。肿瘤长径≤3cm 的 1、3、5 年生存率分别为 68%、51%、51%;肿瘤长径>3cm 的 1、3、5 年生存率分别为 54%、

29%、11%。肿瘤长径≤3cm、3~6cm、≥6cm 的 5 年生存率分别为 55%、11%、8%。与肿瘤长径>3cm 的患者比较,肿瘤长径≤3cm 的患者有更好的生存率。

综上所述,肿瘤长径 3cm 以下的食管癌患者的 5 年生存率明显优于 3cm 以上患者。

五、手术及切缘阳性

手术可明显地改善食管癌患者的预后。一组较大样本报道,1325 例 ESCC 患者术后 1、3、5 和 10 年累计生存率分别为 72.0%、53.0%、41.0%、1.06%。手术切缘包括环周切缘(CRM)和纵向切缘,两者阳性均为预后不良因素。对于 CRM 阳性的定义,英国皇家病理学家协会(RCP)认为肿瘤距手术切缘小于 1mm 为阳性,而美国病理学家协会(CAP)认为手术切缘有肿瘤残留为 CRM 阳性。Wu J 等进行的系统性回顾和 Meta 分析显示 CRM 阳性的 T3 食管癌患者预后差,接受新辅助治疗患者切缘阳性的预后差。Chan DS 等进行的系统性回顾和 Meta 分析显示,CRM 在 0.1~1mm 者的 5 年生存率显著高于 CRM 阴性(距切缘大于 1mm 者)患者。但也有学者认为 CRM 不是一个独立的预后因子。与远端的胸段食管贲门肿瘤的肿瘤侵袭的深度比较,肿瘤的纵向扩展是淋巴结转移的一个预测性更强的危险因子。对于纵向切缘,Mirnezami R 等报道纵向切缘阳性是预后不良的重要因素。总之,CRM 和纵向切缘阳性的患者预后很差,手术时应尽可能降低 CRM 阳性率。

六、性别与年龄

邵明雯等报道女性食管癌术后患者的预后优于男性,女性食管癌患者术后 1、2、3 年生存率分别 89.3%、74.0%、66.7%,男性分别为 86.5%、65.8%、51.3%($P=0.015$)。Hidaka H 等也报道,长期随访后,女性食管癌患者的总生存时间长于男性。Bohanes P 等发现不论是转移性食管癌还是局部区域食管癌,女性较男性患者有更长的食管癌特异性生存;≤55 岁的女性食管癌患者及 ≥55 岁的局部区域食管鳞状细胞癌患者,较男性具有更长的生存时间。在转移性食管鳞状细胞癌患者,仅≤55 岁的女性较男性具有更长的生存时间。另外,年轻食管癌患者的预后较差,有报道年龄≤35 岁的患者预后很差。

七、生物标志物

生物标志物在食管癌上涉及抑癌基因、细胞增生及周期调节、细胞黏附和转移及血管生成等多个方面。肿瘤组织细胞 EGFR、突变型 p53、VEGF 等蛋白水平的过表达及 Ki-67 高分值(≥45%)等,均提示预后不良,但缺乏大样本数据支持。在预测食管鳞状细胞癌的总生存率上有前途的标志物包括 VEGF、cyclin D1、Ki-67、鳞状细胞癌抗原(SCCA);在食管腺癌上有 COX-2、HER-2;未归类的食管癌预后标志物包括 p21、p53、CRP 和血红蛋白。

八、治疗方式与治疗反应

治疗方式可以明显地影响患者的预后,对治疗有效者预后较好。新辅助治疗患者,若获得病理学完全缓解(PCR),后者预后较好。Shridhar R 等研究 358 例行新辅助放化疗患者,发现病理学完全缓解、部分缓解、无反应患者的 5 年中位生存时间和 5 年生存率分别为 65.6 个月和 52.7%、29.7 个月和 30.4%、17.7 个月和 25.4%。Francis AM 等评估行术前放化疗(CRT)后食管癌患者,术后组织病理学残余的肿瘤(HTV)对预后的影响,602 例患者分为 3 组,HTV 分别为 0~10%、11%~50%、>50%。HTV>50% 为生存的独立预后因子,精算 5、10 年生存率分别为 52% 和 43%(HTV0~10%)、45% 和 33%(HTV11%~50%)、16% 和 16%(HTV>50%);HTV>50% 患者远处复发的发生率显著高于 HTV<50% 患者(51% 比 33%,$P=0.010$)。HTV 可能是一个实用的可预测疗效的早期终点指标。

九、复发患者的预后

Su XD 等报道手术切除的食管鳞状细胞癌患者复发后的中位生存时间为 8 个月,复发术后 1、3、5 年生存率分别为 45.9%、10.6%、6.4%。独立预后因子包括复发时间(≥12 个月复发的生存时间长于<12 个月)、复发模式(局部区域复发的生存时间长于远处转移)、复发后的治疗(治疗组的生存时间长于未治疗组)。

十、其 他

其他不良预后因素有营养状态、体重下降、血清白蛋白水平、血红蛋白下降等。更多的研究支持营养状态是一个预后差的影响因子,体重下降的食管癌患者的预后也差。Valencia Julve J 等研究发现对于行术前放化疗的食管癌患者,单因素分析血红蛋白(Hb)>130 g/L 时预后好,多因素分析仅 Hb 浓度为独立的预后因子;Hb 浓度每增加一个单位,患者的死亡风险降低 5%;对于未行手术的患者,Hb 水平也是独立的预后因子。另外,食管-支气管/纵隔瘘、食管双原发癌或食管多原发癌、大气道受压通气障碍者等也存在影响。

虽然食管癌在手术、放疗及化疗各方面均取得长足的进步,但与其他恶性肿瘤相比,生存率仍相对较短,期待未来基于现代外科、放疗和化疗的多学科综合治疗的进步,能再次提高食管癌的生存率。

(刘连科 王朝霞 陆彬彬)

参 考 文 献

陈砚凝,刘月平,张玲玲,等.2013.食管鳞状细胞癌预后的多因素分析.中华肿瘤防治杂志,20(14):1094~1097.
金懋林.2008.消化道恶性肿瘤的化学治疗.北京:北京大学医学出版社,220~221.
邵明雯,孙婧,马兰,等.2013.女性食管癌的临床病理特点及生存分析.临床肿瘤学杂志,18(7):608~613.
汤钊猷.2011.现代肿瘤学.第 3 版.上海:复旦大学出版社,840~841.

吴捷,陈奇勋.2014.食管癌环周切缘阳性的预后研究现状.中华外科杂志,52(1):60~62.

Bohanes P,Yang D,Chhibar RS,et al. 2012. Influence of sex on the survival of patients with esophageal cancer. J Clin Oncol,30: 2265~2272.

Brucher BL,Stein HJ. 2001. Lymphatic vessel invasion is an independent prognostic factor in patients with a primary resected tumor with esophageal squanmous cell carcinoma. Cancer,92:2228~2233.

Chan DS,Reid TD,Howell I,et al. 2013. Systematic review and meta-analysis of the influence of circumferential resection margin involvement on survival in patients with operable oesophageal cancer. Br J Surg,100:456~464.

Chen M,Huang J,Zhu Z,et al. 2013. Systematic review and meta-analysis of tumor biomarkers in predicting prognosis in esophageal cancer. BMC Cancer,13:539.

Chen SB,Weng HR,Wang G,et al. 2013. Prognostic factors and outcome for patients with esophageal squamous cell carcinoma underwent surgical resection alone:evaluation of the seventh edition of the American Joint Committee on Cancer staging system for esophageal squamous cell carcinoma. J Thorac Oncol,8:495~501.

Chen WH,Huang YL,Chao YK,et al. 2015. Prognostic significance of lymphovascular invasion in patients with esophageal squamous cell carcinoma treated with neoadjuvant chemoradiotherapy. Ann Surg Oncol,22:338~343.

Donohoe CL,MacGillycuddy E,Reynolds JV. 2011. The impact of young age on outcomes in esophageal and junctional cancer. Dis Esophagus,24:560~568.

Enlow JM,Denlinger CE,Stroud MR,et al. 2013. Adenocarcinoma of the esophagus with signet ring cell features portends a poor prognosis. Ann Thorac Surg,96:1927~1932.

Enzinger PC,Mayer RJ. 2003. Esophageal cancer. N Engl J Med,349:2241~2252.

Feng JF,Huang Y,Chen L,et al. 2013. Prognostic analysis of esophageal cancer in elderly patients:metastatic lymph node ratio versus 2010 AJCC classification by lymph nodes. World J Surg Oncol,11:162.

Francis AM,Sepesi B,Correa AM,et al. 2013. The influence of histopathologic tumor viability on long-term survival and recurrence rates following neoadjuvant therapy for esophageal adenocarcinoma. Ann Surg,258:500~507.

Griffiths EA,Brummell Z,Gorthi G,et al. 2006. Tumor length as a prognostic factor in esophageal malignancy:univariate and multivariate survival analyses. J Surg Oncol,93:258~267.

Hidaka H,Hotokezaka M,Nakashima S,et al. 2007. Sex difference in survival of patients treated by surgical resection for esophageal cancer. World J Surg,31:1982~1987.

Hsu PK,Huang CS,Wang BY,et al. 2013. The prognostic value of the number of negative lymph nodes in esophageal cancer patients after transthoracic resection. Ann Thorac Surg,96:995~1001.

Migliore M,Rassl D,Criscione A. 2014. Longitudinal and circumferential resection margin in adenocarcinoma of distal esophagus and cardia. Future Oncol,10:891~901.

Mirnezami R,Rohatgi A,Sutcliffe RP,et al. 2010. Multivariate analysis of clinicopathological factors influencing survival following esophagectomy for cancer. Int J Surg,8:58~63.

Schwarz RE,Smith DD. 2007. Clinical impact of lymphadenectomy extent in resectable esophageal cancer. J Gastrointest Surg,11: 1384~1393;discussion 1393~1394.

Shridhar R, Hoffe SE, Almhanna K, et al. 2013. Lymph node harvest in esophageal cancer after neoadjuvant chemoradiotherapy. Ann Surg Oncol,20:3038~3043.

Su XD,Zhang DK,Zhang X,et al. 2014. Prognostic factors in patients with recurrence after complete resection of esophageal squamous cell carcinoma. J Thorac Dis,6:949~957.

Valencia Julve J,Alonso Orduña V,Escó Barón R,et al. 2006. Influence of hemoglobin levels on survival after radical treatment of esophageal carcinoma with radiotherapy. Clin Transl Oncol,8:22~30.

Wang BY,Goan YG,Hsu PK,et al. 2011. Tumor length as a prognostic factor in esophageal squamous cell carcinoma. Ann Thorac Surg,91:887~893.

Wijnhoven BP,Tran KT,Esterman A,et al. 2007. An evaluation of prognostic factors and tumor staging of resected carcinoma of the esophagus. Ann Surg,245:717~725.

Wu J, Chen QX, Teng LS, et al. 2014. Prognostic significance of positive circumferential resection margin in esophageal cancer: a systematic review and meta-analysis. Ann Thorac Surg, 97:446 ~ 453.

Yang HX, Wei JC, Xu Y, et al. 2011. Modification of nodal categories in the seventh american joint committee on cancer staging system for esophageal squamous cell carcinoma in Chinese patients. Ann Thorac Surg, 92:216 ~ 224.

Yendamuri S, Huang M, Malhotra U, et al. 2013. Prognostic implications of signet ring cell histology in esophageal adenocarcinoma. Cancer, 119:3156 ~ 3561.

Zemanova M, Novak F, Vitek P, et al. 2012. Outcomes of patients with oesophageal cancer treated with preoperative chemoradio-therapy, followed by tumor resection: influence of nutritional factors. J BUON, 17:310 ~ 316.

Zeybek A, Erdoğan A, Gülkesen KH, et al. 2013. Significance of tumor length as prognostic factor for esophageal cancer. Int Surg, 98:234 ~ 240.

彩　图

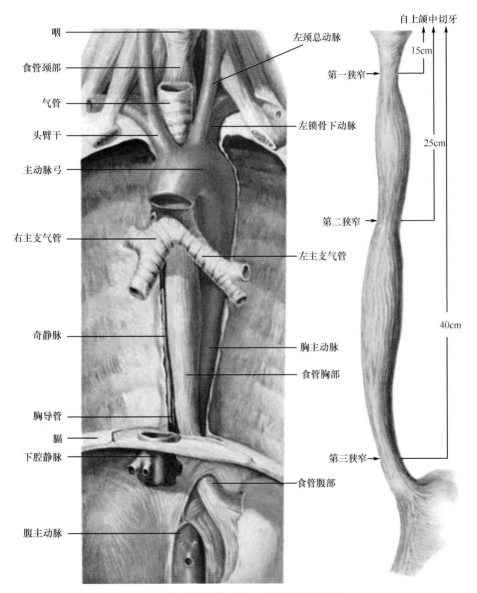

咽

食管颈部

气管

头臂干

主动脉弓

右主支气管

奇静脉

胸导管

膈

下腔静脉

腹主动脉

左颈总动脉

左锁骨下动脉

左主支气管

胸主动脉

食管胸部

食管腹部

自上颌中切牙

第一狭窄

15cm

25cm

第二狭窄

40cm

第三狭窄

彩图 3-1　食管与气管和胸主动脉的位置关系

彩图 3-1~彩图 3-11 引自：Braden Kuo, Daniela Urma. 2006. Esophagus-Anatomy and Development

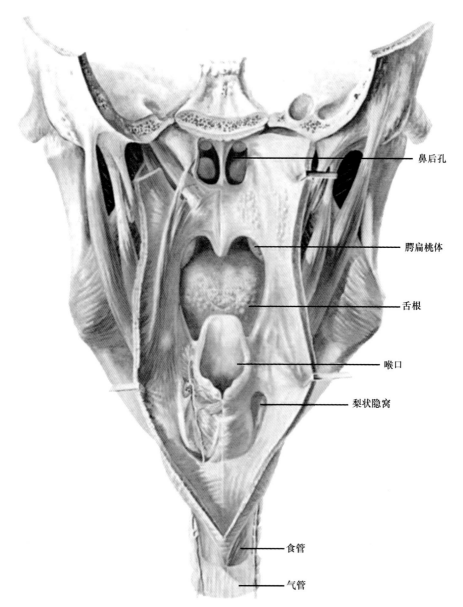

鼻后孔

腭扁桃体

舌根

喉口

梨状隐窝

食管

气管

彩图 3-2　咽腔（后面观）

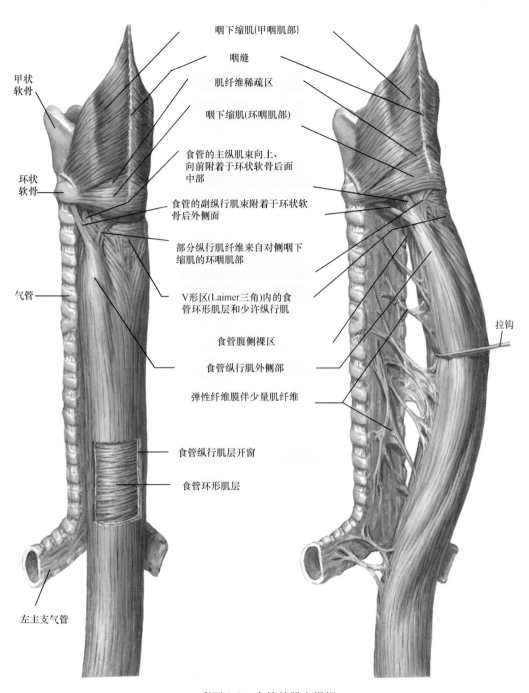

咽下缩肌(甲咽肌部)

咽缝

肌纤维稀疏区

甲状
软骨

咽下缩肌(环咽肌部)

食管的主纵肌束向上、
向前附着于环状软骨后面
中部

环状
软骨

食管的副纵行肌束附着于环状软
骨后外侧面

部分纵行肌纤维来自对侧咽下
缩肌的环咽肌部

气管

V形区(Laimer三角)内的食
管环形肌层和少许纵行肌

食管腹侧裸区

食管纵行肌外侧部

弹性纤维膜伴少量肌纤维

拉钩

食管纵行肌层开窗

食管环形肌层

左主支气管

彩图 3-3　食管的肌肉组织

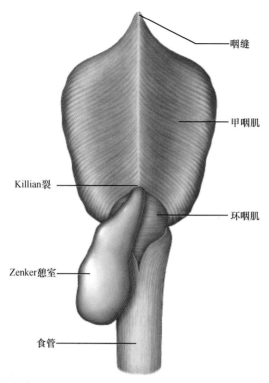

彩图 3-4 咽下憩室后面观

显示由 Killian 裂突出的 Zenker 憩室，该裂位于环咽肌和甲咽肌之间

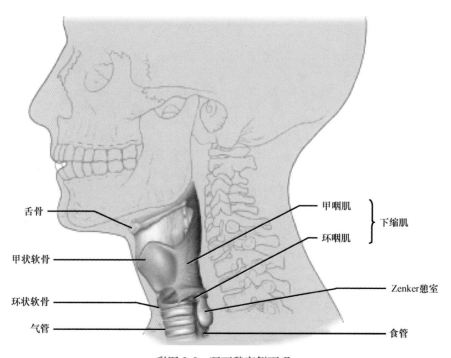

彩图 3-5 咽下憩室侧面观

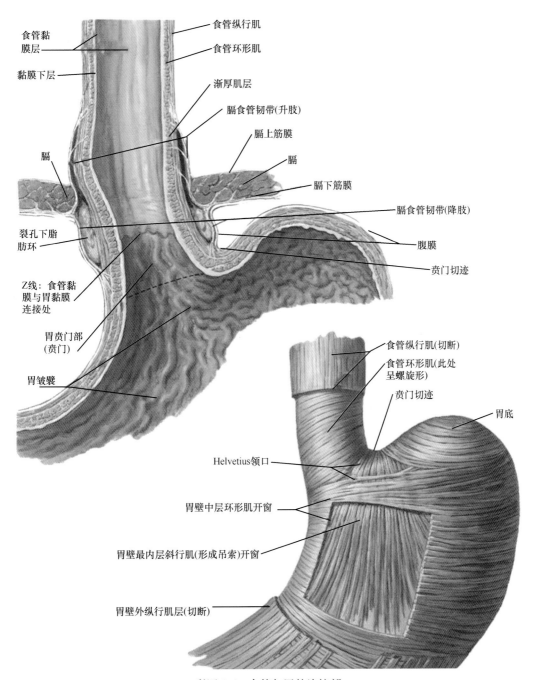

食管黏膜层

食管纵行肌

食管环形肌

黏膜下层

渐厚肌层

膈食管韧带(升肢)

膈上筋膜

膈

膈

膈下筋膜

膈食管韧带(降肢)

腹膜

贲门切迹

裂孔下脂肪环

Z线:食管黏膜与胃黏膜连接处

胃贲门部(贲门)

胃皱襞

食管纵行肌(切断)

食管环形肌(此处呈螺旋形)

贲门切迹

胃底

Helvetius领口

胃壁中层环形肌开窗

胃壁最内层斜行肌(形成吊索)开窗

胃壁外纵行肌层(切断)

彩图 3-6　食管与胃的连接部

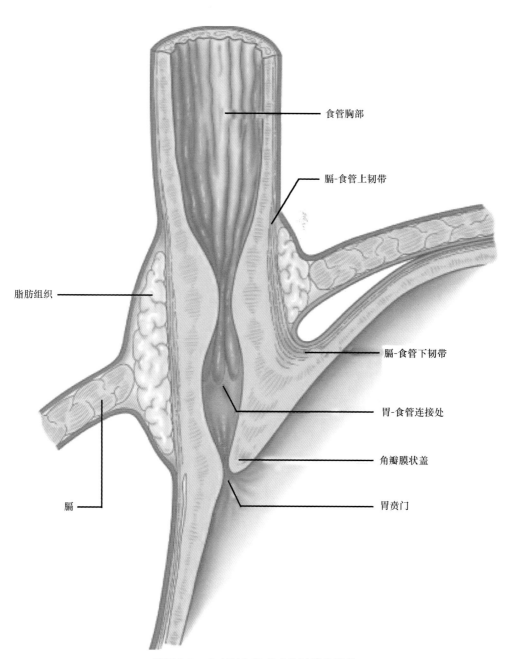

食管胸部

膈-食管上韧带

脂肪组织

膈-食管下韧带

胃-食管连接处

角瓣膜状盖

膈

胃贲门

彩图 3-7　由贲门角壁形成的瓣膜状结构

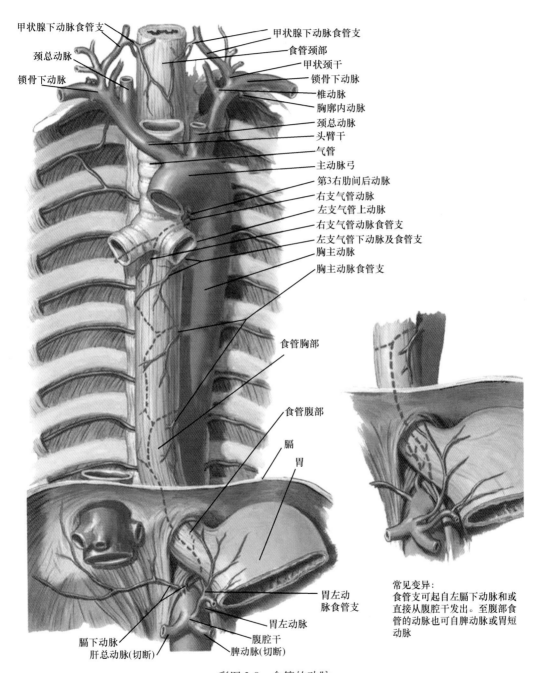

甲状腺下动脉食管支
颈总动脉
锁骨下动脉

甲状腺下动脉食管支
食管颈部
甲状颈干
锁骨下动脉
椎动脉
胸廓内动脉
颈总动脉
头臂干
气管
主动脉弓
第3右肋间后动脉
右支气管动脉
左支气管上动脉
右支气管动脉食管支
左支气管下动脉及食管支
胸主动脉
胸主动脉食管支

食管胸部

食管腹部

膈

胃

胃左动脉食管支
胃左动脉
腹腔干
脾动脉(切断)

膈下动脉
肝总动脉(切断)

常见变异：
食管支可起自左膈下动脉和或
直接从腹腔干发出。至腹部食
管的动脉也可自脾动脉或胃短
动脉

彩图 3-8 食管的动脉

— 7 —

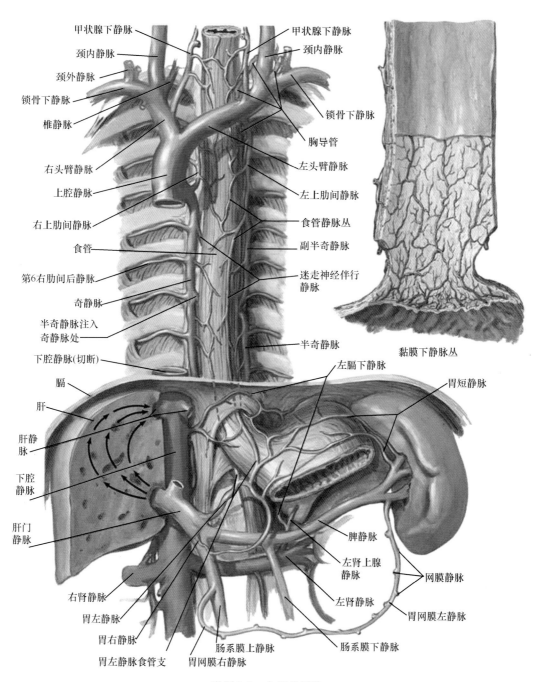

甲状腺下静脉

颈内静脉

颈外静脉

锁骨下静脉

椎静脉

右头臂静脉

上腔静脉

右上肋间静脉

食管

第6右肋间后静脉

奇静脉

半奇静脉注入
奇静脉处

下腔静脉(切断)

膈

肝

肝静脉

下腔
静脉

肝门
静脉

右肾静脉

胃左静脉

胃右静脉

胃左静脉食管支

甲状腺下静脉

颈内静脉

锁骨下静脉

胸导管

左头臂静脉

左上肋间静脉

食管静脉丛

副半奇静脉

迷走神经伴行
静脉

半奇静脉

左膈下静脉

胃短静脉

脾静脉

左肾上腺
静脉

网膜静脉

左肾静脉

胃网膜左静脉

肠系膜下静脉

肠系膜上静脉

胃网膜右静脉

黏膜下静脉丛

彩图 3-9 食管的静脉

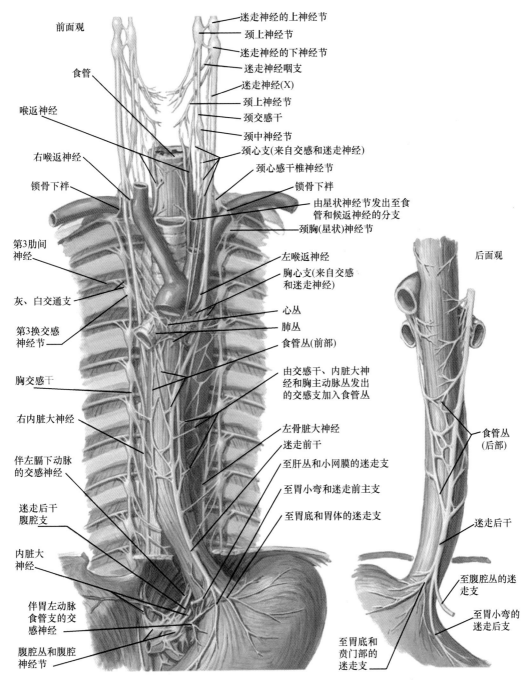

前面观

迷走神经的上神经节
颈上神经节
迷走神经的下神经节
迷走神经咽支
迷走神经(X)
颈上神经节
颈交感干
颈中神经节
颈心支(来自交感和迷走神经)
颈心感干椎神经节
锁骨下袢
由星状神经节发出至食管和候返神经的分支
颈胸(星状)神经节
左喉返神经
胸心支(来自交感和迷走神经)
心丛
肺丛
食管丛(前部)
由交感干、内脏大神经和胸主动脉丛发出的交感支加入食管丛
左骨脏大神经
迷走前干
至肝丛和小网膜的迷走支
至胃小弯和迷走前主支
至胃底和胃体的迷走支

食管
喉返神经
右喉返神经
锁骨下袢
第3肋间神经
灰、白交通支
第3换交感神经节
胸交感干
右内脏大神经
伴左膈下动脉的交感神经
迷走后干腹腔支
内脏大神经
伴胃左动脉食管支的交感神经
腹腔丛和腹腔神经节

后面观

食管丛(后部)

迷走后干

至腹腔丛的迷走支

至胃小弯的迷走后支

至胃底和贲门部的迷走支

彩图 3-10　食管的神经

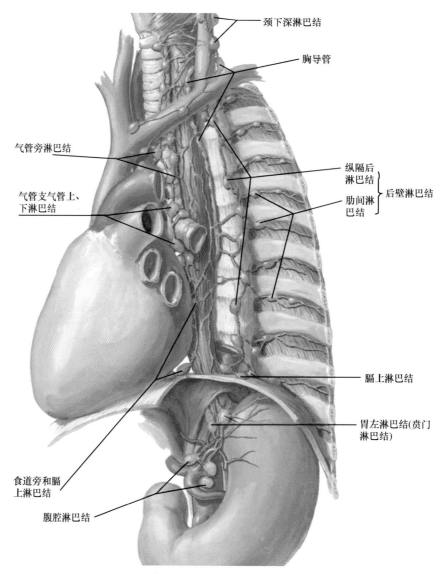

彩图 3-11　食管的淋巴回流

气管旁淋巴结

气管支气管上、
下淋巴结

颈下深淋巴结

胸导管

纵隔后
淋巴结

肋间淋
巴结

} 后壁淋巴结

膈上淋巴结

胃左淋巴结(贲门
淋巴结)

食道旁和膈
上淋巴结

腹腔淋巴结

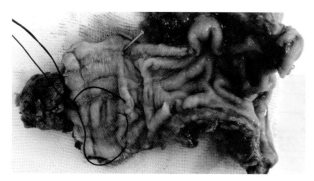

彩图 4-1　斑块型

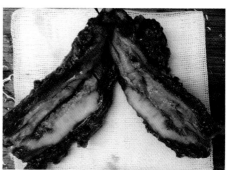

彩图 4-2　髓质型

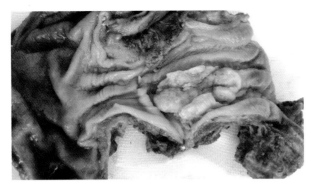

彩图 4-3　蕈伞型

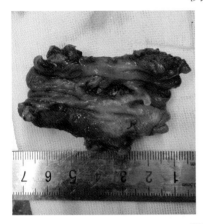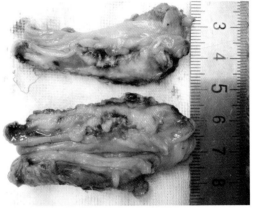

彩图 4-4　溃疡型

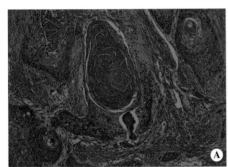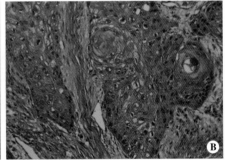

彩图 4-5　鳞癌
A.×100；B.×200

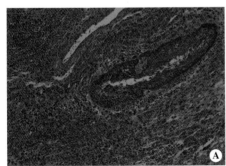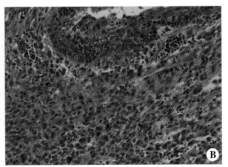

彩图 4-6　梭形细胞鳞状细胞癌
A.×100；B.×200

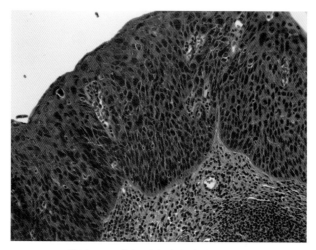

彩图 4-7　高级别上皮内瘤变 (×200)

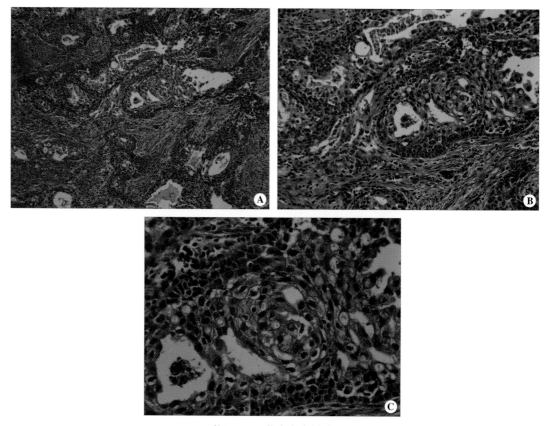

彩图 4-8　黏液表皮样癌

A. ×100；B. ×200；C. ×400

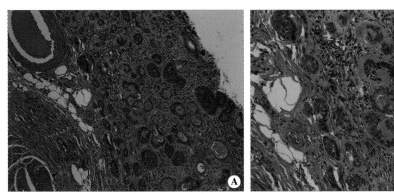

彩图 4-9　腺样囊性癌

A.×100；B.×200

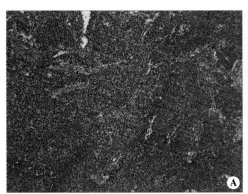
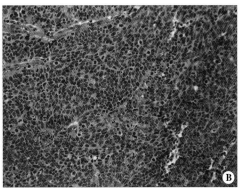

彩图 4-10　小细胞癌

A.×100；B.×200

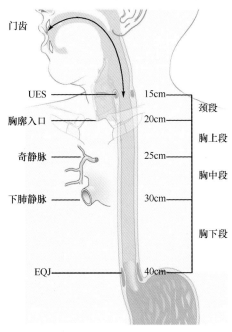

门齿

UES

胸廓入口

奇静脉

下肺静脉

EQJ

15cm

20cm

25cm

30cm

40cm

颈段

胸上段

胸中段

胸下段

彩图 5-1　食管癌的分段

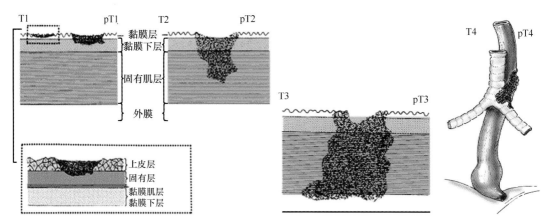

彩图 5-2　食管癌的 T 分期标准

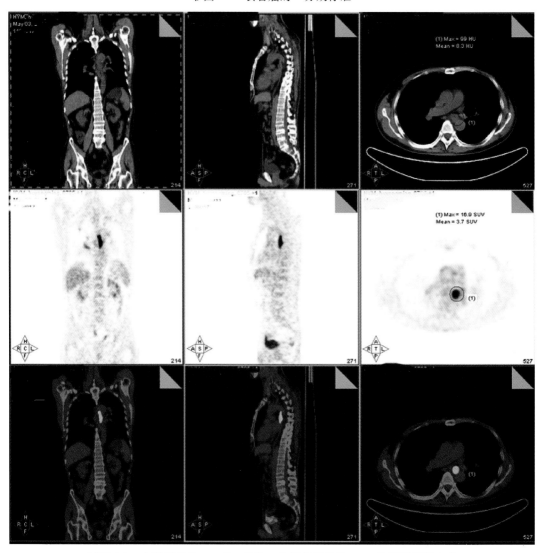

彩图 6-1　食管癌术前 PET/CT 显像，食管中段条状 FDG 代谢异常增高灶

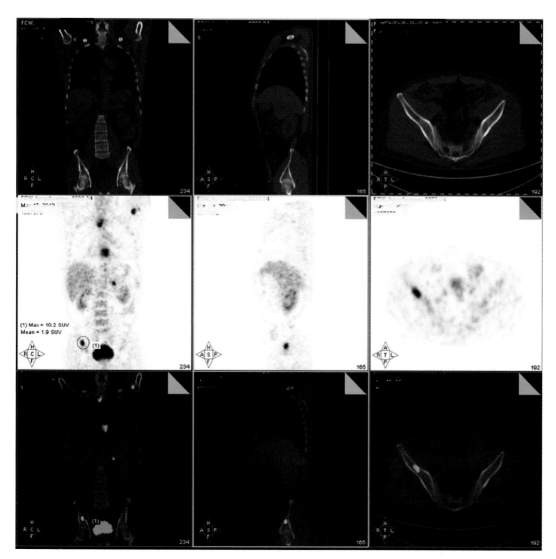

彩图 6-2　食管癌右侧髂骨转移，普通 CT 图像骨窗观察未见明确骨质破坏

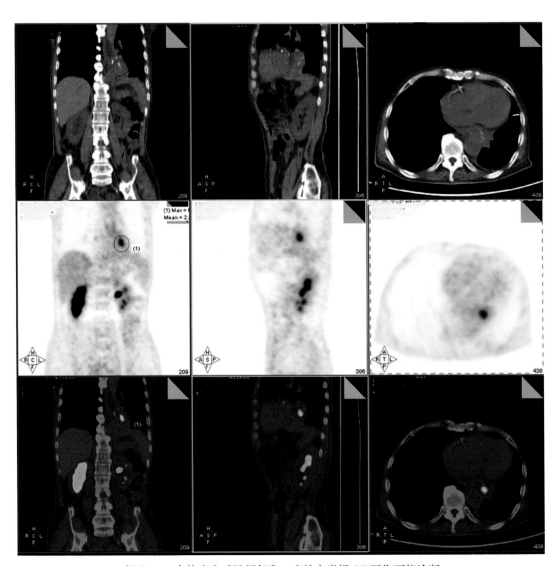

彩图 6-3 食管癌术后局部复发，病灶在常规 CT 图像不能诊断